Chordomas

Technologies, Techniques, and Treatment Strategies

脊索瘤

技术、技巧及治疗策略

原　著　[土] M. Necmettin Pamir
　　　　[美] Ossama Al-Mefty
　　　　[巴西] Luis A. B. Borba

主　审　袁贤瑞

主　译　刘　庆　潘亚文

中国科学技术出版社

·北　京·

图书在版编目（CIP）数据

脊索瘤：技术、技巧及治疗策略 /（土）M. 奈克美汀 · 帕米尔 (M. Necmettin Pamir)，(美) 奥萨马 · 艾尔－梅夫蒂 (Ossama Al-Mefty)，(巴西) 路易斯 ·A.B. 博巴 (Luis A. B. Borba) 原著；刘庆，潘亚文主译 . — 北京：中国科学技术出版社，2020.3

ISBN 978-7-5046-8572-8

Ⅰ . ①脊… Ⅱ . ① M… ②奥… ③路… ④刘… ⑤潘… Ⅲ . ①脊索瘤—诊疗 Ⅳ . ① R730.269

中国版本图书馆 CIP 数据核字 (2020) 第 018763 号

著作权合同登记号：01-2018-8046

策划编辑　焦健姿　王久红
责任编辑　孙　超
装帧设计　佳木水轩
责任印制　李晓霖

出　　版　中国科学技术出版社
发　　行　中国科学技术出版社有限公司发行部
地　　址　北京市海淀区中关村南大街 16 号
邮　　编　100081
发行电话　010-62173865
传　　真　010-62179148
网　　址　http：//www.cspbooks.com.cn

开　　本　889mm × 1194mm　1/16
字　　数　532 千字
印　　张　20
版　　次　2020 年 3 月第 1 版
印　　次　2020 年 3 月第 1 次印刷
印　　刷　北京威远印刷有限公司
书　　号　ISBN　978-7-5046-8572-8 / R · 2481
定　　价　168.00 元

Translators List
译者名单

主　审　袁贤瑞

主　译　刘　庆　潘亚文

副主译　简志宏　袁　健

译　者（以姓氏笔画为序）

马千权　中南大学湘雅医院
王祥宇　中南大学湘雅医院
代军强　兰州大学第二医院
伍　明　中南大学湘雅医院
刘定阳　中南大学湘雅医院
苏　君　中南大学湘雅医院
李　洋　中南大学湘雅医院
李昊昱　中南大学湘雅医院
肖　遥　中南大学湘雅医院
肖格磊　中南大学湘雅医院
张　弛　中南大学湘雅医院
陈奕宏　中南大学湘雅医院
秦超影　中南大学湘雅医院
凌　敏　中南大学湘雅医院
唐国栋　中南大学湘雅医院
彭　刚　中南大学湘雅医院
简志宏　武汉大学人民医院
廖艺玮　中南大学湘雅医院
潘亚文　兰州大学第二医院
牛　亮　兰州大学第二医院
龙文勇　中南大学湘雅医院
成　磊　青岛大学附属医院
刘　庆　中南大学湘雅医院
许梓豪　中南大学湘雅医院
李　峤　兰州大学第二医院
李　健　中南大学湘雅医院
肖　凯　中南大学湘雅医院
肖　群　中南大学湘雅医院
吴长武　中南大学湘雅医院
张　超　中南大学湘雅医院
赵子进　中南大学湘雅医院
袁　健　中南大学湘雅医院
唐　智　湖南省肿瘤医院
黄　鹤　中南大学湘雅医院
谢源阳　中南大学湘雅医院
蔡　理　南华大学附属第一医院
谭　军　中南大学湘雅医院

Authors List
著者名单

原　著

M. Necmettin Pamir, MD
Chair and Professor
Department of Neurosurgery
Acibadem University School of Medicine
Istanbul, Turkey

Ossama Al-Mefty, MD, FACS
Director of Skull Base Surgery
Brigham and Women's Hospital
Harvard Medical School
Boston, Massachusetts

Luis A. B. Borba, MD, PhD, IFAANS
Professor and Chairman
Department of Neurosurgery
Federal University of Parana and Evangelic Medical School
Curitiba, Parana, Brazil

参编人员

Ossama Al-Mefty, MD, FACS
Director of Skull Base Surgery
Brigham and Women's Hospital
Harvard Medical School
Boston, Massachusetts

Kaith K. Almefty, MD
Associate Professor
Division of Neurological Surgery
Barrow Neurological Institute
Phoenix, Arizona

Rami Almefty, MD
Resident
Division of Neurological Surgery
Barrow Neurological Institute
Phoenix, Arizona

Ihsan Anik, MD
Associate Professor
Department of Neurosurgery and Pituitary Research Center
Kocaeli University
Kocaeli, Turkey

Kenan I. Arnautovic, MD, PhD, FAANS, FACS
Professor
Department of Neurosurgery
Semmes-Murphey Clinic
University of Tennessee
Memphis, Tennessee

Banu Atalar, MD
Associate Professor
Department of Radiation Oncology
Acibadem University School of Medicine
Istanbul, Turkey

Wenya Linda Bi, MD, PhD
Resident
Department of Neurosurgery
Brigham and Women's Hospital
Boston, Massachusetts

Luis A. B. Borba, MD, PhD, IFAANS
Professor and Chairman
Department of Neurosurgery
Federal University of Parana and Evangelic Medical School
Curitiba, Parana, Brazil

Andrew Brunswick, MD
Resident
Department of Neurosurgery
New York University Langone Medical Center
New York, New York
Mohammad Bydon, MD
Senior Associate Consultant
Department of Neurologic Surgery
Mayo Clinic
Rochester, Minnesota

Burak Cabuk, MD
Associate Professor
Department of Neurosurgery and Pituitary Research Center
Kocaeli University
Kocaeli, Turkey

Savas Ceylan, MD
Professor and Chairman
Department of Neurosurgery and Pituitary Research Center
Kocaeli University
Kocaeli, Turkey

Elizabeth B. Claus, MD
Professor and Director of Medical Research
School of Public Health
Yale University
New Haven, Connecticut
Attending Neurosurgeon and Director of Stereotactic Radiosurgery
Department of Neurosurgery
Brigham and Women's Hospital
Boston, Massachusetts

Benedicto O. Colli, MD
Professor, Department of Surgery
Chief, Division of Neurosurgery
Ribeirão Preto Medical School
University of São Paulo
São Paulo, Brazil

Francisco V. de Mello Filho, MD
Associate Professor
Department of Ophthalmology, Otorhinolaryngology and Head and Neck Surgery
Ribeirão Preto Medical School
University of São Paulo
São Paulo, Brazil

Alp Dinçer, MD
Professor
Department of Radiology
Acibadem University School of Medicine
Director of Neuroradiology Research Center
Istanbul, Turkey

Ian F. Dunn, MD, FACS, FAANS
Associate Professor
Department of Neurosurgery
Brigham and Women's Hospital
Harvard Medical School
Boston, Massachusetts

Benjamin D. Elder, MD, PhD
Resident
Department of Neurosurgery
Johns Hopkins School of Medicine
Baltimore, Maryland

Canan Erzen, MD
Professor
Department of Radiology
Acibadem University School of Medicine
Istanbul, Turkey

Adrienne M. Flanagan, MD, PhD, FRCPath, FMedSci
Professor
Department of Pathology
University College
The Royal National Orthopaedic Hospital NHS Trust
London, United Kingdom

Ziya L. Gokaslan, MD, FAANS, FACS
Gus Stoll, MD Professor and Chair
Department of Neurosurgery
The Warren Alpert Medical School of Brown University
Neurosurgeon-in-Chief
Rhode Island Hospital and the Miriam Hospital
Clinical Director
Norman Prince Neurosciences Institute
President
Brown Neurosurgery Foundation
Rhode Island Hospital
Department of Neurosurgery
Norman Prince Neurosciences Institute
Providence, Rhode Island

C. Rory Goodwin, MD, PhD
Resident
Department of Neurosurgery
Johns Hopkins School of Medicine
Baltimore, Maryland

Jeffrey P. Guenette, MD
Resident
Department of Radiology
Brigham and Women's Hospital
Clinical Fellow
Harvard Medical School
Boston, Massachusetts

William Halliday, MD
Fellow
Departments of Neurosurgery and Neuropathology
The Hospital for Sick Children
Toronto, Ontario, Canada

Hyewon Hyun, MD
Assistant Professor
Department of Radiology
Harvard Medical School
Division of Nuclear Medicine & Molecular Imaging
Department of Radiology
Brigham and Women's Hospital
Boston, Massachusetts

Paulo Abdo do Seixo Kadri, MD
Adjunct Professor
Department of Neurosurgery
Federal University of Mato
Grasso do Sul
Campo Grande, Brazil

Geysu Karlıkaya, MD, MSc
Professor of Neurology, Electrodiagnostic Neurology
Clinical Neurophysiology
Department of Neurology
Acibadem University School of Medicine
Istanbul, Turkey

Takeshi Kawase, MD, PhD
Honorary Professor
Department of Neurosurgery
Keio University School of Medicine
Tokyo, Japan

Chun K. Kim, MD
Associate Professor
Department of Radiology
Harvard Medical School
Clinical Director
Division of Nuclear Medicine & Molecular Imaging
Brigham and Women's Hospital
Boston, Massachusetts

Douglas Kondziolka, MD, MSc, FRCSC, FACS
Professor of Neurosurgery
Vice-Chair, Clinical Research (Neurosurgery)
Professor of Radiation Oncology
Director, Center for Advanced Radiosurgery
New York University Langone Medical Center
New York, New York

Thomas Kosztowski, MD
Resident
Department of Neurosurgery
Johns Hopkins Hospital
Baltimore, Maryland

Edward R. Laws Jr., MD, FACS
Professor
Department of Neurosurgery
Brigham and Women's Hospital
Harvard Medical School
Boston, Massachusetts

Robert C. Miller, MD, MS
Professor
Department of Radiation Oncology
Mayo Clinic
Rochester, Minnesota

Srinivasan Mukundan Jr., PhD, MD
Associate Professor
Department of Radiology
Harvard Medical School
Section Head
Department of Neuroradiology
Brigham and Women's Hospital
Boston, Massachusetts

Koray Özduman, MD
Professor
Department of Neurosurgery
Acibadem University School of Medicine
Istanbul, Turkey

Enis Özyar, MD
Professor
Department of Radiation Oncology
Acibadem University School of Medicine
Istanbul, Turkey

M. Necmettin Pamir, MD
Chair and Professor
Department of Neurosurgery
Acibadem University School of Medicine
Istanbul, Turkey

Marcio S. Rassi, MD
Fellow
Department of Skull Base Research
Brigham and Women's Hospital
Harvard Medical School
Boston, Massachusetts
Neurosurgeon
Evangelic University Hospital
Curitiba, Brazil

Jay W. Rhee, MD
Neurosurgeon
Holy Cross Hospital
Silver Spring, Maryland
Clinical Assistant Professor
Department of Neurosurgery
George Washington University School of Medicine
Washington, DC

James T. Rutka, MD, PhD
Professor
Department of Neurosurgery
The Hospital for Sick Children
Toronto, Ontario, Canada

Noriyuki Satoh, MD
Professor
Marine Genomics Unit
Okinawa Institute of Science and Technology Graduate University
Onna, Okinawa, Japan

Aydin Sav, MD
Professor
Department of Pathology
Acibadem University, School of Medicine
Istanbul, Turkey

Timothy R. Smith, MD, PhD, MPH
Assistant Professor
Director, Cushing Neurosurgery Outcomes Center
Department of Neurosurgery
Brigham and Women's Hospital
Harvard Medical School
Boston, Massachusetts

H. İbrahim Sun, MD
Assistant Professor
Department of Neurosurgery
Acibadem University School of Medicine
Istanbul, Turkey

Vassilios Tsitouras, MD
Clinical Fellow
Department of Pediatric Neurosurgery
Division of Neurosurgery
The Hospital for Sick Children
Toronto, Ontario, Canada

Denildo C. A. Verissimo, MD
Assistant Professor
Department of Neurosurgery
Evangelic Medical School
Curitiba, Brazil

Ulaş Yener, MD
Assistant Professor
Department of Neurosurgery
Acibadem University School of Medicine
Istanbul, Turkey

Christopher C. Young, MBChB, DPhil
Research Fellow
Department of Neurosurgery
Brigham and Women's Hospital
Harvard Medical School
Boston, Massachusetts

Abstract
内容提要

本书引进自世界知名的 Thieme 出版社，是一部有关脊索瘤诊断与治疗技术的经典译著。脊索瘤是一种发生于颅底中线部位及脊柱的侵袭性肿瘤，因其位置深在，且毗邻重要神经血管结构，具有恶性生物学行为，使其成为颅底外科领域处理最为棘手的肿瘤之一。脊索瘤对常规剂量放疗方案并不敏感，这给临床医师带来了额外挑战。

本书首先回顾了学者们对脊索瘤发病机制及治疗策略长达一个多世纪的艰难探索，然后详细介绍了脊索瘤的流行病学、分子发病机制及细胞遗传学特点，并阐述了脊索瘤的影像学特征、临床表现及预后，最后深入探讨了脊索瘤治疗策略的制订、手术入路的选择、内镜等新技术的应用，以及术后放疗方案的优化等内容。本书内容丰富翔实，编排科学合理，适合神经外科医师及相关专业医务人员阅读参考。

Preface
序

脊索瘤是一类病理学良性但具有恶性临床行为的肿瘤，可发生于颅底中线和脊柱任何部位。过去三十年间，颅底外科医师已使用了多种手术入路用于切除斜坡脊索瘤。近年来，因脊索瘤硬膜外起源的特点，内镜经蝶入路作为一种主要的手术入路被广泛采用。尽管外科技术已取得长足进步，但脊索瘤的复发率及死亡率仍居高不下，究其原因主要是该肿瘤具有对手术及现阶段放疗方案不敏感的生物学特性。

迄今为止，人们还未能很好地认识脊索瘤。脊索瘤发病率低，神经外科医师很少能收治此类患者，这也是人们对其认识及治疗进展缓慢的原因之一。

本书由该领域知名专家执笔，是第一部全面系统介绍脊索瘤的著作。《脊索瘤：技术、技巧与治疗策略》通过对脊索瘤相关学科、手术技术、治疗策略等内容的介绍，旨在从多个基础和临床视角完整阐述脊索瘤诊疗的发展历史。本书介绍了现阶段脊索瘤的相关治疗策略，总结了最新基础及临床研究成果，同时提出了未来潜在的治疗方案。

衷心希望本书能够帮助读者寻找到治疗脊索瘤的更好方法。

Takeshi Kawase, MD, PhD

Foreword by Translators
译者前言

M. Necmettin Pamir 教授、Ossama Al-Mefty 教授和 Luis A. B. Borba 教授是享誉全球的神经外科专家，他们联袂编写的 *Chordomas : Technologies, Techniques, and Treatment Strategies*（《脊索瘤：技术、技巧及治疗策略》）是国际上首部全面系统介绍脊索瘤的著作。研读此书，如获至宝。名家的经验可以切实帮助我们解决自身在脊索瘤临床治疗中的困惑。正如原书概述中所述，尽管学者们对脊索瘤发病机制及治疗策略进行了长达一个多世纪的艰难探索，但脊索瘤仍是颅底外科领域处理最为棘手的肿瘤之一。希望借由此书的翻译出版，能够提高国内神经外科医师对脊索瘤的认识，使国内脊索瘤患者得到更规范、更有效的治疗。

全书分 4 篇 31 章。第一篇向读者呈现了脊索瘤的流行病学特征、分子病理学机制及实验模型的建立；第二篇详细讨论了脊索瘤的影像学表现及鉴别诊断，并介绍了最新的分子影像学知识；第三篇深入探讨了脊索瘤的手术策略，对不同部位脊索瘤手术入路进行了逐一精彩展示，还涵盖了颅底神经外科不可或缺的内镜技术及电生理监测等术中辅助技术；第四篇则突出介绍了脊索瘤放射治疗的最新进展、脊索瘤的复发及处理，关注了脊索瘤患者的生存质量及预后，并对脊索瘤的治疗前景进行了展望。

全书内容丰富翔实，编排科学合理，图文并茂，特别是有关脊索瘤手术策略和手术入路的内容尤为精彩，对我们处理其他颅底复杂肿瘤亦很有启迪。

最后，衷心感谢中国科学技术出版社将 *Chordomas : Technologies, Techniques, and Treatment Strategies* 一书的翻译工作交予我们。本书的译者均来自国内知名神经外科中心，大家接到翻译任务后都倍感荣幸，并在紧张的临床科研工作之余用心完成了翻译工作。尽管翻译过程中我们反复斟酌，希望能够准确地表述原著者本意，但由于中外语言表述习惯有所差别，中文翻译版中可能存在一些表述不妥或失当，恳请同行专家及广大读者给予指正！

刘　庆　潘亚文

Foreword by Authors
原书前言

脊索瘤是谜一般的肿瘤，即便是最富有经验的外科医师，也被其困扰了长达一个半世纪。颅底中央区脊索瘤解剖位置深在，且瘤周存在重要且脆弱的神经血管结构，外科手术充满挑战。脊柱和骶尾部的脊索瘤处理起来亦非易事。脊索瘤具有局灶侵袭性，易侵犯骨质，通过手术彻底切除难度较大。同时，脊索瘤对常规放射剂量的放射治疗不敏感，更增加了治疗难度。因此，深入理解脊索瘤的生物学特性对于成功治疗此类肿瘤非常必要。

自 1846 年 Rudolph Virchow 首次描述这类肿瘤以来，基于对其生物学特性的认识，脊索瘤的治疗经历了以下几个阶段。第一阶段，即在显微外科尚未普及时，基于零散的观察性研究及早期的实验模型，脊索瘤被认为是起源于胚胎期残存脊索的一种实体肿瘤。第二阶段，始于显微外科的普及，人们提倡对脊索瘤行扩大切除。此阶段，细胞培养及免疫组化技术逐渐成熟，人们对脊索瘤的生物学特性有了更深理解。尽管对脊索瘤的研究已持续百余年，然而因其多变的临床表现及其进展与复发仍令外科医师束手无策。第三阶段，始于 20 世纪 90 年代，颅底外科及脊柱手术技术的进步使得更彻底地切除脊索瘤成为可能。与此同时，人们对脊索瘤的生物学行为有了更深认识。磁共振成像（MRI）、计算机断层扫描（CT）等多种检查手段的应用使得外科医师能更好地认识脊索瘤的生长方式。此外，放射肿瘤学家发现高剂量的放射治疗对脊索瘤的治疗有效，借此确定了新的放疗策略，在对肿瘤组织提供较大放射剂量的同时保护周围正常的神经血管结构。基于上述学科理论与技术手段在全球范围内的普及，外科医师可以在更大范围内的队列研究中观察肿瘤治疗的效果。

如今，这些治疗策略、观察和分析的长期结果将有助于形成更有效的治疗模式。同时，癌症生物学与分子生物学技术的进步，使我们对脊索瘤生物学特性有了更全面的理解，为更有效治疗策略的出现铺平了道路。本书是脊索瘤研究第四阶段的产物，涵盖了迄今为止人们对脊索瘤最成熟的见解。

本书旨在为读者提供关于脊索瘤最全面的知识，先分析和总结了一个多世纪以来人们为认识脊索瘤所付出的努力，并探讨了其中的成就与不足，然后介绍了世界知名专家的个人经验和迄今最有效的治疗策略。值得注意的是，书中详尽地介绍了传统手术入路及近年来新提出的手术入路及其相关显微解剖，包括各种复杂的辅助技术，这些技术使脊索瘤的治疗比以往任何时候都更安全有效。本书图文并茂，所有的手术资料均配有示意图及术中照片。对于最新的影像学检查策略书中亦有详细介绍，并重点阐述了鉴别诊断与术后随访。放射治疗是脊索瘤辅助治疗的基础，书中详细介绍了所有可用的放射治疗方法，如先进的直线加速器系统、伽马刀、粒子照射等。本书还总结了当代学者对脊索瘤生物学特性的认识，并讨论了其分子生物学及遗传学信息，同时还介绍了脊索的正常发育及其分子机制、脊索瘤的细胞遗传学和分子生物学改变，以及细胞培养和动物模型等实验方法。本书内容丰富，资料翔实，理应成为神经外科医师、颅底外科医师、脊柱外科医师、耳鼻咽喉科医师、放射科医师、放射肿瘤科医师及基础学科研究人员的案头参考书。

我们衷心希望本书能帮助读者加深对脊索瘤的理解，使脊索瘤的治疗流程进一步完善且标准化，最终有助于脊索瘤患者恢复健康。

M. Necmettin Pamir, MD

Ossama Al-Mefty, MD, FACS

Luis A. B. Borba, MD, PhD, IFAANS

Contents
目　录

第一篇　定义、历史、流行病学、病理学和发病机制

第三篇　脊索瘤的外科治疗

第一篇
定义、历史、流行病学、病理学和发病机制

第1章 绪 论

Historical Aspects

Christopher C. Young, Timothy R. Smith, Wenya Linda Bi, Ian F. Dunn, Edward R. Laws Jr 著
唐国栋 译
刘 庆 校

概 要

自20世纪初期以来，脊索瘤治疗方面取得的长足进步极大地降低了患者的死亡率及致残率，根据最新报道，现在该病的生存率约是三十年前的2倍。尤其是神经外科在一些关键领域的发展使得脊索瘤患者极为受益：外科先驱们在各自实践探索中取得的成就；显微外科技术的引入及内镜经蝶技术的应用；立体定向放射外科的问世以及基因分子治疗领域展现的广阔前景。尽管外科手术仍是脊索瘤治疗的基石，我们还必须综合运用各种手段来攻克这种极具挑战的疾病。

关键词：脊索瘤，软骨肉瘤，内镜，质子光束疗法，颅底外科

一、概述

脊索瘤在颅内肿瘤中占比不到1%，占原发性骨肿瘤的3%，年发生率为十万分之0.08，发病高峰在60岁，男女比例为2∶1[1]。脊索瘤起源于脊索动物胚胎的残余脊索组织，这些组织存在于骨性颅脊轴内。在临床上，脊索瘤好发于斜坡和颅颈交界区（32%），骶尾骨区（29%），以及沿脊柱轴的其他部位（33%）[2]。脊索瘤尽管是低级别肿瘤，但仍具有很高的死亡率及致残率，肿瘤经常会局部复发并侵袭周围组织。

脊索瘤的临床表现主要取决于生长部位、膨胀方向以及生长速度（图1-1）。颅底脊索瘤通常起源于斜坡中线部位，其症状与向斜坡的膨胀性生长有关，因为牵拉斜坡硬膜使得第Ⅵ对脑神经麻痹而导致外侧凝视时出现复视现象。当肿瘤向鞍区及鞍旁区域生长时，通常会出现垂体功能低下及视交叉受压症状[3]。肿瘤向鞍旁区域的侵袭性生长可致海绵窦综合征。斜坡中线区域病变可压迫脑桥使其产生相应症状及体征，其向一侧及对侧的生长可类似于桥小脑角病变而出现相应的症状及体征。起源于下斜坡基底部的肿瘤可压迫延髓，使得后组脑神经麻痹，从而导致患者猝死[4]。骶骨部位脊索瘤的局部占位效应所致症状体征的严重程度取决于神经的受累程度，其中下背部疼痛最为常见。

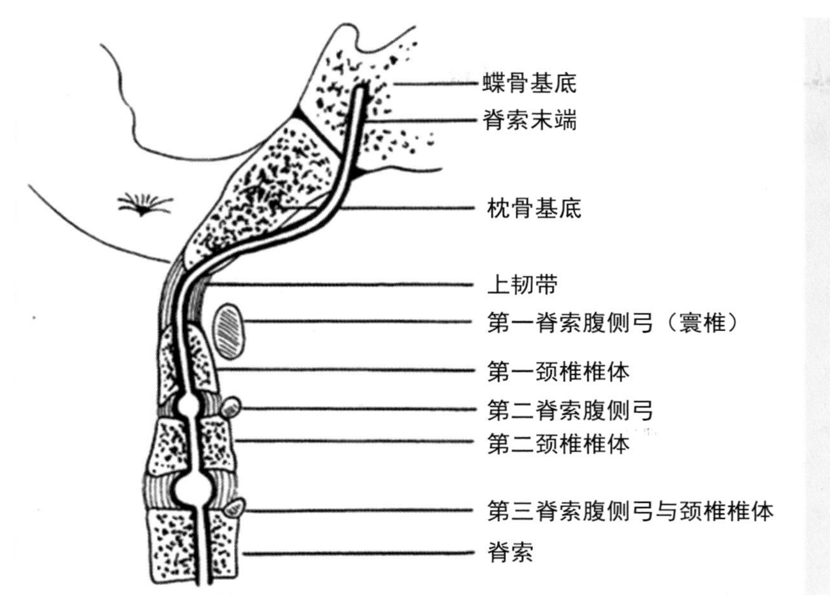

◀图 1-1 枕颈交界区脊索残留物图示
图片引自 Livingstone，1935[52]，经 Sage 出版社许可引用

神经根受累可致膀胱、肠道功能出现障碍及下肢疼痛甚至肌力减退。

脊索瘤的首选治疗是外科手术。脊索瘤的外科治疗技术水平的进步其实就是 20 世纪神经外科发展史的真实写照。随着人们对脊索瘤发病机制的深刻理解、现代影像技术的发展、微侵袭技术的引进，脊索瘤的预后较之以前大为改善。辅助放疗、立体定向放射外科及生物分子治疗也在脊索瘤治疗领域展现了很好的应用前景[5]。

二、脊索瘤的起源

19 世纪 50 年代，Virchow 首次描述了这种起源于蝶枕软骨结合处的小片柔软果冻样组织[6]。他把这种大型空泡植物样细胞描述为 physaliphorous 细胞，该词汇在拉丁语里的意思是液泡或气泡。的确，组织细胞学上的囊泡形状是脊索瘤最重要的病理学特征。1857 年，Luschka 和其他学者也同样发现了起源于斜坡的黏液性胶冻样肿瘤[7]。这些早期的研究揭示了这些病变是软骨引起的异常增生组织，因此被称为“蝶枕黏液性囊泡状外生软骨瘤”。Hasse[8] 和 Zenker[9] 再次证实了这些发现并将之称为“斜坡 Blumenbachii 胶冻样肿瘤”。Müller 不认同这些病变起源于软骨[10]，他根据解剖及胚胎学推断这些病变与脊索有关，认为应该被称为“脊索黏液瘤”（起源于脊索背侧）。

1864 年，Klebs 首次描述了颅底脊索瘤对脑桥的压迫[11]。1894 年，Ribbert 将这种肿瘤细胞通过穿刺韧带种植于椎间盘周围，并首次将其增生物称为“脊索瘤”。但他对可能构成髓核成分的那些不产生临床症状的小细胞结节与大的侵袭性脊索瘤之间的关系并不明晰。经解剖发现，2% 的人群中存在沿斜坡背侧生长的小的外生软骨瘤，其中 11.5% 属于斜坡良性脊索肿瘤[12]。目前尚不清楚这些小的良性外生性软骨瘤是如何演变成经典脊索瘤的（图 1-2）。

Ribbert 通过穿刺兔椎间盘前纵韧带制作了可供肿瘤研究的脊索瘤动物模型。1904 年他发表了关于脊索瘤起源方面的论文，在其实验室工作的 Fischer 和 Steiner 三年后，也就是 1907 年，通过将恶性脊索瘤植入兔子体内证实了他的理论[13]。随后学者们开始探索肿瘤与脊索的关系，1909 年，Linck 建立了脊索瘤的组织病

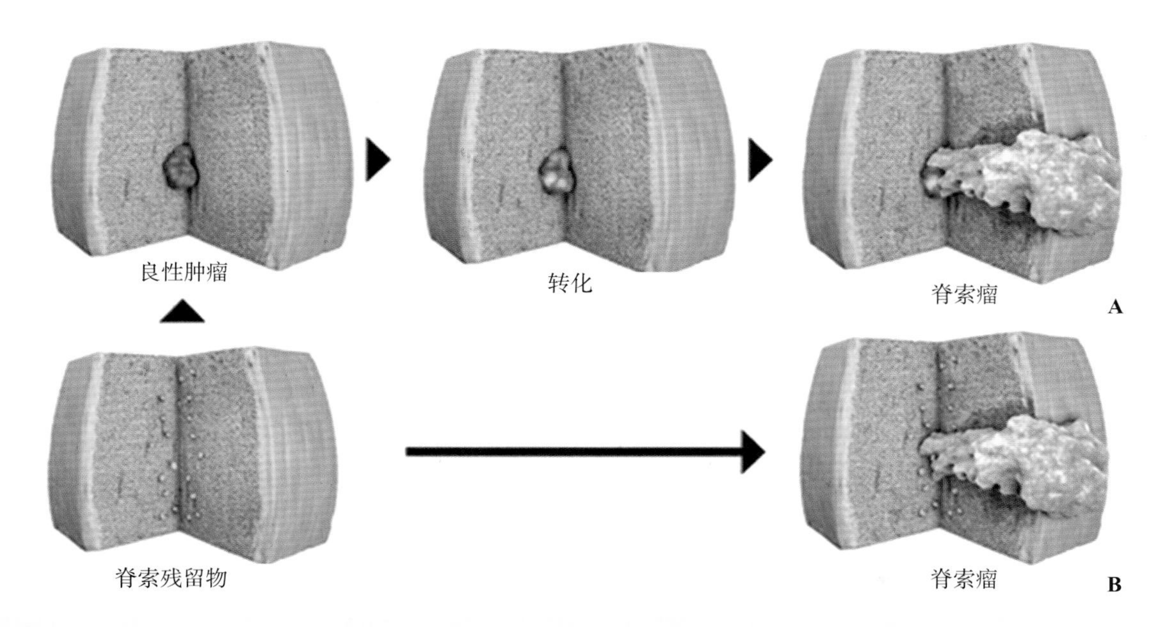

▲ 图 1-2 **脊索瘤的起源**

脊索残留物广泛分布于颅脊轴，这些残留物可产生小的良性“ecchordoses”。有证据表明脊索瘤起源于脊索残留物，但其恶性转化过程中的调节机制尚不明晰，也不清楚是否由脊索残留物直接产生脊索瘤 (B), 也有可能在中间阶段先形成 ecchordoses(A)（图片引自 Yakkioui 等，2014[12]，经许可引用）

理学诊断标准，其中黏液性状、囊泡细胞的存在、小叶排列、核空泡化等类似于脊索组织是脊索瘤的特征表现[14]。同年，Harvey Cushing 在约翰霍普金斯医院首次成功开展了颅底脊索瘤手术，并于 1912 年报道了该手术[15]。

外科医师和科学家们一直致力于脊索瘤的研究，以便使患者得到更好的治疗。1952 年，Congdon 重建了 Ribbert 的脊索瘤兔子模型[16]。1956 年，德国人 Zulch 将脊索瘤分成了两类：一类是生长缓慢的良性病变，另一类是生长迅速的恶性病变。Zulch 还精准地提出脊索瘤起源于没有软骨包膜的脊索组织[17]。1910—1973 年，Heffelfinger 及其同事研究了 155 例在梅奥诊所接受治疗的脊索瘤患者的病理学标本，并于 1973 年描述了脊索瘤中的“软骨亚型”[18]。

三、发病机制与病理

在组织学上脊索瘤可分为三种类型：常规型、软骨型和低分化型。常规型脊索瘤由上皮样细胞巢及索组成，涵盖黏液基质中密集的嗜酸性粒细胞到含大胞质液泡细胞，这种细胞具有经典囊泡形状。软骨型脊索瘤细胞可分化为软骨或骨组织，从而具有较好的预后[18]。低分化型脊索瘤较少见，表现为非典型性和较强的增殖能力，但极少出现远处转移。

脊索瘤和软骨肉瘤常被混为一谈，因为它们具有类似的发生部位、影像学表现、临床症状及外科处理方式[19]，其实它们是两种不同病变，起源不同并具有不同的病理学特征。与脊索起源的脊索瘤不同，软骨肉瘤是中胚层起源的软骨肿瘤。因组织学上的重叠特征，脊索瘤有时很难与软骨肉瘤相区分，但是软骨肉瘤预后较好。可以通过上皮抗原的表达差异来鉴别这两种肿瘤，如上皮膜抗原（EMA）和细胞角蛋白[20]，软骨肉瘤并不表达这两种抗原。也有学者提出软骨型脊索瘤实际上是软骨肉瘤的一种亚型，因而能观察到更好的预后。通过对上皮标志物的分析，软骨型脊索瘤是脊索瘤的一种亚型而非软骨肉瘤。

分子学证据进一步支持了脊索瘤的脊索起源。Brachyury 是由 T 基因编码的转录因子，也是脊索发生过程中的重要调控因子。它只在脊索瘤中表达，而在软骨肉瘤及其他结缔组织肿瘤中无表达[21]，因此可作为一个重要的肿瘤标志物。脊索瘤细胞系的基因测序显示，T 基因表达在脊索瘤发病机制中起着重要作用。运用 DNA 阵列比较基因组杂交方法可发现复制数不均衡的染色体畸变，在四个脊索瘤细胞系中发现 6q27 T 基因的重复区[22]。家族性脊索瘤中的 T 基因重复及其在散发性病例中的扩增明确提示其与脊索瘤的发生有关[23]。Brachyury 基因目前已被证实与许多肿瘤的发生发展密切相关，但其在脊索瘤发病机制中的作用尚待明确。

四、外科治疗：历史视角

1909 年，Harvey Cushing 成功地实施了世界上第一例颅内脊索瘤切除手术。Cushing 在 1912 年出版的《垂体及其疾病》一书中首次描述了该例斜坡脊索瘤的手术入路。病例 17，一位 35 岁的男性患者表现为头痛，进行性视力下降，左侧动眼神经麻痹及垂体功能低下（图 1–3），X 线片显示“所有鞍区骨性标志物均被吸收”。考虑到病变主要影响到鞍区结构，Cushing 通过经鼻蝶入路运用 von Eiselsberg 方式进行鞍底减压。他记录到“清除蝶窦内病变”及“完全性鞍底减压”。“一些易碎的大片段病变”被移除，该患者术后头痛明显缓解，视力视野得到改善。从组织学上看，“这种肿瘤由包含一些骨细胞及黏液性结缔组织的胚胎性软骨组成”。卓越的病理学家 William Welch 揭示这种病变是“先天性混合型肿瘤”，而在 Cushing 的专著中这种肿瘤被错误地贴上了畸胎瘤的标签。Bailey 和 Bagdasar 在随后的组织学综述中指出这种肿瘤含有脊索瘤的典型特征[24]。该患者术后 6 个月因症状恶化再次入院并死于再次手术。尸检发现垂体和漏斗被一个 5cm 圆形病

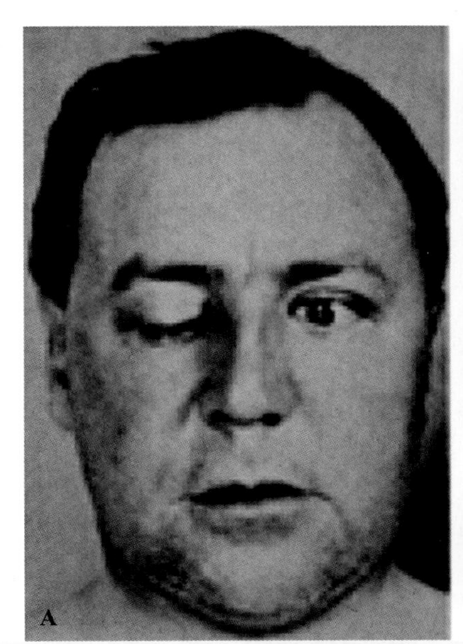

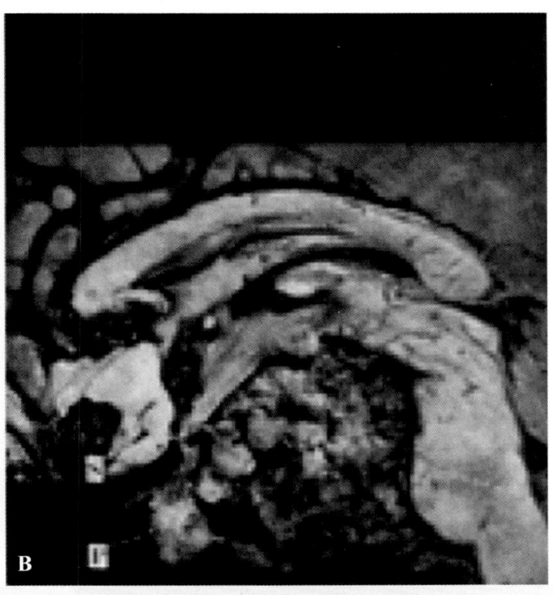

▲ 图 1–3 **Harvey Cushing 在 1909 年首次成功实施了脊索瘤切除手术**

A. 图中的这位 35 岁男性患者临床症状及体征表现为头痛，进行性视力下降，左侧动眼神经麻痹及垂体功能低下。该患者死于复发后的再次手术；B. Cushing 这样描述尸检标本：“这种肿瘤并非起源于垂体，因为通过探寻前移且被显著拉伸的漏斗及垂体柄时发现了扁平的残留垂体”（图片由 Dr. Edward R. Laws, Jr 提供）

变推挤至前方，而中脑和脑桥被推至后方（图1–3）。尽管未直接探讨肿瘤与斜坡之间的关系，其解剖位置及组织学特征与斜坡脊索瘤的诊断高度契合。Cushing 尤为感慨：“从外科角度看，完整切除这样的病变是难以想象的，仅能采取姑息措施。”他明白尽管不能实施肿瘤全切除，但再次对肿瘤分块减压可以部分控制病情，缓解症状，从而提高患者的生存质量[5]。

20 世纪 20 年代医学文献正式把脊索瘤作为一类独特的临床疾病加以论述[25]。Stewart 在利兹大学报道了一系列蝶枕脊索瘤病例[26]。这些蝶枕部（斜坡）及骶尾部肿瘤起源于原始脊索的末端。在组织学上这些肿瘤标本里含有均匀一致的具有黏液空泡状外形的 Virchow 囊泡细胞。在早期阶段，脊索瘤就可导致垂体功能低下、视力下降、视野缺损、脑神经及脑干受压症状（图 1–4）。

早期外科实践

考虑到斜坡区域复杂的解剖及周边重要血管神经结构，那时候的外科医师都认同 Cushing 的观点，即颅内脊索瘤的切除是令人敬畏的挑战。但是随着外科技术的持续进步，直达颅底充分切除肿瘤而创伤较少的方法终会成为可能[27]。1952 年，Dahlin 与 MacCarty 报道了 59 例脊索瘤大宗病例[28]。值得注意的是，半数病例累及骶骨，部分切除后的高复发率更促进了根治性外科技术的发展。为达此目的，外科专家们对受累尾骨及大部分骶骨连同肿瘤实施了整体切除，从而提出了脊索瘤治疗的全切除原则[29]。同年，Poppen 和 King 描述了不同的手术入路，包括额下、额颞以及枕下入路切除斜

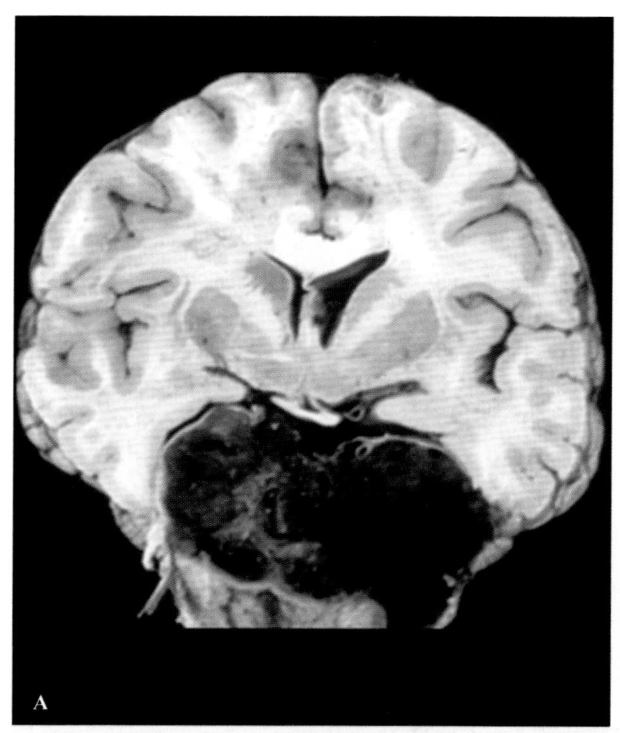

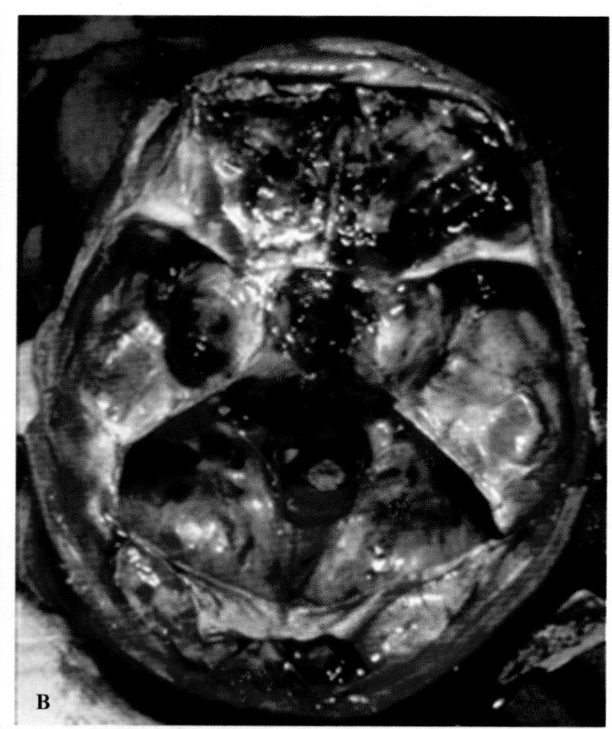

▲ **图 1–4 脊索瘤在早期阶段导致的症状**

A. 巨大脊索瘤患者的大体解剖标本，肿瘤向鞍区、鞍上及鞍旁区域延伸；B. 肿瘤广泛侵蚀斜坡并侵入双侧海绵窦及颅中窝（图片由 Dr. Edward R. Laws，Jr 提供）

坡脊索瘤，预后均很差，7名患者中有5名在手术后不久便去世了[30]。

尽管在20世纪60年代神经外科领域取得了很大进步，距离最先描述脊索瘤已将近百年，但是脊索瘤的手术治疗结果仍令人失望。当肿瘤所致临床症状很明显时，肿瘤的全切除将会很危险，而吸除黏液性柔软肿瘤成分的减压手术可以缓解临床症状，由此能延长患者的生存期[31]。实际上一些累及蝶窦、上颌窦、鼻腔、鼻咽部及周边结构的大的脊索瘤是由耳鼻咽喉科医师诊断并处理的。最初的神经外科经验是基于临床定位和影像，如X线平片和脑室造影[32]。

1975年，Yasargil总结了129例脊索瘤文献，并指出其中大部分患者的预后都令人失望[33]。外科死亡率及致残率均很高，38位患者死于术后三个月内（27%），其中24位死于围术期内（17.5%）[33]。一年生存率是40%，只有5位患者活过10年（3.5%）[33]。鉴于整体预后较差，患者宁可患软骨肉瘤也不要患脊索瘤。

五、结果改善：现代影像学、显微外科技术和内镜的作用

随着磁共振（MRI）的出现，20世纪80年代迎来了神经影像学的新纪元，影像学的进步重新点燃了外科医师全切除（GTR）脊索瘤的信心[34]。在20世纪90年代早期，Yasargil分析了18年内连续25例脊索瘤病例，结果显示，3个月内的手术死亡率降低了10.5%[35]，1年期生存率增至84%，4年存活率超过47%，且21%的患者生存时间超过10年[35]。梅奥诊所报道了1960—1984年的51名脊索瘤患者，其生存率也同样大为改观，5年期生存率与10年期生存率分别达51%和35%[36]。美国国家癌症研究所疾病监测、流行病学和预后（SEER）数据库的数据也证明了脊索瘤总体生存率的提高（表1-1）[37]。最近研究结果显示，颅内脊索瘤患者的总体生存率仍在持续增长。有中心报道2000—2011年在该中心接受手术的脊索瘤患者的5年期生存率高达93%[38]。生存率的改善取决于多方面的因素，我们将分别予以探讨。

（一）显微镜辅助外科

自20世纪70年代以来，计算机断层扫描（CT）和MRI在术前的广泛运用，使得肿瘤全切除成为可能，显微镜神经外科技术的出现明显改善了外科手术的效果并提高了无复发生存率。因此，肿瘤全切除原则已成功地运用于颅底（图1-5）、脊柱及骶骨脊索瘤并取得了良好疗效。52名骶骨脊索瘤患者在梅奥诊所接受了平均7.8年的随访，与仅接受部分切除的患者相比，接受广泛全切除手术的患者在无复发生存率与总生存率方面显著受益[39, 40]。

随着颅底外科技术的发展[41]，很多中心都采取类似的激进式手术方式切除颅内脊索瘤，

表1-1 1975年以来颅内脊索瘤生存统计

时 期	中位（月）	5年（%）	10年（%）
1975—1984	44.0	48.5	31.1
1985—1994	NA	73.0	60.2
1995—2004	NA	80.7	63.4

数据引自国家癌症研究所SEER数据库[37]
NA. 无可获得的数据

以期治愈或能长期控制肿瘤的生长。对 53 名接受手术治疗的颅内脊索瘤患者平均 3 年的随访结果显示，与部分切除相比，全切除和次全切除术可显著提高患者的无复发生存率[42]，且与组织学亚型及年龄与生存率无关。

另外 31 名海绵窦脊索瘤患者（高级别，大半部分患者需要分期处理）接受了激进式手术治疗，其中 17 名肿瘤全切除患者随访时未见复发，14 名次全切除患者中有 3 名（21%）出现复发[43]。尽管有不同程度海绵窦受累，但那些接受肿瘤全切除的患者并未发生更严重的并发症，因为在对手术后 6 个月的随访中，75% 的患者的 Karnofsky 评分等于或优于手术前，全切除组与次全切除组间无明显差异。这表明即使对于晚期疾病患者，只要针对患者病情制订详细的手术计划，积极的手术仍然是可行的选择。

显微外科手术入路取决于肿瘤部位、扩展范围及术者的偏好，有时分期手术是必要的。经蝶窦颅底入路适用于各种中线部位病变[44]。经蝶窦前颅底入路提供的手术视野允许外科医师沿着肿瘤的轴线充分探查，并且以对周边结构最小的牵拉、最低程度的损伤来切除肿瘤[45]。

现代经蝶入路是由 Jules Hardy 再次倡导的，他继承了 Cushing、Norman Dott 和 Gerard Guiot 的思想并在术中引进了手术显微镜。显微镜下经蝶窦入路及其扩展改良入路为颅前窝底

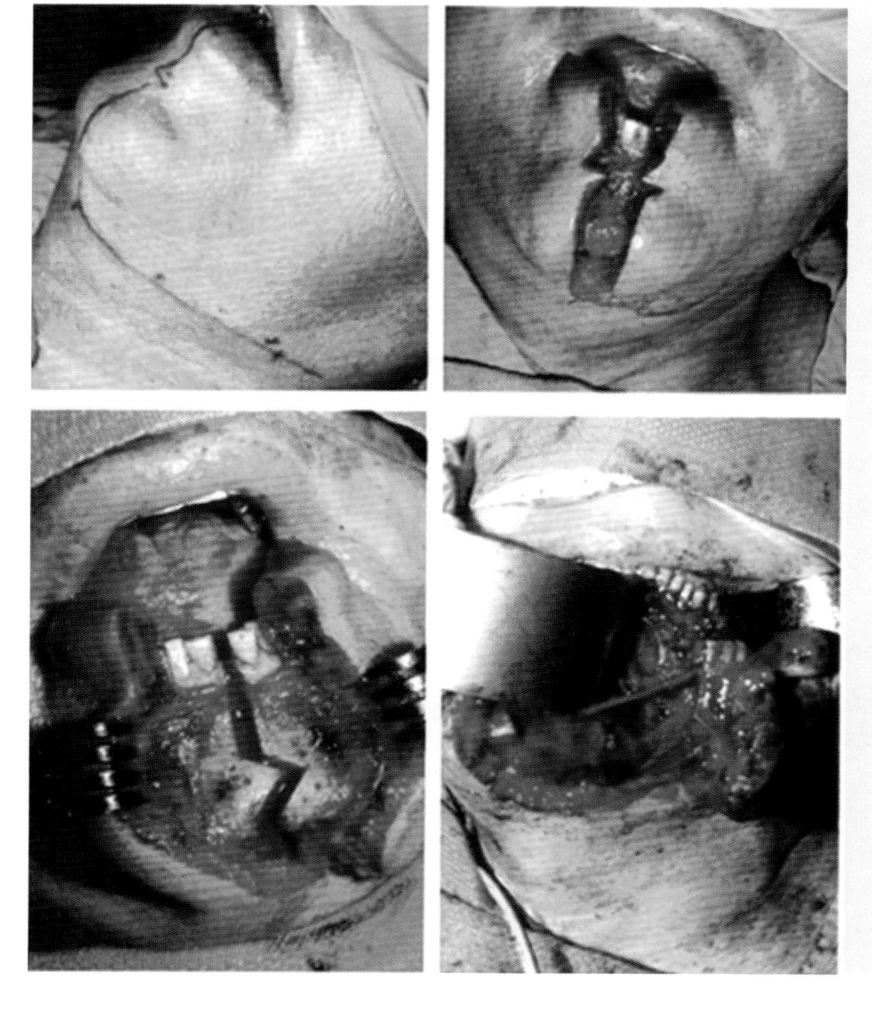

◀图 1-5 历史上斜坡脊索瘤的治疗受限于其解剖位置。本图展示了经下颌颈部入路，不过该入路现在已很少运用
图片由 Dr. Edward R. Laws，Jr 提供

肿瘤，尤其是位于筛板到颅颈交界中线部位肿瘤提供了良好的照明和多角度的手术通路。因此，经蝶入路从解剖上看适用于大部分斜坡脊索瘤的手术治疗。

主体位于中线部位的肿瘤可通过传统的经鼻中隔，经蝶窦入路到达，该入路可切除向上达视交叉，向下达硬腭顶板的肿瘤。对于小的中线部位病变可通过鼻内经中隔入路小切口予以切除，如果病变较大，有时需采用经下唇中隔入路获得较大的手术通道以切除病变。如果病变包绕脑干，侵袭岩骨并进入海绵窦内，可采取经筛骨经蝶窦入路，通过该入路还可到达对侧海绵窦。对于累及下斜坡及颅颈交界的巨大肿瘤，在采取经蝶入路时通过带蒂鼻切开术可到达 C_2 齿状突。此外也有大量文献广泛论述了通过颅前窝底及侧颅窝底各种手术入路切除脊索瘤，包括额下、经面、经口、额颞眶颧、经颞、颞下和枕下入路。

（二）内镜经蝶外科

1962 年，Guiot 首次利用内镜通过经蝶入路切除鞍区病变[46]，内镜主要是作为辅助工具，用于肿瘤切除后观察鞍区及周边解剖结构[47]。在 20 世纪 90 年代，数个中心的神经外科医师和耳鼻咽喉科医师协同合作，发展到仅用内镜就可以独立完成扩大经蝶手术（ETSS）。与手术显微镜相比，利用内镜可通过经蝶或其他方式经前中线入路到达前颅底肿瘤，并能在手术中提供良好的照明及手术视野。

1996 年，神经外科医师 Jho 和耳鼻咽喉科医师 Carrau 分别首次报道了内镜下切除包绕基底动脉并压迫中脑的斜坡巨大脊索瘤[48]。通过扩大经蝶手术，该患者肿瘤得到部分切除，手术后症状大为改善，三天后便顺利出院了。两位作者认为脊索瘤的解剖位置和血供不丰富的特点使其很适合经扩大经蝶入路予以切除。

自 20 世纪 90 年代中期以来，随着内镜专用设备的发展、技术的改进、对预后的科学评价，扩大经蝶手术得到了迅猛发展[49]。术中影像技术已从荧光造影发展到无框架导航系统及术中磁共振。这些进展不仅有助于术中识别残留肿块，更重要的是，能对重要解剖结构进行实时评估。内镜目前已具有三维显示功能，这可以与显微镜提供的立体视觉媲美。此外，诸如显微多普勒探头之类的设备可以确认重要血管的结构位置，从而提高了内镜手术的安全性。这些进展使得外科医师可以在安全范围内尽可能全切除肿瘤。与显微镜手术相比，内镜技术可提供更宽广的手术视角，并且可以减轻术后疼痛并缩短住院时间。扩大经蝶手术能取得良好疗效的一个重要因素是选择合适的病例，使得外科医师可以以微侵袭的方式安全高效地切除肿瘤（图 1–6）。

已有学者对显微镜和扩大经蝶手术（ETSS）治疗颅脑脊索瘤的疗效进行了对比研究，Meta 分析结果显示，ETSS 肿瘤切除程度更高而并发症更少[50]。也有学者对这些回顾性研究得出的比较结果提出疑义，因为各组病例在患者挑选及手术入路方面均存在差异，其中又包括肿瘤直径、解剖部位及硬膜内受累等混杂因素。大多数学者认为显微镜和内镜技术是互补的，都是神经外科所需精良设备的重要组成。根据肿瘤大小及部位的不同，术中可单用内镜，也可以结合显微镜，有些病变可能还需分期运用不同手术入路予以切除。在已报道的一系列巨大的硬脑膜内外沟通脊索瘤病例的手术切除中，显微镜和内镜的互补性得到了很好的展示，这些巨大脊索瘤均采取经唇下扩大经蝶入路切除上颌窦及斜坡，但该作者喜欢用显微镜进行病变的分离切除，再用常规方法，使用内镜对深部视野盲区进行观察[51]。

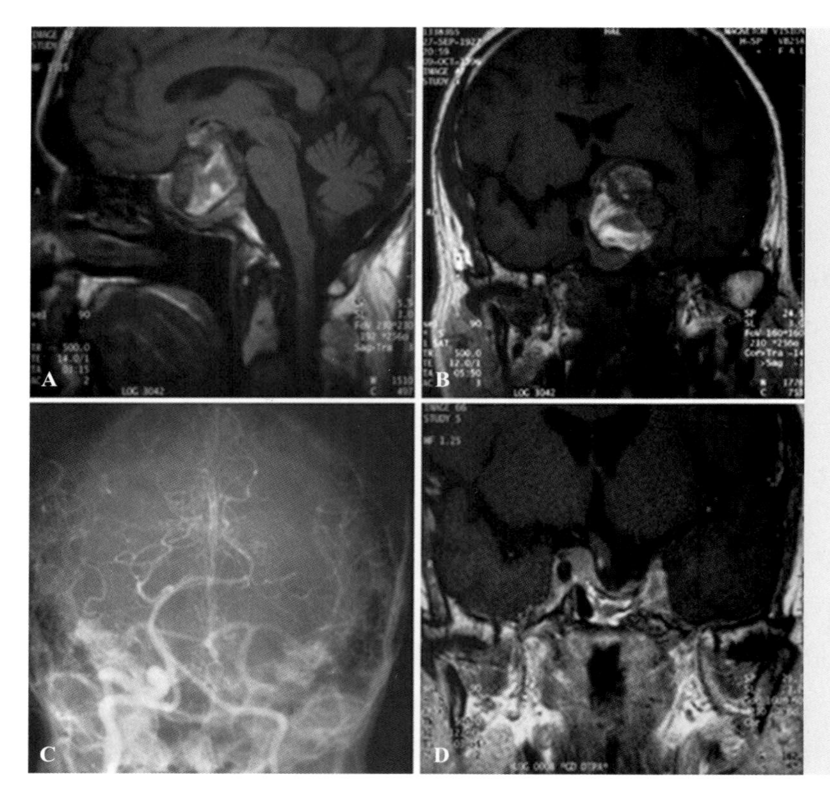

◀ 图 1-6　现代手术理念及辅助手段
A 和 B. 矢状位及冠状位 MRI 影像显示了一例巨大脊索瘤伴随垂体前移及视交叉受压；C. 血管造影显示了脊索瘤与椎基底循环的关系；D. 经扩大经蝶入路次全切除肿瘤的术后 MRI，影像学及外科辅助设备的发展使得外科医师能够以微侵袭的方式更加安全地切除肿瘤（图片由 Dr. Edward R. Laws，Jr 提供）

（三）放射治疗与立体定向放射外科

1935 年有学者报道了一例在侵袭鼻腔的巨大斜坡脊索瘤中植入镭针的手术，保留 6 天后拔除，“肿瘤体积迅速缩小，7 周后肿瘤消失了”[52]。患者在给予镭针后 11 个月内状态良好，该病例首次显示了放射治疗在脊索瘤治疗中的巨大潜能。尽管没有治愈，但广泛放疗和近距离放射治疗不管是作为外科手术后的辅助治疗还是作为独立治疗方案，均已凸显其价值[28]。认识到肿瘤的完全切除通常不可能实现，反而极其危险，目前的治疗策略是先进行重要结构的手术减压，再进行放射治疗[53]。然而数年后有一些相反的结论，认为脊索瘤对放疗抵抗。不过放射治疗疗效不佳的原因可能是辐射剂量不足，因其对标准外照射分次放疗剂量（＜ 70Gy 相对生物有效性）的反应是有限的，据报道肿瘤复发率常高达 50%。

与常规放疗相比，立体定向放射外科允许以更高的放射剂量治疗脊索瘤而不损伤周围结构。由于靶区外的辐射剂量急剧衰减，剩余剂量对于易受损的那些重要结构如脑干、脑神经和视交叉都是在可耐受范围内。其他放疗方法也取得了良好结果，包括伽马刀、线性加速器及其他光子适形放疗方法（射波刀）和重带电粒子放射（质子束治疗）[54-56]。

此外，也可通过分割形式将重带电粒子，如质子和碳离子，以高剂量投射至术后瘤床，预防肿瘤复发[54-57]。1974—1986 年有 68 名脊索瘤及软骨肉瘤患者接受了术后质子分割放疗。在平均 3.5 年的随访期间，无复发生存率达到了 76%。虽然没有直接对比质子束和光子放射疗法，但有证据表明，较高的辐射剂量与改善预后有关[58]。对 155 名接受碳离子放射治疗的患者进行回顾性研究，结果显示，5 年局部控制率为 72%，5 年总生存率为 85%[59]。这 155 名患者中 16 名患者仅接受活检，139 名患者接受了部分切除，而没有一名患者肿瘤得到全切除，这样的放疗结果令人欣慰。脊索瘤目前的治疗标准是最大限度地安全切除肿瘤，再辅以放疗，且结果持续改善。

六、未来方向

脊索瘤的最新分子生物学研究显示，除了肿瘤切除程度及术后是否辅助放疗外，患者的内在遗传因素亦显著影响预后。脊索瘤标本的核型分析显示，具有某些相关细胞遗传学异常的脊索瘤患者，其复发率是不具有这些遗传学异常患者的15倍[60]。

阐明脊索瘤发病机制中的分子生物学通路，有助于制定新的治疗策略。这些发病机制涉及表皮生长因子（EGFR）及AKT-PI3K-mTOR（蛋白激酶B-磷脂酰肌醇3激酶-哺乳类雷帕霉素靶蛋白）下游通路的异常激活[23]。酪氨酸激酶受体、EGFR和mTOR抑制药，如伊马替尼、拉帕替尼和雷帕霉素等靶向药物在Ⅱ期临床试验中初现成效，尽管它们还需进一步临床试验验证。在脊索退化中所必需的Fas/FasL凋亡通路，在颅底脊索瘤中却发现功能失调[61]。再加之脊索发育过程中关键基因Brachyury基因的重新表达，可重现脊索细胞的早期生长环境，从而有助于脊索肿瘤细胞增殖并减少细胞凋亡。Brachyury基因本身就是潜在的分子靶标。一种策略是利用手术切除标本建立脊索瘤细胞系，用短发夹RNA阻断Brachyury蛋白转录可促进细胞分化并抑制肿瘤细胞的增殖[62]。另一种策略是针对Brachyury基因的免疫治疗，受试者通过接种Brachyury基因酵母疫苗以期能通过自身免疫反应产生Brachyury蛋白抗体从而靶向作用于肿瘤细胞。

七、结论

在过去的一个世纪里，脊索瘤治疗取得了很大进步，该病的发病率和死亡率显著下降。最新文献报道的5年生存率达90%以上，是30年前的2倍。神经外科在一些关键领域的发展极大地改善了脊索瘤治疗效果：神经外科先驱的个人努力、显微外科技术的引入及内镜经蝶技术的应用；立体定向放射外科的问世以及基因分子治疗领域展现的广阔前景。尽管外科手术仍是脊索瘤治疗的基石，我们还必须综合运用各种手段来攻克这种极具挑战的疾病。

参考文献

[1] Wold LE, Laws ER, Jr. Cranial chordomas in children and young adults. J Neurosurg. 1983; 59(6):1043–1047
[2] Walcott BP, Nahed BV, Mohyeldin A, Coumans JV, Kahle KT, Ferreira MJ. Chordoma: current concepts, management, and future directions. Lancet Oncol. 2012; 13(2):e69–e76
[3] Thodou E, Kontogeorgos G, Scheithauer BW, et al. Intrasellar chordomas mimicking pituitary adenoma. J Neurosurg. 2000; 92(6):976–982
[4] Li D–R, Ishikawa T, Zhao D, et al. Unexpected sudden death due to intracranial chordoma: an autopsy case. Forensic Sci Int. 2010; 200(1–3):e15–e18
[5] Lanzino G, Dumont AS, Lopes MB, Laws ER, Jr. Skull base chordomas: overview of disease, management options, and outcome. Neurosurg Focus. 2001; 10(3):E12
[6] Virchow RL. Untersuchungen ueber die Entwicklung des Schaedelgrundes. Berlin: G Rimer; 1857
[7] Luschka H. Üeber gallertartige Auswuchse am Clivus Blumenbachii. Virchows Arch 1857;11:8–11
[8] Hasse H. Ein neuer Fall von Schleimgeschwulst am Clivus. Virchows Arch 1857;11
[9] Zenker F. Ueber die gallertgeschwulste des Clivus Blumenbachii (Ecchondrosis prolifera, Virchow). Virchows Arch. 1857; 12:407–412
[10] Müller H. Ueber das Vorkommen von Resten der Chorda dorsalis bei Menschen nach der Geburt und über ihr Verhaltnis zu den Gallertgeschewülsten am Clivus. Z Rat Med 1858; (2):202
[11] Klebs E. Ein Fall von Ecchocondrosis spheno–occipitalase amylacea. Virchows Arch Pathol Anat. 1864; 31:396–399
[12] Yakkioui Y, Van Overbeeke JJ, Santegoeds R, Van Engeland M, Temel Y. Chordoma: the entity. Biochim Biophys Acta. 2014; 1846(2):655–669
[13] Steiner F. Uber ein malignes chordum der Schaedel–Ruckgradshohle. Beitr Pathol Anat. 1907; 40:109–119
[14] Linck H. Chordoma malignum. Zieglers Beitr 1909;46

[15] Cushing H. The Pituitary Body and Its Borders, Clinical States Produced by Disorders of the Hypophysis Cerebri. Philadelphia, London: J. B. Lippincott; 1912

[16] Congdon CC. Proliferative lesions resembling chordoma following puncture of the nucleus pulposus in rabbits. J Natl Cancer Inst. 1952; 12(4):893–907

[17] Zulch KJ. Pathologische Anatomie der raumbeengenden intrakraniellen Prozesse. Berlin: Springer; 1956

[18] Heffelfinger MJ, Dahlin DC, MacCarty CS, Beabout JW. Chordomas and cartilaginous tumors at the skull base. Cancer. 1973; 32(2):410–420

[19] Almefty K, Pravdenkova S, Colli BO, Al–Mefty O, Gokden M. Chordoma and chondrosarcoma: similar, but quite different, skull base tumors. Cancer. 2007; 110(11):2457–2467

[20] Abenoza P, Sibley RK. Chordoma: an immunohistologic study. Hum Pathol. 1986; 17(7):744–747

[21] Vujovic S, Henderson S, Presneau N, et al. Brachyury, a crucial regulator of notochordal development, is a novel biomarker for chordomas. J Pathol. 2006; 209(2):157–165

[22] Yang XR, Ng D, Alcorta DA, et al. T (Brachyury) gene duplication confers major susceptibility to familial chordoma. Nat Genet. 2009; 41(11):1176–1178

[23] Presneau N, Shalaby A, Ye H, et al. Role of the transcription factor T (Brachyury) in the pathogenesis of sporadic chordoma: a genetic and functionalbased study. J Pathol. 2011; 223(3):327–335

[24] Bailey P, Bagdasar D. Intracranial chordoblastoma. Am J Pathol. 1929; 5(5):439–450.5

[25] Stewart MJ, Morin JE. Chordoma: a review, with report of a new sacrococcygeal case. J Pathol Bacteriol. 1926; 29(1): 41–60

[26] Burrow JleF, Stewart MJ. Malignant spheno–occipital chordoma. J Neurol Psychopathol. 1923; 4(15):205–217

[27] Schisano G, Tovi D. Clivus chordomas. Neurochirurgia (Stuttg). 1962; 5:99–120

[28] DahlinDC, MacCartyCS. Chordoma. Cancer. 1952; 5(6):1170–1178

[29] MacCarty CS, Waugh JM, Mayo CW, Coventry MB. The surgical treatment of presacral tumors: a combined problem. Proc Staff Meet Mayo Clin. 1952; 27 (4):73–84

[30] Poppen JL, King AB. Chordoma: experience with thirteen cases. J Neurosurg. 1952; 9(2):139–163

[31] Freeman J. Cranial chordoma. Arch Otolaryngol. 1950; 51(2): 237–244, illust

[32] Petit–Dutaillis D, Messimy R, Berdet H, Benhaim J. [Contribution to the diagnosis of spheno–occipital chordomas]. Sem Hop. 1951; 27(69):2663–2677

[33] Krayenbühl H, Yasargil MG. Cranial chordomas. Prog Neurol Surg. 1975; 6: 380–434

[34] Laws ER. Cranial chordomas. In: Wilkins RH, Rengachary SS, eds. Neurosurgery. New York: McGraw–Hill; 1985: 927–930

[35] Yasargil MG. Cranial chordomas. Microneurosurgery: Operative Treatment of CNS Tumors 4B. New York: Thieme; 1996: 188–191

[36] Forsyth PA, Cascino TL, Shaw EG, et al. Intracranial chordomas: a clinicopathological and prognostic study of 51 cases. J Neurosurg. 1993; 78(5):741–747

[37] Chambers KJ, Lin DT, Meier J, Remenschneider A, Herr M, Gray ST. Incidence and survival patterns of cranial chordoma in the United States. Laryngoscope. 2014; 124(5):1097–1102

[38] Di Maio S, Rostomily R, Sekhar LN. Current surgical outcomes for cranial base chordomas: cohort study of 95 patients. Neurosurgery. 2012; 70(6):1355–1360, discussion 1360

[39] Bjornsson J, Wold LE, Ebersold MJ, Laws ER. Chordoma of the mobile spine. A clinicopathologic analysis of 40 patients. Cancer. 1993; 71(3):735–740

[40] Fuchs B, Dickey ID, Yaszemski MJ, Inwards CY, Sim FH. Operative management of sacral chordoma. J Bone Joint Surg Am. 2005; 87(10):2211–2216

[41] Derome PJ. The transbasal approach to tumors invading the base of the skull. In: Schmidek HH, Sweet WH, eds. Operative Neurosurgical Techniques. Vol 1. New York: Grune & Stratton; 1982:357–380

[42] Colli B, Al–Mefty O. Chordomas of the craniocervical junction: follow–up review and prognostic factors. J Neurosurg. 2001; 95(6):933–943

[43] Lanzino G, Sekhar LN, Hirsch WL, Sen CN, Pomonis S, Snyderman CH. Chordomas and chondrosarcomas involving the cavernous sinus: review of surgical treatment and outcome in 31 patients. Surg Neurol. 1993; 40(5):359–371

[44] Elias WJ, Laws ER. Transsphenoidal approaches to lesions of the sella. In: Schmidek HH, Sweet WH, eds. Operative Neurosurgical Techniques. Philadelphia: Saunders; 2000:373–384

[45] Laws ER, Kanter AS, Jane JA, Jr, Dumont AS. Extended transsphenoidal approach. J Neurosurg. 2005; 102(5):825–827, discussion 827–828

[46] Guiot G, Rougerie J, Bouche J. The rhinoseptal route for the removal of clivus chordomas. Johns Hopkins Med J. 1968; 122(6):329–335

[47] Prevedello DM, Doglietto F, Jane JA, Jr, Jagannathan J, Han J, Laws ER, Jr. History of endoscopic skull base surgery: its evolution and current reality. J Neurosurg. 2007; 107(1): 206–213

[48] Jho HD, Carrau RL, McLaughlin ML, Somaza SC. Endoscopic transsphenoidal resection of a large chordoma in the posterior fossa. Case report. Neurosurg Focus. 1996; 1(1):e3–, discussion 1p following e3

[49] Zada G, Cappabianca P. Raising the bar in transsphenoidal pituitary surgery. World Neurosurg. 2010; 74(4–5):452–454

[50] Komotar RJ, Starke RM, Raper DMS, Anand VK, Schwartz TH. The endoscopeassisted ventral approach compared with open microscope–assisted surgery for clival chordomas. World Neurosurg. 2011; 76(3–4):318–327, discussion 259–262

[51] Al–Mefty O, Kadri PAS, Hasan DM, Isolan GR, Pravdenkova S. Anterior clivectomy: surgical technique and clinical applications. J Neurosurg. 2008; 109(5):783–793

[52] Livingstone G. Chordoma of the base of the skull. Proc R Soc Med. 1935; 28(10):1427–1429

[53] Kamrin RP, Potanos JN, Pool JL. An evaluation of the diagnosis and treatment of chordoma. J Neurol Neurosurg Psychiatry. 1964; 27:157–165

[54] Kondziolka D, Lunsford LD, Flickinger JC. The role of radiosurgery in the management of chordoma and chondrosarcoma of the cranial base. Neurosurgery. 1991; 29(1):38–45, discussion

45–46

[55] Chang SD, Martin DP, Lee E, Adler JR, Jr. Stereotactic radiosurgery and hypofractionated stereotactic radiotherapy for residual or recurrent cranial base and cervical chordomas. Neurosurg Focus. 2001; 10(3):E5

[56] Munzenrider JE, Liebsch NJ. Proton therapy for tumors of the skull base. Strahlenther Onkol. 1999; 175 Suppl 2:57–63

[57] Austin-Seymour M, Munzenrider J, Goitein M, et al. Fractionated proton radiation therapy of chordoma and low-grade chondrosarcoma of the base of the skull. J Neurosurg. 1989; 70(1):13–17

[58] Hug EB. Review of skull base chordomas: prognostic factors and long-term results of proton-beam radiotherapy. Neurosurg Focus. 2001; 10(3):E11

[59] Uhl M, Mattke M, Welzel T, et al. Highly effective treatment of skull base chordoma with carbon ion irradiation using a raster scan technique in 155 patients: first long-term results. Cancer. 2014; 120(21):3410–3417

[60] Almefty KK, Pravdenkova S, Sawyer J, Al-Mefty O. Impact of cytogenetic abnormalities on the management of skull base chordomas. J Neurosurg. 2009; 110(4):715–724

[61] Ferrari L, Pistocchi A, Libera L, et al. FAS/FASL are dysregulated in chordoma and their loss-of-function impairs zebrafish notochord formation. Oncotarget. 2014; 5(14): 5712–5724

[62] Hsu W, Mohyeldin A, Shah SR, et al. Generation of chordoma cell line JHC7 and the identification of Brachyury as a novel molecular target. J Neurosurg. 2011; 115(4):760–769

第2章 脊索瘤的流行病学特征

The Descriptive Epidemiology of Chordomas

Elizabeth B. Claus 著
肖格磊 译
简志宏 校

概 要

颅内和脊柱脊索瘤是罕见的骨肿瘤，致残率和致死率高。由于每个单一的研究中心报道的病例数较小，我们利用美国国家癌症研究所（NCI）的疾病监测、流行病学及预后数据库（SEER），对1973—2011年在美国诊断的912名脊索瘤患者从肿瘤的发生、人口特征、护理模式及生存率等方面进行统计分析。这些分析结果揭示，虽然脊索瘤患者的生存率从1990年开始有明显改善，但是患者的总体中位生存期只有4.7年。这些数据强调需要更多地关注这种具有高度侵袭性的疾病。

关键词： 脊索瘤；流行病学，预后，护理模式，监测、流行病学及预后，生存

一、概述

脊索瘤是一种罕见的骨肿瘤，美国每年约有300人发病[1]。脊索瘤起源于胚胎残余脊索组织，占所有骨肿瘤的2%～3%[1]。这种疾病的相对罕见性使研究脊索瘤风险和生存相关的因素变得困难，目前还没有确定环境因素对其有无影响[2]。多年来，在美国以外已经报道了一系列病例，但还没有超过100例的病例报道[3-7]。在美国国内，两家研究机构利用美国国家癌症研究所的疾病监测、流行病学及预后数据库对脊索瘤患者进行了流行病学研究[8, 9]。第一家机构在1995年利用已有的数据对所有脊索瘤进行了研究，而第二家机构在2003年则利用已有数据专门对脊柱脊索瘤进行了研究。据上次系统研究该疾病又过去了十多年，在这一章，通过利用1973—2011年美国国家癌症研究所的疾病监测、流行病学及预后数据库的更新数据，描述了颅内和脊柱脊索瘤患者的特征、护理模式和生存期。

二、方法

（一）数据

数据来自NCI的SEER数据库[10]，SEER是一个以肿瘤人口登记为基础的项目，它覆盖当年美国总人口的10%～26%。数据信息包

含原发肿瘤类型、患者人口统计、初始癌症治疗以及生存期。这些数据都是来自于最近的SEER数据库，利用1973—2011年间的数据来做统计分析。

本章包括1973—2011年间诊断为脊索瘤的912名患者[国际肿瘤疾病分类第3版（ICD-O-3）代码9370]。为了研究对象的同质性并减少包括具有转移性病变的个体的可能性，在这些分析中排除了具有多于一种原发肿瘤（例如脊索瘤和另一部位的癌症）的个体，也排除了死亡时通过尸检才被诊断为脊索瘤的患者。

在本章中颅内和脊柱的脊索瘤都被纳入研究。颅内部位被定义为包括口咽（ICD-O-2代码C103）、鼻咽（C111、C112、C119）、咽（C140、C148）、颅骨和面部骨骼（C410）、头部结缔组织、皮下和软组织（C490）、脑膜（C700）和任何脑结构（C710-719、C722-725、C751-753、C760）。脊柱部位只包括脊柱骨，不包括骶骨和尾骨（C412）、脊髓（C720）、后纵隔（C382）和胸或躯干的结缔组织、皮下组织和软组织（C493、C496）。骶骨部位包括骶骨和尾骨（C414）、骨盆的结缔组织、皮下组织和软组织（C495），以及骨盆的其余结构（C763）。本文重点分析的病变部位包括中枢神经系统，不包括轴外部位，如下肢长骨（C402）、上肢和肩膀或其他非特殊部位的结缔组织（C491、C499）并未包括在内。患者的性别、种族、年龄，是否曾接受手术切除（是/否）和（或）放射治疗（是/否）等初次治疗情况均可以在数据库里找到相关信息，但后续治疗信息在这些数据库中查不到，也没有具体的化疗方案。种族按照SEER分类可分成白色人种、黑色人种和其他人种，因为有小部分样本既不属于白色人种，也不属于黑色人种。在比例风险模型中，年龄作为连续变量。主要的预后变量是从发病到死亡的时间，用年数来计算。

（二）统计

用卡方检验、Fisher精确检验或未调整离散变量的比值比（95%可信区间）以及针对连续变量的t检验对病例进行比较研究。使用Kaplan-Meier极限方法计算存活概率（95%可信区间），并用Wilcoxon对数秩检验进行比较。我们使用Cox比例风险模型计算危险率，所有分析都是使用9.3版的SAS统计软件完成的[11]。

三、结果

912例病例的年龄分布及肿瘤解剖位置详见表2-1。平均诊断年龄为52.7岁（SD=19.7岁），肿瘤的解剖位置有显著性差异（$P < 0.01$），颅内病例的诊断平均年龄为45.9岁，骶骨病例平均年龄为60.9岁。大多数病例为白色人种（87.7%）和男性（60.1%）。在肿瘤位置方面，41%的病例是颅内病变，30%是脊柱病变，28.5%是骶椎病变。尽管整体而言，男性患者多于女性患者，但在这三个部位中，性别比例亦有差异，其中颅内病变病例男性占55.6%，男性患者中脊柱和骶骨病例分别占59.5%和67.3%（$P < 0.01$）。肿瘤分布部位也有显著种族差异，白人中颅内和非颅内肿瘤病例数比值大约为非白人的一半（OR 0.52，95%CI 0.35～0.78）。

大多数患者（84.5%）首次治疗中接受了手术治疗，尽管骶骨部位肿瘤患者接受手术治疗的可能性（73.3%）较颅内患者（90.9%）或者脊柱部位患者（86.0%）低。大约44%的患者在初始治疗过程中接受过某种形式的放射治疗，这些治疗没有因病变部位不同而出现差异。值得注意的是，治疗方式没有因种族或性别不同而表现差异。

在所有解剖部位病例中，患者中位生存期为4.7年（平均生存期6.1年），尽管部分患者

表 2-1　脊索瘤患者的特征描述（数据源自 NCI 的 SEER 数据库，1973—2011）

特　征	所有位置（*n*=912）	颅内 (*n*=378）	脊柱 (*n*=274）	骶骨 (*n*=260）
年　龄				
0—19	70 (7.7)	41 (10.8)	23 (8.5)	6 (2.3)
20—29	54 (5.9)	40 (10.6)	10 (3.6)	4 (1.5)
30—39	115 (12.6)	65 (17.2)	32 (11.7)	18 (6.9)
40—49	125 (13.7)	63 (16.7)	26 (9.5)	36 (13.8)
50—59	174 (19.1)	69 (18.2)	56 (20.4)	49 (18.8)
60—69	179 (19.6)	57 (15.1)	59 (21.5)	63 (24.2)
70 +	196 (21.4)	43 (11.4)	68 (24.8)	84 (32.3)
平均 (SD)	52.7 (19.7)	45.9 (19.8)	54.2 (19.3)	60.9 (16.3)
种　族				
白人	800 (87.7)	316 (83.6)	255 (93.1)	229 (88.0)
黑人	31 (3.4)	20 (5.3)	5 (1.8)	6 (2.3)
其他	82 (8.9)	42 (11.1)	14 (5.1)	25 (9.7)
性　别				
女性	364 (39.9)	168 (44.4)	111 (40.5)	85 (32.7)
男性	548 (60.1)	210 (55.6)	163 (59.5)	175 (67.3)
部　位				
颅内	378 (41.5)			
脊柱	274 (30.0)			
骶骨	260 (28.5)			
首次治疗方式				
手术	759 (84.5)	341 (90.9)	234 (86.0)	184 (73.3)
放疗	388 (44.4)	358 (42.7)	267 (49.4)	248 (41.5)
生存时间 (年)				
中位生存期	4.7	4.6	5.1	4.7
平均时间	6.1	6.2	6.2	5.4

存活长达 20 年之久。在距确诊脊索瘤 5 年、10 年、15 年和 20 年的时候，存活的患者比例分别为 67%[1.7%(SE)]、43.8%(2%)、32%(2.2%)、19.8% (2.5%) (图 2-1，图 2-2)。当每个危险因素 (诊断时患者的年龄、种族、性别、部位、诊断时肿瘤的发展阶段，是否手术、是否放疗) 都被纳入研究后，发现生存率与种族以外的其余各因素都明显相关 (表 2-2)。当联合这些变量综合考虑时 (多变量模型)，生存率也随着诊断、性别、诊断年龄以及是否在初始

治疗时接受手术治疗这些因素的变化而变化。生存率的提高与女性性别（HR　0.80，95%CI　0.66 ～ 0.98），诊断时的年龄（HR　1.03，95%CI　1.02 ～ 1.04），以及初始治疗时接受手术（HR　0.71，95%CI　0.55 ～ 0.91）有关。此外，在过去20年（1990—2011年）与早些年（1973—1989年）相比，确诊并接受治疗的患者生存率得到提高，这表明随着时间推移，治疗效果有所改善（表2-2）。在对其他因素进行调整后，在初始治疗过程中接受放射治疗、种族和病变部位与总体生存率无显著关联。

四、讨论

用来分析脊索瘤患者的人口特征、治疗模式和存活率的统计数据取自1973—2011年的SEER数据库。结果提示，尽管脊索瘤患者

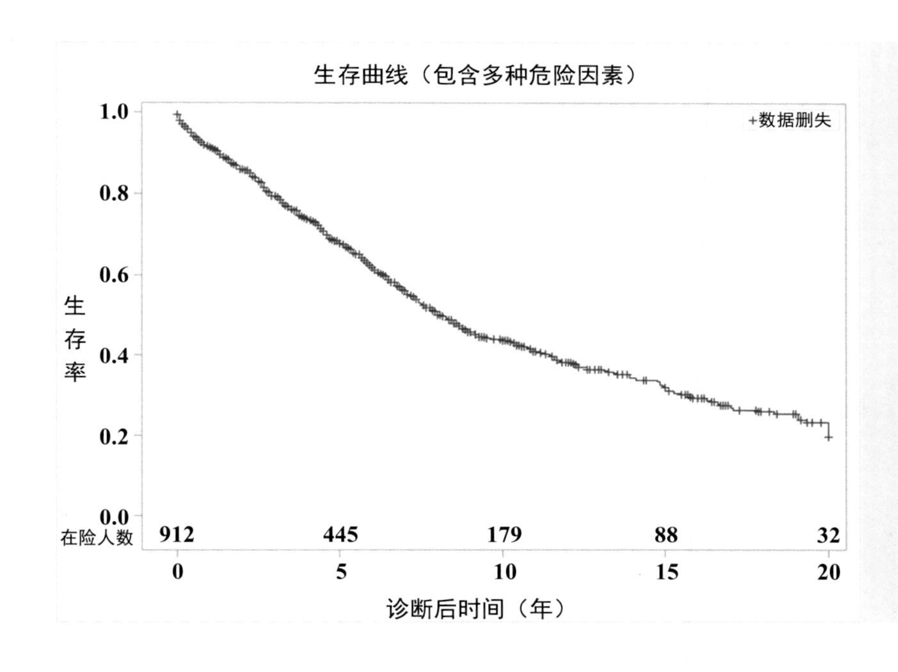

◀图2-1　三个不同部位的脊索瘤患者的生存曲线
数据引自NCI的SEER数据库，1973—2011

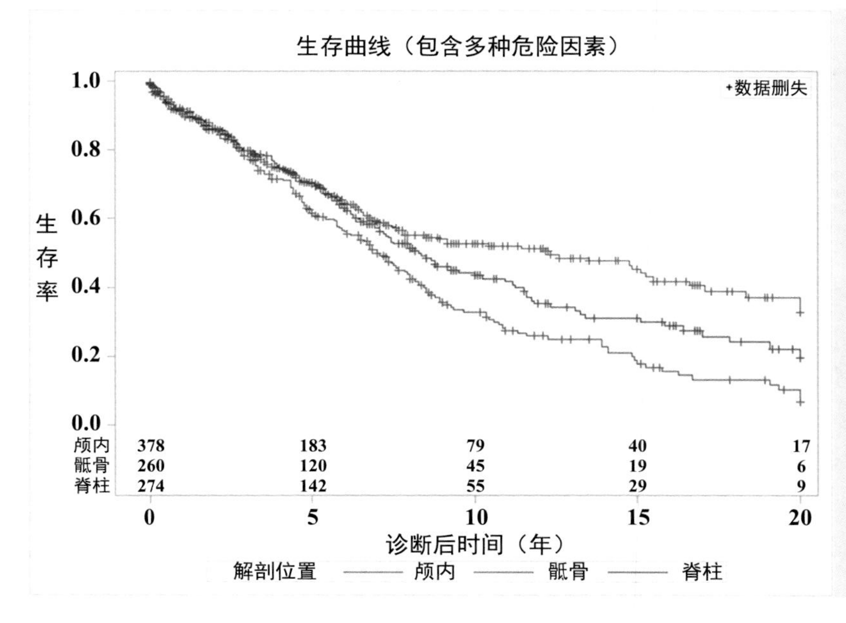

◀图2-2　三个不同部位的脊索瘤患者的生存曲线
数据引自NCI的SEER数据库，1973—2011

表 2-2　调整和非调整的（涵盖所有变量）死亡风险比值及 95% 可信区间

特　征	未调整的风险比（95% 可信区间）	调整的风险比（95% 可信区间）
年龄	**1.03 (1.02, 1.04)**	**1.03 (1.02, 1.04)**
性　别		
女性	**0.82 (0.67, 1.00)**	**0.80 (0.66, 0.98)**
男性	参比对照	参比对照
种　族		
白种人	0.81 (0.61, 1.08)	NS
非白种人	参比对照	参比对照
肿瘤位置		
颅内	**0.61 (0.49, 0.77)**	NS
脊柱	**0.76 (0.60, 0.95)**	NS
骶骨	参比对照	参比对照
确诊年代		
2000—2011	**0.43 (0.36, 0.68)**	**0.68 (0.52, 0.89)**
1990—1999	**0.59 (0.44, 0.78)**	**0.79 (0.64, 0.99)**
1980—1989	**0.73 (0.55, 0.98)**	NS
1973—1979	参比对照	参比对照
放　疗		
是	**1.23 (1.02, 1.49)**	NS
否	参比对照	参比对照
外科手术		
是	**0.53 (0.42, 0.67)**	**0.71 (0.55, 0.91)**
否	参比对照	参比对照

表中加粗数据的显著性差异为 α=0.05；NS. 尚无数据

确诊后的生存率已得到显著提高，但其中位生存时间仍小于 5 年，因此，需要加强对这些高致病性疾病的关注。完整的脊索瘤数据库需要囊括各个年龄阶段、不同种族和医疗状况的患者信息，但 SEER 数据缺乏统一的组织学回顾分析，并且没有包含肿瘤基因分型、肿瘤标志物及并发症方面的信息。此外，SEER 数据仅提供肿瘤初始治疗阶段的信息，因此不能从中获得关于肿瘤复发和后续治疗的信息，而这些信息可能是影响患者长期生存的重要因素。这些数据没有关于化疗的信息，尽管在初诊时接受化疗的脊索瘤患者相对罕见，这些信息在疾病分析中不太具有重要意义。除了肿瘤的具体特征外，患者的临床数据非常有限，因此不可能对并发症进行分类，虽然这对于选择治疗策略和长期生存率有重要影响。此外，这是一项回顾性分析，诸如生存期等结果会受到不均衡混杂因素的影响，运用多元分析方法可帮助解决这类问题。由于 SEER 数据能提供的临床信息较为有限，所以也不能完全反映出患者治疗方面的一些重要差异。此外，这些数据也未包含提供治疗的医师和相关设备方面的信息。治疗方式和结果可能受到提供治疗的医疗机构的影响，而这些因素也不能通过该分析来评估。

由于其相对罕见，脊索瘤仍然是一个尚未得到充分研究的疾病。传统上，流行病学家通过患病人群的肿瘤登记注册或先前已进行的医学研究来识别并征集此类研究所需的大量病例。对于脊索瘤等罕见疾病，每个肿瘤注册数据库或者研究团队仅包括少量的潜在研究对象，这使得脊索瘤研究设计成本高，人力耗费大，而且不包括本区域没有登记注册的患者信息。对于许多流行病学（特别是遗传流行病学）研究设计，基于网络的招募和（或）与患者所在社区的合作是解决这些问题的理想方案。随着美国使用互联网人数的迅速增加以及用于医学研究的资金的减少[12]，需要开发并评估具有成本效益且科学合理的基于网络的数据收集手段，这对于流行病学研究，特别是对于较不常见的疾病势在必行。利用这些方法可以弥补脊索瘤信息量少的缺陷，美国国立卫生研究院目前通过互联网注册，将脊索瘤患者纳入两项重点研究工作之中。第一项研究旨在登记脊索瘤患者，这些患者至少有一个家庭成员也被诊断为脊索瘤（家族脊索瘤研究）；第二项研究工作旨在登记没有这样的家族史的脊索瘤患者。这两项研究的目的是通过基于患病人群及家族的研究设计，更好地确定与脊索瘤相关的遗传危险因素。脊索瘤研究人员努力参与这种合作正当其时。并且发展新兴的遗传技术、统计方法和计算能力的优势开创脊索瘤临床研究新范例。

参考文献

[1] National Cancer Institute. http://dceg.cancer.gov/research/clinical–studies/chordoma/. Accessed December 15, 2014
[2] Walcott BP, Nahed BV, Mohyeldin A, Coumans JV, Kahle KT, Ferreira MJ. Chordoma: current concepts, management, and future directions. Lancet Oncol. 2012; 13(2):e69–e76
[3] Dreghorn CR, Newman RJ, Hardy GJ, Dickson RA. Primary tumors of the axial skeleton. Experience of the Leeds Regional Bone Tumor Registry. Spine. 1990; 15(2):137–140
[4] Eriksson B, Gunterberg B, Kindblom LG. Chordoma. A clinicopathologic and prognostic study of a Swedish national series. Acta Orthop Scand. 1981; 52(1):49–58
[5] O'Neill P, Bell BA, Miller JD, Jacobson I, Guthrie W. Fifty years of experience with chordomas in southeast Scotland. Neurosurgery. 1985; 16(2):166–170
[6] Paavolainen P, Teppo L. Chordoma in Finland. Acta Orthop Scand. 1976; 47(1):46–51
[7] Price CH, Jeffree GM. Incidence of bone sarcoma in SW England, 1946–74, in relation to age, sex, tumour site and histology. Br J Cancer. 1977; 36(4):511–522
[8] McMaster ML, Goldstein AM, Bromley CM, Ishibe N, Parry DM. Chordoma: incidence and survival patterns in the United States, 1973–1995. Cancer Causes Control. 2001; 12(1):1–11
[9] Mukherjee D, Chaichana KL, Gokaslan ZL, Aaronson O, Cheng JS, McGirt MJ. Survival of patients with malignant primary osseous spinal neoplasms: results from the Surveillance, Epidemiology, and End Results (SEER) database from 1973 to 2003. J Neurosurg Spine. 2011; 14(2):143–150
[10] Surveillance, Epidemiology, and End Results Program. Public–Use SEER. 1973–2011. Surveillance, Epidemiology, and End Results (SEER) Program Public Use Data (1973–2011). National Cancer Institute, DCCPS, Surveillance Research Program, Cancer Statistics Branch. www.seer.cancer.gov.
[11] SAS Institute Inc. SAS/STAT User's Guide. Vol. 1. Cary, NC: SAS Institute; 2006
[12] Pew Internet and American Life Project. Demographics of Internet Users Table. http://www.pewinternet.org/data–trend/internet–use/latest–stats/. Accessed November 17, 2014

第 3 章　脊索的进化起源

Evolutionary Origin of the Notochord

Noriyuki Satoh　著
许梓豪　译
袁　健　校

概　要

脊索是由所有脊索动物胚胎的中胚层发育而来的棒状器官，从而确定了胚胎的头尾轴。脊索动物包括头索动物、尾索动物以及脊椎动物。他们可能起源于5.6亿多年前与非脊索的后口动物（棘皮动物和半索动物）所共有的祖先，同时新型鱼状（蝌蚪型）幼虫的出现是导致脊索动物进化的关键事件。由于脊索能提供必要的刚度，这些幼虫可运用双侧尾部的肌肉产生侧向波状运动进行游动。在脊椎动物的发育过程中，脊索慢慢被脊椎所取代。T-box 转录因子家族中的 Brachyury 在脊索的发育中发挥着重要作用。Brachyury 作为后生动物（即多细胞动物）原肠胚形成时参与细胞迁移的主要调节因子，对于具有两个或三个胚层的胚胎的发育至关重要。在脊索动物的进化过程中，该基因显然在脊索与双侧肌肉发育的发源地——中胚层获得了次级结构域。在尾索动物和脊椎动物中，Brachyury 在肌肉中的表达以某种方式被抑制了，而仅保留了其在脊索中的特异性表达。WNT/β-catenin 通路、转化生长因子β[TGF-β 成骨蛋白（BMP）/Nodal] 信号通路以及成纤维细胞生长因子（FGF）信号通路都参与了 Brachyury 上游的转录激活，同时该基因的下游多种基因参与脊索的形成和功能调控。为了能从生物学和医学的观点来理解脊索，进一步对 Brachyury 基因表达与功能的调控研究是必不可少的。

关键词：Brachyury，脊索动物，进化，脊索，新功能

一、脊索动物的进化

自从查尔斯·达尔文提出“动物的进化是自然选择[1]的结果”这一理论以来，脊索动物的起源与进化已被研究和争论了 150 多年[2-7]。脊索动物由三个不同的动物群组成：头索动物、尾索动物和脊椎动物。脊索动物是后口动物包括棘皮动物和半索动物这个较大群体的成员。脊索动物的进化问题主要涉及五个动物群之间的系统发育关系和脊索动物是如何起源于同非脊索后口动物的共同祖先。

二、系统发育关系

分子系统发育、比较基因组学以及进化发育生物学的研究显著提高了我们对脊索动物进化的理解（图 3-1[7]）。人类与其他脊椎动物都具有非脊椎动物所缺乏的明显特征，包括神经嵴、基板、坚硬而矿化的内骨骼、适应性免疫系统、特定的基因组成等[8, 9]。脊椎动物门属于脊索动物总门，脊索动物总门还包括头索动物门（如文昌鱼）和尾索动物门（如被囊类和海鞘类）（图 3-1）。脊索动物的特征有脊索、背部的中空神经管、体节以及肛后尾。脊索动物总门是后口动物界内两个总门之一（图 3-1）。另一个总门是半索棘皮动物（Ambulacraria），包括两个门分别是棘皮动物门（如海星和海胆）和半索动物门（如橡子蠕虫）。后口动物的定义来源于胚胎的发育过程。在胚胎发育过程中，原口是胚胎的第一个开口，发展成为胚门，而胚胎另一侧第二个开口即形成口腔。后口动物也有向中胚层发育的体腔与咽鳃（虽然现存的棘皮动物已经失去了这个特征）。利用弛豫分子钟的分析估计，后口动物的祖先生活在埃迪卡拉纪（Ediacaran）中期（距今约 570 百万年前），而脊索动物进化发生于埃迪卡拉纪晚期（距今约 560 百万年前）。

三、进化设想

目前已经有各种各样的假设被提出用来解释脊索动物的起源与演变。而其中最主要的四个假说分别是幼体发育假说、耳状幼虫假说、倒置假说和口腔背侧化假说[5, 7, 10–16]。第一个假说讨论的是脊索动物的祖先是固定的还是自由生活的。最近的分子系统发育证明，自由生活的头索动物最先从脊索动物中分离出来，意味

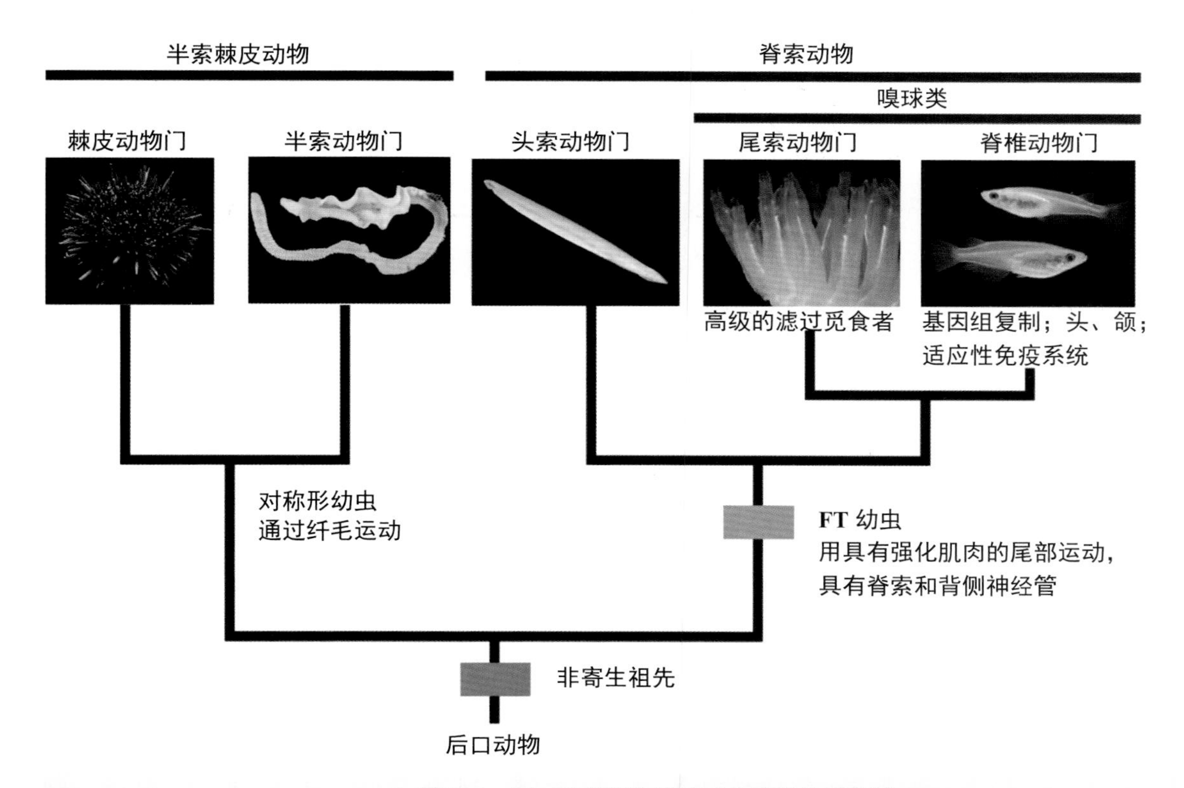

▲ 图 3-1　后口动物群和脊索动物演变的示意图

示意图包括了与脊索动物演变相关的代表性发育事件。脊索起源于脊索动物的进化演变过程中（图片引自 Satoh 等，2014[7]，经许可引用）

着脊索动物的祖先是一种自由生活无附着的蠕虫状生物[17, 18]。

接下来的三个假说主要从胚胎学上和（或）进化发育生物学上对脊索动物的身体解剖结构尤其是它们的成体形式是如何从共有祖先——后口动物转变而来进行解释。耳状幼虫假说，最初由 Garstang 提出[19]，强调了幼虫形态变化的重要性，即有着对称幼虫形态（耳状幼虫性状）的羽鳃状固着动物通过在幼虫与成体中的形态学变化转变成原始海鞘类动物（如脊索动物的最近的共同祖先）。在幼虫阶段，这些祖先的口周纤毛带和他们的潜在的相关神经束向背侧移动，在背侧中线相遇融合，形成脊索动物的背神经索[20]。与原口动物相比，倒置假说强调了脊索动物背腹（D-V）轴的倒置[11-13]。在节肢动物和环节动物中，中枢神经系统（CNS）是在消化道腹侧延伸，而在脊椎动物中，CNS 是在消化道的背侧延伸。进化发育研究表明，骨形态发生蛋白（BMPs）与其拮抗药 [脊索发生素和（或）抗背部化形态发生蛋白（Admp）] 的相互作用，为这种倒置现象的发生提供了分子基础[21, 22]。更进一步的研究表明，这种倒置现象发生在脊索动物起源时的非脊索后口动物和脊索动物之间[23]。然而，尽管脊索是脊索动物最突出的特征（脊索动物因这个结构而命名），但这三个假说都未必能解释脊索动物进化中脊索的发生过程。

口腔背侧化假说是基于最近的后口动物发展史而提出的，并强调了蝌蚪样幼虫的出现是脊索动物进化演变过程中的关键事件[7, 14, 15]。所有关键的脊索动物特征都与这些蝌蚪样幼虫的形成有关，它们可以比那些具有纤毛的幼虫（非脊索后口动物的长腕幼虫或柱头幼虫）游得更快，进行更有效的捕猎。由于非脊索动物（比如橡子蠕虫）缺乏脊索动物胚胎中的脊索、背中空神经管和体节，所以很自然而然地想到探索这些新奇的结构是如何在脊索动物的胚胎期形成的，而不是去寻找橡子蠕虫胚胎和幼虫结构可能的同源性。从植物极看，非脊索后口动物的早期胚胎是径向对称的，表明了背侧中线结构可以形成在任意位置。然而在脊索动物中，这些结构仅在背侧形成，相当于非脊索后口动物胚胎的对侧。也就是说，口腔背侧化假说推测，在口侧由于口腔的形成导致空间上受到限制，使得背中线器官能够形成在脊索动物祖先胚胎的对口侧。

四、脊索

正如上文所提及的，脊索通过为有效的肌肉功能提供一定的刚度从而来支持尾部[14, 15]。从这层含义上看，成年橡子蠕虫（半索动物纲）[2, 24]的口索和成年环节动物的轴索[25]是与脊索进化无关的器官。

有趣的是，脊索的发育模式和结构成分在头索动物和嗅球类动物（即尾索动物与脊椎动物统称）之间是不同的。头索动物的脊索为推断这个器官的起源提供了材料，而尾索动物与脊椎动物的脊索为这个器官的进化提供了推断方向。在头索动物中，原肠胚形成后以及神经管的形成期间，脊索是从原肠的背部区域通过“袋装脱离”形成的（图 3-2A 至 F）。头索动物的脊索具有肌肉特性，而其组成细胞中具有一定的肌原纤维[26]。表达序列标签（EST）分析表明成年白氏文昌鱼（Branchiostoma belcheri）的脊索表达的基因中大约有 11% 编码肌肉组分，包括肌动蛋白、原肌球蛋白、肌钙蛋白 I 和肌酸激酶[27, 28]。在尾索动物与脊椎动物中，脊索是通过定位在早期胚胎双侧的前体细胞会聚延伸形成的（图 3-2G 至 J）[29]，这些细胞却不具有任何肌肉特性。细胞内的空泡化为细胞提供了刚度的同时增加了体积，比如海鞘类动物和两栖动物中都有这种情况[30]。脊索细胞的

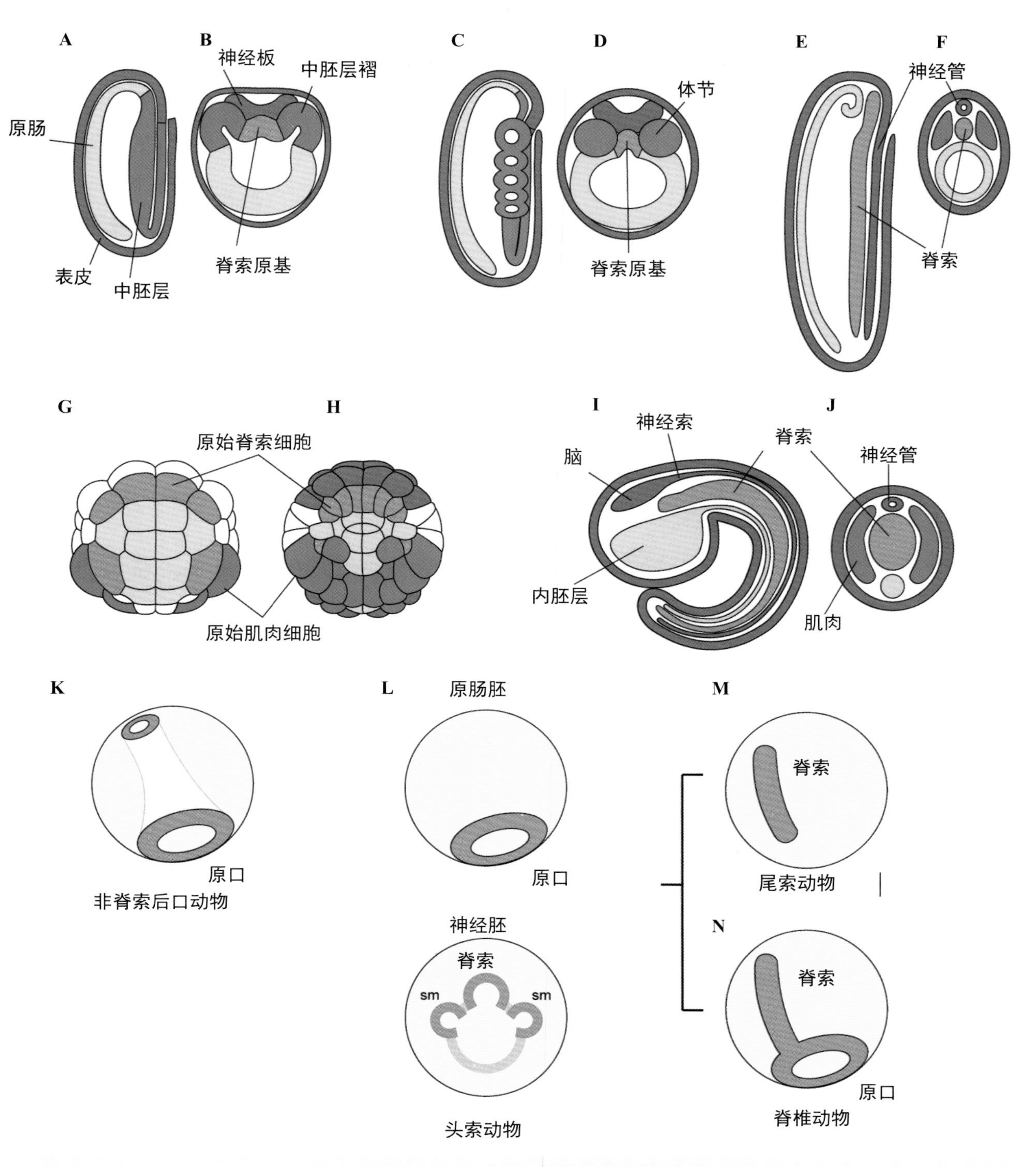

▲ 图 3-2　文昌鱼和海鞘中脊索的发育

A 至 F. 文昌鱼胚胎发育中的脊索的示意图（基于 Conklin，1932[33]；Hatschek，1893[34]；Hirakow 和 Kajita，1994[35]）。A 和 B 示中期神经胚，C 和 D 示中晚期神经胚，E 和 F 示晚期神经胚。A、C 和 E 为正中矢状面，B、D 和 F 为横截面。在神经管形成期间，脊索从构成原肠顶部的相邻脊索中胚层开始发育，是沿着脊索中胚层板的中线细胞向上袋装脱离形成的。G 至 J. 海鞘类动物脊索发育自胚胎的 64 个细胞阶段（引自 Satoh 等，2014[36]，经许可引用）。G 示 64 个细胞阶段胚胎，H 示 110 个细胞阶段胚胎，I 和 J 示晚期尾芽阶段胚胎。折叠与会聚延伸将脊索前体转化为一个由 40 个细胞堆叠的纵列。K 至 N. 示原口的初级基因表达（K 和 L）到脊索中的次级基因表达（M 和 N）的过渡变化（详情参见正文部分）（引自 Satoh 等，2012[15]，经许可引用）

会聚、插入和延伸是脊索动物胚胎背中线器官形成的最重要的事件之一[31]。此外，在脊椎动物中，发育成为脊索的胚胎区域可作为信号中心或是“组织者”来诱导覆盖它的表皮细胞分化成神经系统[32]。

五、Brachyury：脊索形成的关键转录因子

（一）Brachyury

1990 年，Herrmann 及其同事通过精密设计的染色体步行技术（chromosomal walk）成功克隆了小鼠的 Brachyury 基因[37]。Brachyury（短尾）或 T（尾）是以其突变形式而命名的。这种突变使得纯合子小鼠胚胎的中胚层发育不良而导致其在妊娠 10 天后宫内死亡，而会使杂合子小鼠胚胎出生时只有短尾[38, 39]。该基因在早期中胚层中表达，而后仅限于脊索中表达。这是一个对于研究脊索动物胚胎中脊索形成的分子机制的转折点。

根据他们的克隆，小鼠的 Brachyury 通过特异结合 20bp 大小的回文序列（即 T 位点，包含了序列 5′-AGGTGTGAAATT-3′）来作为一种组织特异的转录因子[40, 41]。该蛋白质由一个巨大的 N 端 DNA 结合结构域（氨基酸 1 ～ 180，T- 结构域）与 C 端蛋白质的两对转录激活和抑制结构域组成。

晶体结构分析显示，该蛋白质与 DNA 结合构成二聚体，与 DNA 大沟及小沟相互作用，这种特定的 DNA 联系接触是之前从未发现的[42]。因此，Brachyury（T）是这新型 T-box 转录因子的创始成员，包括 Tbx2、Tbx6 和 Tbr（Papaioannou[43]、Showell 等[44] 和 Papaioannou[45] 的综述中提及过）。其中，Brachyury 可能代表着这个蛋白家族的祖先原始形式，具有原始的和（或）主要功能。

为了反映其在胚胎发生中的重要性，Brachyury 的直系同源基因已经在各种后生动物中分离出，其中包括青蛙[55]、斑马鱼[54]（图 3-3K）、鸡[40]、尾索动物[52, 56]（图 3-3H）、头索动物[53]（图 3-3I 和 J）、半索动物[51]（图 3-3G）、棘皮动物[57, 58]、环节动物[49]、果蝇[50]（图 3-3F）、刺胞动物[47, 59]（图 3-3C）、栉水母[48]（图 3-3D）、扁盘动物[46]（图 3-3B）等（详见 Satoh 等[15]）。具体有关 Brachyury 在脊索形成中的表达谱和可能功能将在下文讨论。比较基因组学发现 Brachyury 出现在多细胞动物进化阶段[60]。

（二）脊索形成的进化层面

越来越多的证据显示，Brachyury 具有不同的表达谱和可能存在的功能。首先，大多数后生动物的基因中只包含了该基因的单个拷贝。其次，与其他各种转录因子基因表达在不同组织的多个时期并在胚胎发育中发挥多种功能所不同的是，Brachyury 仅在所有后生动物的原肠胚时的原肠内陷区与口腔内陷区表达一次（图 3-2K）。此外，针对 Brachyury 的功能抑制可以导致原肠胚细胞迁移失败[57]。也就是说，Brachyury 仅在原口区域短暂表达使得此处可以内陷。由于原肠胚的形成是导致两个或三个胚层的胚胎形成的重要形态学事件，所以 Brachyury 对所有后生动物的胚胎发生与形成是必需的。我们把这称为 Brachyury 的“主要”表达和功能[15]。

在脊索动物进化过程中，Brachyury 在中胚层中形成了一个额外的或称为“次级”表达的结构域（图 3-2L 至 N）。头索动物（文昌鱼）的早期胚胎发生提供了脊索动物的起源及脊索形成的线索。文昌鱼的卵裂方式导致了空心囊胚的形成，这和那些非脊索后口动物很相似，比如海参和橡子蠕虫[33-35]。但与非脊索后口动物原肠胚形成模

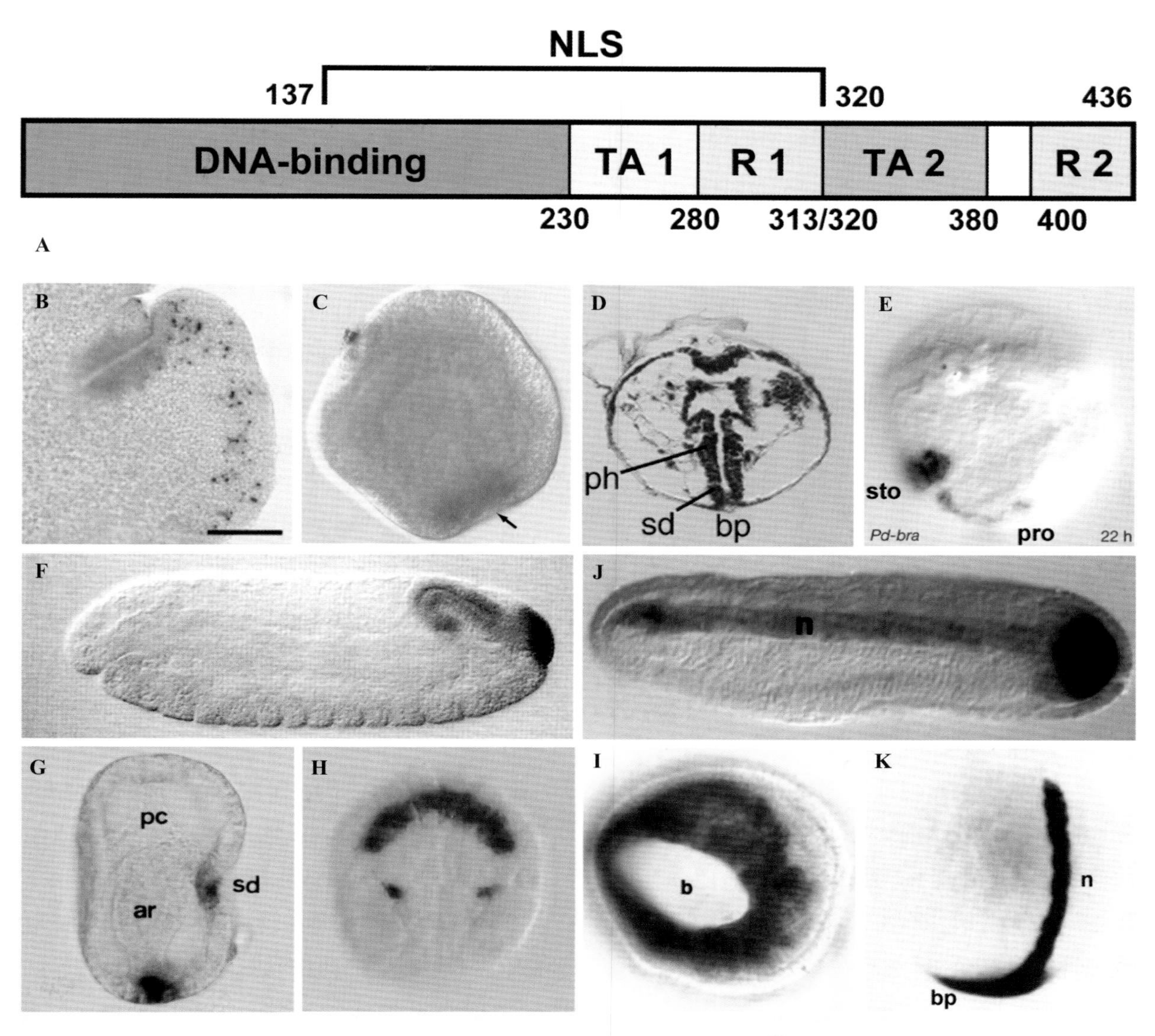

▲ 图 3-3　**Brachyury 及其表达（引自 Satoh 等，2012[15]. 经许可转载）**

A. 小鼠 Brachyury 蛋白的结构域结构；TA. 转录激活区（transactivation domain）；R. 抑制结构域（repression domain）；数字表示序列中的氨基酸残基位置；核定位信号（NLS）的位置用括号表示[40, 41]。B 至 K. Brachyury 基因在后生动物中的表达；B. 扁盘动物，Brachyury 在少数分离的细胞中表达，主要靠近成年动物身体的边缘[46]；C. 刺胞动物，原肠胚的胚孔（箭头）区域（引自 Scholz 和 Technau，2003[47]，经许可引用）；D. 栉水母，在胚孔（bp）和口道（sd）细胞中，ph 为咽部（引自 Yamada 等，2010[48]. 经许可转载）；E. 环节动物，22h 胚胎的口道（sto）和肛道（pro）[49]；F. 果蝇，在后肠和肛垫中[50]；G. 半索动物，在胚口区域和口道（sd）内陷区域，ar 为原肠（archenteron），pc 为初级体腔（protocoel）（引自 Tagawa 等，1998[51]. 经许可转载）；H. 玻璃海鞘，在 110 个细胞阶段的胚胎原始脊索细胞中[52]。I 和 J. 文昌鱼，在原肠胚（I）的胚孔（b）细胞中，以及 18h 阶段胚胎的脊索（n）和尾巴（J）（引自 Holland 等，1995[53]，经许可引用）；K. 在斑马鱼胚胎的胚孔（bp）和脊索中没有尾部表达（引自 Schulte-Merker 等，1994[54]，经许可引用）

式相反的是，在原肠内陷入宽阔的囊胚腔空间内时，头索动物的原肠胚形成发生在扁平的内胚层板深入或沉入动物侧，消除了原肠胚空间并伴随着加深的原肠使胚胎转变为杯状。这种原肠胚形成模式也被发现存在海鞘类胚胎中。经过了原肠胚晚期阶段，胚胎变成了略微扁平的卵圆形，同时胚胎扁平的背侧形成了神经板。在神经管形成期间，脊索也从相邻的构成原肠顶端的脊索神经板中开始发育（图 3-2L）。这个过程中，脊索是从原肠袋状分离形成的，同样地，体节也从原肠左右两侧类似相同方式形成（图 3-2L）。有趣的是，文昌鱼的 Brachyury 同时表达在脊索袋状分离的区域与体节袋状分离的区域（图 3-2L）。如前文所述，文昌鱼脊索具有肌肉组织的特性[27, 28]。头索动物胚胎中脊索（和体节）发生的形态变化类似于原肠的持续内陷。换言之，文昌鱼胚胎可能为了第二次内陷样形态改变而加强了 Brachyury 的表达。而在脊索形成的背景下，似乎下游靶标的生化性质并不重要，只需要这些成分具有足够的刚度来支持尾部运动。

另一方面，在嗅球类动物里，脊索是由早期胚胎双侧的前体细胞会聚延伸形成的[29]。这些细胞没有任何的肌肉特性。在脊椎动物中，Brachyury 最先表达在边缘区（原口；非洲爪蟾）或胚环（斑马鱼），随后在脊索中（图 3-2N），最后在尾芽区持续存在。Brachyury 在尾芽区的表达可能是 Brachyury 在边缘区表达的一种延续，反映了胚胎细胞从边缘区进行的内陷和（或）运动[61]。在尾索动物海鞘类中，Brachyury 在胚胎肌细胞中的表达是被基因 snail 所抑制的，使得该基因的表达仅限于脊索中（图 3-2M）[23, 52, 62]。

六、Brachyury 的调控网络

如之前所描述的一样，围绕着脊索形成与脊索动物起源的关键问题是 Brachyury 如何开始次级表达并发挥功能。在文昌鱼、青蛙以及非洲蟾蜍中发现，Brachyury 的重复拷贝形成了两个串联并对齐的副本[53, 63]。目前仍不确定的是，是否两个重复基因其中一个具有“初级”功能，而另一个具有“次级”功能。虽然将来探索这种可能性是非常有趣的，但是由于尾索动物和大多数脊椎动物的基因组里只有 Brachyury 单一拷贝，所以 Brachyury 表达可能是一种并非寻常的机制。这一切使得对 Brachyury 调控网络的研究更为困难。

迄今为止，目前已知的经典 WNT/β-catenin 通路、转化生长因子 β（TGF-β BMP/Nodal）信号通路、成细胞纤维生长因子（FGF）通路与其他一些转录因子都被发现参与了后生动物胚胎中前后（A-P）轴和背腹（D-V）轴的形成。这些信号通路也与 Brachyury 的初级和（或）次级表达有很深的联系（图 3-4）[52, 64-67]（参见 Satoh 等[15] 的详细讨论）。在所属海鞘类的玻璃海鞘中发现，促使 Brachyury（Ci-Bra）起始表达的上游基因级联表达与母体基因表达的 β-catenin、p51 以及合子基因表达的 FoxE、FoxA、ZicL、FGF8/16/19 都有关联。此外，Ci-Bra 的表达还有自我调控环路。然而，在脊椎动物中，Brachyury 的上游基因调控网络并不那么简单而且看上去比较难以阐明。最近通过利用更为复杂尖端的技术（比如 Chip-seq 技术）对 Brachyury 介导的发育通路进行分析，发现该基因具有非常复杂的调控网络[63, 68-70]。这些将在本书其他章节讨论。

总而言之，在经过很多次的探讨之后，现在我们对于脊索动物起源的理解有了这样一种观念，即 Brachyury 的功能除了在原肠胚形成过程中的细胞迁移里发挥的初级功能，还在将发育为脊索的胚胎中胚叶里发挥次级功能。在众多转录因子基因中，Brachyury 是非常特殊的，因为它在脊索动物身体形成的最基本过程中发挥着作用。

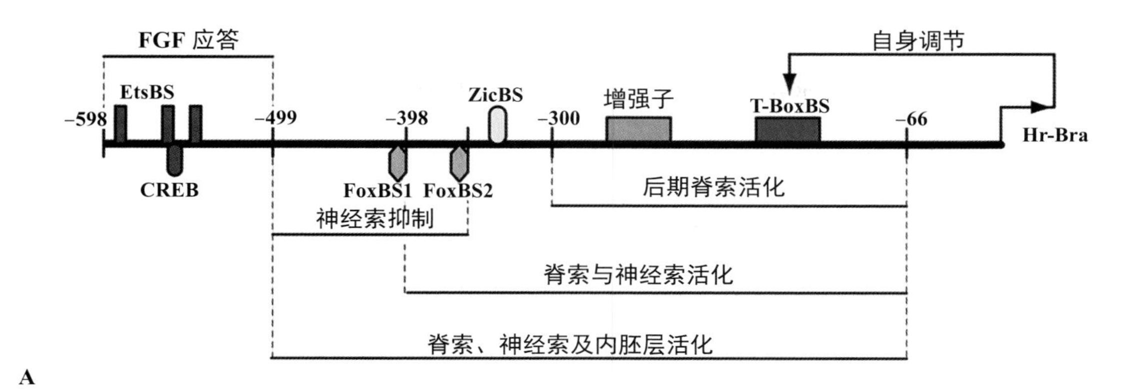

Sna1 Sna2 Sna3 ZicBS Sna4
–434 –299 –188 –22
Ci-Bra
Su(H)1 Su(H)2
异位抑制
脊索活化
异位活化
（脊索和它的姐妹谱系）
B

BMP+Wnt Nodal
无尾
E1 E2
C

ANT/MIX.1 BCD/GSC SIP-1 SIP-1 ANT/MIX.1 BCD/GSC SRF/TBP
–381 –300 –231 –150
Xbra
TCF Su(H)1 TCF
抑制内胚层与外胚层
一般性活化
抑制背侧表达
D

▲ 图 3–4 海鞘内 5′ 端上游顺式调控模体示意简图

A. 正对柄海鞘（Hr-Bra）; B. 玻璃海鞘（Ci-Bra）; C. 斑马鱼（无尾）; D. 非洲爪蟾（Xbra）(图 A 引自 Matsumoto 等，2007[67]； 图 B 引自 Corbo 等，1997[52]； 图 C 引自 Harvey 等，2010[64]； 图 D 引自 Latinkić 等，1997[65] 和 Lerchner，2000[66]. 经许可引用)

参考文献

[1] Darwin C. On the Origin of Species. London, UK: John Murray; 1859
[2] Bateson W. The ancestry of the chordata. Q J Microsc Sci. 1886; 26:535–571
[3] Gee H. Before the Backbone.Views on the Origin of the Vertebrates. London, UK: Chapman & Hall; 1996
[4] Kowalevsky A. Entwicklungsgeschichte des Amphioxus lanceolatus. Mem l'Acad St. Petersbourg Ser 7 1886;11:1–17
[5] Lacalli TC. Protochordate body plan and the evolutionary role of larvae: old controversies resolved? Can J Zool. 2005; 83: 216–224
[6] Nielsen C. Animal Evolution: Interrelationships of the Living Phyla. 3rd ed. New York, NY: Oxford University Press; 2012
[7] Satoh N, Rokhsar D, Nishikawa T. Chordate evolution and the three-phylum system. Proc Biol Sci. 2014; 281(1794):20141729
[8] Kardong KV. Vertebrates: Comparative Anatomy, Function, Evolution. 5th ed. Boston, MA: McGraw-Hill Higher Education; 2009
[9] Shimeld SM, Holland PW. Vertebrate innovations. Proc Natl Acad Sci U S A. 2000; 97(9):4449–4452
[10] Brown FD, Prendergast A, Swalla BJ. Man is but a worm: chordate origins. Genesis. 2008; 46(11):605–613
[11] Cameron CB, Garey JR, Swalla BJ. Evolution of the chordate body plan: new insights from phylogenetic analyses of deuterostome phyla. Proc Natl Acad Sci U S A. 2000; 97(9):4469–4474
[12] Gerhart J. The deuterostome ancestor. J Cell Physiol. 2006; 209(3):677–685
[13] Holland ND. Early central nervous system evolution: an era of skin brains? Nat Rev Neurosci. 2003; 4(8):617–627
[14] Satoh N. An aboral-dorsalization hypothesis for chordate origin. Genesis. 2008; 46(11):614–622
[15] Satoh N, Tagawa K, Takahashi H. How was the notochord born? Evol Dev. 2012; 14(1):56–75
[16] Swalla BJ, Smith AB. Deciphering deuterostome phylogeny: molecular, morphological and palaeontological perspectives. Philos Trans R Soc Lond B Biol Sci. 2008; 363(1496):1557–1568
[17] Delsuc F, Brinkmann H, Chourrout D, Philippe H. Tunicates and not cephalochordates are the closest living relatives of vertebrates. Nature. 2006; 439(7079):965–968
[18] Putnam NH, Butts T, Ferrier DE, et al. The amphioxus genome and the evolution of the chordate karyotype. Nature. 2008; 453(7198):1064–1071
[19] Garstang W. The origin and evolution of larval forms. Br Assoc Adv Sci Rep. 1929; 1928:77–98
[20] Nielsen C. Origin of the chordate central nervous system—and the origin of chordates. Dev Genes Evol. 1999; 209(3): 198–205
[21] Arendt D, Nübler-Jung K. Inversion of dorsoventral axis? Nature. 1994; 371(6492):26
[22] De Robertis EM, Sasai Y. A common plan for dorsoventral patterning in Bilateria. Nature. 1996; 380(6569):37–40
[23] Yu JK, Satou Y, Holland ND, et al. Axial patterning in cephalochordates and the evolution of the organizer. Nature. 2007; 445(7128):613–617
[24] Satoh N. Developmental Genomics of Ascidians. New York, NY: Wiley Blackwell; 2014
[25] Lauri A, Brunet T, Handberg-Thorsager M, et al. Development of the annelid axochord: insights into notochord evolution. Science. 2014; 345(6202):1365–1368
[26] Ruppert EE. Cephalochordata (Acrania). In: Harrison FW, ed. Microscopic Anatomy of Invertebrates. New York, NY: Wiley-Liss; 1997
[27] Suzuki MM, Satoh N. Genes expressed in the amphioxus notochord revealed by EST analysis. Dev Biol. 2000; 224(2):168–177
[28] Urano A, Suzuki MM, Zhang P, Satoh N, Satoh G. Expression of muscle-related genes and two MyoD genes during amphioxus notochord development. Evol Dev. 2003; 5(5):447–458
[29] Munro EM, Odell GM. Polarized basolateral cell motility underlies invagination and convergent extension of the ascidian notochord. Development. 2002; 129(1):13–24
[30] Jiang D, Smith WC. Ascidian notochord morphogenesis. Dev Dyn. 2007; 236(7):1748–1757
[31] Keller R. Shaping the vertebrate body plan by polarized embryonic cell movements. Science. 2002; 298(5600): 1950–1954
[32] Spemann H, Mangold H. Induction of embryonic primordia by implantation of organizers from a different species. 1923. Int J Dev Biol. 2001; 45(1):13–38
[33] Conklin EG. The embryology of amphioxus. J Morphol. 1932; 54:69–141
[34] Hatschek B. The Amphioxus and Its Development. London, UK: Swan Sonnenschein & Co.; 1893
[35] Hirakow R, Kajita N. Electron microscopic study of the development of amphioxus, Branchiostoma belcheri tsingtauense: the neurula and larva. Kaibogaku Zasshi. 1994; 69(1): 1–13
[36] Satoh N, Tagawa K, Lowe CJ, et al. On a possible evolutionary link of the stomochord of hemichordates to pharyngeal organs of chordates. Genesis. 2014; 52(12):925–934
[37] Wilkinson DG, Bhatt S, Herrmann BG. Expression pattern of the mouse T gene and its role in mesoderm formation. Nature. 1990; 343(6259):657–659
[38] Chesley P. Development of the short-tailed mutant in the house mouse. J Exp Zool. 1935; 70:429–459
[39] Dobrovolskaia-Zavadskaia N. Sur la mortification spontan'ee de la queue che la souris nouveau-n'ee et sur l'existence d'un caract`ere (facteur) h'er'editaire "non viable". C R Seances Soc Biol Fil. 1927; 97:114–116
[40] Kispert A, Ortner H, Cooke J, Herrmann BG. The chick Brachyury gene: developmental expression pattern and response to axial induction by localized activin. Dev Biol. 1995; 168(2):406–415
[41] Kispert A, Koschorz B, Herrmann BG. The T protein encoded by Brachyury is a tissue-specific transcription factor. EMBO J. 1995; 14(19):4763–4772
[42] Müller CW, Herrmann BG. Crystallographic structure of the T domain-DNA complex of the Brachyury transcription factor. Nature. 1997; 389(6653):884–888
[43] Papaioannou VE. T-box genes in development: from hydra to humans. Int Rev Cytol. 2001; 207:1–70

[44] Showell C, Binder O, Conlon FL. T–box genes in early embryogenesis. Dev Dyn. 2004; 229(1):201–218
[45] Papaioannou VE. The T–box gene family: emerging roles in development, stem cells and cancer. Development. 2014; 141(20):3819–3833
[46] Martinelli C, Spring J. Distinct expression patterns of the two T–box homologues Brachyury and Tbx2/3 in the placozoan Trichoplax adhaerens. Dev Genes Evol. 2003; 213(10):492–499
[47] Scholz CB, Technau U. The ancestral role of Brachyury: expression of Nem–Bra1 in the basal cnidarian Nematostella vectensis (Anthozoa). Dev Genes Evol. 2003; 212(12):563–570
[48] Yamada A, Martindale MQ, Fukui A, Tochinai S. Highly conserved functions of the Brachyury gene on morphogenetic movements: insight from the earlydiverging phylum Ctenophora. Dev Biol. 2010; 339(1):212–222
[49] Arendt D, Technau U, Wittbrodt J. Evolution of the bilaterian larval foregut. Nature. 2001; 409(6816):81–85
[50] Kispert A, Herrmann BG, Leptin M, Reuter R. Homologs of the mouse Brachyury gene are involved in the specification of posterior terminal structures in Drosophila, Tribolium, and Locusta. Genes Dev. 1994; 8(18):2137–2150
[51] Tagawa K, Humphreys T, Satoh N. Novel pattern of Brachyury gene expression in hemichordate embryos. Mech Dev. 1998; 75(1–2):139–143
[52] Corbo JC, Levine M, Zeller RW. Characterization of a notochord–specific enhancer from the Brachyury promoter region of the ascidian, Ciona intestinalis. Development. 1997; 124(3):589–602
[53] Holland PW, Koschorz B, Holland LZ, Herrmann BG. Conservation of Brachyury(T) genes in amphioxus and vertebrates: developmental and evolutionary implications. Development. 1995; 121(12):4283–4291
[54] Schulte–Merker S, Van Eeden FJ, Halpern ME, Kimmel CB, Nüsslein–Volhard C. no tail (ntl) is the zebrafish homologue of the mouse T (Brachyury) gene. Development. 1994; 120(4):1009–1015
[55] Smith JC, Price BM, Green JB, Weigel D, Herrmann BG. Expression of a Xenopus homolog of Brachyury (T) is an immediate–early response to mesoderm induction. Cell. 1991; 67(1):79–87
[56] Yasuo H, Satoh N. Function of vertebrate T gene. Nature. 1993; 364(6438):582–583
[57] Gross JM, McClay DR. The role of Brachyury (T) during gastrulation movements in the sea urchin Lytechinus variegatus. Dev Biol. 2001; 239(1):132–147
[58] Harada Y, Yasuo H, Satoh N. A sea urchin homologue of the chordate Brachyury(T) gene is expressed in the secondary mesenchyme founder cells. Development. 1995; 121(9): 2747–2754
[59] Technau U, Bode HR. HyBra1, a Brachyury homologue, acts during head formation in Hydra. Development. 1999; 126(5): 999–1010
[60] King N, Westbrook MJ, Young SL, et al. The genome of the choanoflagellate Monosiga brevicollis and the origin of metazoans. Nature. 2008; 451(7180):783–788
[61] Gont LK, Steinbeisser H, Blumberg B, de Robertis EM. Tail formation as a continuation of gastrulation: the multiple cell populations of the Xenopus tailbud derive from the late blastopore lip. Development. 1993; 119(4):991–1004
[62] Fujiwara S, Corbo JC, Levine M. The snail repressor establishes a muscle/notochord boundary in the Ciona embryo. Development. 1998; 125(13):2511–2520
[63] Gentsch GE, Owens ND, Martin SR, et al. In vivo T–box transcription factor profiling reveals joint regulation of embryonic neuromesodermal bipotency. Cell Reports. 2013; 4(6):1185–1196
[64] Harvey SA, Tümpel S, Dubrulle J, Schier AF, Smith JC. no tail integrates two modes of mesoderm induction. Development. 2010; 137(7):1127–1135
[65] Latinkić BV, Umbhauer M, Neal KA, Lerchner W, Smith JC, Cunliffe V. The Xenopus Brachyury promoter is activated by FGF and low concentrations of activin and suppressed by high concentrations of activin and by paired–type homeodomain proteins. Genes Dev. 1997; 11(23):3265–3276
[66] Lerchner W, Latinkic BV, Remacle JE, Huylebroeck D, Smith JC. Region–specific activation of the Xenopus Brachyury promoter involves active repression in ectoderm and endoderm: a study using transgenic frog embryos. Development. 2000; 127(12):2729–2739
[67] Matsumoto J, Kumano G, Nishida H. Direct activation by Ets and Zic is required for initial expression of the Brachyury gene in the ascidian notochord. Dev Biol. 2007; 306(2): 870–882
[68] Evans AL, Faial T, Gilchrist MJ, et al. Genomic targets of Brachyury (T) in differentiating mouse embryonic stem cells. PLoS ONE. 2012; 7(3):e33346
[69] Lolas M, Valenzuela PD, Tjian R, Liu Z. Charting Brachyury–mediated developmental pathways during early mouse embryogenesis. Proc Natl Acad Sci U S A. 2014; 111(12): 4478–4483
[70] Morley RH, Lachani K, Keefe D, et al. A gene regulatory network directed by zebrafish No tail accounts for its roles in mesoderm formation. Proc Natl Acad Sci U S A. 2009; 106 (10):3829–3834

第 4 章　脊索瘤的分子生物学

Molecular Biology of Chordomas

AdrienneM. Flanagan，Koray Özduman　著
苏　君　译
袁　健　校

概　要

对脊索瘤 150 年的观察与研究已清楚地证明其起源于脊索细胞残余物，良性脊索异位(颅底的颅内脊索瘤和脊柱良性脊索细胞肿瘤）是中间形式。细胞遗传学表明脊索瘤中存在大量染色体不稳定性，包括常见的染色体 1p，3，9，10 的部分缺失和染色体 1q，7 的部分增加。迄今为止，没有发现常见点突变或染色体重排。家族性脊索瘤的研究表明胚胎转录因子 T（Brachyury）拷贝数的增加。散发性脊索瘤中体细胞 T 基因拷贝数增加也很常见。T 基因参与脊索瘤的发病是毫无疑问的，但其在脊索瘤肿瘤发生中的相关作用机制尚未阐明。

关键词： Brachyury 基因，脊索瘤，拷贝数变化，分子生物学，突变，肿瘤发生

一、概述

脊索瘤是罕见的中轴骨恶性骨肿瘤，其生长缓慢，但具有侵袭性和破坏性，并可转移。尽管很罕见，但由于其治疗极具挑战性，使得脊索瘤始终是研究的焦点。正如其英文后缀“oma”（瘤）所示，脊索瘤具有分化成熟的形态学表型，显微镜下的表现与恶性肿瘤有明显的差异。然而，这种形态学表型掩饰了其恶性的临床表现。罹患脊索瘤是种缓慢且无助的过程，对其进行治疗具有挑战性。这是因为脊索瘤经常起源于颅底中央区，其侵袭性的生长方式及肿瘤周围精细而复杂的解剖结构使得脊索瘤的手术切除难度极大。除了手术治疗上的困境，其对现有的辅助治疗方式反应较差，使得脊索瘤的综合治疗决策更加困难。尽管采用多模式治疗，大多数患者仍死于肿瘤的进展。然而，肿瘤的行为存在差异：一部分肿瘤，即使采用多模式治疗方案，仍快速生长，并最终导致患者死亡；另一部分肿瘤却生长缓慢，患者生存期较长。导致这种行为差异的决定性因素尚不明确，但被认为是由脊索瘤的内在生物学特征所决定。

对脊索瘤的生物学认识已逐步推进，但其病因仍不清楚。既不知与脊索瘤相关的诱发条件，也不知相关的环境因素。脊索瘤被认为是

与脊索有关的发育性肿瘤。基于两者在组织学上的相似性，这种关于脊索起源的假说很早就被提出。而今这一假说获得了进一步且令人信服的科学证据支持。脊索瘤可发生在中轴骨的任何位置，从面颅骨到骶尾骨。组织病理学上的特征是出现成簇的大空泡细胞，称为囊泡状细胞。这些低细胞密度的团块被纤维隔开，并嵌在嗜碱性细胞外基质中。这与残余的脊索细胞具有密切的组织相似性[1]。脊索对胚胎期中轴骨的发育起重要作用，并在出生后退化，在髓核内留下细胞残余物。Yamaguchi 等[2]已经证明这些残余物与脊索瘤位置分布相同，具有电子显微镜下，组织学和免疫组织化学的相似性，并且表明脊索瘤可能由这些脊索残余物转化而来。类似地，作为良性非增殖性脊索细胞残余物的颅内脊索瘤，被认为代表了从脊索细胞残余物向脊索瘤转化的中间步骤。

二、脊索瘤生物学的早期研究

Virchow 于 1846 年首次描述了脊索瘤及其特征性的“囊泡状细胞”，并于 1857 年发表[3]。Virchow 猜测这些肿瘤来源于软骨，推测与其他软骨肿瘤具有关联性，并将其命名为“蝶 – 枕骨软骨瘤”[3]。1857 年，Virchow 在他的著作中详细地描述了该病，同年 Luschka[4]和 Zenker[5]跟进该研究，并做了进一步观察。在接下来的几年中，Kölliker[6]证明了哺乳动物的髓核来源于脊索。1858 年，Heinrich Müller[7]提出了脊索瘤可能起源于原始脊索，并将其改名为“ecchordosis physaliphora”（颅内脊索瘤）。这些想法在形态学界引起了很大争议，并导致病理学家之间的分歧，有些人称之为“果冻肿瘤”，其他则称之为发育异常。Ribbert 坚定支持脊索起源的假说。“Chordoma– 脊索瘤”一词也是由他首次提出。1894 年，Ribbert 通过刺穿兔的前椎间韧带成功地制造了脊索瘤模型，并以此证明该病是发育性肿瘤[8, 9]。在他的实验室里，Fischer 和 Steiner[10]创造出恶性脊索瘤模型并证实了 Müller 的理论。1909 年，Linck[11]首次建立了脊索瘤的组织病理学诊断标准，并确定粘蛋白的形成，囊泡状细胞的存在，小叶排列，核空泡化，以及与脊索组织的相似性作为其诊断特征。1920 年，Alezais 和 Peyron[12]详细描述了脊索瘤的组织发生和演变。Stewart 和 Morin[13]第一次提出脊索瘤可能来自囊泡细胞性外生软骨。1956 年，Zülch 和 Christensen[14]指出，不同脊索瘤的临床表现具有广泛的差异性，并将缓慢生长的良性脊索瘤和快速增长的恶性脊索瘤区分开。Heffel–finger 等[15]在随访分析了 1910—1973 年 Mayo 诊所接受治疗的 155 名脊索瘤和所有其他软骨肿瘤患者后，于 1973 年描述了“软骨样脊索瘤”这一亚型。

2010 年后，通过应用先进的分子生物学技术分析，结合以往积累了一百五十余年的脊索瘤生物形态学知识和实验数据，为脊索瘤生物学研究带来了新的认识。当今我们知道，决定脊索瘤病程的主要因素是它的内在生物学特征。目前的治疗方式包括手术切除和放射治疗，无论切除的程度和放疗剂量如何，都只能改变疾病进程，并不会显著改变肿瘤的内在生物学表现。只有更好地了解肿瘤生物学，才能向我们揭示脊索瘤的弱点，本综述旨在总结当前关于脊索瘤的分子生物学认识。

三、脊索起源假说

脊索是一个杆状体，它决定了胚胎的原始中轴[16–18]。在高等脊椎动物中，脊索于胚胎期短暂存在，并为周围的间充质结构提供位置和生命信息[16, 18]。人类脊髓来源于胚胎期第 3 周的中胚层[16]。双层胚胎中的“Nodal”信号诱导中胚层形成。脊索 – 中胚层是脊索的前体，它通过相对衰减的 Nodal 信号传导在同一时间点发展。当脊索形成时，其有两个主要功能：作为胚胎的中轴骨架和提供结构支持，直到形成椎体等其他结构。胚胎不能在缺乏完整发育脊索的前提下完成延长 [17, 18]。脊索也通过 SHH 和骨形态发生蛋白调节中轴骨的形成。脊索可能表现出与软骨的原始相关性，并且与普通软骨组织具有许多共同特征，例如Ⅱ型和Ⅸ型胶原蛋白、聚集蛋白聚糖、Sox9 和软骨调节素的表达 [19]。软骨细胞通常分泌高度水合的细胞外基质，使其具备了主要的结构特性 [20]。脊索细胞并不将这些水合物质分泌到细胞外基质中，而将它们保留在大的细胞空泡中，这让脊索细胞能够对厚厚的基底膜施加压力并塑形，使其膨胀并形成脊索结构 [17]。这种胚胎结构向头端发育一直延伸到蝶鞍，并有作者声称，腺垂体限制了脊索向喙部延伸 [21]。在颅底发育过程中，脊索被并入蝶骨的尾部和枕骨的基底部分 [22–24]。颅底的骨化过程与中轴骨相似。最终，贯穿每个椎骨中部的脊索被消除并被骨质代替。这种骨化过程与软骨内成骨也非常类似，都涉及将Ⅹ型胶原沉积到富含胶原蛋白Ⅱ的细胞外基质（ECM）中以导致骨化 [25]。相反，在椎间隙中，脊索不表达胶原蛋白Ⅹ并最终膨胀形成髓核 [20, 26, 27]。在喙端，脊索向咽壁弯曲并与咽上皮形成二级联合，并在蝶枕软骨联合腹侧发育为咽囊 [21]。

此过程的胚胎残留成分，即良性脊索异位（颅底脊索瘤），常见于颅底或桥前区。在椎体等可活动性脊柱结构中，这些病变被称为脊柱的“良性脊索细胞肿瘤”。系列尸检报道提示其发病率为 0.5% ～ 2%[28]。Mehnert 等 [29] 在回顾 300 例颅底磁共振成像（MRI）的研究后发现，它们占 1.7%。这些病变具有明显的不同，表现为正常脊索和脊索瘤之间的中间形态。脊索瘤形成的主导假说认为这些良性脊索异位是脊索瘤形成的初期形式 [2, 30–33]。这一假说最早可以追溯到 1926 年，该假说的支持者提出一种渐进性肿瘤形成机制，即从良性脊索残留组织发展为良性肿瘤中间体，再进展为脊索瘤。其他人则认为脊索瘤直接起源于脊索残留组织。两者类似的形态学表现（光学显微镜和电子显微镜）[34–36]、相似的免疫表型 [35, 37, 38] 和类似的定位分布 [2, 30–33, 35]，支持脊索瘤起源于癌前病变（囊泡细胞性外生软骨瘤）的假说。小鼠细胞命运示踪实验表明，脊索细胞残留物沿着中轴骨分布，后者也正是脊索瘤的好发部位 [39]。分子研究表明，癌前病变（囊泡细胞性外生软骨瘤）和脊索瘤中存在相关的分子变化，这也许是此假说最有力的证据 [40, 41]。

脊索瘤生物学的研究除了指出脊索瘤的癌前病变性质，也有助于与相似形态特征肿瘤的鉴别，而尤以软骨肉瘤最为明显。低级别软骨肉瘤和脊索瘤可以发生在相同的解剖部位，并具有相似的影像学表现和组织学外观，因此在传统临床病例系列中将它们一起分析，以增加队列的样本量 [42]。如今有令人信服的证据表明，同脊索瘤相比，软骨肉瘤的肿瘤生物学特性更偏良性且可预测，对治疗的反应也更敏感。低级别软骨肉瘤对手术治疗和放射治疗的反应更好，且复发频率较低 [42]。在选定的队列中，软骨肉瘤患者 10 年生存率超过 99%[43]。从中长期生存看，软骨肉瘤患者也比脊索瘤患者好得多。因此，现今人们普遍认为脊索瘤是具有独特生物学特征，且不同于软骨肉瘤的肿瘤。除了形态学，两个分子标志物也有助于脊索瘤和软骨肉瘤间的鉴别诊断：核 T 基因（Brachyury）在脊索瘤中表达，在软骨肉瘤或颅底其他软组织肿瘤中不表达，下文还将详细展开讨论 [44, 45, 46, 47]；另一个可用于鉴别软骨肉瘤的标志物是异构橼酸脱氢酶 –1（IDH1），在脊索瘤中存在 IDH1 突变 [48, 49]，其中以 IDH1–R132 突变最常见。这种特异性突变无法被常规的 IDH1–R132H 免疫组织化学方式检测到（此方法通常用于低级别胶质瘤的分类），但可以使用分子研究技术简单、可靠地检测到[45, 48–50]。

四、家族性脊索瘤的遗传学发现

对家族性脊索瘤的遗传学研究显示，其与1p36，7q33和胚胎转录因子T（Brachyury）有关，这是迄今关于脊索瘤致病机制的最大发现。家族性脊索瘤非常罕见，在所有脊索瘤中所占比例不足0.5%[51]。迄今为止，报道的病例总数不到40例[51–62]。然而，这种家族性事件预示其共同的遗传学改变，大量学者对此进行研究试图揭示其奥秘。1958年，Foote等[63]首次报道了家族性脊索瘤的病例，一对兄弟和一对姐妹同时患有转移性骶尾部脊索瘤。随后又有关于两兄弟患有“鼻咽”脊索瘤的报道[54]，其中一名鼻咽脊索瘤患者的母亲和女儿也患有相同肿瘤[57]，一位骶尾部脊索瘤男性患者的姊妹和侄女患有斜坡脊索瘤，且其堂兄患有鼻咽脊索瘤[59]，父母和女儿均是斜坡脊索瘤患者[53, 58]。Stepanek等[59]在对一个家族做遗传学分析后报道了一种常染色体显性遗传模式。随后在该家族10个患病个体的扩展家系中进行了全基因组连锁分析，发现该缺陷定位于7q33.55的“最小疾病基因区域”，长度约7.1兆碱基对。在后来的研究中，作者再次通过对相同的3个家族做连锁分析，再次确认该疾病基因区域，但他们在第4个家庭中未能检测到此种变化[61]。Dalprà等[53]报道了一位父亲和女儿患有复发性脊索瘤，而他的另一个女儿患有小脑星形细胞瘤。细胞遗传学分析发现了肿瘤中显著的染色体异质性，即许多不平衡易位导致染色体1p损失[53, 58, 64]。通过对该家系连同其他几个散发病例的分析，绘制出了位于染色体1p36.31和36.13之间的25cm长段遗传缺陷，以及可能的相关肿瘤抑制基因。但是，最显著的突破还是在散发性脊索瘤中发现T基因（Brachyury）的表达，而引发对脊索瘤家族遗传谱的回顾[41, 53, 58, 64]，并在4个家族性脊索瘤的家庭成员中发现T转录因子（位于染色体6q27）在生殖细胞中的复制。

五、T基因（Brachyury）在脊索瘤发生中的作用

除了去分化型外的所有脊索瘤均表达T基因，且后者在家族性脊索瘤中复制，这样的发现无疑是令人十分振奋的。这是因为T基因在脊索的发育中具有重要作用（图4–1）[16, 65–67]。自从有报道其能促进人类肿瘤细胞的上皮–间质转化后，T基因已被证实在生殖细胞肿瘤和癌症中发挥重要作用[68, 69]。T基因是一种转录因子，生理情况下几乎只在胚胎期表达。在成人组织中，其表达仅局限于睾丸。在骨和软骨肿瘤中，T基因免疫阳性对脊索瘤具有特异性。在颅内肿瘤中，T基因免疫阳性仅见于脊索瘤和血管网状细胞瘤。T基因在软骨肉瘤中不表达有助于脊索瘤的鉴别诊断。在家族性脊索瘤中，以T基因的表达为基础的病理过程是一种基因组的改变，而最常见的是基因扩增。

在散发性脊索瘤中，可以观察到体细胞对T基因的获取，但是在家族性和散发性脊索瘤中，常见T基因拷贝数的增加。通过荧光原位杂交（FISH）和阵列比较基因组杂交（CGH）的方式对181名患者进行分析，Presneau等[70]发现基因扩增占7%，6号染色体多体型占39%，以及小等位基因增益占4.5%。据报道，这些变化是位于体细胞中的，且在40名患者的非肿瘤组织中未发现上述情况[70]。FISH实验也表明，并非所有细胞都存在T基因表达[70]。值得注意的是，如果不进行全面检测，很难发现T基因表达。据Le等[71]的报道，在20例散发性脊索瘤中并未发现T基因扩增，仅在12.5%的病例中发现少量的等位基因增益（3N和

4N）。Shalaby 等[72] 通过测序并未发现任何突变（或基因替换）[72]。除了去分化型脊索瘤，所有脊索瘤中均能观测到T基因的表达。Vujovic 等[41] 采用定量聚合酶链反应（qPCR）检测了 23 例肿瘤样本，发现无论 6q27 位点扩增与否，所有样本均表达 T 基因。同一研究的体外实验也表明，在 6q27 多聚体的 U-Ch1 脊索瘤细胞系中，通过 RNA 干扰敲低 T 基因，可导致生长停滞和形态改变的衰老样表型。T 基因沉默后可导致表型改变和增殖丧失也在另一个骶骨脊索瘤细胞系 CHJ-7.73 中得到了证实[73]。

Pillay 等[74] 已经证明脊索瘤的发生与常见的 rs2305089 单核苷酸多态性（SNP）密切相关，进一步支持了 T 基因（Brachyury）在脊索瘤发病机制中的核心作用。该 SNP 位于 T 基因的编码区，并且其在脊索瘤进展中的 OR 值高达 5.3（$p=4.6 \times 10^{-12}$）。之前已有学者证明，这种多态性会改变 T 基因的结合能力，Pillay 等证明在脊索瘤中纯合 SNP 比杂合更明显地改变 Brachyury 和下游靶点的表达[74, 75]。Trs2305089 SNP 与脊索瘤表现出极其强烈的关联性，但这似乎与人群中脊索瘤比较罕见的事实相矛盾。因此，学者提出 SNP Trs2305089 是脊索残余组织发展的必要条件，如 Yamaguchi 所示，脊索残留组织在群体中很常见，而要转变为良性脊索肿瘤和脊索瘤则需要获得额外的遗传学改变。

Nelson 等[76] 研究表明，人与小鼠、非洲爪蟾和斑马鱼等在发育过程中的 T-box 结合序列相同，并且 T 是转录激活因子。T 的转录靶点包括 99 个直接靶基因和 64 个间接基因。Hotta 等[66] 将 Brachyury 下游基因数扩展到 450 个。这些发现证实 T 基因（Brachyury）是复杂致癌转录网络中的主要调节因子，并涉及包括 WNT/PCP，NF-κB 和 TGF-β 在内的多个信号通路，以调节细胞周期和细胞外基质成分[14-16, 64, 65, 73]。相反，Brachyury 的功能受上游细胞内信号传导机制的调节，这可能是 T 基因并不发生遗传改变，而是在肿瘤中被激活的模式。一些学者用候选基因法专注于研究受体酪氨酸激酶（RTK）的激活，RTK 也可以反过来激活 Brachyury 信号[77-85]。

研究表明，60% ～ 69% 的颅底脊索瘤表达 EGFR，其中 40% 为磷酸化的 EGFR，这也表明 EGFR/PI3K/AKT 信号通路在脊索瘤中的改变很常见[81, 83, 86]。虽然仅在一小部分病例中观察到 7 号染色体的扩增，但这种改变在脊索瘤也反复出现[71, 87-90]。详细分析 EGFR 相关的遗传改变时发现，38% 脊索瘤显示高水平 EGFR 多倍体，灶性扩增占 4%，低水平多倍体占 18%，二倍体占 39%[81]。EGFR 激活性突变迄今仍未得到证实。免疫组织化学研究表明，脊索瘤中表达 EGFR 和其磷酸化形式[80-85, 91-94]。成纤维细胞生长因子（FGF）是 Brachyury 的另一个上游调控因子，它通过 Ras/Raf/MEK/ERK 级联反应对 Brachyury 进行调节。基于观察到 50 例脊索瘤中有 47 个表达至少一种形式的 FGF，从而提出了 FGF 失调可能增加脊索瘤中 Brachyury 信号传导的假设[72]。FGFR 受体通过 FRS2-α 与 RAS/RAF/MEK/ERK 信号通路相联系。然而，Shalaby 等[72] 在 23 例脊索瘤中对 T、FGFR1-4 和 KRAS（密码子 12、13、51、61）和 BRAF（外显子 11 和 15）的启动子区和编码区进行了测序，但没有发现任何基因改变。另一项研究也证实了 KRAS 和 BRAF 没有突变[71]。FGFR 对下游因子的直接调控作用在脊索瘤中也未得到证实[72]。与此相反，Hu 等[95] 也分析了 FGFR/MEK/ERK/Brachyury 信号通路并报道抑制 FGF2 信号通路可降低 MEK/ERK 的磷酸化和 T 的表达，这与细胞凋亡的增加和细胞生长的减缓相关。在脊索瘤中也观察到其他 RTK 的激活，但是它们在如何诱导 T 激活过程中的具体作用机制尚不清楚。血小板源

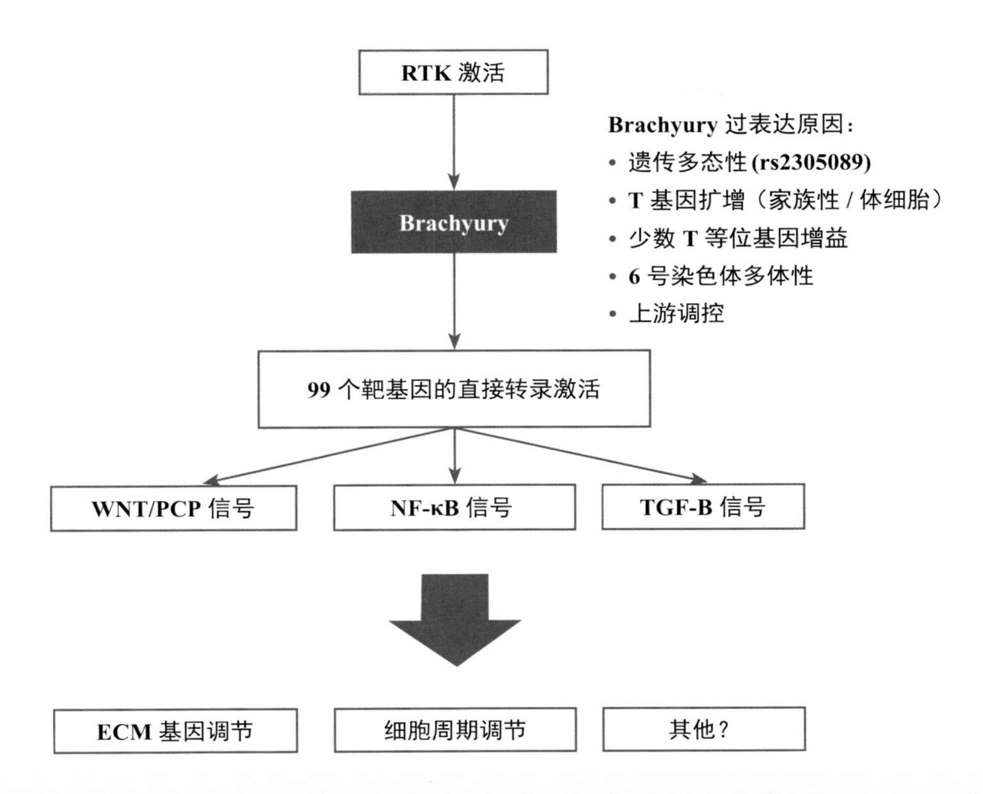

▲ 图 4-1 实验研究表明，Brachyury 在脊索瘤生物学中起着核心作用，其令人信服的证据来自转化研究，这些研究证明了各种遗传机制导致 Brachyury 在家族性和散发性脊索瘤中过度表达。进一步的实验研究已经证明，Brachyury 是一种主要的转录激活因子，它直接增加了 99 个靶基因的表达，这些基因参与了关键的细胞信号级联反应，并对细胞外基质以及细胞周期调节有重要作用

性生长因子（PDGF）是最常见的活化 RTK 之一[77, 79, 80, 83, 84, 96]。与许多其他癌症一样，活化遵循自分泌激活环路的模式，其中配体–受体均由肿瘤合成。PDGFB 和 PDGFBR 在大多数脊索瘤中都表达[77, 79, 80, 84]。

针对这些与 Brachyury 相关改变的药物也已进入个体化治疗和临床试验。美国国立卫生研究院（NIH）启动 GI-6301（酵母 braryry 疫苗）(临床试验标识符 NCT02383498）的随机、双盲、2 期试验，其用于局部进展，无法切除的晚期脊索瘤。目前，麻省总医院也正在进行 PDGF 抑制剂尼罗替尼联合放疗治疗高危疾病的 2 期临床试验（临床试验标识符 NCT01407198）。

学者针对脊索瘤，还研究了其他与 Brachyury 相关的细胞信号通路变化。T 基因被证明是 TP63 的转录靶点，已知 TP63 在表皮和其他复层上皮细胞的形成中起重要作用，也在几种癌症中发挥作用。Cho 等[97]表明，ΔN-TP63 异构体在小鼠骨肉瘤细胞系中表达水平高，对其敲低后，可导致 T 水平降低，并抑制细胞增殖、迁移和侵袭，作者认为，TP63 与 T 之间存在相互作用。然而，在分析了 50 例脊索瘤后，未在任何病例中发现 TP63 免疫化学反应[98]。同一研究还发现，在 26 例脊索瘤样本中，有 p63 的全部转录产物，但没有 ΔN-TP63 的转录产物[98]。经典 WNT/β-catenin 信号通路是 T 的下游靶点[16]。β-catenin 参与颅底发育，它的改变在其他癌症中也很常见[16, 99-101]。这些特性使 WNT/β-catenin 信号通路在脊索瘤发生中的作用越来越受重视，但还没有实验发现该通路在脊索瘤中激活。在脊索瘤中，β-catenin（CTNNB1）的拷贝数丢失很常见，但关于点突变的文献报道却很少，并且这些已知突变不能表达出有结构活性的蛋白。其他研究未能发现脊索瘤中钙黏蛋白 - 连环蛋白表达的改变[99-101]。

六、脊索瘤的基因组研究

脊索瘤的分子生物学研究始于染色体 G 显带实验。这些利用经典细胞遗传学技术的早期研究发现，脊索瘤中异常核型的发生率较低，从而早期大家认为染色体不稳定性是脊索瘤发生过程中的晚期事件。高达 65% 的研究发现，脊索瘤具有正常的核型，并且异常核型大多数是亚二倍体或近二倍体[102]。其余病例则显示出非常多样的染色体畸变。现代全基因组技术，如 CGH 阵列和全基因组 SNP 阵列，一致表明拷贝数改变在脊索瘤中非常常见，而且基因组不稳定性也很常见[70, 71, 88, 103-106]。导致脊索瘤中染色体不稳定性的潜在机制仍未知。

脊索瘤没有某种特异的异常核型，然而，一些拷贝数改变，如染色体 1p、3、9 和 10 的部分丢失以及染色体 1q 和 7 的部分增加却经常出现[71, 87-90]。不同研究对象样本特性和研究方法不同，直接进行对比相对困难。重要的研究将在此进行简要总结。Scheil 等[88]对 13 名患者的 16 个脊索瘤标本使用 CGH 阵列技术，报道了最常见的染色体变化是 1p（50%）和 3p（44%）的损失，染色体 7q（69%）、20（50%）、5q（38%）和 12q（8%）的获得。作者得出结论，错配修复基因的丢失（1p31 和 3p34）和癌基因的表达（7q36）可能与脊索瘤发生有关[88]。Brandal 等[101]也报道了类似的发现。在他们的研究中，最常观察到的变化是 1q23 获得占 50%，7p 获得占 50%，7q 获得占 75%，19p 获得占 50%，9p 的丢失占 50%。Riva 等[64]对 27 例散发脊索瘤进行了连锁分析，并发现 1p36.13 缺陷，常见于 85% 的患者中。通过对该区域的候选基因进行 RT-PCR 分析，作者提出 CASP9（caspase 9）、EPH2A（ephrin-2A）和 DVL1（果蝇的人类同源基因，dsh，也是神经母细胞瘤转化的候选基因）基因可能在脊索瘤中发挥肿瘤抑制作用。在 27 例散发脊索瘤中，这种缺陷的高频发生也支持了它是脊索瘤发生的早期缺陷这一观点。Bayrakli 等[107]研究了候选位点与间期 FISH 和文献报道的常见的基因获得位点 1q25（66.6%）、1p36（60%）和 7q33（37.5%）的，以及损失位点 2p13（83.3%）、6p12（50%）、1q25（32.7%）和 1p36（28.5%）。原发和复发肿瘤均出现 7q 的获得和 2p13 的缺失[107]。Diaz 等[108]在 22 个脊索瘤样本中进行了全基因组 SNP 阵列研究，并证实 22% 的病例有 9p 缺失，缺失的片段包含 CDKN2A、CDKN2B 和 MTAP 基因。该研究还注意到 3 号染色体的非整倍性，并且其与肿瘤抑制基因 FHIT 的缺失相关，98% 的骶骨脊索瘤和 67% 的颅底脊索瘤中并不表达该蛋白[108]。Al-Mefty 等[100]和 Sawyer 等[106]在 22 例中的 11 例颅底和颈部脊索瘤样本发现了细胞遗传学异常。这些异常都存在于复发肿瘤中，且 1q 等臂染色体很常见[103, 106]。Le 等[71]使用 CGH 阵列技术研究了 21 例脊索瘤，并报告了最常见的改变是染色体 1p、3、4、9、10、13、14 和 18 的缺失。作者已经证明，染色体 7 和 19 的拷贝数丢失比获得更常见。迄今为止研究的所有去分化型脊索瘤中都发现了复杂的非整倍体 - 多倍体核型[109, 110]。其他如脑膜瘤（脊索样脑膜瘤）或胶质瘤（第三脑室脊索样胶质瘤）在内的其他肿瘤也可以呈现脊索样表型，然而，这类脊索样形态改变并没有表现出相同的遗传标记物[111]。有趣的是，在脊索样脑膜瘤中，t（1;3）

的不平衡易位与这种特定表型相关[112]。另一方面，脊索样胶质瘤却没有报道过类似的染色体失衡[113]。脊索瘤中至今都没有关于周期性染色体重排的报道。

脊索瘤细胞遗传学变化与其临床行为的关系也早已被报道[103, 106]。甚至，即便最早期的研究都发现，非整倍体核型的脊索瘤，其临床行为更具侵袭性，复发率更高且生存率更低[114]。Mitchell 等及后来的 Colli 和 Al-Mefty 都报道，在经典脊索瘤和软骨样颅底脊索瘤中，多倍体核型的发生率相似[114, 115]。据报道，在颅底和脊柱以及骶骨脊索瘤中，也发现相似的染色体改变[103, 106]。

与拷贝数改变不同，脊索瘤中未发现常见性突变（替代）和复杂的染色体重排。迄今为止，采用靶向性的新一代测序技术检测个体突变和插入缺失也未能有所发现。脊索瘤中没有关于常见突变的报道。如先前所述的 23 例脊索瘤分析中，Shalaby 等[72] 未发现 T、FGFR1–4 和 KRAS 或 BRAF 中的突变或扩增。Le 等[71] 在 21 例脊索瘤样本中筛选了常见的点突变靶点（APC、CTNNB1、BRAF、EGFR、FLT3、JAK2、KIT、KRAS、NOTCH1、NRAS、PIK3CA、PTEN 和 TP53），但未发现任何突变。Fischer 等[116] 对 9 例脊索瘤做靶向性的新一代测序（48 个癌症相关基因）报道中，也没有发现有害的点突变，只有 TP53、KIT 和 KDR 中的常见 SNPs。具体而言，在 9 例样品中的 8 例检测到 TP53（c.215C → G）变异，但这是与癌症无关的 SNP。Choy 等[117] 使用基质辅助激光解吸电离飞行时间质谱（MALDI–TOF）的突变分析系统（测试 111 个基因中的 865 个热点突变）分析了 45 例脊索瘤的突变，并在 45 例脊索瘤中鉴定出 7 个突变，包括 CDKN2A（4.4%）、SMARCB1（4.4%）、PTEN（2.2%）、PIK3CA（2.2%）、CTNNB1（2.2%）、NRAS（2.2%）和 ALK（2.2%）。作者还报道了相应的拷贝数丢失存在于与肿瘤抑制型突变相关的 CDKN2A 和 PTEN 中。然而，本研究结果完全没有得到 Sanger 测序的证实[117]。DNA 错配修复系统的缺陷可导致微卫星不稳定性（MIN）。MIN 可由错误复制引起，并进一步引发微卫星上等位基因大小的改变。其中微卫星是指分散在整个基因组中的寡核苷酸串联重复序列。这种情况导致癌症基因组中大量的突变可能性。Klingler 等[118] 在 6 例骶骨脊索瘤样本中发现了 MIN。相反，Pallini 等[119] 在他们研究的 9 例肿瘤组织中并未发现 MIN。鉴于脊索瘤中突变相对缺乏，很可能大多数脊索瘤中不存在 MIN，但这一推论有待进一步的研究证实。

脊索瘤的表观遗传变化受到广泛关注。Alhole 等[120] 使用 Illumina 甲基化 450k 芯片研究了 26 例脊索瘤、髓核组织和 UCH–1 细胞系，并报道在脊索瘤和髓核之间有 8819 个位点存在甲基化差异。据报道，进一步的一体化生物通路分析软件（IPA）将这些改变定位于癌症发生，神经系统发育和功能，细胞死亡和存活，细胞发育、增殖和生长等传导通路[120]。Rinner 等[105] 使用 AITCpG360 甲基化测定技术比较了 10 例脊索瘤与血液的甲基化差异，并发现 C3、XIST、TACSTD2、FMR1、HIC1、RARB、DLEC1、KL 和 RASSF1 基因甲基化存在差异。在其他细胞调节水平，也有学者分析了 microRNA 在脊索瘤发生中的功能。一些研究已经分析了脊索瘤中全 miRNA 谱的表达[121]。其他研究则侧重于某些特定的 miRNA，并试图将它们的表达改变与临床行为联系起来[78, 122]。

七、细胞信号转导机制

（一）端粒维持

真核细胞染色体的末端存在一种被称为端

粒的特殊结构，其对染色体复制和维持染色体稳定性起重要作用。端粒的长度是细胞寿命的重要调节因素，并且在几乎所有癌症中都被去调控，以提供肿瘤细胞无限的复制潜力。端粒的逐渐缩短可导致衰老/凋亡并消除细胞，亦可能导致染色体不稳定性，并回避细胞通路的调节作用。通过不同机制重获端粒长度可导致肿瘤细胞获得无限的复制潜力。Butler 等[123]展示了他们研究的 4 例脊索瘤中有 4 个端粒长度增加，其中一半病例端粒酶活性增加。其他研究也证实，在脊索瘤中端粒酶活性不一，但这仅见于一小部分的肿瘤中[119, 123–126]。Pallini 等在研究 26 例颅底脊索瘤后认为，端粒酶催化结构域的表达（TERT）与较短的无复发生存率显著相关。这一观点在后续研究中得到证实[119, 124]。有趣的是，本研究中大多数 TERT 阳性肿瘤，其 TP53 突变也呈阳性。同一研究组还从侵袭性颅底脊索瘤中分离了端粒酶阳性的脊索瘤细胞系[125]。这些发现均表明端粒酶的活性在脊索瘤的致癌过程后期起效。

（二）TP53 和细胞周期调控因子

TP53 在对抗遗传损伤及代谢紊乱、调节细胞周期停滞、细胞修复和凋亡中发挥重要作用。在大多数人类癌症中发现了抑癌基因 TP53 的失调。Bergh[127]、Kilgore、Prayson[128]、Naka 以及 129 Pallini 等[119]发现免疫组化切片中的 TP53 过表达，这指向 p53 通路的失调，而在他们病例队列中分别占到 0%、27%、30% 和 40%。Naka 等[129]通过全面分析他的病例发现，30% 的患者高表达 TP53，并与有丝分裂指数增加和患者存活率降低有相关性。在大多数人类癌症中，TP53 水平的增加是由 TP53 基因突变引起的。现有研究结果还未能证实脊索瘤中 TP53 的突变[39, 71, 116]，TP53 的等位基因丢失也相对罕见[107]。其他机制也可能导致 TP53 蛋白质积累，如 MDM2 和 MDM4 基因的改变，在肉瘤中已证实存在 TP53 失活。MDM2 过度表达在多达一半的病例中被报道，但基因水平的扩增仅存在于少数脊索瘤中，并且该发现与临床指标并无关联[192, 130]。

细胞周期调节因子的改变是癌症的标志，在脊索瘤中也十分常见[76, 97, 129–133]。Brachyury 是脊索瘤发病机制的核心因子，同时也是细胞周期的调节因子[76]。10% ～ 45% 的脊索瘤至少存在一个主要细胞周期调节因子的改变[129]。位于 9 号染色体上的 CDKN2A 基因，非常容易因基因位点或染色体的缺失而丢失[48, 71, 87, 108, 117, 134]。迄今为止，除了定位基因的缺失，CDKN2A 基因突变最为常见[117]。这一系列改变导致该基因表达缺失并导致其蛋白质产物 p16/INK4A 缺失。

免疫组化检测中常常观察不到相关蛋白质的表达[129, 135]。脊索瘤中也发现了其他下游调节因子的变化。Naka 等[129]发现在 10% ～ 45% 原发脊索瘤 cyclin–D1 和 pRb 蛋白有改变，而它们在细胞周期的 G1–S 检查点中起作用。视网膜母细胞瘤易感（RB1）基因是典型的抑癌基因，参与细胞周期调节。Eisenberg 等[136]在他们所研究 7 例脊索瘤中的 2 例证实了 RB1 基因内含子 17 中的杂合性缺失（LOH），但这一现象在 2 例软骨肉瘤中都没有被发现。

（三）其他癌基因的激活

大多数对脊索瘤中癌基因激活的研究是受酪氨酸激酶（RTK）小分子受体抑制剂的研发而推动，并试图将其用于复发及难治性脊索瘤的临床治疗[86]。正如先前在 Brachyury 信号转导部分章节中所讨论过的，FGFR 和 PDGFR 在功能上与 Brachyury 相关，脊索瘤的靶向治疗着眼于这些 RTK，并开始进入临床试验阶段。脊索瘤中也有包括 EGFR、c–MET 和

TGF-β 在内的其他 RTK 激活。Weinberger 等[86]研究了 10 例脊索瘤（30% 颅底、50% 骶骨、20% 骶骨）并发现，EGFR 和 c-MET 受体的免疫反应具有一致性，分别有 50% 和 70% 的强烈表达。70% 的肿瘤表达 HER2/neu 受体[86]。c-MET 表达在脊索瘤中非常常见，并且发现它的表达与脊索瘤患者的高质量存活率成正相关[77-80, 82, 103, 120, 137]。c-MET 与 EGFR 一样均位于 7 号染色体上。虽然 7 号染色体的拷贝数增加在脊索瘤中相对常见，但并未观察到 MET 基因的特异性扩增[82]。这种拷贝数增加与 c-MET 表达增加相关。相反，c-MET 受体的配体 HGF 在脊索瘤中并不常见。其下游网络及其在脊索瘤生物学中的重要性尚不清楚。有许多关于结节性硬化症患者同时罹患脊索瘤的病例报道[138, 139]。Lee-Jones 等[140]报道了 2 例同时患有结节性硬化症和脊索瘤的患者存在 TSC1 和 TSC2 抑癌基因的体细胞突变。如同其他癌症一样，这些抑癌基因的缺失使脊索瘤中 PI3K/AKT/TSC1/TSC2/mTOR 通路失去抑制[141]。脊索瘤和结节性硬化之间的这种关联性，促使学者发现在多达 2/3 的散发性脊索瘤中存在基因拷贝数的改变和因此所致的蛋白质表达缺失[135]。这些发现可能具有临床意义，因为 mTOR 通路已可通过药物靶向调控。

（四）细胞外基质的相互作用与侵袭

对周围骨质的侵袭是脊索瘤的标志性特点。脊索瘤与脑膜瘤不同，具有独特的浸润模式，其并不侵入包括硬脑膜、血管、神经在内的所有周围结构，病变仅在骨小梁内延伸。Gottschalk 等[19]的一项研究最为引人注目，他们发现脊索瘤细胞外基质的基因表达与髓核的基因表达相似。然而，Taniguchi 等[26, 142]发现在脊索瘤中观察到的胶原类型是Ⅰ型而不是Ⅱ型，而后者是脊索和髓核中胶原的主要类型。Deniz 等[143]表明，这些细胞外基质蛋白和调节因子的表达模式与临床行为有关。侵袭行为依赖于肿瘤细胞与周围细胞外基质的复杂相互作用，该行为从活性蛋白的水解消化开始。一些研究已经探索了基质金属蛋白酶在脊索瘤中的作用，但并未发现特定的模式[19, 137, 144-148]。失去接触抑制是侵袭的另一个重要步骤。由于细胞 - 基质相互作用的丧失，接触抑制可能随之消失。钙黏蛋白 - 连环蛋白相互作用已被推测为脊索瘤侵袭的潜在机制[68, 99-101]。钙黏蛋白在进展过程中的丢失，也已在脊索瘤中得到证实。

（五）克隆性和干细胞假说

虽然有可靠证据表明脊索瘤来自脊索残余组织，但潜在的过程尚不明确。至今，脊索瘤是否来源于克隆仍未达成共识。一项关于骶骨脊索瘤的研究声称脊索瘤是多克隆的[149]。相反，一些研究发现了脊索瘤及其复发肿瘤中的克隆染色体畸变[53, 88, 106, 119, 150]。最极端的克隆性假说声称脊索瘤形成可能是由癌症干细胞所驱动的。这一理论提出，具有干细胞特征的少数肿瘤细胞可能会驱动癌症的形成和进展，而这种现象已经在乳腺癌和结肠癌等常见癌症中得到证实。这些肿瘤细胞应该表现干细胞特征，并可以重复性地以极小种植密度形成肿瘤球，且后者的形态与原始肿瘤类似。此类细胞已在脊索瘤中得到证实，尽管种植密度低，但呈现出“干性”基因表达，锚定非依赖性生长，以及软琼脂中的成球生长和培养液中的自我延续[151]。

八、结论

现今已有令人信服的证据表明脊索瘤起源于脊索细胞残余，良性的脊索异位（颅底的脊索瘤和脊柱的良性脊索细胞肿瘤）是其中间形式。细胞遗传学研究已经证实了脊索瘤中有大量的染色体不稳定性，包括染色体 1p、3、9 和 10 的部分缺失以及染色体 1q 和 7 的部分获得。迄今为止没有常见性点突变或染色体重排的记录。基于家族性脊索瘤通常与胚胎转录因子 T（Brachyury）拷贝数增加具有相关性，T 基因参与脊索瘤的发病是无可质疑的，并且 T 基因中的拷贝数变化在散发脊索瘤中也非常常见。然而，T 在多种情况下表达及驱动肿瘤生长的机制仍有待阐明。

参考文献

[1] Flanagan AM, Yamaguchi T. Chapter 22. In: Fletcher DM, Bridge JA, Hogendoorn PCW, Mertens F, eds. WHO classification of soft tissue and bone. 4th ed. 2013.
[2] Yamaguchi T, Suzuki S, Ishiiwa H, Shimizu K, Ueda Y. Benign notochordal cell tumors: a comparative histological study of benign notochordal cell tumors, classic chordomas, and notochordal vestiges of fetal intervertebral discs. Am J Surg Pathol. 2004; 28(6):756–761
[3] Virchow RLK. Untersuchungen über die Entwicklung des Schaedelgrundes im gesunden und krankhaften Zustande, und über den Einfluss derselben auf Schaedelform, Gesichtsbildung und Gehirnbau. Berlin: G. Reimer; 1857
[4] Luschka H. Über gallertartige Auswüchse am Clivus Blumenbachii. Virchows Arch. 1857; 11:8–12
[5] Zenker FA. Über die Gallertgeschwülste des Clivus Blumenbachiii (Ecchondrosis prolifera, Virchow). Arch Pathol Anat Physiol Klin Med. 1857; 12(1):108–110
[6] Kölliker A. Über die Beziehungen der Chorda dorsalis zur Bildung der Wirbel der Selachier und einiger andern Fische. Verhandl Phys Med GesellschWürzburg 1860;10:193–242
[7] Müller H. Über das Vorkommen von Resten des Chorda dorsalis bei Menschen nach der Geburt und über ihr Verhaeltniss zu den Gallertgeschwülesten am Clivus. Ration Med. 1858; 2:202–229
[8] Ribbert H, Virchow R. Chordoma In: Windeyer BW. Proceedings of the Royal Society of Medicine. 1959;52: 1088–1100
[9] Ribbert H Über die experimentelle Erzeugung einer Ecchondrosis physalifora. Verhandl d XIII Kongr f inn Med. 1895;13:455–464
[10] Fischer B, Steiner FC. Über ein malignes Chordom der Schaedel–Rückgratshöhle. Beitr path. Anat. 1907; 40:109–119
[11] Linck A. Chordoma Malignum. Beitr Pathol Anat. 1909; 46:573–585
[12] Alezais MM, Peyron A. Sur l'evolution cellulaire du tissu notochordal dans les tumeurs. C R Soc Biol. 1920; 83:368–370
[13] Stewart MJ, Morin JE. Chordoma: A review, with report of a new sacrococcygeal case. J Path. Bact. 1926; 29
[14] Zülch KJ, Christensen E. Pathologische Anatomie der raumbeengenden intrakraniellen Prozesse. Berlin–Heidelberg–New York: Springer Verlag; 1956
[15] Heffelfinger MJ, Dahlin DC, MacCarty CS, Beabout JW. Chordomas and cartilaginous tumors at the skull base. Cancer. 1973; 32(2):410–420
[16] Satoh N, Tagawa K, Takahashi H. How was the notochord born? Evol Dev. 2012; 14(1):56–75
[17] Stemple DL. The notochord. Curr Biol. 2004; 14(20): R873–R874
[18] Stemple DL. Structure and function of the notochord: an essential organ for chordate development. Development. 2005; 132(11):2503–2512
[19] Gottschalk D, Fehn M, Patt S, Saeger W, Kirchner T, Aigner T. Matrix gene expression analysis and cellular phenotyping in chordoma reveals focal differentiation pattern of neoplastic cells mimicking nucleus pulposus development. Am J Pathol. 2001; 158(5):1571–1578
[20] Kim KW, Lim TH, Kim JG, Jeong ST, Masuda K, An HS. The origin of chondrocytes in the nucleus pulposus and histologic findings associated with the transition of a notochordal nucleus pulposus to a fibrocartilaginous nucleus pulposus in intact rabbit intervertebral discs. Spine. 2003; 28(10): 982–990
[21] Barteczko K, Jacob M. Comparative study of shape, course, and disintegration of the rostral notochord in some vertebrates, especially humans. Anat Embryol (Berl). 1999; 200(4):345–366
[22] Salisbury JR. The pathology of the human notochord. J Pathol. 1993; 171(4):253–255
[23] Salisbury JR, Deverell MH, Cookson MJ, Whimster WF. Three–dimensional reconstruction of human embryonic notochords: clue to the pathogenesis of chordoma. J Pathol. 1993; 171(1):59–62
[24] Salisbury JR. [Embryology and pathology of the human notochord]. Ann Pathol. 2001; 21(6):479–488
[25] Linsenmayer TF, Gibney E, Schmid TM. Segmental appearance of type X collagen in the developing avian notochord. Dev Biol. 1986; 113(2):467–473
[26] Aszódi A, Chan D, Hunziker E, Bateman JF, Fässler R. Collagen II is essential for the removal of the notochord and the formation of intervertebral discs. J Cell Biol. 1998; 143(5):1399–1412
[27] Chan WC, Au TY, Tam V, Cheah KS, Chan D. Coming together is a beginning: the making of an intervertebral disc. Birth Defects Res C Embryo Today. 2014; 102(1):83–100
[28] Adamek D, Malec M, Grabska N, Krygowska–Wajs A, Gałązka K. Ecchordosis physaliphora—a case report and a review of notochord–derived lesions. Neurol Neurochir Pol. 2011; 45(2):169–173

[29] Mehnert F, Beschorner R, Küker W, Hahn U, Nägele T. Retroclival ecchordosis physaliphora: MR imaging and review of the literature. AJNR Am J Neuroradiol. 2004; 25(10):1851–1855

[30] Yamaguchi T, Yamato M, Saotome K. First histologically confirmed case of a classic chordoma arising in a precursor benign notochordal lesion: differential diagnosis of benign and malignant notochordal lesions. Skeletal Radiol. 2002; 31(7):413–418

[31] Yamaguchi T, Suzuki S, Ishiiwa H, Ueda Y. Intraosseous benign notochordal cell tumours: overlooked precursors of classic chordomas? Histopathology. 2004; 44(6):597–602

[32] Yamaguchi T, Watanabe–Ishiiwa H, Suzuki S, Igarashi Y, Ueda Y. Incipient chordoma: a report of two cases of early-stage chordoma arising from benign notochordal cell tumors. Mod Pathol. 2005; 18(7):1005–1010

[33] Yamaguchi T, Iwata J, Sugihara S, et al. Distinguishing benign notochordal cell tumors from vertebral chordoma. Skeletal Radiol. 2008; 37(4):291–299

[34] Ho KL. Ecchordosis physaliphora and chordoma: a comparative ultrastructural study. Clin Neuropathol. 1985; 4(2):77–86

[35] Horten BC, Montague SR. Human ecchordosis physaliphora and chick embryonic notochord. A comparative electron microscopic study. Virchows Arch A Pathol Anat Histol. 1976; 371(4):295–303

[36] Wyatt RB, Schochet SS, Jr, McCormick WF. Ecchordosis physaliphora. An electron microscopic study. J Neurosurg. 1971; 34(5):672–677

[37] Macdonald RL, Deck JH. Immunohistochemistry of ecchordosis physaliphora and chordoma. Can J Neurol Sci. 1990; 17(4):420–423

[38] Sarasa JL, Fortes J. Ecchordosis physaliphora: an immunohistochemical study of two cases. Histopathology. 1991; 18(3):273–275

[39] Choi KS, Cohn MJ, Harfe BD. Identification of nucleus pulposus precursor cells and notochordal remnants in the mouse: implications for disk degeneration and chordoma formation. Dev Dyn. 2008; 237(12):3953–3958

[40] Shen J, Li CD, Yang HL, et al. Classic chordoma coexisting with benign notochordal cell rest demonstrating different immunohistological expression patterns of Brachyury and galectin-3. J Clin Neurosci. 2011; 18(1):96–99

[41] Vujovic S, Henderson S, Presneau N, et al. Brachyury, a crucial regulator of notochordal development, is a novel biomarker for chordomas. J Pathol. 2006; 209(2):157–165

[42] Almefty K, Pravdenkova S, Colli BO, Al-Mefty O, Gokden M. Chordoma and chondrosarcoma: similar, but quite different, skull base tumors. Cancer. 2007; 110(11):2457–2467

[43] Rosenberg AE, Nielsen GP, Keel SB, et al. Chondrosarcoma of the base of the skull: a clinicopathologic study of 200 cases with emphasis on its distinction from chordoma. Am J Surg Pathol. 1999; 23(11):1370–1378

[44] Miettinen M, Wang Z, Lasota J, Heery C, Schlom J, Palena C. Nuclear Brachyury expression is consistent in chordoma, common in germ cell tumors and small cell carcinomas, and rare in other carcinomas and sarcomas: an immunohistochemical study of 5229 cases. Am J Surg Pathol. 2015; 39(10):1305–1312

[45] Kanamori H, Kitamura Y, Kimura T, Yoshida K, Sasaki H. Genetic characterization of skull base chondrosarcomas. J Neurosurg. 2015; 123(4):1036–1041

[46] Jo VY, Hornick JL, Qian X. Utility of Brachyury in distinction of chordoma from cytomorphologic mimics in fine-needle aspiration and core needle biopsy. Diagn Cytopathol. 2014; 42(8):647–652

[47] Oakley GJ, Fuhrer K, Seethala RR. Brachyury, SOX-9, and podoplanin, new markers in the skull base chordoma vs chondrosarcoma differential: a tissue microarray-based comparative analysis. Mod Pathol. 2008; 21(12):1461–1469

[48] Amary MF, Ye H, Forbes G, et al. Isocitrate dehydrogenase 1 mutations (IDH1) and p16/CDKN2A copy number change in conventional chondrosarcomas. Virchows Arch. 2015; 466(2): 217–222

[49] Damato S, Alorjani M, Bonar F, et al. IDH1 mutations are not found in cartilaginous tumours other than central and periosteal chondrosarcomas and enchondromas. Histopathology. 2012; 60(2):363–365

[50] Amary MF, Bacsi K, Maggiani F, et al. IDH1 and IDH2 mutations are frequent events in central chondrosarcoma and central and periosteal chondromas but not in other mesenchymal tumours. J Pathol. 2011; 224(3):334–343

[51] Wang KE, Wu Z, Tian K, et al. Familial chordoma: a case report and review of the literature. Oncol Lett. 2015; 10(5): 2937–2940

[52] Bhadra AK, Casey AT. Familial chordoma. A report of two cases. J Bone Joint Surg Br. 2006; 88(5):634–636

[53] Dalprà L, Malgara R, Miozzo M, et al. First cytogenetic study of a recurrent familial chordoma of the clivus. Int J Cancer. 1999; 81(1):24–30

[54] Enin IP. [Chordoma of the nasopharynx in 2 members of a family]. Vestn Otorinolaringol. 1964; 26:88–90

[55] Kelley MJ, Korczak JF, Sheridan E, Yang X, Goldstein AM, Parry DM. Familial chordoma, a tumor of notochordal remnants, is linked to chromosome 7q33. Am J Hum Genet. 2001; 69(2):454–460

[56] Kelley MJ, Shi J, Ballew B, et al. Characterization of T gene sequence variants and germline duplications in familial and sporadic chordoma. Hum Genet. 2014; 133(10):1289–1297

[57] Kerr WA, Allen KL, Haynes DR, Sellars SL. Letter: Familial nasopharyngeal chordoma. S Afr Med J. 1975; 49(39):1584

[58] Miozzo M, Dalprà L, Riva P, et al. A tumor suppressor locus in familial and sporadic chordoma maps to 1p36. Int J Cancer. 2000; 87(1):68–72

[59] Stepanek J, Cataldo SA, Ebersold MJ, et al. Familial chordoma with probable autosomal dominant inheritance. Am J Med Genet. 1998; 75(3):335–336

[60] Weber W, Scott RJ. Case report: familial gastric cancer and chordoma in the same family. Hered Cancer Clin Pract. 2005; 3(2):81–84

[61] Yang X, Beerman M, Bergen AW, et al. Corroboration of a familial chordoma locus on chromosome 7q and evidence of genetic heterogeneity using single nucleotide polymorphisms (SNPs). Int J Cancer. 2005; 116(3):487–491

[62] Yang XR, Ng D, Alcorta DA, et al. T (Brachyury) gene duplication confers major susceptibility to familial chordoma. Nat Genet. 2009; 41(11):1176–1178

[63] Foote RF, Ablin G, Hall WW. Chordoma in siblings. Calif

Med. 1958; 88(5):383–386

[64] Riva P, Crosti F, Orzan F, et al. Mapping of candidate region for chordoma development to 1p36.13 by LOH analysis. Int J Cancer. 2003; 107(3):493–497

[65] Christiaen L. Cis–regulatory timers for developmental gene expression. PLoS Biol. 2013; 11(10):e1001698

[66] Hotta K, Takahashi H, Satoh N, Gojobori T. Brachyury–downstream gene sets in a chordate, Ciona intestinalis: integrating notochord specification, morphogenesis and chordate evolution. Evol Dev. 2008; 10(1):37–51

[67] Takahashi H, Hotta K, Takagi C, Ueno N, Satoh N, Shoguchi E. Regulation of notochord–specific expression of Ci–Bra downstream genes in Ciona intestinalis embryos. Zoolog Sci. 2010; 27(2):110–118

[68] Fernando RI, Litzinger M, Trono P, Hamilton DH, Schlom J, Palena C. The Tbox transcription factor Brachyury promotes epithelial–mesenchymal transition in human tumor cells. J Clin Invest. 2010; 120(2):533–544

[69] Palena C, Roselli M, Litzinger MT, et al. Overexpression of the EMT driver Brachyury in breast carcinomas: association with poor prognosis. J Natl Cancer Inst. 2014; 106(5). DOI: 10.1093/jnci/dju054

[70] Presneau N, Shalaby A, Ye H, et al. Role of the transcription factor T (Brachyury) in the pathogenesis of sporadic chordoma: a genetic and functionalbased study. J Pathol. 2011; 223(3): 327–335

[71] Le LP, Nielsen GP, Rosenberg AE, et al. Recurrent chromosomal copy number alterations in sporadic chordomas. PLoS ONE. 2011; 6(5):e18846

[72] Shalaby AA, Presneau N, Idowu BD, et al. Analysis of the fibroblastic growth factor receptor–RAS/RAF/MEK/ERK–ETS2/Brachyury signalling pathway in chordomas. Mod Pathol. 2009; 22(8):996–1005

[73] Hsu W, Mohyeldin A, Shah SR, et al. Generation of chordoma cell line JHC7 and the identification of Brachyury as a novel molecular target. J Neurosurg. 2011; 115(4):760–769

[74] Pillay N, Plagnol V, Tarpey PS, et al. A common single–nucleotide variant in T is strongly associated with chordoma. Nat Genet. 2012; 44(11):1185–1187

[75] Papapetrou C, Edwards YH, Sowden JC. The T transcription factor functions as a dimer and exhibits a common human polymorphism Gly–177–Asp in the conserved DNA–binding domain. FEBS Lett. 1997; 409(2):201–206

[76] Nelson AC, Pillay N, Henderson S, et al. An integrated functional genomics approach identifies the regulatory network directed by Brachyury (T) in chordoma. J Pathol. 2012; 228(3):274–285

[77] Akhavan–Sigari R, Abili M, Gaab MR, et al. Immunohistochemical expression of receptor tyrosine kinase PDGFR–α, c–Met, and EGFR in skull base chordoma. Neurosurg Rev. 2015; 38(1):89–98, discussion 98–99

[78] Zhang Y, Schiff D, Park D, Abounader R. MicroRNA–608 and microRNA–34a regulate chordoma malignancy by targeting EGFR, Bcl–xL and MET. PLoS ONE. 2014; 9(3): e91546

[79] Akhavan–Sigari R, Gaab MR, Rohde V, Abili M, Ostertag H. Expression of PDGFR–α, EGFR and c–MET in spinal chordoma: a series of 52 patients. Anticancer Res. 2014; 34(2): 623–630

[80] de Castro CV, Guimaraes G, Aguiar S, Jr, et al. Tyrosine kinase receptor expression in chordomas: phosphorylated AKT correlates inversely with outcome. Hum Pathol. 2013; 44(9):1747–1755

[81] Shalaby A, Presneau N, Ye H, et al. The role of epidermal growth factor receptor in chordoma pathogenesis: a potential therapeutic target. J Pathol. 2011; 223(3):336–346

[82] Walter BA, Begnami M, Valera VA, Santi M, Rushing EJ, Quezado M. Gain of chromosome 7 by chromogenic in situ hybridization (CISH) in chordomas is correlated to c–MET expression. J Neurooncol. 2011; 101(2):199–206

[83] Dewaele B, Maggiani F, Floris G, et al. Frequent activation of EGFR in advanced chordomas. Clin Sarcoma Res. 2011; 1(1):4

[84] Tamborini E, Virdis E, Negri T, et al. Analysis of receptor tyrosine kinases (RTKs) and downstream pathways in chordomas. Neuro Oncol. 2010; 12(8):776–789

[85] Fasig JH, Dupont WD, LaFleur BJ, Olson SJ, Cates JM. Immunohistochemical analysis of receptor tyrosine kinase signal transduction activity in chordoma. Neuropathol Appl Neurobiol. 2008; 34(1):95–104

[86] Weinberger PM, Yu Z, Kowalski D, et al. Differential expression of epidermal growth factor receptor, c–Met, and HER2/neu in chordoma compared with 17 other malignancies. Arch Otolaryngol Head Neck Surg. 2005; 131(8):707–711

[87] Hallor KH, Staaf J, Jönsson G, et al. Frequent deletion of the CDKN2A locus in chordoma: analysis of chromosomal imbalances using array comparative genomic hybridisation. Br J Cancer. 2008; 98(2):434–442

[88] Scheil S, Brüderlein S, Liehr T, et al. Genome–wide analysis of sixteen chordomas by comparative genomic hybridization and cytogenetics of the first human chordoma cell line, U–CH1. Genes Chromosomes Cancer. 2001; 32(3):203–211

[89] Scheil–Bertram S, Kappler R, von Baer A, et al. Molecular profiling of chordoma. Int J Oncol. 2014; 44(4):1041–1055

[90] Kitamura Y, Sasaki H, Kimura T, et al. Molecular and clinical risk factors for recurrence of skull base chordomas: gain on chromosome 2p, expression of Brachyury, and lack of irradiation negatively correlate with patient prognosis. J Neuropathol Exp Neurol. 2013; 72(9):816–823

[91] Yadav R, Sharma MC, Malgulwar PB, et al. Prognostic value of MIB–1, p53, epidermal growth factor receptor, and INI1 in childhood chordomas. Neuro Oncol. 2014; 16(3):372–381

[92] Stacchiotti S, Tamborini E, Lo Vullo S, et al. Phase II study on lapatinib in advanced EGFR–positive chordoma. Ann Oncol. 2013; 24(7):1931–1936

[93] Ptaszyński K, Szumera–Ciećkiewicz A, Owczarek J, et al. Epidermal growth factor receptor (EGFR) status in chordoma. Pol J Pathol. 2009; 60(2):81–87

[94] Dobashi Y, Suzuki S, Sugawara H, Ooi A. Involvement of epidermal growth factor receptor and downstream molecules in bone and soft tissue tumors. Hum Pathol. 2007; 38(6): 914–925

[95] Hu Y, Mintz A, Shah SR, Quinones–Hinojosa A, Hsu W. The FGFR/MEK/ERK/Brachyury pathway is critical for chordoma cell growth and survival. Carcinogenesis. 2014; 35(7):1491–1499

[96] Hindi N, Casali PG, Morosi C, et al. Imatinib in advanced

chordoma: a retrospective case series analysis. Eur J Cancer. 2015; 51(17):2609–2614
[97] Cho MS, Chan IL, Flores ER. ΔNp63 transcriptionally regulates Brachyury, a gene with diverse roles in limb development, tumorigenesis and metastasis. Cell Cycle. 2010; 9(12):2434–2441
[98] Pillay N, Amary FM, Berisha F, Tirabosco R, Flanagan AM. P63 does not regulate Brachyury expression in human chordomas and osteosarcomas. Histopathology. 2011; 59(5): 1025–1027
[99] Triana A, Sen C, Wolfe D, Hazan R. Cadherins and catenins in clival chordomas: correlation of expression with tumor aggressiveness. Am J Surg Pathol. 2005; 29(11):1422–1434
[100] Horiguchi H, Sano T, Qian ZR, et al. Expression of cell adhesion molecules in chordomas: an immunohistochemical study of 16 cases. Acta Neuropathol. 2004; 107(2):91–96
[101] Naka T, Oda Y, Iwamoto Y, et al. Immunohistochemical analysis of E–cadherin, alpha–catenin, beta–catenin, gamma–catenin, and neural cell adhesion molecule (NCAM) in chordoma. J Clin Pathol. 2001; 54(12):945–950
[102] Pamir MN, Ozduman K. Tumor–biology and current treatment of skull–base chordomas. Adv Tech Stand Neurosurg. 2008; 33:35–129
[103] Almefty KK, Pravdenkova S, Sawyer J, Al–Mefty O. Impact of cytogenetic abnormalities on the management of skull base chordomas. J Neurosurg. 2009; 110(4):715–724
[104] Brandal P, Bjerkehagen B, Danielsen H, Heim S. Chromosome 7 abnormalities are common in chordomas. Cancer Genet Cytogenet. 2005; 160(1):15–21
[105] Rinner B, Weinhaeusel A, Lohberger B, et al. Chordoma characterization of significant changes of the DNA methylation pattern. PLoS ONE. 2013; 8(3):e56609
[106] Sawyer JR, Husain M, Al–Mefty O. Identification of isochromosome 1q as a recurring chromosome aberration in skull base chordomas: a new marker for aggressive tumors? Neurosurg Focus. 2001; 10(3):E6
[107] Bayrakli F, Guney I, Kilic T, Ozek M, Pamir MN. New candidate chromosomal regions for chordoma development. Surg Neurol. 2007; 68(4):425–430, discussion 430
[108] Diaz RJ, Guduk M, Romagnuolo R, et al. High–resolution whole–genome analysis of skull base chordomas implicates FHIT loss in chordoma pathogenesis. Neoplasia. 2012; 14(9):788–798
[109] Layfield LJ, Liu K, Dodd LG, Olatidoye BA. “Dedifferentiated” chordoma: a case report of the cytomorphologic findings on fine–needle aspiration. Diagn Cytopathol. 1998; 19(5): 378–381
[110] Gil Z, Fliss DM, Voskoboinik N, et al. Cytogenetic analysis of three variants of clival chordoma. Cancer Genet Cytogenet. 2004; 154(2):124–130
[111] Sangoi AR, Dulai MS, Beck AH, Brat DJ, Vogel H. Distinguishing chordoid meningiomas from their histologic mimics: an immunohistochemical evaluation. Am J Surg Pathol. 2009; 33(5):669–681
[112] Steilen–Gimbel H, Niedermayer I, Feiden W, et al. Unbalanced translocation t (1;3)(p12–13;q11) in meningiomas as the unique feature of chordoid differentiation. Genes Chromosomes Cancer. 1999; 26(3):270–272
[113] Bongetta D, Risso A, Morbini P, Butti G, Gaetani P. Chordoid glioma: a rare radiologically, histologically, and clinically mystifying lesion. World J Surg Oncol. 2015; 13:188
[114] Colli B, Al–Mefty O. Chordomas of the craniocervical junction: follow–up review and prognostic factors. J Neurosurg. 2001; 95(6):933–943
[115] Mitchell A, Scheithauer BW, Unni KK, Forsyth PJ, Wold LE, McGivney DJ. Chordoma and chondroid neoplasms of the spheno–occiput. An immunohistochemical study of 41 cases with prognostic and nosologic implications. Cancer. 1993; 72(10):2943–2949
[116] Fischer C, Scheipl S, Zopf A, et al. Mutation analysis of nine chordoma specimens by targeted next–generation cancer panel sequencing. J Cancer. 2015; 6(10):984–989
[117] Choy E, MacConaill LE, Cote GM, et al. Genotyping cancer–associated genes in chordoma identifies mutations in oncogenes and areas of chromosomal loss involving CDKN2A, PTEN, and SMARCB1. PLoS ONE. 2014; 9(7):e101283
[118] Klingler L, Shooks J, Fiedler PN, Marney A, Butler MG, Schwartz HS. Microsatellite instability in sacral chordoma. J Surg Oncol. 2000; 73(2):100–103
[119] Pallini R, Maira G, Pierconti F, et al. Chordoma of the skull base: predictors of tumor recurrence. J Neurosurg. 2003; 98(4): 812–822
[120] Alholle A, Brini AT, Bauer J, et al. Genome–wide DNA methylation profiling of recurrent and non–recurrent chordomas. Epigenetics. 2015; 10(3):213–220
[121] Bayrak OF, Gulluoglu S, Aydemir E, et al. MicroRNA expression profiling reveals the potential function of microRNA–31 in chordomas. J Neurooncol. 2013; 115(2): 143–151
[122] Osaka E, Kelly AD, Spentzos D, et al. MicroRNA–155 expression is independently predictive of outcome in chordoma. Oncotarget. 2015; 6(11):9125–9139
[123] Butler MG, Dahir GA, Hedges LK, Juliao SF, Sciadini MF, Schwartz HS. Cytogenetic, telomere, and telomerase studies in five surgically managed lumbosacral chordomas. Cancer Genet Cytogenet. 1995; 85(1):51–57
[124] Hu H, Yang HL, Lu J, et al. Association of telomerase expression with recurrence of sacral chordoma. Ann Oncol. 2012; 23(10):2772
[125] Ricci–Vitiani L, Pierconti F, Falchetti ML, et al. Establishing tumor cell lines from aggressive telomerase–positive chordomas of the skull base. Technical note. J Neurosurg. 2006; 105(3):482–484
[126] Aue G, Muralidhar B, Schwartz HS, Butler MG. Telomerase activity in skeletal sarcomas. Ann Surg Oncol. 1998; 5(7):627–634
[127] Bergh P, Kindblom LG, Gunterberg B, Remotti F, Ryd W, Meis–Kindblom JM. Prognostic factors in chordoma of the sacrum and mobile spine: a study of 39 patients. Cancer. 2000; 88(9):2122–2134
[128] Kilgore S, Prayson RA. Apoptotic and proliferative markers in chordomas: a study of 26 tumors. Ann Diagn Pathol. 2002; 6(4):222–228
[129] Naka T, Boltze C, Kuester D, et al. Alterations of G1–S checkpoint in chordoma: the prognostic impact of p53 overexpression. Cancer. 2005; 104(6):1255–1263
[130] Yakkioui Y, Temel Y, Creytens D, et al. A comparison of

cell-cycle markers in skull base and sacral chordomas. World Neurosurg. 2014; 82(1–2):e311–e318

[131] Froehlich EV, Rinner B, Deutsch AJ, et al. Examination of survivin expression in 50 chordoma specimens—a histological and in vitro study. J Orthop Res. 2015; 33(5):771–778

[132] Kaloostian PE, Gokaslan ZL. Understanding the cell cycle in the pathophysiology of chordomas: a molecular look. World Neurosurg. 2014; 82(1–2):e135–e137

[133] Kato TA, Tsuda A, Uesaka M, et al. In vitro characterization of cells derived from chordoma cell line U-CH1 following treatment with X-rays, heavy ions and chemotherapeutic drugs. Radiat Oncol. 2011; 6:116

[134] von Witzleben A, Goerttler LT, Marienfeld R, et al. Preclinical characterization of novel chordoma cell systems and their targeting by pharmocological inhibitors of the CDK4/6 cell-cycle pathway. Cancer Res. 2015; 75(18):3823–3831

[135] Presneau N, Shalaby A, Idowu B, et al. Potential therapeutic targets for chordoma: PI3K/AKT/TSC1/TSC2/mTOR pathway. Br J Cancer. 2009; 100(9):1406–1414

[136] Eisenberg MB, Woloschak M, Sen C, Wolfe D. Loss of heterozygosity in the retinoblastoma tumor suppressor gene in skull base chordomas and chondrosarcomas. Surg Neurol. 1997; 47(2):156–160, discussion 160–161

[137] Naka T, Boltze C, Samii A, et al. Expression of c-MET, low-molecular-weight cytokeratin, matrix metalloproteinases-1 and -2 in spinal chordoma. Histopathology. 2009;54(5):607– 613

[138] George B, Bresson D, Bouazza S, et al. [Chordoma]. Neurochirurgie. 2014; 60(3):63–140

[139] McMaster ML, Goldstein AM, Parry DM. Clinical features distinguish childhood chordoma associated with tuberous sclerosis complex (TSC) from chordoma in the general paediatric population. J Med Genet. 2011; 48(7):444–449

[140] Lee-Jones L, Aligianis I, Davies PA, et al. Sacrococcygeal chordomas in patients with tuberous sclerosis complex show somatic loss of TSC1 or TSC2. Genes Chromosomes Cancer. 2004; 41(1):80–85

[141] Han S, Polizzano C, Nielsen GP, Hornicek FJ, Rosenberg AE, Ramesh V. Aberrant hyperactivation of akt and Mammalian target of rapamycin complex 1 signaling in sporadic chordomas. Clin Cancer Res. 2009; 15(6): 1940–1946

[142] Taniguchi K, Tateishi A, Higaki S, et al. Type of collagen in chordoma. Nippon Seikeigeka Gakkai Zasshi. 1984; 58(8): 829–834

[143] Deniz ML, Kiliç T, Almaata I, Kurtkaya O, Sav A, Pamir MN. Expression of growth factors and structural proteins in chordomas: basic fibroblast growth factor, transforming growth factor alpha, and fibronectin are correlated with recurrence. Neurosurgery. 2002; 51(3):753–760, discussion 760

[144] Gokaslan ZL, Chintala SK, York JE, et al. Expression and role of matrix metalloproteinases MMP-2 and MMP-9 in human spinal column tumors. Clin Exp Metastasis. 1998; 16(8):721–728

[145] Naka T, Boltze C, Kuester D, et al. Expression of matrix metalloproteinase (MMP)-1, MMP-2, MMP-9, cathepsin B, and urokinase plasminogen activator in non-skull base chordoma. Am J Clin Pathol. 2004; 122(6):926–930

[146] Naka T, Kuester D, Boltze C, et al. Expression of matrix metalloproteinases-1, -2, and -9; tissue inhibitors of matrix metalloproteinases-1 and -2; cathepsin B; urokinase plasminogen activator; and plasminogen activator inhibitor, type I in skull base chordoma. Hum Pathol. 2008; 39(2): 217–223

[147] Chen KW, Yang HL, Lu J, et al. Expression of vascular endothelial growth factor and matrix metalloproteinase-9 in sacral chordoma. J Neurooncol. 2011; 101(3):357–363

[148] Froehlich EV, Scheipl S, Lazàry A, et al. Expression of ezrin, MMP-9, and COX-2 in 50 chordoma specimens: a clinical and immunohistochemical analysis. Spine. 2012;37(13):E757–E767

[149] Klingler L, Trammell R, Allan DG, Butler MG, Schwartz HS. Clonality studies in sacral chordoma. Cancer Genet Cytogenet. 2006; 171(1):68–71

[150] Mertens F, Kreicbergs A, Rydholm A, et al. Clonal chromosome aberrations in three sacral chordomas. Cancer Genet Cytogenet. 1994; 73(2):147–151

[151] Aydemir E, Bayrak OF, Sahin F, et al. Characterization of cancer stem-like cells in chordoma. J Neurosurg. 2012; 116(4):810–820

第 5 章　脊索瘤的细胞遗传学

Cytogenetics of Chordomas

Kaith K. Almefty , Ossama Al-Mefty　著
陈奕宏　译
袁　健　校

概　要

脊索瘤是一种遗传复杂和异质性的疾病，其发展的遗传和分子机制尚不清楚。近年来，阵列比较基因组杂交（aCGH）研究已经证明，基因拷贝数变异比先前认为的更频繁。染色体变化往往很复杂，并以大染色体区域缺失为特征。尽管并非所有病例都存在单一畸变，但常常涉及的染色体包括 1 号、3 号、7 号、9 号、10 号、12 号、17 号、19 号和 22 号。本章回顾了常见的基因位点在脊索瘤发病机制中的潜在作用及其临床意义。

关键词：aCGH，脊索瘤，染色体，拷贝数变异，细胞遗传学，SNP

一、概述

脊索瘤是一种罕见肿瘤，被认为是由胚胎期脊索残余组织形成 [1]。脊索瘤发生的遗传和分子机制尚不清楚。染色体分析为鉴定肿瘤发展中重要的候选基因及通路提供了重要手段。在脊索瘤早期的细胞遗传学研究中，使用 G 带和光谱核型分析（SKY）技术发现只有不到 50% 的脊索瘤病例有异常核型 [2–11]。在脊索瘤中，大多数异常核型为亚二倍体、近二倍体，此外还有其他多种染色体畸变。值得一提的是，这其中没有发现常见的肿瘤特异性改变，然而其改变仍有不少规律可循。

最近更多研究利用比较基因组杂交（CGH）或全基因组单核苷酸多态性（SNP）微阵列分析来评估脊索瘤的拷贝数变异 [12–18]。CGH 允许无偏倚的全基因组分析。基于 CGH 的研究已经鉴别了 65% ～ 100% 的研究病例中的染色体变化，利用更高分辨率阵列 CGH（aCGH）技术，这个比例则上升到 91% ～ 100%[12–15, 17]。此外，回顾先前一些案例，G 带结果无异常而通过，aCGH 却能识别畸变，我们得出结论，先前发现的脊索瘤中正常核型比率较高可能继发于在体外研究中，正常细胞群有生长优势 [12, 17]。

脊索瘤被认为是一种遗传复杂和异质性的疾病，没有任何的单一缺失或插入出现在全部病例中，例如在 33 个病例中确定了 166 个独

特畸变[13]。变化通常是中度复杂的，其特征主要是较大的染色体区域缺失[15, 17]。缺失比插入更频繁，每个病例平均发生9.2个缺失，4.9个插入[12, 13, 16, 17]。通常涉及的染色体包括1号、3号、7号、9号、10号、12号、17号、19号和22号，以1号、3号、9号和10号染色体的部分缺失和7号染色体的插入频率最高。主要aCGH研究中染色体累计突变频率见图5-1。本章将就脊索瘤中较引人关注的染色体区域基因座进行总结（表5-1）。

二、1号染色体

1号染色体的遗传突变是脊索瘤中最常见的类型。据报道，染色体1q的增加出现在16%～67%的病例中[14, 18, 19]，同样的，异型染色体1q也频繁地出现[11]。染色体1p缺失出现在21%～100%的病例中，而在通过CGH和SNP研究的病例中，其累积频率约为43.5%[12–17]。另外，杂合性丢失（LOH）研究发现零星的脊索瘤中1p36丢失的发生率很高[20–22]。LOH研究由Riva等和Longoni等分别在85%和75%的病例中发现1p36 LOH[20, 21]。1p36 LOH被认为在脊索瘤的肿瘤发生中起作用，因为这些变化在放射治疗前的原发性肿瘤中被发现且在复发时持续存在[21]，并且在家族性脊索瘤中也被报道[22]。此外，在脊索瘤病例和髓核之间的基因表达差异研究表明，该基因位点在肿瘤发病机制中起作用，然而涉及的特定基因尚未确定。

目前已有针对定位于1p36上几种基因的研究。通过逆转录酶–聚合酶链反应（RT–PCR）研究，Riva等发现的8个病例中有5个无CASP9表达。CASP9是一种蛋白酶，在细胞凋亡的执行阶段起着重要作用。该研究组的随访研究发现了CASP9失活的其他病例，但比例要低得多，这使得作者得出结论，CASP9失活发生在少数的病例中，并可能在肿瘤发展中起次要作用。TNFRSF8、TNFRSF9和TNFRSF14（肿瘤坏死因子TNF超家族的成员，其定位于1p36）的表达在40%～53%的脊索瘤病例中与对照组存在差异。TNF受体超家族正向调节细胞凋亡并限制细胞增殖[20, 21]。

DVL1是在发育过程中表达的WNT信号传导途径的关键因子，包括细胞分裂。该基因在许多组织中无活性，但在髓核中有活性，在一项研究中，在8个脊索瘤病例中有4个病例出现该基因缺失，另外4个病例中被截短。这一发现提示了DVL1沉默在脊索细胞转化为脊索瘤中的潜在作用[1, 20]，RUNX3是一种转录因子

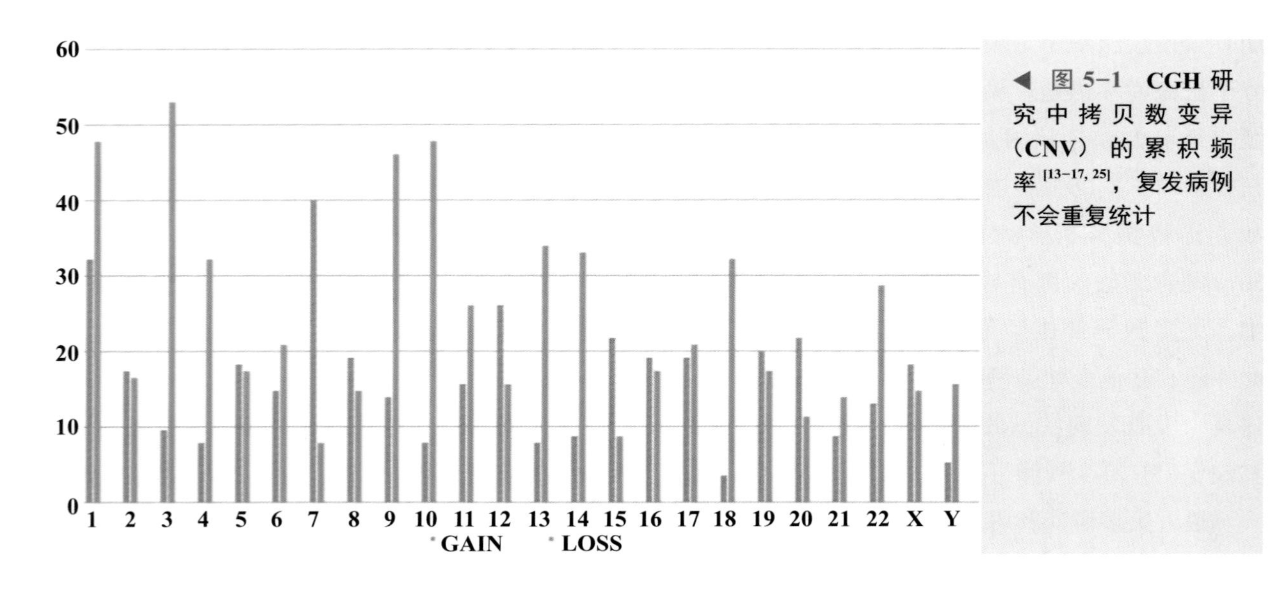

◀ **图5-1 CGH研究中拷贝数变异（CNV）的累积频率[13–17, 25]，复发病例不会重复统计**

表 5-1　脊索瘤相关染色体

染色体	缺失 / 插入	频率 [a]	候选基因
1	缺失	47%	TNFRSF8,9,14
			RUNX3
3	缺失	53%	FHIT
			BCL6
			RASSF1A
6	插入	15%	T(Brachyury)
7	插入	40%	EGFR
			MET
9	缺失	46%	CDKN2A
10	缺失	47%	PTEN
11	缺失	26%	ATM
22	缺失	28%	CHEK2
			SMARKB1

a. 从 CGH 和 SNP 研究的现有数据中计算出的概率（引自 Le 等 [15], Scheil-Bertram 等 [13], Kitamura 等 [14], Rinner 等 [25], Diaz 等 [18], Hallor 等 [17], Dewaele 等 [16]）

和肿瘤抑制基因，已被证明在各种癌症中转录激活，还参与软骨细胞的成熟 [15, 23, 24]。RUNX3 定位于 1p36，基于该位置，RUNX3 可能为脊索瘤发病机制中的候选基因，但其在脊索瘤中的作用尚未得到进一步研究 [15]。

三、3 号染色体

3 号染色体的缺失在脊索瘤中经常出现，其涉及 14% ～ 80% 的病例 [10, 12–19]。此外，SNP 分析发现 10 个脊索瘤病例中全都有 3 号染色体丢失。在 Hallor 等 [17] 的病例中，71% 的病例出现整个 3 号染色体的丢失 [17]。SNP 分析显示，3p26.3–q29 是常见的丢失区域 [25]。aCGH 分析发现 3p24.1–p14.2 为最小的重叠区域，10 例中有 8 例出现该区突变 [16]。3 号染色体上的候选基因包括 FHIT、PIK3CA、BCL6、RASSF1A、RBM5、PTPRG 和 VHL，尽管在脊索瘤中仅研究了 FHIT[16, 18, 25, 26]。

脆性组氨酸三联体（FHIT）位于染色体 3p14.2 上，通过转录调节 DNA 损伤调控反应及促进各种癌症细胞凋亡，被认为是肿瘤抑制基因 [18, 26–29]，Diaz 等通过免疫染色观察到脊索瘤中 FHIT 表达的降低或缺失率很高，然而，FHIT 基因座的染色体缺失发生频率要低得多，这使得作者得出结论，除了基因组不稳定性之外，表观遗传机制也参与了脊索瘤的 FHIT 表达 [18, 26, 27, 28, 29, 30]。Rinner 等证实了在脊索瘤中常见抑癌基因存在 DNA 甲基化的改变，尽管他们没有特别研究 FHIT 甲基化模式，但仍为脊索瘤发病受表观遗传机制影响的假设提供依据 [25]。有趣的是，Rinnner 等发现，骶骨脊索瘤（98%）发生的 FHIT 表达减少比颅底脊索瘤更常见（67%），并且只有 21% 的经典脊柱脊索瘤病例表现出 FHIT 基因位点的丢失或增加。

RASSF1 是一种肿瘤抑制基因，位于 3p21.3，通过 DNA 高甲基化在各种癌症中失活，参与调控细胞周期和 DNA 修复 [25, 31]。Rinner 等证实，脊索瘤中 RASSF1 出现高甲基化 [25]。VHL 基因是一种众所周知的肿瘤抑制基因，与 von Hippel–Lindau 综合征相关，位于 3p25.3，尽管尚未在脊索瘤中研究 VHL 基因，但在 VHL 综合征患者中发生脊索瘤的病例已有报道 [32]。

四、6 号染色体

6 号染色体的增加发生在 13% ～ 29% 的脊索瘤病例中 [14, 15, 17, 18]，其 CGH 的累积突变频率为 20%。尽管拷贝数变异（CNV）频率不常见，但由于其 Brachyury（T）基因与脊索瘤发病机制可能有较高的相关性，6 号染色体仍值得一提。Brachyury 基因位于 6q27，其基因位点的重复与家族性脊索瘤相关 [33]。Brachyury 是 T–box 转录因子家族的成员，这是脊索发育所必需的 [34–37]。Brachyury 对多种致癌相关的信号通路起调节作用[38]。此外，体外实验抑制Brachyury表达可阻碍脊索瘤细胞系中的细胞增殖[39, 40]。在不表达Brachyury的细胞系中，使Brachyury过表达可使细胞的增殖、运动和侵袭能力增强[41]。然而，多项研究未能显示大多数散发病例中涉及Brachyury基因的显著拷贝数增加，这表明，Brachyury激活的机制可能来自表观遗传现象或上游效应，而不是许多病例中的拷贝数增加[15, 17, 39, 42, 43]。

五、7号染色体

7号染色体的增加已被确定为脊索瘤中最常见的事件之一，并且已被认为在脊索瘤发生中起重要作用。通过各种技术可确定在27%～73%的病例中存在7号染色体的增加，并且已经在原发病例和复发病例中得到证实[12–19, 25, 44–47]。早期研究发现，SHH和HLXB9是脊索瘤发生的候选基因，然而，进一步的研究未能证明这些基因在疾病中过度表达[12, 13]。EGFR、MET、LMTK2、SSP、EPHA1、EPHB4和EPHB6被认为是可能相关的基因。

EGFR位于7p12，编码跨膜受体蛋白，是蛋白酪氨酸激酶家族的一部分。ERFR与受体结合可导致细胞增殖。在晚期脊索瘤病例中，肿瘤对EGFR拮抗药的反应提示了EGFR在疾病晚期中的作用[48–50]。通过荧光原位杂交（FISH）分析，40%～52%的病例涉及EGFR基因座的拷贝数增加[17, 42]。Tamborini等通过抗体阵列确定了86%的病例存在EGFR激活[51]。这些研究结果表明，EGFR是脊索瘤中频繁激活的受体酪氨酸激酶，是潜在的治疗靶点。

MET原癌基因位于7q31并编码跨膜受体酪氨酸激酶c-MET，其涉及各种肿瘤的发病机制。通过免疫组织化学实验，70%～95%的脊索瘤病例中证实了MET过度表达[45, 47, 52–54]。两项研究已经证明，MET过度表达和7号染色体的异倍体有一定的相关性。然而，这在MET过度表达的脊索瘤中并不普遍[45, 47]。此外，通过RT–PCR对与MET活化相关的融合致癌基因的评估提示，无论7号染色体状态如何，这些融合致癌基因都不存在于脊索瘤中。这些发现表明，除了7号染色体拷贝数和融合致癌基因外，MET过表达还存在其他未明确的机制[45]。

六、9号染色体

9号染色体损失的发生频率较高。在16%～76%的脊索瘤病例中已证实9p损失，9p在CGH和SNP研究中的累积突变率为45%，9q缺失发生在16%～81%的病例中，累积突变率为41%[14–18, 25]。CDKN2A，编码在9p21，可阻断CDK4和CDK6–细胞周期蛋白D复合物。CDK–细胞周期蛋白复合物通过对视网膜母细胞瘤蛋白的修饰，控制细胞周期的G1/S期检查点，CDKN2A失活导致细胞增殖[24]。Naka等证明通过免疫组织化学染色发现CDKN2A蛋白的失活发生频繁[7]。Hallor等[17]通过aCGH和FISH研究了CDKN2A基因座，并鉴定了58%的病例中存在CDKN2A半合子丢失或12%的纯合子丢失[17]。Le等证明半合子丢失率为50%，杂合子丢失率为30%。在这项研究中，CDKN2A蛋白的免疫组织化学染色在83%的病例中呈阴性[15]。此外，作者研究了CDKN2A的启动子甲基化状态，并鉴定了1例存在启动子区甲基化，其拷贝数正常但免疫组化结果阴性，证明甲基化是CDKN2A沉默的少见机制。

一些研究发现，脊索瘤患者可合并结节性硬化症[55–59]。TSC1和TSC2基因分别位于9q34和16p13。Lee–Jones等在结节性硬化病相关的脊索瘤病例中证实了TSC1基因中的杂合性丢失（LOH），并在第2例中发现TSC2基因的杂合性丢失（LOH）[57]。尽管在散发病例中进行了相关的研究，但这种案例仍很少见。鉴于 mTOR 抑制剂的可用性，这种相关性具有临床价值。

七、10 号染色体

据报道，19% ～ 80% 的病例中存在 10 号染色体丢失，CGH 累计突变率占 47%。PTEN 是位于 10q23 的肿瘤抑制基因，具有脂质磷酸酶和蛋白磷酸酶活性[24]。Han 等证实了，脊索瘤中 PTEN 基因的频繁丢失，这也与 AKT/mTORC1 通路的激活有关[60]。这些作者也证实了，雷帕霉素作为 mTOR 抑制药抑制脊索瘤细胞系的增殖。同一组的一项研究表明，通过 aCGH 发现在 80% 的脊索瘤病例中存在 PTEN 半合子缺失，有 68% 的病例中 PTEN 的免疫荧光试验为阴性。

八、11 号染色体

通过 CGH 分析发现约 26% 的病例存在 11 号染色体缺失[12, 13, 15, 17]。ATM 基因位于 11q22，与 p53 细胞周期检查点和细胞对 DNA 损伤的反应有关。Hallor 等[17]发现 38% 的研究病例中有 11 号染色体缺失，并确定这些病例中最小缺失的区域含有 ATM 基因座[17]。ATM 在脊索瘤中的作用尚未得到充分的研究。

九、17 号染色体

通过 CGH 分析发现在 14% ～ 48% 的脊索瘤病例中存在 17 号染色体的丢失，累积突变频率为 21%。p53 基因（TP53）位于 17p31，在信号转导途径中起关键作用，在 DNA 损伤中介导 G1 期停滞或细胞凋亡[61]。基于免疫组织化学研究，p53 作用途径的改变与一些脊索瘤病例有关[20, 62]。然而，17p13 基因座的 FISH 分析很少表现出重排，表明 p53 功能改变很少继发于基因拷贝数变化[19]。

十、22 号染色体

据报道，22 号染色体缺失在 CGH 分析的病例中占 2% ～ 61%，累积突变率为 29%[13–17]，而 Scheil–Bertram 等报道 21% 病例有 22 号染色体增加。22 号染色体上的候选基因包括 NF2 基因、CHEK2 和 SMARKB1。CHEK2 是抑癌基因，其与 p53 途径相互作用以介导调控细胞周期。NF2 和 CHEK2 在脊索瘤中尚未得到很好的研究。

SMARCB1 被认为起抑癌基因的作用，并且是 22q11 编码的三磷酸腺苷（ATP）依赖性 SWI/SNF 染色质重塑复合物的成员。通过免疫组织化学证实 SMARCB1 在所有低分化脊索瘤病例中均不存在，而在典型病例中存在。在 4 个这些低分化病例中，通过 SMARCB1 基因座的 FISH 分析发现其中 3 个为阴性。该研究发现 SMARCB1 基因位点缺失可能在脊索瘤侵袭性方面发挥作用。

十一、临床考虑因素

一些研究评估了脊索瘤细胞遗传学变化的预后意义。通过 G 显带技术检测到异常核型的病例复发时间间隔和总生存时间更短[63]，并且在复发病例中出现异常核型的频率更高。基于这些发现，染色体畸变被认为是脊索瘤发病机制的晚期事件[5, 11]。CGH 研究未发现复发肿瘤中染色体畸变的频率比原发病例更高[12, 17]。然而，DNA 流式细胞术研究提示在这些病例中，脱分化及原发性恶性脊索瘤细胞均有较高频率出现非整倍性染色体，Hruban 等通过细胞遗传学技术证实了这些病例中多倍体出现频率较高[64–66]。

染色体 3、4、12、13 和 14 中的异常与较短的复发和存活期相关，若出现染色体 3 和 13 的异常则预后特别差[63]（图 5–2）。在一组对

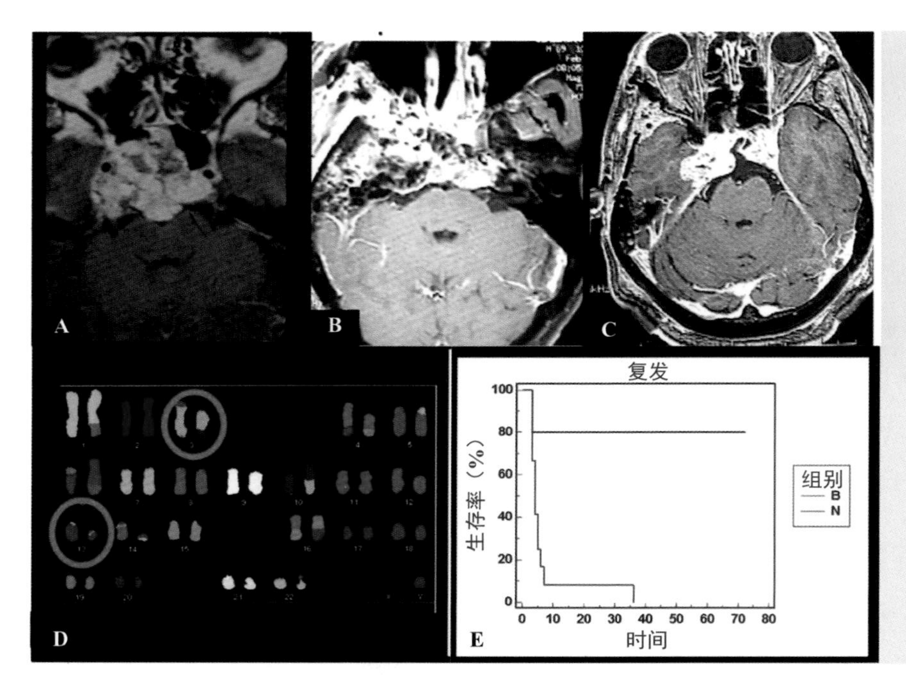

◀图 5-2 **3 号和 13 号染色体影响的代表性案例**
术前（A）、术后（B）和随访（C）切除术后仅 7 个月复发的病例的磁共振图像。相同病例的 SKY 显示 3 号和 3 号染色体的参与（D）。Kaplan-Meier 存活曲线，与不涉及 3 号和 13 号染色体的病例（蓝色）的比较（E）

37 例颅底脊索瘤患者的研究中，Kitamura 等证明 2p 的增加是不良预后指标 [14]。Horbinski 等发现 9p21 的缺失预示着预后较差 [67]。如前所述，Mobley 等证实了 SMARCB1 的丢失 [68]。Naka 等报道 p53 过表达与预后不良有关 [7]。Hallor 等 [17] 报道其所研究的所有转移性肿瘤均存在 CDKN2A 和 CDKN2B 的纯合子缺失 [17]。而这些基因位点通常在脊索瘤中较少出现变异，因此它们可能代表脊索瘤后期发生的基因组不稳定状态，因为它们会导致肿瘤更具侵袭性。或者，它们可能发生在染色体碎裂过程中。最近在脊索瘤和其他肿瘤，特别是骨肿瘤中描述了染色体碎裂机制，作为癌症发展的替代机制，在单个灾难性事件中染色体碎裂机制会导致数十至数百次基因重排 [69]。

大多数细胞遗传学研究仅限于颅底或骶骨脊索瘤人群，只能在这两个位置之间进行很少的比较分析。Diaz 等比较了他们的颅底脊索瘤病例与文献报道的骶骨脊索瘤病例 [18]，他们发现相较于颅底肿瘤，骶骨脊索瘤发生的拷贝数改变率更高。这一发现可能是由于骶骨脊索瘤多发生在老年患者或骶骨肿瘤出现症状较晚发现较迟所致。然而，许多常见相关的基因位点，例如 7 号染色体的增加和 1 号、3 号和 10 号染色体的缺失似乎经常在颅底及骶骨发生。骶骨脊索瘤可能更多地存在一些其他区域，例如 9 号染色体的丢失。

十二、结论

脊索瘤是一种遗传异质性肿瘤，没有单一的常见遗传改变。然而遗传改变似乎不是随机的，因为多个研究发现了一些经常出现变异的基因位点。需要更进一步研究，对这些肿瘤进行遗传分型，阐明肿瘤发生和进展的机制，并进一步确定潜在的治疗靶点。

参考文献

[1] Larizza L, Mortini P, Riva P. Update on the cytogenetics and molecular genetics of chordoma. Hered Cancer Clin Pract. 2005; 3(1):29–41
[2] DeBoer JM, Neff JR, Bridge JA. Cytogenetics of sacral chordoma. Cancer Genet Cytogenet. 1992; 64(1):95–96
[3] Persons DL, Bridge JA, Neff JR. Cytogenetic analysis of two

sacral chordomas. Cancer Genet Cytogenet. 1991; 56(2): 197–201

[4] Gibas Z, Miettinen M, Sandberg AA. Chromosomal abnormalities in two chordomas. Cancer Genet Cytogenet. 1992; 58(2):169–173

[5] Bridge JA, Pickering D, Neff JR. Cytogenetic and molecular cytogenetic analysis of sacral chordoma. Cancer Genet Cytogenet. 1994; 75(1):23–25

[6] Butler MG, Dahir GA, Hedges LK, Juliao SF, Sciadini MF, Schwartz HS. Cytogenetic, telomere, and telomerase studies in five surgically managed lumbosacral chordomas. Cancer Genet Cytogenet. 1995; 85(1):51–57

[7] Naka T, Fukuda T, Chuman H, et al. Proliferative activities in conventional chordoma: a clinicopathologic, DNA flow cytometric, and immunohistochemical analysis of 17 specimens with special reference to anaplastic chordoma showing a diffuse proliferation and nuclear atypia. Hum Pathol. 1996; 27(4):381–388

[8] Stepanek J, Cataldo SA, Ebersold MJ, et al. Familial chordoma with probable autosomal dominant inheritance. Am J Med Genet. 1998; 75(3):335–336

[9] Buonamici L, Roncaroli F, Fioravanti A, et al. Cytogenetic investigation of chordomas of the skull. Cancer Genet Cytogenet. 1999; 112(1):49–52

[10] Dalprà L, Malgara R, Miozzo M, et al. First cytogenetic study of a recurrent familial chordoma of the clivus. Int J Cancer. 1999; 81(1):24–30

[11] Sawyer JR, Husain M, Al–Mefty O. Identification of isochromosome 1q as a recurring chromosome aberration in skull base chordomas: a new marker for aggressive tumors? Neurosurg Focus. 2001; 10(3):E6

[12] Scheil S, Brüderlein S, Liehr T, et al. Genome–wide analysis of sixteen chordomas by comparative genomic hybridization and cytogenetics of the first human chordoma cell line, U–CH1. Genes Chromosomes Cancer. 2001; 32(3):203–211

[13] Scheil–Bertram S, Kappler R, von Baer A, et al. Molecular profiling of chordoma. Int J Oncol. 2014; 44(4):1041–1055

[14] Kitamura Y, Sasaki H, Kimura T, et al. Molecular and clinical risk factors for recurrence of skull base chordomas: gain on chromosome 2p, expression of Brachyury, and lack of irradiation negatively correlate with patient prognosis. J Neuropathol Exp Neurol. 2013; 72(9):816–823

[15] Le LP, Nielsen GP, Rosenberg AE, et al. Recurrent chromosomal copy number alterations in sporadic chordomas. PLoS ONE. 2011; 6(5):e18846

[16] Dewaele B, Maggiani F, Floris G, et al. Frequent activation of EGFR in advanced chordomas. Clin Sarcoma Res. 2011; 1(1):4

[17] Hallor KH, Staaf J, Jönsson G, et al. Frequent deletion of the CDKN2A locus in chordoma: analysis of chromosomal imbalances using array comparative genomic hybridisation. Br J Cancer. 2008; 98(2):434–442

[18] Diaz RJ, Guduk M, Romagnuolo R, et al. High–resolution whole–genome analysis of skull base chordomas implicates FHIT loss in chordoma pathogenesis. Neoplasia. 2012; 14(9):788–798

[19] Bayrakli F, Guney I, Kilic T, Ozek M, Pamir MN. New candidate chromosomal regions for chordoma development. Surg Neurol. 2007; 68(4):425–430, discussion 430

[20] Longoni M, Orzan F, Stroppi M, Boari N, Mortini P, Riva P. Evaluation of 1p36 markers and clinical outcome in a skull base chordoma study. Neuro Oncol. 2008; 10(1):52–60

[21] Riva P, Crosti F, Orzan F, et al. Mapping of candidate region for chordoma development to 1p36.13 by LOH analysis. Int J Cancer. 2003; 107(3):493–497

[22] Miozzo M, Dalprà L, Riva P, et al. A tumor suppressor locus in familial and sporadic chordoma maps to 1p36. Int J Cancer. 2000; 87(1):68–72

[23] Blyth K, Cameron ER, Neil JC. The RUNX genes: gain or loss of function in cancer. Nat Rev Cancer. 2005; 5(5): 376–387

[24] Feng Y, Shen JK, Hornicek FJ, et al. Genomic and epigenetic instability in chordoma: current insights. Clin Cosmet Investig Dent. 2014; 4:67–78

[25] Rinner B, Weinhaeusel A, Lohberger B, et al. Chordoma characterization of significant changes of the DNA methylation pattern. PLoS ONE. 2013; 8(3): e56609

[26] Braga E, Senchenko V, Bazov I, et al. Critical tumor–suppressor gene regions on chromosome 3 P in major human epithelial malignancies: allelotyping and quantitative real–time PCR. Int J Cancer. 2002; 100(5):534–541

[27] Ji L, Fang B, Yen N, Fong K, Minna JD, Roth JA. Induction of apoptosis and inhibition of tumorigenicity and tumor growth by adenovirus vector–mediated fragile histidine triad (FHIT) gene overexpression. Cancer Res. 1999; 59(14):3333–3339

[28] Nishizaki M, Sasaki J, Fang B, et al. Synergistic tumor suppression by coexpression of FHIT and p53 coincides with FHIT–mediated MDM2 inactivation and p53 stabilization in human non–small cell lung cancer cells. Cancer Res. 2004; 64(16):5745–5752

[29] Ishii H, Mimori K, Inoue H, et al. Fhit modulates the DNA damage checkpoint response. Cancer Res. 2006; 66(23): 11287–11292

[30] Rimessi A, Marchi S, Fotino C, et al. Intramitochondrial calcium regulation by the FHIT gene product sensitizes to apoptosis. Proc Natl Acad Sci U S A. 2009; 106(31):12753–12758

[31] Agathanggelou A, Cooper WN, Latif F. Role of the Ras–association domain family 1 tumor suppressor gene in human cancers. Cancer Res. 2005; 65(9):3497–3508

[32] Schmidt MJ, Fallon KB, Gyure KA. Chordoma and hemangioblastoma occurring in vonHippel–lindau disease: 555.17. J Neuropathol Exp Neurol. 2007; 66(5):441–442

[33] Yang XR, Ng D, Alcorta DA, et al. T (Brachyury) gene duplication confers major susceptibility to familial chordoma. Nat Genet. 2009; 41(11):1176–1178

[34] Stemple DL. Structure and function of the notochord: an essential organ for chordate development. Development. 2005; 132(11):2503–2512

[35] Vujovic S, Henderson S, Presneau N, et al. Brachyury, a crucial regulator of notochordal development, is a novel biomarker for chordomas. J Pathol. 2006; 209(2):157–165

[36] Salisbury JR, Deverell MH, Cookson MJ, Whimster WF. Three–dimensional reconstruction of human embryonic notochords: clue to the pathogenesis of chordoma. J Pathol. 1993; 171(1):59–62

[37] Heaton JM, Turner DR. Reflections on notochordal differentiation arising from a study of chordomas.

Histopathology. 1985; 9(5):543–550
[38] Nelson AC, Pillay N, Henderson S, et al. An integrated functional genomics approach identifies the regulatory network directed by Brachyury (T) in chordoma. J Pathol. 2012; 228(3):274–285
[39] Presneau N, Shalaby A, Ye H, et al. Role of the transcription factor T (Brachyury) in the pathogenesis of sporadic chordoma: a genetic and functionalbased study. J Pathol. 2011; 223(3):327–335
[40] Hsu W, Mohyeldin A, Shah SR, et al. Generation of chordoma cell line JHC7 and the identification of Brachyury as a novel molecular target. J Neurosurg. 2011; 115(4):760–769
[41] Fernando RI, Litzinger M, Trono P, Hamilton DH, Schlom J, Palena C. The T–box transcription factor Brachyury promotes epithelial–mesenchymal transition in human tumor cells. J Clin Invest. 2010; 120(2):533–544
[42] Shalaby A, Presneau N, Ye H, et al. The role of epidermal growth factor receptor in chordoma pathogenesis: a potential therapeutic target. J Pathol. 2011; 223(3):336–346
[43] Shalaby AA, Presneau N, Idowu BD, et al. Analysis of the fibroblastic growth factor receptor–RAS/RAF/MEK/ERK–ETS2/Brachyury signalling pathway in chordomas. Mod Pathol. 2009; 22(8):996–1005
[44] Brandal P, Bjerkehagen B, Danielsen H, Heim S. Chromosome 7 abnormalities are common in chordomas. Cancer Genet Cytogenet. 2005; 160(1):15–21
[45] Grabellus F, Konik MJ, Worm K, et al. MET overexpressing chordomas frequently exhibit polysomy of chromosome 7 but no MET activation through sarcoma–specific gene fusions. Tumour Biol. 2010; 31(3):157–163
[46] de Castro CV, Guimaraes G, Aguiar S, Jr, et al. Tyrosine kinase receptor expression in chordomas: phosphorylated AKT correlates inversely with outcome. Hum Pathol. 2013; 44(9):1747–1755
[47] Walter BA, Begnami M, Valera VA, Santi M, Rushing EJ, Quezado M. Gain of chromosome 7 by chromogenic in situ hybridization (CISH) in chordomas is correlated to c–MET expression. J Neurooncol. 2011; 101(2):199–206
[48] Hof H, Welzel T, Debus J. Effectiveness of cetuximab/gefitinib in the therapy of a sacral chordoma. Onkologie. 2006; 29(12):572–574
[49] Lindén O, Stenberg L, Kjellén E. Regression of cervical spinal cord compression in a patient with chordoma following treatment with cetuximab and gefitinib. Acta Oncol. 2009; 48(1):158–159
[50] Singhal N, Kotasek D, Parnis FX. Response to erlotinib in a patient with treatment refractory chordoma. Anticancer Drugs. 2009; 20(10):953–955
[51] Tamborini E, Virdis E, Negri T, et al. Analysis of receptor tyrosine kinases (RTKs) and downstream pathways in chordomas. Neuro–oncol. 2010; 12(8):776–789
[52] Naka T, Boltze C, Samii A, et al. Expression of c–MET, low–molecular–weight cytokeratin, matrix metalloproteinases–1 and –2 in spinal chordoma. Histopathology. 2009; 54(5):607–613
[53] Naka T, Iwamoto Y, Shinohara N, Ushijima M, Chuman H, Tsuneyoshi M. Expression of c–met proto–oncogene product (c–MET) in benign and malignant bone tumors. Mod Pathol. 1997; 10(8):832–838
[54] Weinberger PM, Yu Z, Kowalski D, et al. Differential expression of epidermal growth factor receptor, c–Met, and HER2/neu in chordoma compared with 17 other malignancies. Arch Otolaryngol Head Neck Surg. 2005; 131(8):707–711
[55] Dutton RV, Singleton EB. Tuberous sclerosis: a case report with aortic aneurysm and unusual rib changes. Pediatr Radiol. 1975; 3(3):184–186
[56] Schroeder BA, Wells RG, Starshak RJ, Sty JR. Clivus chordoma in a child with tuberous sclerosis: CT and MR demonstration. J Comput Assist Tomogr. 1987; 11(1):195–196
[57] Lee–Jones L, Aligianis I, Davies PA, et al. Sacrococcygeal chordomas in patients with tuberous sclerosis complex show somatic loss of TSC1 or TSC2. Genes Chromosomes Cancer. 2004; 41(1):80–85
[58] Börgel J, Olschewski H, Reuter T, Miterski B, Epplen JT. Does the tuberous sclerosis complex include clivus chordoma? A case report. Eur J Pediatr. 2001; 160(2):138
[59] McMaster ML, Goldstein AM, Parry DM. Clinical features distinguish childhood chordoma associated with tuberous sclerosis complex (TSC) from chordoma in the general paediatric population. J Med Genet. 2011; 48(7):444–449
[60] Han S, Polizzano C, Nielsen GP, Hornicek FJ, Rosenberg AE, Ramesh V. Aberrant hyperactivation of akt and Mammalian target of rapamycin complex 1 signaling in sporadic chordomas. Clin Cancer Res. 2009; 15(6):1940–1946
[61] Morgan SE, Kastan MB. p53 and ATM: cell cycle, cell death, and cancer. Adv Cancer Res. 1997; 71:1–25
[62] Naka T, Boltze C, Kuester D, et al. Alterations of G1–S checkpoint in chordoma: the prognostic impact of p53 overexpression. Cancer. 2005; 104(6):1255–1263
[63] Almefty KK, Pravdenkova S, Sawyer J, Al–Mefty O. Impact of cytogenetic abnormalities on the management of skull base chordomas. J Neurosurg. 2009; 110(4):715–724
[64] Hruban RH, Traganos F, Reuter VE, Huvos AG. Chordomas with malignant spindle cell components. A DNA flow cytometric and immunohistochemical study with histogenetic implications. Am J Pathol. 1990; 137(2):435–447
[65] Tomlinson FH, Scheithauer BW, Forsythe PA, Unni KK, Meyer FB. Sarcomatous transformation in cranial chordoma. Neurosurgery. 1992; 31(1):13–18
[66] Gil Z, Fliss DM, Voskoboinik N, et al. Cytogenetic analysis of three variants of clival chordoma. Cancer Genet Cytogenet. 2004; 154(2):124–130
[67] Horbinski C, Oakley GJ, Cieply K, et al. The prognostic value of Ki–67, p53, epidermal growth factor receptor, 1p36, 9p21, 10q23, and 17p13 in skull base chordomas. Arch Pathol Lab Med. 2010; 134(8):1170–1176
[68] Mobley BC, McKenney JK, Bangs CD, et al. Loss of SMARCB1/INI1 expression in poorly differentiated chordomas. Acta Neuropathol. 2010; 120(6):745–753
[69] Stephens PJ, Greenman CD, Fu B, et al. Massive genomic rearrangement acquired in a single catastrophic event during cancer development. Cell. 2011; 144(1):27–40

第 6 章 局部侵袭和转移

Local Invasion and Metastasis

Kenan I. Arnautovic, Ossama Al-Mefty 著
马千权 译
袁 健 校

概 要

脊索瘤极易出现局部复发，肿瘤残余进展、转移和外科手术播散。肿瘤复发与存活率呈负相关。在根治性切除（可清晰辨别边界）的基础上辅以术后高剂量质子放疗，可显著增加肿瘤无复发间期和长期存活率。肿瘤局部复发与肿瘤全切程度直接相关。在初次切除后数年至数十年间，脊索瘤常通过淋巴、血源和脑脊液途径转移。即使在长期无瘤生存的患者中，定期检查以排除肿瘤转移的可能性也是必要的。同时，脊索瘤肿瘤细胞易沿着手术入路或在脂肪 / 筋膜修补物的原位组织内播散，从而增加复发的概率。在初次肿瘤切除期间就应该注意播散的可能性及其随后复发的风险，即便病变的组织学性质尚未明确，也要做好播散的预防工作。预防肿瘤播散应包括在进行手术闭合及取脂肪 / 筋膜组织填充时，严格使用未接触过肿瘤组织的手术器械。手术入路周围应使用棉片和纤维蛋白胶涂层进行保护，术后应通过神经影像学仔细检查手术入路周围肿瘤细胞播散的可能，并评估原发部位的肿瘤复发情况。

关键词：脊索瘤，局部侵袭，转移，复发，种植播散

一、概述

脊索瘤是生长相对缓慢、具有侵袭性和局部破坏性的罕见肿瘤。它们起源于原始脊索的细胞残余物，原始脊索结构从嘴部的蝶鞍 / 蝶 – 枕骨联合向尾部的骶骨延伸。脊索瘤镜下特征主要包括黏液纤维基质中空泡细胞构成的细胞巢和细胞索样结构。

脊索瘤的发病率为（0.2～0.5）/10万（人 • 年），占所有颅内肿瘤的0.15% [1]，占所有原发性骨肿瘤的3%～4%。然而在骶骨内，超过一半的原发性骨肿瘤是脊索瘤[2]。最常见于30岁以上的患者，儿童发病率小于5% [2, 3]。男、女比例为1.8：1。

脊索瘤出现的三个主要部位分别是骶尾部（45% ～ 50%）、蝶枕部（35% ～ 39%）和脊柱（15%）。但有学者认为，根据美国的流行病学统计，脊索瘤发生部位的实际分布比例大

致均匀：颅内为31%、脊柱为32.8%、骶骨为29.2%[4]。他们还指出，骶骨发病更常见于男性，颅内发病则常见于女性和非裔美国人。

即使在根治性切除后，脊索瘤也容易发生局部侵袭、复发和再生。远处和脑脊髓转移以及外科播散是很常见的，并且复发的肿瘤对放化疗具有一定的耐受性（图6-1至图6-8）。应在可行的前提下，以手术全切肿瘤作为治疗的第一目标。在针对残留或复发肿瘤的二次手术中，由于大量瘢痕组织的存在，难以分辨组织层次等问题，使手术切除更为困难。所以无论患者的年龄、肿瘤位置和侵袭性如何，都推荐做根治性手术治疗[5, 6]。并在术后辅以大剂量质子束放射治疗，以彻底消除残存肿瘤组织及术区种植细胞。

较肿瘤向其他部位转移而言，肿瘤在局部复发和进展更易直接导致患者的死亡。考虑到脊索瘤进展、复发和转移等特征，使其治疗和治愈更为困难。

二、局部侵袭和进展

尽管采取根治性手术切除，脊索瘤局部复发率仍达到43%～85%[5-8]。关于骶骨脊索瘤患者大样本研究表明，无论肿瘤局部侵袭程度如何[5-8]，扩大手术切除可显著降低复发率并延长患者生存期。在相同的研究中，55%的患者进行了扩大切除，16%沿肿瘤边缘切除，5%进行了病灶内切除，19%在切缘有明显肿瘤残留[7]。患者的整体5年生存率为97%，10年生存率为71%，15年为47%，总体转移率为30%。相比扩大切除，较小范围的手术切除会增加肿瘤复发率。扩大切除的局部复发

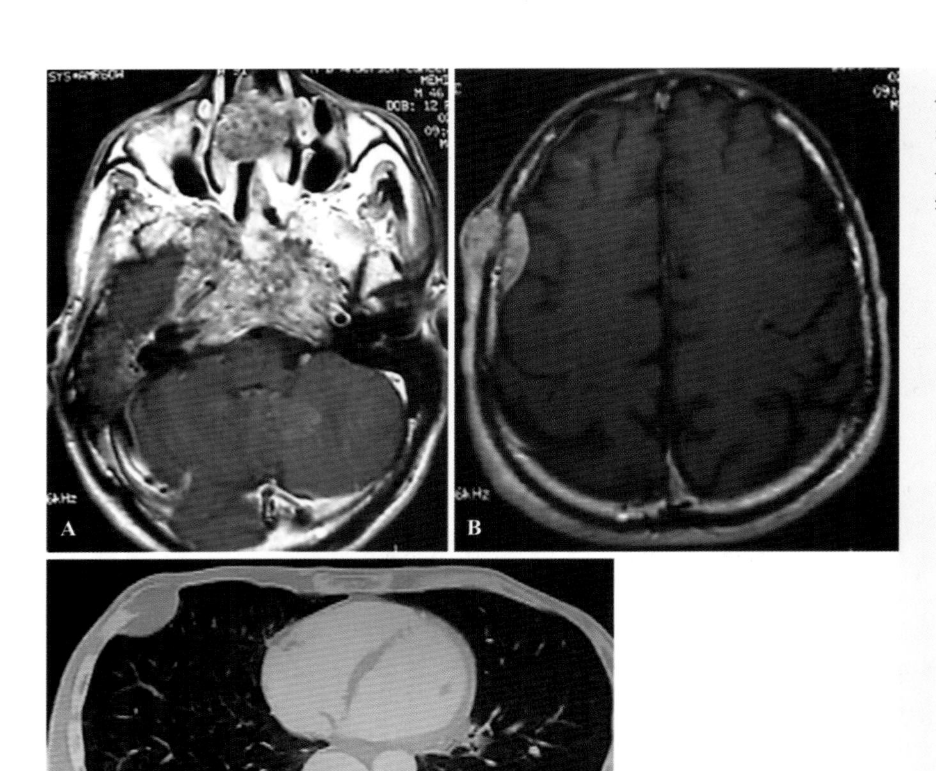

◀**图6-1　多发性脊索瘤患者的MRI**
A. 鼻腔内；B. 颅盖骨内；C. 胸壁内

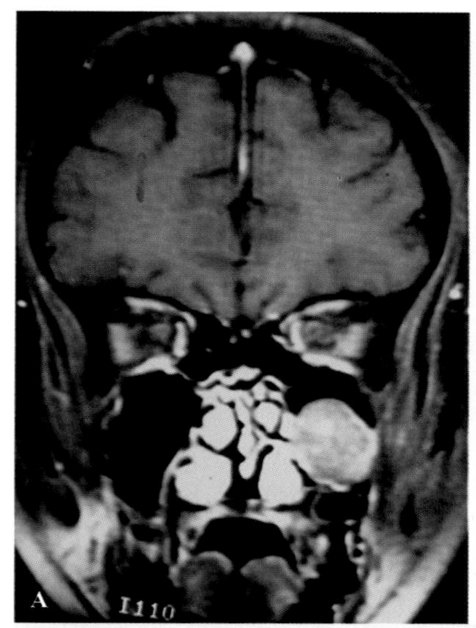

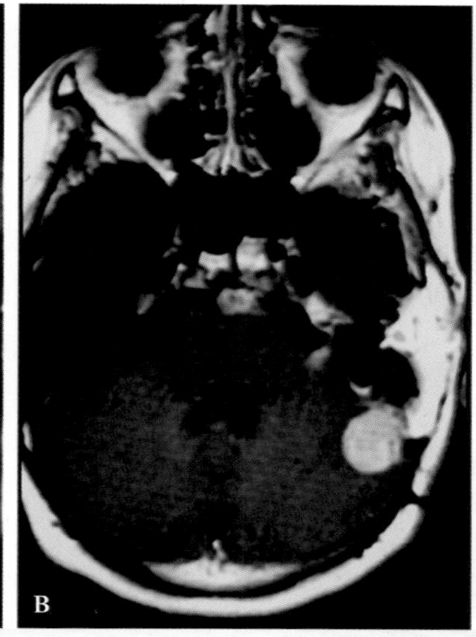

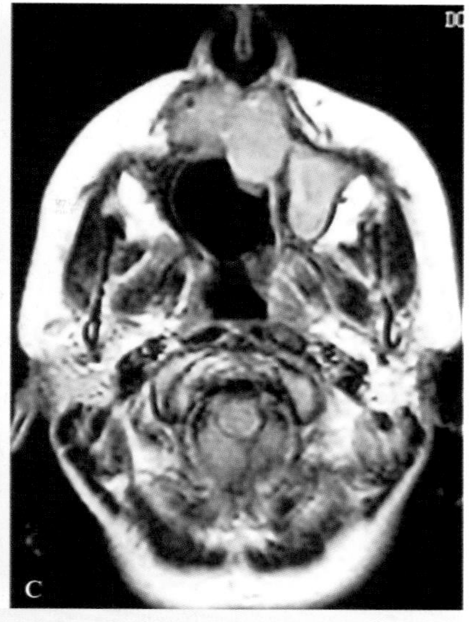

▲ 图 6-2　沿手术入路外科种植脊索瘤细胞的病例
A. 经上颌，左侧；B. 左颞叶；C. 经鼻

率为 5% ～ 17%，沿肿瘤边缘切除或病灶内切除复发率为 71% ～ 81% [7]。对 62 例接受超过 11 年术后放疗患者的研究显示，女性、在放疗前活检中观察到肿瘤坏死者以及肿瘤体积大于 70ml 者是整体生存期缩短的独立预测因素 [9]。同时，在另一关于脊索瘤凋亡和增殖标志物的研究发现，较低的 MIB-1 标记指数，p53 缺失和 Bcl-2 染色阳性均与肿瘤的低级别性质相关 [10]。

美国流行病学研究显示，脊索瘤患者中位生存期分别为 6.29 年，5 年和 10 年生存率分别为 68% 和 40% [4]，同时生存率与患者性别及肿瘤部位无关。然而另一项研究指出，腰骶肿瘤患者的平均存活时间较长（8 ～ 10 年），而颅底肿瘤患者存活时间较短（4 ～ 5 年）[11]。根据美国学者经验，治疗复发肿瘤可选择全切、次全切、反复手术以及放疗等手段。

在对 23 例颅底脊索瘤患者（10 例根治、11 例次全切除和 2 例部分切除）的研究中，根治性切除术后高剂量放疗可使平均无病期达到 14.4 个月 [12]。根治性切除术后继续放疗的治疗模式也被其他学者认可 [13]。

在另一病例报道中，颅底脊索瘤患者的 5 年无复发生存率为 65% [14]。接受过手术治疗的患者比未接受手术的患者有更大的肿瘤复发风险，手术患者 5 年无复发生存率为 64%，而接受其他治疗方式的患者为 93%。肿瘤全切除或近全切除的患者生存率明显高于次全切除或部分切除的患者，所以手术全切除或近全切除肿瘤是首选的治疗方案 [14]。

Raffel 等在研究 26 名颅脑脊索瘤患者后发现其中位生存期约 4.2 年 [15]。他们还发现根治性切除结合术后大剂量放疗可改善预后。

梅奥诊所在一项针对 24 年期间接受手术治疗的 51 例颅内脊索瘤病例的研究中表明，接受过肿瘤切除术的患者寿命更长，仅接受活检及接受肿瘤切除的患者 5 年生存率分别为 36% 和 55%。此外，接受术后放射治疗的患者无病生存期更长，而软骨样脊索瘤患者与经典脊索瘤患者的生存率相同。同时，年龄较小的患者、复视的存在以及肿瘤细胞缺乏有丝分裂活动均与较长的存活率相关 [16]。

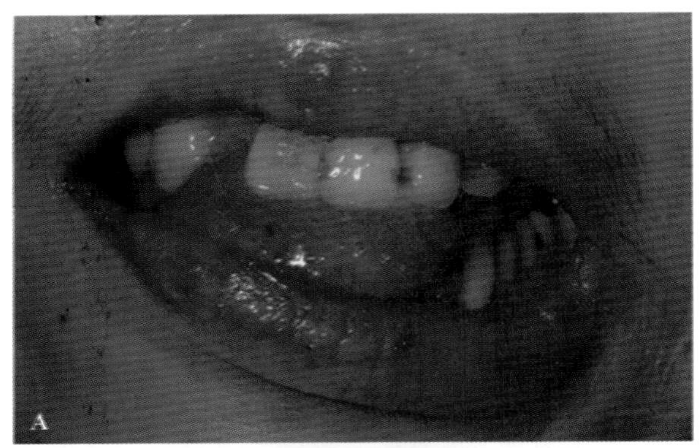

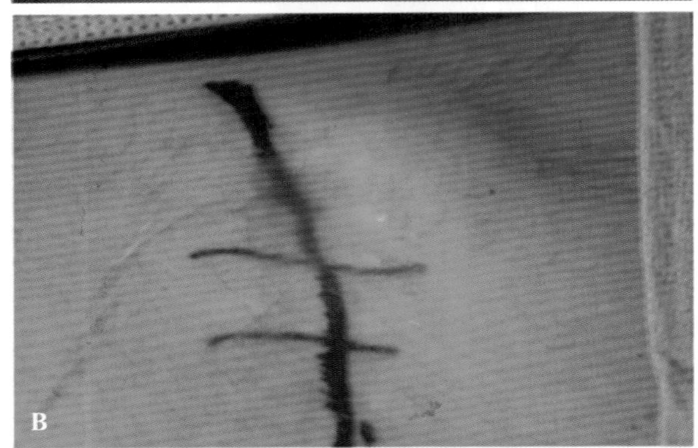

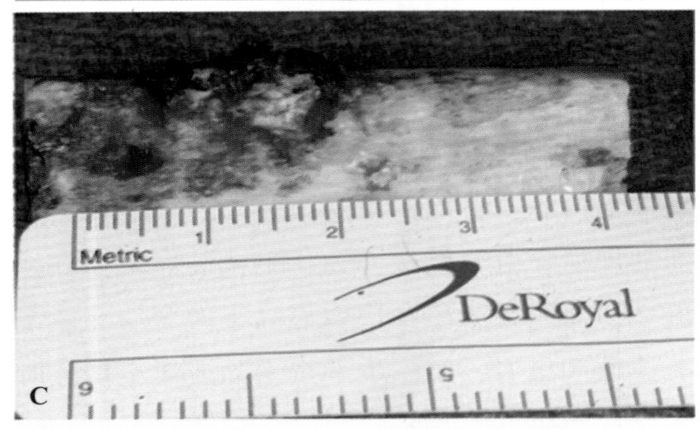

▲ 图 6–3　软组织中脊索瘤细胞手术播散病例
A. 舌头；B. 腹部（脂肪组织来源）；C. 脊柱骨移植物

Borba 及其同事回顾了他们治疗结果并综述了有关儿童脊索瘤治疗的文献。他们发现，发生于 5 岁以下儿童的病变多为非典型脊索瘤并伴有较高的转移率和较差的预后，在组织学上体现为更多的肿瘤细胞数，更具侵袭性的生物学性质以及无软骨组织的存在 [17]（图 6–4）。5 岁以上儿童脊索瘤的预后与成人无异。根治性肿瘤切除术后接受放射治疗患者的表现明显优于仅接受放射治疗的患者 [17]。另一项报道纳入了 12 名 19 岁以下的脊索瘤患者，在部分或根治性切除加术后放射治疗后，软骨样脊索瘤患者的预后比典型脊索瘤患者更差，这一结果与成人相比有所不同 [18]。

根据梅奥诊所的另一项骶骨脊索瘤病例报道，患者 5 年、10 年和 15 年的总体生存率分别为 74%、52% 和 47%，并且生存和复发的最重要预测指标是沿肿瘤边界的扩大切除。平均随访 7.8 年后，44% 的患者局部复发，5 年和 10 年无复发生存率分别为 59% 和 46% [19]。

Sundaresan 及其同事在主要针对脊柱脊索瘤的病例中发现局部复发与切除程度直接相关 [20, 21]。他们表示，与脊柱脊索瘤（50%）相比，骶尾部脊索瘤表现出更高的 5 年生存率（66%）。这些数据包括对残余肿瘤术后放疗及其他辅助治疗分析的结果。Baratti 及其同事也报道了类似的情况。在他们的 28 名骶骨脊索瘤患者的病例中，5 年和 10 年的总生存率分别为 88% 和 49%。5 年和 10 年的无病生存率分别为 61% 和 21% [22]。

York 及其同事报道了在 MD 安德森癌症中心 40 年内对 27 名骶骨脊索瘤患者的治疗结果。接受根治性切除术的患者总体无病生存期为 2.3 年，而次全切除术者仅为 8 个月 [23]。

在对 23 例腰骶脊索瘤病例的分析中指出，无肿瘤残留的手术边界以及针对肿瘤残留组织的早期放疗与较长的存活率相关 [2]。他们指出，保留成对的 S_3 神经对维持排尿和肠道功能很重要。他们还观察到肿瘤向脊柱近端侵袭是复发的重要预测指标。

在对 39 名骶骨和脊柱脊索瘤患者的研究中，Bergh 及其同事指出，肿瘤局部复发占 44%，发展为转移病灶的占 28%。预测 5 年、10 年、15 年和 20 年的生存率分别为 84%、64%、52% 和 52%。局部复发与转移和肿瘤相关死亡的风险增加有显著关系 [11]。

Rich 和同事根据他们超过 50 年内对 48 名

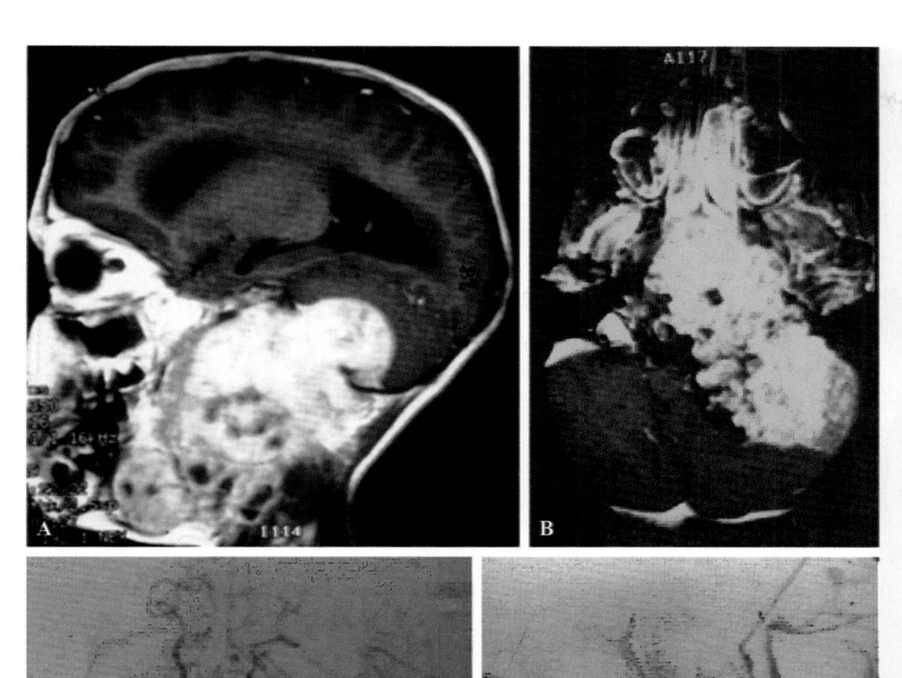

◀图 6-4 年轻患者，患极度局部浸润性脊索瘤，累及含脑血管在内的整个颅底
A. 矢状位对比 T_1 加权 MRI；B. 轴位对比 T_1 加权 MRI；C. 椎管造影；D. 颈动脉造影

脊索瘤患者的治疗经验表明，所有接受手术的患者 5 年精确存活率为 76%。对于所有用光子或质子放射治疗的患者，该比率为 50% [24]。

三、转移

脊索瘤通过脑脊液、淋巴和血液途径转移的比率高达 40%（图 6-1，图 6-6）[25, 26]。转移的脊索瘤中，其中 73% 为骶尾部肿瘤，9% 为颅底病变。Mabrey 还注意到了脊柱和骶骨病变的常见转移率 [3]。转移瘤通常可借助 CT、MRI 以及 PET/CT 等手段诊断。有学者建议常规使用 PET/CT 扫描对脊索瘤患者进行临床分期和随访 [28]。据报道，转移更常见于具有间变特征且 Ki-67 阳性率超过 5% 的病变 [10, 11, 28]。另一些研究表明，脊索瘤在局部复发和转移之间存在相关性（图 6-6）[5, 6, 11]。

Chambers 和 Schwinn 报道脊索瘤转移率为 30%，与颅底相比，骶骨和脊柱是转移的主要起始位置 [27]。Bergh 及其同事 [11] 报道骶骨和脊柱部位的发生率为 28%，Volpe 和 Mazabraud [29] 报道所有位置的发生率为 26%，Kishimoto 及其同事 [30] 报告称，转移率为 25%，其中原发脊索瘤的发生部位为颅底（4 名患者），颈椎和胸椎（3 名患者）及腰骶部（42 名患者）。Ruggieri 及同事 [7] 报道 1 年和 10 年的骶骨脊索瘤转移率分别为 5% 和 40%。

最常见的转移部位是肺、肝、淋巴结、骨骼、皮肤和肌肉。不太常见的部位包括其他内脏器官、鼻咽和气管支气管黏膜，以及大血管和心脏 [27, 28, 30–44]。

Chambers 和 Schwinn 发现，间变型脊索瘤更容易转移，且转移通常出现于疾病早期。在

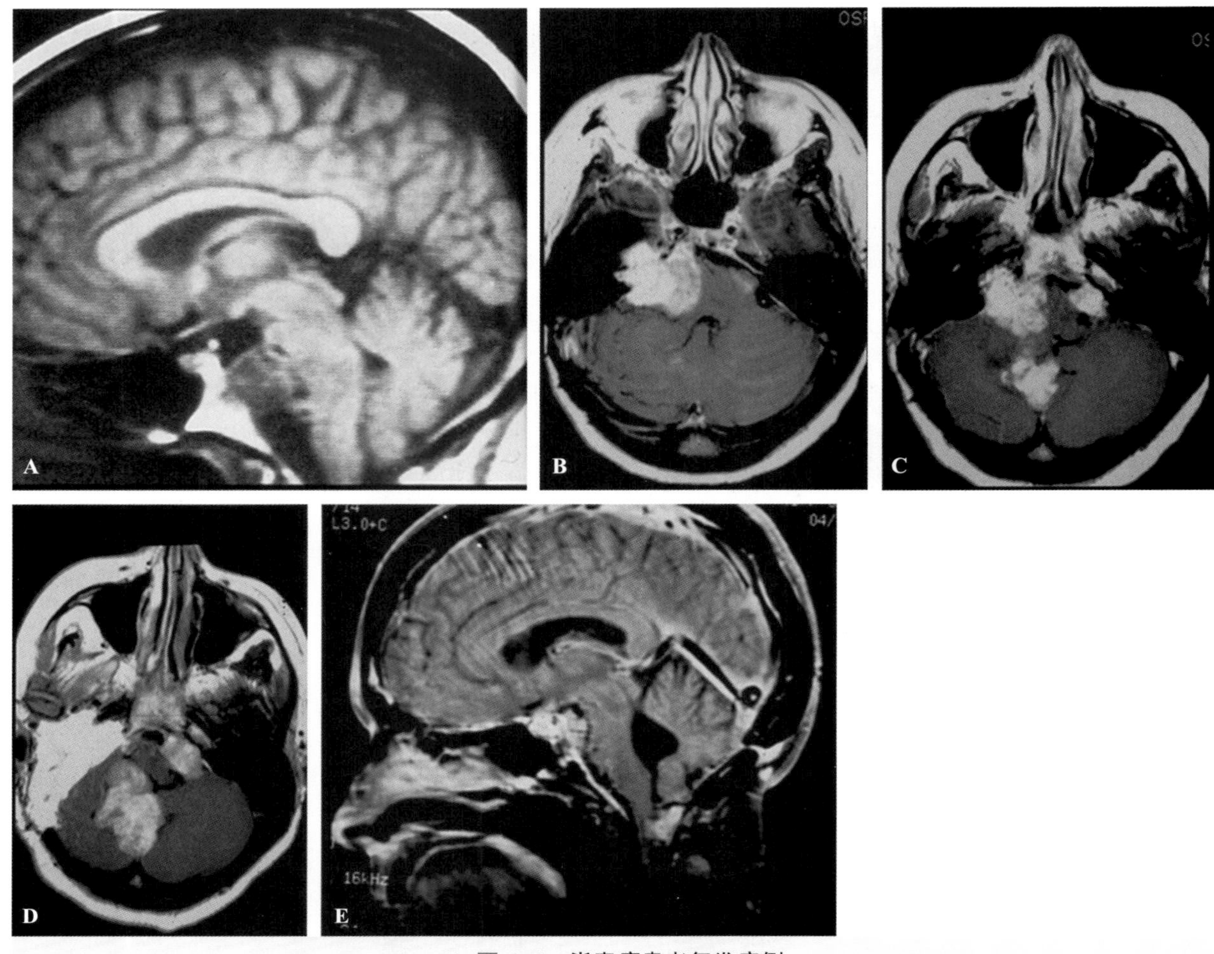

▲ 图 6–5 脊索瘤患者复发病例

A. 原肿瘤经手术切除及术后放疗 - 矢状位 T_1MRI；B. 右侧岩斜区病灶切除后复发 - 轴位 T_1 相增强 MRI；C. 双侧岩斜区和颅后窝复发灶 - 轴位 MRI；D. 切除颞骨病变后，颅后窝新的复发灶 - 轴位 MRI；E. 上斜坡复发灶 - 矢状位 MRI

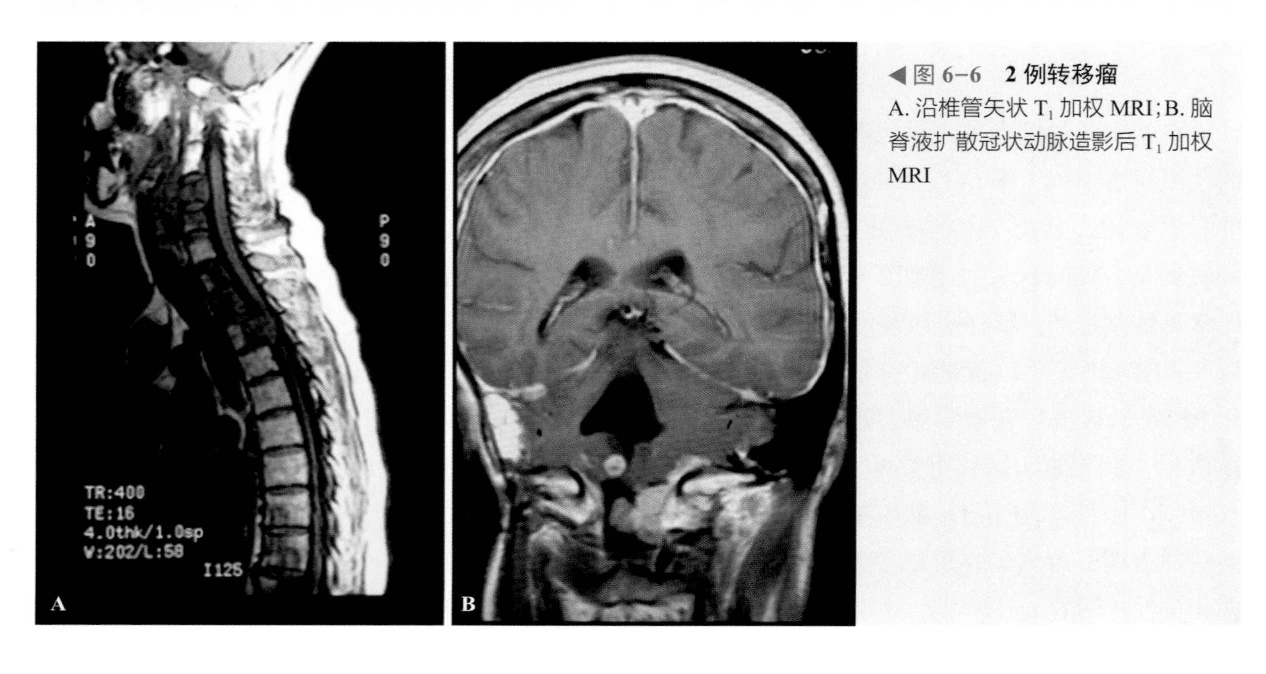

◀ 图 6–6 2 例转移瘤

A. 沿椎管矢状 T_1 加权 MRI；B. 脑脊液扩散冠状动脉造影后 T_1 加权 MRI

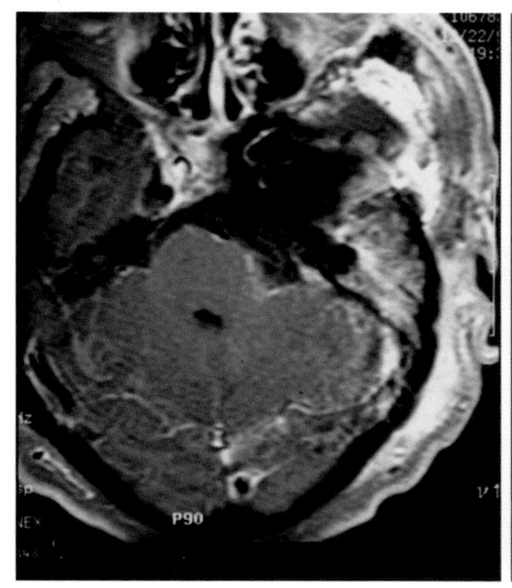
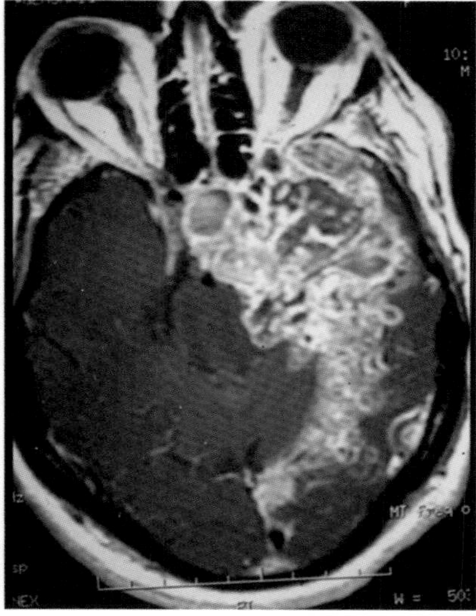

◀ **图 6-7 根治性切除术后局部复发**
左侧颞部和海绵窦，轴位 T_1 像 MRI

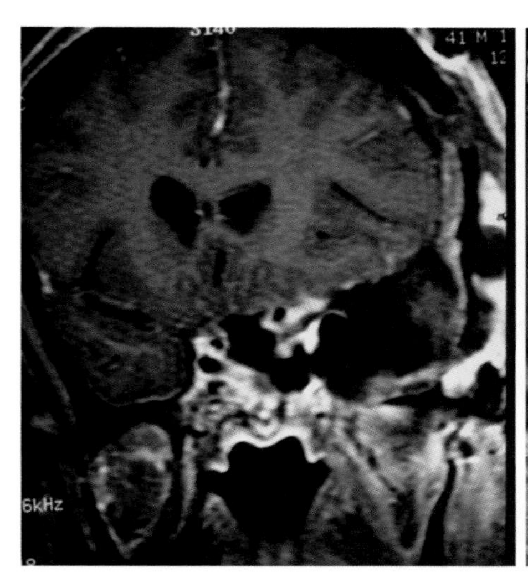
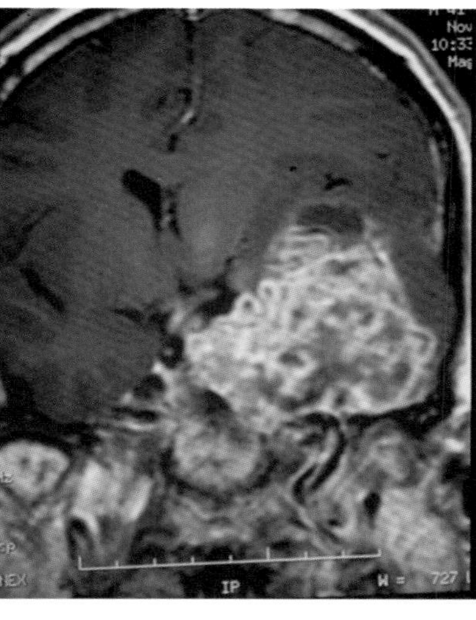

◀ **图 6-8 根治性切除术后局部复发**
左侧颞部和海绵窦区，冠状位 T_1 像 MRI

极罕见的情况下，对转移的诊断甚至早于原发肿瘤[27]。

Kishimoto 及其同事报道指出，最常发生溶骨改变的依次为髂骨、腰椎、骶骨、胸椎、肋骨 / 坐骨 / 颈椎、颅骨和股骨[30]。这种骨转移可能是无症状的，也可能伴有局部疼痛和胀痛，甚至病理性骨折。肿瘤倍增时间平均为 6.9 个月，从初次手术到转移的最长时间为 50 年。在 49 名发生脊索瘤转移的患者中，36 名在随访期内存活，9 名因脊索瘤病情进展和 4 例因其余原因死亡[30]。

Baratti 及其同事在他们对 28 名骶骨脊索瘤患者的研究中发现，中位无转移期为 92 个月，所有远处转移的患者最终均死亡。他们的研究还阐述了术后放疗在控制疾病中的作用[22]。

Sundaresan 及同事[21]报道，脊柱脊索瘤（61%）转移比骶尾部（28%）更常见。Markwalder 及同事报道指出，脊索瘤更多表现为局部扩张而非转移[45]。他们还强调，患有斜坡脊索瘤的患者转移概率较低。脊索瘤的硬膜内 – 脑脊液转移可能发生于手术过程中，据报道，外科操作可使肿瘤细胞脱离并突破硬脑膜时，这种现象也发生在斜坡和骶骨手术中[46–49]。

为了获得最佳效果，Erkmen 及其同事建议采取积极的手术治疗，辅以放射治疗，尽量减少外科种植，并定期随访检查以延长无病生存期[44]。

四、手术播散

本文作者及其他多名学者都详细记录了脊索瘤的手术播散[50-55]。肿瘤细胞可沿手术入路播散种植或取自体脂肪组织修补颅底时植入腹壁。从初次手术，到种植发生，肿瘤生长并被诊断的时间为 5～15 个月，平均为 12 个月。这一时间段被认为是肿瘤细胞适应新的组织环境，克服局部和系统免疫反应，并最终生长到足以产生症状所必要的体积（图 6-2，图 6-3）[50]。

在对 82 例脊索瘤患者病例的研究中，6 例（7%）有外科播散种植证据。4 例是女性，2 例是男性。在这 6 名患者中，5 名患者有颅内播散，1 名为颈椎种植。导致种植的方法包括经颌、经口、经皮、经鼻和经前外侧入路到达颈椎。种植部位和组织多种多样，包括上颌窦的骨质及黏膜、鼻腔和鼻中隔、上下唇、前外侧皮下组织和颈部肌肉、皮下脂肪（从腹部皮下取自体组织移植）、耳后硬脑膜、小脑幕和岩骨。然而，脊索瘤的外科种植播散并不影响患者的最终结果和预后[50]。

为避免脊索瘤的外科播散，对某些手术技术进行改进是必要的。首先，外科医师应该假设从斜坡或脊柱中取出的任何肿瘤都可能是脊索瘤。在显露肿瘤之后，开始切除肿瘤之前，用棉片隔离黏膜和骨质，降低其受肿瘤细胞污染的潜在风险。切除肿瘤后，更换手术器械、消毒铺单和手套以及所有其他可能受肿瘤细胞污染的材料，用新的器械和材料封闭手术通道及获取自体移植物。此外，在后续影像学复查中，不仅要检查手术部位，还要检查邻近部位潜在的外科播散种植[50]。

五、结论

脊索瘤是一种累及颅底、脊柱和骶骨的罕见的侵袭性肿瘤。其具有较高的局部复发率、转移率和外科播散可能性。特别要注意的是，肿瘤复发性与患者生存率呈负相关。具有清洁手术边界的根治性切除术，配合术后高剂量放疗，可以显著延长肿瘤复发间期和患者生存期。同时肿瘤的局部复发与所有肿瘤原发部位的切除程度直接相关。

脊索瘤常在首次切除后的数年甚至数十年内，通过淋巴、血液和脑脊液路径转移。转移最常见于椎骨、骶骨和颅底部位的病变。即使在长期无病存活的患者中，也应对可能的转移灶进行定期监测。

需要额外注意的是沿手术入路通道或在脂肪 / 筋膜移植物获取区域中外科播散种植的脊索瘤。在首次切除病变时就应注意这种播散的可能性及其相关风险，即使在病检性质不明确时也应充分预料脊索瘤的可能性，并避免种植。预防外科播散种植的主要方式应包括使用未被肿瘤污染的器械闭合手术通道及获取脂肪组织移植物。手术通道应使用棉片和纤维蛋白胶涂层进行保护，并最终将其小心移除。术后，应通过神经影像学手段仔细排查脊索瘤沿手术入路播散的可能性，并评估原发部位的肿瘤复发情况。

参考文献

[1] Menezes AH, Gantz BJ, Traynelis VC, McCulloch TM. Cranial base chordomas. Clin Neurosurg. 1997; 44:491–509
[2] Cheng EY, Ozerdemoglu RA, Transfeldt EE, Thompson RC , Jr. Lumbosacral chordoma. Prognostic factors and treatment. Spine. 1999; 24(16):1639–1645
[3] Mabrey RE. Chordoma: a study of 150 cases. Am J Cancer. 1935; 25:501–517
[4] McMaster ML, Goldstein AM, Bromley CM, Ishibe N, Parry DM. Chordoma: incidence and survival patterns in the United States, 1973–1995. Cancer Causes Control. 2001; 12(1):1–11
[5] Mukherjee D, Chaichana KL, Parker SL, Gokaslan ZL, McGirt MJ. Association of surgical resection and survival in patients with malignant primary osseous spinal neoplasms from the Surveillance, Epidemiology, and End Results (SEER) database. Eur Spine J. 2013; 22(6):1375–1382
[6] Mukherjee D, Chaichana KL, Gokaslan ZL, Aaronson O, Cheng JS, McGirt MJ. Survival of patients with malignant primary osseous spinal neoplasms: results from the Surveillance, Epidemiology, and End Results (SEER) database from 1973 to 2003. J Neurosurg Spine. 2011; 14(2):143–150
[7] Ruggieri P, Angelini A, Ussia G, Montalti M, Mercuri M. Surgical margins and local control in resection of sacral chordomas. Clin Orthop Relat Res. 2010; 468(11):2939–2947
[8] Lanzino G, Sekhar LN, Hirsch WL, Sen CN, Pomonis S, Snyderman CH. Chordomas and chondrosarcomas involving the cavernous sinus: review of surgical treatment and outcome in 31 patients. Surg Neurol. 1993; 40(5):359–371
[9] O'Connell JX, Renard LG, Liebsch NJ, Efird JT, Munzenrider JE, Rosenberg AE. Base of skull chordoma. A correlative study of histologic and clinical features of 62 cases. Cancer. 1994; 74(8):2261–2267
[10] Kilgore S, Prayson RA. Apoptotic and proliferative markers in chordomas: a study of 26 tumors. Ann Diagn Pathol. 2002; 6(4):222–228
[11] Bergh P, Kindblom LG, Gunterberg B, Remotti F, Ryd W, Meis-Kindblom JM. Prognostic factors in chordoma of the sacrum and mobile spine: a study of 39 patients. Cancer. 2000; 88(9):2122–2134
[12] al-Mefty O, Borba LA. Skull base chordomas: a management challenge. J Neurosurg. 1997; 86(2):182–189
[13] Heffelfinger MJ, Dahlin DC, MacCarty CS, Beabout JW. Chordomas and cartilaginous tumors at the skull base. Cancer. 1973; 32(2):410–420
[14] Gay E, Sekhar LN, Rubinstein E, et al. Chordomas and chondrosarcomas of the cranial base: results and follow-up of 60 patients. Neurosurgery. 1995; 36(5):887–896, discussion 896–897
[15] Raffel C, Wright DC, Gutin PH, Wilson CB. Cranial chordomas: clinical presentation and results of operative and radiation therapy in twenty-six patients. Neurosurgery. 1985; 17(5):703–710
[16] Forsyth PA, Cascino TL, Shaw EG, et al. Intracranial chordomas: a clinicopathological and prognostic study of 51 cases. J Neurosurg. 1993; 78(5):741–747
[17] Borba LA, Al-Mefty O, Mrak RE, Suen J. Cranial chordomas in children and adolescents. J Neurosurg. 1996; 84(4): 584–591
[18] Wold LE, Laws ER , Jr. Cranial chordomas in children and young adults. J Neurosurg. 1983; 59(6):1043–1047
[19] Fuchs B, Dickey ID, Yaszemski MJ, Inwards CY, Sim FH. Operative management of sacral chordoma. J Bone Joint Surg Am. 2005; 87(10):2211–2216
[20] Sundaresan N, Huvos AG, Krol G, Lane JM, Brennan M. Surgical treatment of spinal chordomas. Arch Surg. 1987; 122(12):1479–1482
[21] Sundaresan N, Galicich JH, Chu FC, Huvos AG. Spinal chordomas. J Neurosurg. 1979; 50(3):312–319
[22] Baratti D, Gronchi A, Pennacchioli E, et al. Chordoma: natural history and results in 28 patients treated at a single institution. Ann Surg Oncol. 2003; 10(3):291–296
[23] York JE, Kaczaraj A, Abi-Said D, et al. Sacral chordoma: 40-year experience at a major cancer center. Neurosurgery. 1999; 44(1):74–79, discussion 79–80
[24] Rich TA, Schiller A, Suit HD, Mankin HJ. Clinical and pathologic review of 48 cases of chordoma. Cancer. 1985; 56(1):182–187
[25] Higinbotham NL, Phillips RF, Farr HW, Hustu HO. Chordoma. Thirty-five-year study at Memorial Hospital. Cancer. 1967; 20(11):1841–1850
[26] Singh W, Kaur A. Nasopharyngeal chordoma presenting with metastases. Case report and review of literature. J Laryngol Otol. 1987; 101(11):1198–1202
[27] Chambers PW, Schwinn CP. Chordoma. A clinicopathologic study of metastasis. Am J Clin Pathol. 1979; 72(5):765–776
[28] Carey K, Bestic J, Attia S, Cortese C, Jain M. Diffuse skeletal muscle metastases from sacral chordoma. Skeletal Radiol. 2014; 43(7):985–989
[29] Volpe R, Mazabraud A. A clinicopathologic review of 25 cases of chordoma (a pleomorphic and metastasizing neoplasm). Am J Surg Pathol. 1983; 7(2):161–170
[30] Kishimoto R, Omatsu T, Hasegawa A, Imai R, Kandatsu S, Kamada T. Imaging characteristics of metastatic chordoma. Jpn J Radiol. 2012; 30(6):509–516
[31] Agrawal A. Chondroid chordoma of petrous temporal bone with extensive recurrence and pulmonary metastases. J Cancer Res Ther. 2008; 4(2):91–92
[32] Loehn B, Walvekar RR, Harton A, Nuss D. Mandibular metastasis from a skull base chordoma: report of a case with review of literature. Skull Base. 2009; 19(5):363–368
[33] Jain BB, Datta S, Roy SG, Banerjee U. Skull base chordoma presenting as nasopharyngeal mass with lymph node metastasis. J Cytol. 2013; 30(2):145–147
[34] Collins GR, Essary L, Strauss J, Hino P, Cockerell CJ. Incidentally discovered distant cutaneous metastasis of sacral chordoma: a case with variation in S100 protein expression (compared to the primary tumor) and review of the literature. J Cutan Pathol. 2012; 39(6):637–643
[35] Prompona M, Linn J, Burdorf L, et al. Pulmonary vein metastasis of a sacral chordoma extending into the left atrial cavity. J Cardiovasc Med (Hagerstown). 2009; 10(7):

557–559
[36] Sibley RK, Day DL, Dehner LP, Trueworthy RC. Metastasizing chordoma in early childhood: a pathological and immunohistochemical study with review of the literature. Pediatr Pathol. 1987; 7(3):287–301
[37] Brooks LJ, Afshani E, Hidalgo C, Fisher J. Clivus chorodoma with pulmonary metastases appearing as failure to thrive. Am J Dis Child. 1981; 135(8):713–715
[38] Peramezza C, Cellini A, Berardi P, Benvenuti S, Offidani A. Chordoma with multiple skin metastases. Dermatology. 1993; 186(4):266–268
[39] Tavernaraki A, Andriotis E, Moutaftsis E, Attard A, Liodantonaki P, Stasinopoulou M. Isolated liver metastasis from sacral chordoma. Case report and review of the literature. J BUON. 2003; 8(4):381–383
[40] Yarom R, Horn Y. Sacrococcygeal chordoma with unusual metastases. Cancer. 1970; 25(3):659–662
[41] Vergara G, Belinchón B, Valcárcel F, Veiras M, Zapata I, de la Torre A. Metastatic disease from chordoma. Clin Transl Oncol. 2008; 10(8):517–521
[42] Azarpira N, Solooki S, Sepidbakht S, Mardani R. Humeral metastasis from a sacrococcygeal chordoma: a case report. J Med Case Reports. 2011; 5:339
[43] Fearon C, Fabre A, Heffernan EJ, et al. Metastatic chordoma detected by endobronchial ultrasound–guided transbronchial needle aspiration. J Thorac Dis. 2013; 5(1):90–93
[44] Erkmen CP, Barth RJ , Jr, Raman V. Case report: Successful treatment of recurrent chordoma and bilateral pulmonary metastases following an 11–year disease–free period. Int J Surg Case Rep. 2014; 5(7):424–427
[45] Markwalder TM, Markwalder RV, Robert JL, Krneta A. Metastatic chordoma. Surg Neurol. 1979; 12(6):473–478
[46] Krol G, Sze G, Arbit E, Marcove R, Sundaresan N. Intradural metastases of chordoma. AJNR Am J Neuroradiol. 1989; 10(1):193–195
[47] Uggowitzer MM, Kugler C, Groell R, et al. Drop metastases in a patient with a chondroid chordoma of the clivus. Neuroradiology. 1999; 41(7):504–507
[48] Stough DR, Hartzog JT, Fisher RG. Unusual intradural spinal metastasis of a cranial chordoma. Case report. J Neurosurg. 1971; 34(4):560–562
[49] Martin MP, Olson S. Intradural drop metastasis of a clival chordoma. J Clin Neurosci. 2009; 16(8):1105–1107
[50] Arnautović KI, Al–Mefty O. Surgical seeding of chordomas. J Neurosurg. 2001; 95(5):798–803
[51] Fagundes MA, Hug EB, Liebsch NJ, Daly W, Efird J, Munzenrider JE. Radiation therapy for chordomas of the base of skull and cervical spine: patterns of failure and outcome after relapse. Int J Radiat Oncol Biol Phys. 1995; 33(3): 579–584
[52] Zemmoura I, Ben Ismail M, Travers N, Jan M, François P. Maxillary surgical seeding of a clival chordoma. Br J Neurosurg. 2012; 26(1):102–103
[53] Fischbein NJ, Kaplan MJ, Holliday RA, Dillon WP. Recurrence of clival chordoma along the surgical pathway. AJNR Am J Neuroradiol. 2000; 21(3):578–583
[54] Boyette JR, Seibert JW, Fan CY, Stack BC , Jr. The etiology of recurrent chordoma presenting as a neck mass: metastasis vs. surgical pathway seeding. Ear Nose Throat J. 2008; 87(2):106–109
[55] van Lierop AC, Fagan JJ, Taylor KL. Recurrent chordoma of the palate occurring in the surgical pathway: a case report. Auris Nasus Larynx. 2008; 35(3):447–450

第 7 章　脊索瘤病理学

Pathology

Aydin Sav　著
马千权　译
袁　健　校

概　要

脊索瘤是一种罕见肿瘤，占所有恶性骨肿瘤的 1%～4%。发病率约为 0.1/10 万(人・年)。好发于中老年，中位发病年龄为 60 岁，亦可发生于年轻人群，如青少年和儿童。这些肿瘤可发生于沿脊柱中轴的任何部位，但以骶尾部和颅底蝶枕区最常见。最新研究表明，脊索瘤是由胚胎期残留的脊索组织通过上皮－间充质转化发展而成。根据组织形态学可分为经典型（普通型）脊索瘤、软骨样脊索瘤和去分化型脊索瘤（肉瘤样脊索瘤）。尽管报道不一，目前倾向于认为软骨样脊索瘤预后优于其他类型。同其他进展缓慢的肿瘤类似，脊索瘤很少发生远处转移，但偶尔转移至内脏器官、肺、肝脏及轴外骨骼。脊索瘤需要与软骨肉瘤、良性脊索细胞瘤（BNCT）、副脊索瘤、透明细胞脑脊膜瘤、脊索瘤样脑膜瘤、转移性透明细胞癌、转移性肾细胞癌、第三脑室脊索样胶质瘤、脂肪肉瘤、转移性恶性黑色素瘤、转移性黏液腺癌和肌母细胞瘤等相鉴别。随着最近分子生物学的发展，已发现大量用于疾病诊断和判断预后的分子标记物，包括上皮膜抗原、细胞角蛋白（8、13、15、18、19）、Brachyury、S100、galectin-3、HMBE-1、YKL-40、纤连蛋白、PDGFR-α、EGFR (HER1)、CD24、c-MET 和 CD34 等，这些关键分子无疑可加深我们对脊索瘤生物学的认识。

关键词： 脊索瘤，鉴别诊断，电子显微镜，流行病学，未来展望，历史，免疫组织化学，显微镜检查，起源

一、概述

脊索瘤是极其罕见的骨肿瘤。20 世纪初统计的发病率约为 0.1/10 万（人・年）。其中位发病年龄为 60 岁，但颅底脊索瘤也见于年轻人群，甚至可发生于儿童和青少年 [1]。这些肿瘤可发生于沿脊柱中轴的任何部位，但以骶尾部和颅底最常见。最新研究表明，脊索瘤是由胚胎残留的脊索组织，通过双向上皮－间充质转化发展而成 [2]。临床上，脊索瘤表现为肿瘤周

围的局部浸润破坏和侵袭等特点，导致患者病情每况愈下。根据组织形态学可将其分为经典型（普通型）脊索瘤、软骨样脊索瘤和去分化型脊索瘤(肉瘤样脊索瘤)。尽管报道存在争议，目前普遍认为软骨样脊索瘤预后优于其他类型。脊索瘤很少发生远处转移，极少数可转移至内脏器官、肺、肝脏和其他中轴外骨骼。同其他生长缓慢的肿瘤类似，脊索瘤病程长，转移灶缓慢生长，因而在随访超过 10 年的患者中发现局部复发则不足为奇[3]。

二、脊索瘤流行病学

脊索瘤是一种罕见的肿瘤，仅占所有恶性骨肿瘤的 1% ～ 4%[4]。虽然组织学上被认为是低级别肿瘤，但极易复发，使其临床进展过程非常类似于恶性肿瘤[5, 6]。基于疾病监测、流行病学及预后数据库（SEER）的研究显示，脊索瘤发病率为 0.08/10 万（人・年），好发于 50—60 岁，男性偏多[7]。40 岁以下发病率很低，极少发生于儿童和青少年（在脊索瘤患者中的占比不到 5%）[7, 8]。一项针对 SEER 数据库中涵盖不同种族及性别共 400 名脊索瘤患者进行的全面生存分析表明，脊索瘤中位生存期为 6.29 年，其 5 年、10 年和 20 年存活率骤降至 67.6%、39.9% 和 13.1%[7]。这种生长缓慢的肿瘤可来自脊柱中轴任何部位的残余脊索，成人有 33% ～ 37% 发生于颅底[9-12]。

三、历史

脊索瘤最早于 1857 年由 Virchow 通过显微镜观察并描述[13]。他描述了一种独特的、细胞内的、空泡状的液泡，他称之为囊泡，这个术语也与现在的组织病理学一致。脊索瘤的这种囊泡特征即使不是特异性的病理改变，也是一个关键的特征。Virchow 当时认为脊索瘤来自于软骨。然而，之后的证据表明它们来自未分化的残余脊索，存在于椎体和整个中轴骨骼中[14]。事实上，Ribbert 在 19 世纪 90 年代首次提出脊索瘤这个术语，是基于脊索起源假说[15]。对人类胚胎和胎儿[16-19]以及在小鼠中进行的细胞命运示踪实验表明[20]，脊索细胞在分布上与脊索瘤的发生部位一致。虽然没有太多直接证据表明这些细胞转化为脊索瘤，但这些原始细胞的分子表型与肿瘤病变很相似，表明它们极有可能是转化的来源[18, 19]。

1973 年，Heffelfinger 和他的同事描述了含有透明软骨成分或软骨组织的脊索瘤，肿瘤细胞散在于软骨腔隙内[21]。这种软骨基质的数量因肿瘤的不同而各异，有些以脊索瘤组织为主要成分，而另一些具有等量的软骨基质和脊索瘤组织，在极少数病例中，甚至软骨病灶占主导地位，仅局部存在少量典型的脊索瘤病灶，因而这类病灶与软骨瘤或软骨肉瘤难以鉴别。作者将这种含有软骨组织的脊索瘤称为软骨样脊索瘤。该病自 1993 年首次被描述以来，英语文献中已报道 54 例类似病例。这类病例几乎都发生在颅底蝶枕区[22]，仅极少数被报道在脊柱，包括颈椎[23-27]、胸椎[28]和腰椎[29]等处。

四、起源

脊索和脊索瘤在形态学、免疫组化和超微结构特征上具有高度的相似性。9 天的鸡胚脊索和人类脊索瘤的超微结构特征在一定程度上证明了脊索瘤来自于休眠的脊索细胞[30]。而脊索起源假说最有说服力的证据是在家族性脊索瘤患者中发现转录因子 T 基因（Brachyury）的复制[31]。T 基因是脊索发育过程中一个重要的转录因子，在正常的中轴骨内未分化的胚胎脊索中表达[18, 19]。高分辨率阵列比较基因组杂交在家族性脊索瘤患者的肿瘤样本中发现染色体 6q27 区域存在特异的重复序列[31]，这一重复序列仅含 T 基因。与其他骨源性或软骨源性病变相比，几乎所有散发性脊索瘤中都有T基因的过表达[18, 32]。T基因可以调节多个公认的干细胞基因，并在其他恶性肿瘤中促进上皮—间充质转化[33]。尽管还不清楚T基因在脊索瘤中的具体作用，但是在脊索瘤标本中发现T基因的复制和显著高表达，表明它可能是脊索瘤发生发展的关键驱动分子。

五、大体观

脊索瘤可表现为实体性或半液态，具有分叶状、凝胶状外观和局灶性钙化。其边缘模糊或浸润。

六、显微镜下表现

脊索瘤是由大的多面体细胞组成的小叶，它们排列成片状和条状，由丰富的黏液基质间隔。它们的细胞质具有不同大小和形状的液泡。这些引人注目的，含大量液泡的细胞被称为“囊泡细胞”（希腊语中“含气泡的”的意思）（图7-1）。比囊泡细胞小的其他三种细胞包括非液泡化细胞质的小细胞、星状细胞和两者的中间形态。在组织学上，发现两种不同的黏液物质：中性和酸性黏多糖。前者仅存在于细胞质囊泡中，后者在肿瘤基质中含量丰富（图7-2）。

脊索瘤表现出不同程度的组织异型性，组织病理与生物学行为之间的联系仍然是一个有争议的领域（图7-3）。脊索瘤作为一大类肿瘤，表现出三种组织学变异：经典型（普通型）、软骨样或去分化型（肉瘤样）[34]。

（一）经典型脊索瘤

经典型脊索瘤多表现出质地软、黄褐色和分叶状特征，并由纤细的纤维间隔分隔的细胞群组成[34]。所谓的囊泡细胞是多面体的，细胞质嗜酸性，通常由许多小液泡取代细胞核，这些细胞核排列成索状、小梁状或薄板状

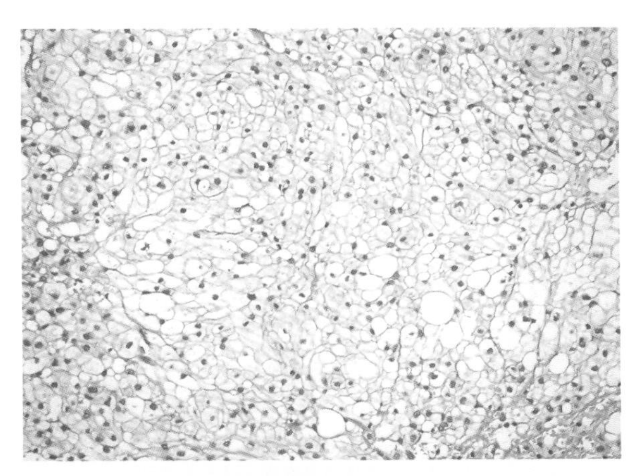

▲ 图7-1 **发现液泡样细胞，即所谓的“囊泡”细胞，是脊索瘤的一个标志**
液泡样细胞可通过含黏液物质的胞质液滴标记，通常也嵌入到富含黏液的细胞外基质中。这些含大的囊泡样细胞质的肿瘤细胞很可能是脊索残余细胞的同源细胞，其表达的上皮细胞标记物，偶尔在正常成人髓核中也可发现

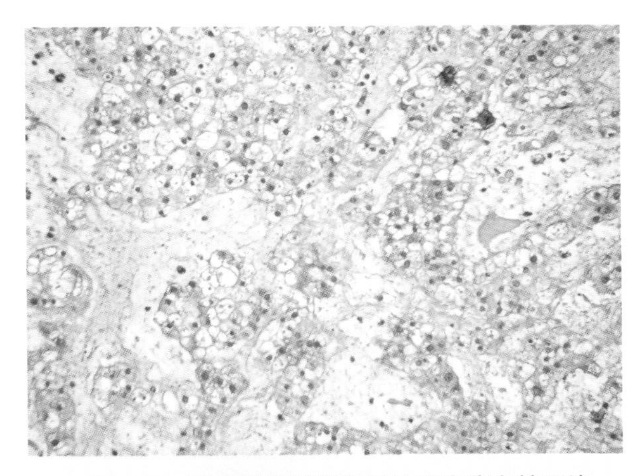

▲ 图7-2 **富含酸性黏液物质的脊索瘤在糖原染色（PAS）中极易被鉴定出来**

（图7-4）。

（二）软骨样脊索瘤

脊索瘤的第二个亚型是软骨样脊索瘤，它由典型脊索瘤成分和类似软骨成分组成。该亚型自1973年首次被描述后，截至目前，在英语文献中共报道了54例。虽然它主要发生在蝶枕区，但也有病例发生在骶尾部[35]、颞骨岩部[36]、胸椎[28]、腰椎[29]、鞍内[37]以及鞍上[38]。

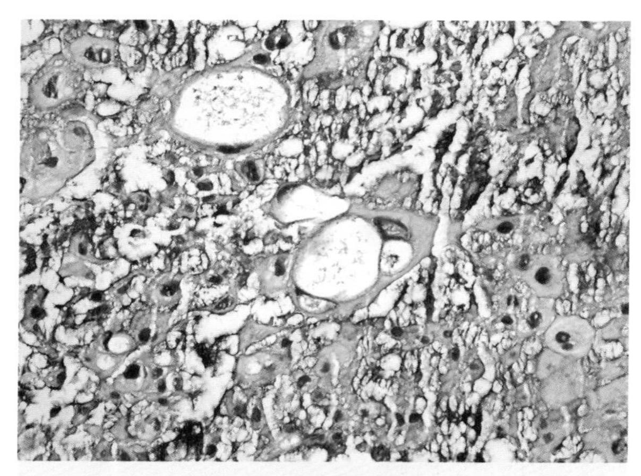

▲ 图 7-3　脊索瘤的组织形态变异很大，常见到含有巨大液泡的囊泡细胞或中度非典型细胞，但这并不一定提示存在恶性生物学行为

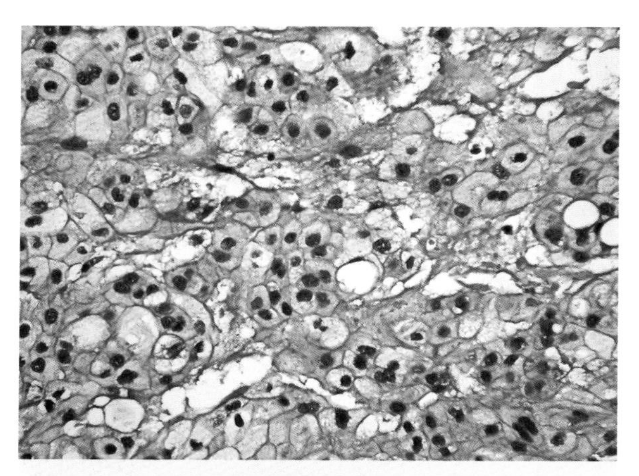

▲ 图 7-4　脊索瘤细胞具有嗜酸性细胞质，内有小液泡，其特有的囊泡细胞在黏液样基质中可排列成索状、小梁状或片状

通过仔细研究这些文献，发现该类肿瘤在组织学性质上存在一些矛盾。对它最初的描述也着重于强调脊索瘤与软骨岛的共存[21]（图 7-5）。在这些病例中，有些肿瘤表现出脊索瘤成分占优势，有些则表现出软骨样改变占优势，有些则两者成分大致相当从而形成真正的混合型肿瘤[39, 40]。由于缺乏对软骨样脊索瘤的精确定义，不同文献报道的该疾病总体存活情况大相径庭。导致这一情况最可能的原因是某些软骨肉瘤以脊索瘤样变为主要表现，因而被诊断为脊索瘤，

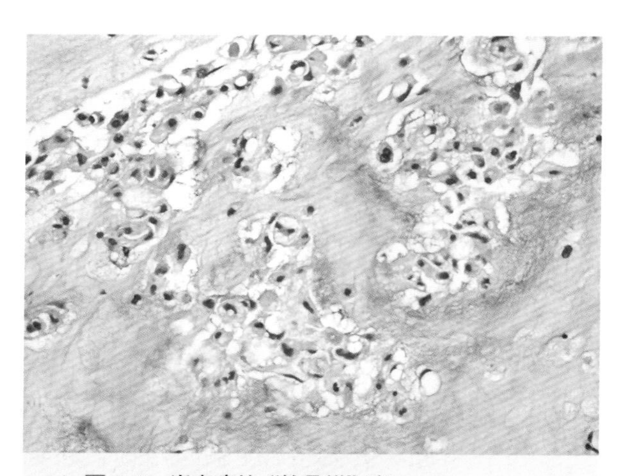

▲ 图 7-5　脊索瘤的"软骨样"变
最初由 Heffelfinger 等于 1973 年描述。软骨分化是这种变异形态的典型特征。这种亚型是否与不同的临床病程有关目前仍存有争议

反之亦然。迄今为止，针对软骨样脊索瘤的形态学特征、免疫组化和分子标记物的精确描述尚未达成共识[41]。

（三）去分化型脊索瘤

第三种亚型是去分化型脊索瘤。具有肉瘤样形态学特征，包括纤维肉瘤[39]、恶性纤维组织细胞瘤[39]（图 7-6）、骨肉瘤[39]和横纹肌肉瘤[42, 43]。这种不寻常的脊索瘤可表现为"原始特质"，或见于复发性脊索瘤或转移灶[41]。这些肿瘤被称为"去分化脊索瘤"，类似于去分化软骨肉瘤。这种亚型的临床病程是致命的，近 90% 的肿瘤会发生转移[41]。

七、电子显微镜下表现

脊索瘤包含的细胞类似发育中的脊索[44]。脊索瘤细胞可见充满糖基的胞质内囊泡、局灶性内陷的内质网和核周池，大团粒状内质网与线粒体交叉，细胞外间隙丰富[15]。脊索瘤有三种独特的细胞类型：巨大的带"液泡"状细胞质的单核或双核囊泡细胞，小而圆的均匀的细胞和短的纺锤形细胞[45]。

细胞内最主要的部分可见张力丝、发育良

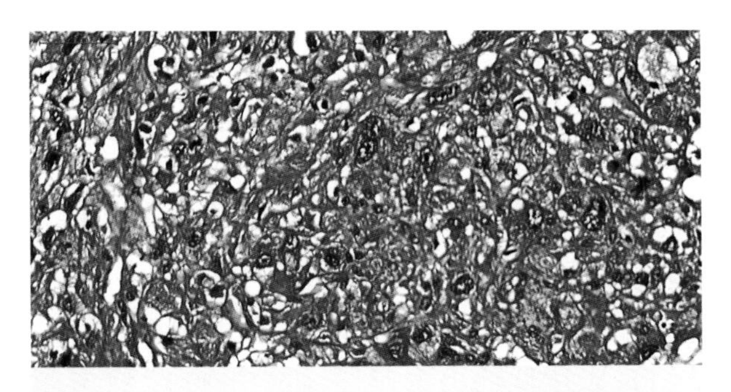

▲ 图 7-6　放疗后二次复发的去分化型脊索瘤标本
形态学表现为细胞多形性和细胞数增多，组织病理学类似恶性纤维组织细胞瘤

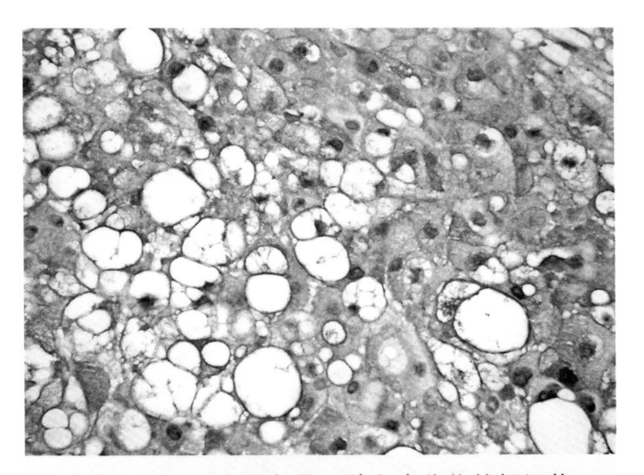

▲ 图 7-7　**S100 蛋白是一种上皮分化的标记物，因此在脊索瘤囊泡细胞中，与其他上皮标记物如 EMA 和细胞角蛋白均呈阳性。这是一个脊索瘤的 S100 蛋白染色，显示有明显的核反应和细胞质反应**

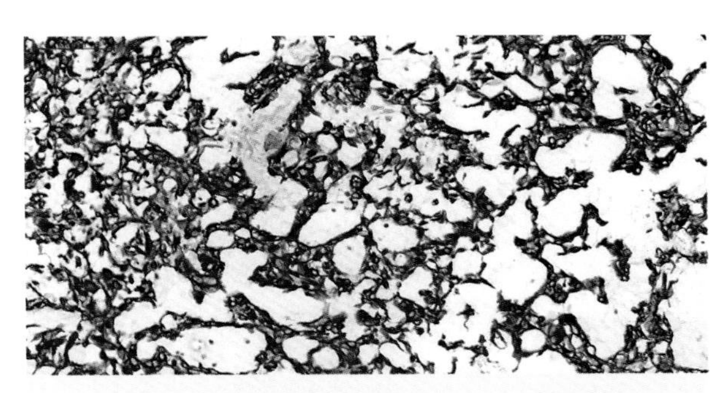

▲ 图 7-8　**脊索瘤细胞膜经常与上皮膜抗原 (EMA) 反应，后者是评判上皮分化的标准分子标志物**

好的高尔基体、中间丝、膨大的粗面内质网、桥粒、丰富的细胞质糖原，交叉排列的线粒体、胞饮囊以及平行排列的晶体结构和聚集的内质网微管 [46]。虽然不常见，但在粗面内质网内可有纵横交错 [47] 和聚集 [48] 的微管。大液泡和腔室通常由微绒毛突起包围，而细胞则由发育良好的桥粒相互连接 [45]。胞质囊泡由扩张的内质网或空泡细胞胞质内陷或胞外间质突起组成。

尽管软骨样脊索瘤的软骨内管状结构较经典型脊索瘤更为常见，但该结构并非特异性 [49]。与经典型脊索瘤相比，软骨样脊索瘤有较少的桥粒和中间丝 [50]。

八、细胞学表现

如电子显微镜所见，脊索瘤有三种独特的细胞类型。研究表明，May-Grünwald-Giemsa 染色在显示囊泡肿瘤细胞的黏液基质和液泡化细胞质上优于 Papanicolaou 染色 [45]。

九、免疫组化所见

脊索瘤具有囊泡特性并可通过对 S100（图 7-7）、上皮膜蛋白（EMA）（图 7-8）和细胞角蛋白（图 7-9）的免疫反应得到鉴定 [22, 39, 51-57]。角蛋白 8、13、15、18、19 以及 HMBE-1 选择性地在脊索瘤中表达 [58-60]，30% ～ 90% 的脊索瘤表达 S100 蛋白 [22, 61, 62]。HMBE-1 是一种单克隆抗体，可识别间皮细胞上的未知抗原，神经内分泌标志物可与脊索瘤和骨骼软骨肉瘤发生强烈反应 [61]。

半乳凝素 -3 参与了多种生物学过程，包括肿瘤的进展、凋亡和转移 [63, 64]。它在原始脊索中表达，在 75% 的脊索瘤中反应呈强阳性，而在软骨瘤中仅轻度反应 [65]。因此，它被认为是区分脊索瘤的一种敏感但非特异性标记物 [65, 66]。

T 基因是脊索发育的关键转录因子，是脊索瘤既敏感又特异的标记物 [18]。一些研究团队认为，脊索发育转录因子 T 基因可能是脊索瘤新的特异性鉴别标志物 [6, 18, 19, 32, 67, 68]。这一假设得到组织微阵列分析的验证，该分析评估了103例颅底和头颈部软骨样肿瘤[67]。研究人员发现，T基因确实可作为脊索瘤一种鉴别性的生物标志物，当其与细胞角蛋白染色检验相结合时，对脊索瘤的检测灵敏度和特异性分别达到了98%和100%[67]。T基因染色已成为区分脊索瘤和其他软骨病变病理诊断不可或缺的部分。CD24是一种细胞黏附分子，属于糖蛋白，由脊索来源的髓核表达[69]。CD24也被认为选择性表达于脊索瘤中[6, 67]。

YKL-40（人软骨蛋白39或CHI3L1）是一种分泌型糖蛋白，广泛存在于正常成人组织中，其确切功能尚不清楚[70, 71]。在胚胎发生过程中，YKL-40作为软骨细胞和成纤维细胞的生长因子，在骨和关节形成的不同阶段表现出不同的表达水平[71]。YKL-40作为众所周知的“高活性”标志物，在脊索瘤中显示可变的反应活性[70]。

纤连蛋白是在基底膜和细胞外基质中发现的一种糖蛋白，与整合素（integrin）结合[72]。脊索瘤表达成纤维生长因子，转化生长因子α和纤连蛋白，与局部复发和侵袭性的生物行为息息相关[73]。

多数脊柱脊索瘤高表达血小板源性生长因子受体α（PDGFR-α，在复发性肿瘤中表达更高），高表达的PDGFR-α和c-MET与低龄发病存在关联。同时，在原发和复发的脊柱脊索瘤中，PDGFR-α高表达与表皮生长因子（EGFR）高表达呈正相关[74]。

EGFR（HER1）是一类具有酪氨酸激酶活性的Ⅰ型生长因子家族跨膜蛋白受体[72]。在复发性脊索瘤中，EGFR表达较高的患者预后较EGFR表达低的患者差[75]（图7-10）。脊索瘤中上调的基因包括CD24、EGFR、角蛋白8、13、15、18、19和Brachyury[6]。脊索瘤高表达EGFR和c-MET[76, 77]。在一项研究中发现，所有的脊索瘤病例表达PDGFR-α，67%的病例表达表皮生长因子受体[78]。另一项研究显示，在脊髓脊索瘤中EGFR和c-MET的表达存在高度的相关性[74]。

具有较高c-MET表达的脊索瘤的存活率明显优于c-MET低表达的脊索瘤，表明c-MET蛋白的积累不一定与脊索瘤复发相关。c-MET表达的缺失被认为会导致肿瘤更具侵袭性，从而预后不佳[74]。

CD34用于肿瘤内皮或成纤维细胞分化的鉴别和对血管生成的评估[72]。在原发性颅底脊索瘤中，CD34表达较复发病例低，而复发病例中CD34表达更高[75]。

十、鉴别诊断

脊索瘤的鉴别诊断包括软骨肉瘤、良性脊

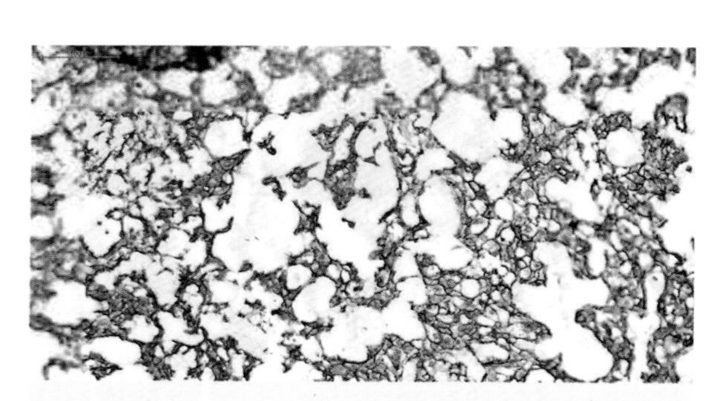

▲ 图7-9 脊索瘤中的肿瘤细胞对各种细胞角蛋白也表现出很强的细胞质反应性。图示泛细胞角蛋白抗体染色

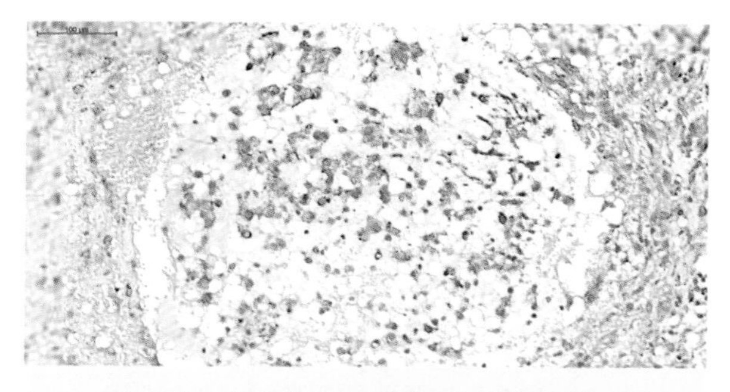

▲ 图7-10 在大多数脊索瘤可见酪氨酸激酶受体(EGFR)反应活性

索细胞瘤（BNCT）[79, 80]、副软骨瘤[81]、透明细胞型脑膜瘤[44]、脊索样脑膜瘤[82]、转移性透明细胞癌[81]、转移性肾细胞癌（RCC）[83]、第三脑室脊索样胶质瘤[84]、脂肪肉瘤[83]、转移性恶性黑色素瘤[83]、转移性黏液腺癌[83]和成肌细胞瘤[81]。

确定一组特异性的免疫组化指标，无疑有助于具有脊索瘤形态的不同肿瘤的鉴别诊断。目前利用以下免疫组化检测可鉴别脊索瘤，包括EMA、泛细胞角蛋白（pan–CK）、S100蛋白、黄体酮、胶质纤维酸性蛋白（GFAP）、HMB–45、CK7、CK20、Brachyury、CK18、神经细胞黏附分子（NCAM：CD56）、β–连环素、E–钙黏素、D2–40、癌胚抗原、CD24和半乳凝素–3[66]（表7–1）。

脊索瘤与软骨肉瘤的组织学特征存在着广泛的相似性和差异性。在大多数情况下，适当的高质量组织取样将有助于区分这两种肿瘤[67, 86]。不幸的是，一般用于病理诊断的材料都是由小的组织残片和（或）含有其他干扰组织组成，这些送检标本很可能使组织不适合做免疫组织化学染色[22, 40, 56]。一个简单的由细胞角蛋白和S100单克隆抗体组成的组合在区分这两种肿瘤方面具有实际意义。然而，直到最近，区别软骨样脊索瘤和软骨肉瘤仍然是一个挑战，因为它们都具备S100免疫反应活性，使得在活检中很难解释细胞角蛋白的表达[32, 67]。S100是从中枢神经系统分离出来的钙结合蛋白；在细胞核和细胞质中均有表达[72]。几乎所有脊索瘤都表达S100，但S100在其他肿瘤中也有表达，如黏液乳头样室管膜瘤、软骨肉瘤和脊索瘤样脑膜瘤中均有表达，因此在鉴别诊断中不能作为特异性的肿瘤标志物[66]。

另一个高度敏感的标记物EMA对脊索瘤也没有特异性。这一生物标志物在将近25%的软骨肉瘤中阳性，但在颅底蝶枕区脊索瘤中，这一比例更低[93]。另一个易混淆的特征是，有研究者报道在某些具有黏液样病灶的软骨肉瘤中，肿瘤软骨细胞中EMA免疫反应阳性[67]。脊索瘤表达上皮标记物如CK和EMA[85]，但研究者发现这些上皮标记物并不出现在软骨样脊索瘤的软骨成分中[94]。几乎所有的软骨肉瘤不与CK和EMA反应[66]。

多数脊索瘤标本对E–钙黏素、β–连环素和NCAM呈免疫阳性，通过对这类细胞黏附分子染色可将脊索瘤从软骨肉瘤中区分开来[95]。

Brachyury对脊索瘤有高度敏感性和特异性[18]。事实上，由于对Brachyury之前的研究，最近其被认为是鉴别诊断的最终解决方案[96]。软骨肉瘤和黏液乳头样室管膜瘤对Brachyury无反应性。

NCAM（图7–11）、E–钙黏素（图7–12）和β–连环素（图7–13）在大多数脊索瘤标本中都有发现，这些细胞黏附分子的免疫组化对鉴别脊索瘤和软骨肉瘤有诊断价值[95]。所有黏液乳头样室管膜瘤均可见完好的细胞膜染色以及NCAM的细胞质染色，但脊索瘤和软骨肉瘤不是细胞膜染色较弱，就是缺乏细胞膜反应[66]。

骨连接蛋白又称BM–40或SPARC（分泌蛋白，酸性，富含半胱氨酸），是一种基质糖蛋白，通过与多种细胞外基质蛋白共同作用调节细胞功能，而不发挥结构作用[97]。它参与胚胎发生、炎症、伤口愈合、肿瘤生长和转移[98]。脊索瘤显示轻度的骨连接蛋白反应性[60]。

十一、未来展望

脊索瘤是一种隐匿进展，局部侵袭性很强的肿瘤，具有转移至内脏和（或）轴外骨骼部位的潜能。近年来分子生物学的进展支持病理学家采用广泛的生物标志物准确诊断并在一定程度上判断脊索瘤的预后。尽管目前外科技术

表 7-1 免疫组化在脊索瘤鉴别诊断中应用

诊 断	EMA	pan-CK	S100	PR	GFAP	HMB-45	CK7	CK20	Brachyury	CK18	D2-40	CEA	CD24	Glc-3
脊索瘤 [22, 39, 51-56, 62, 85]	+(94%)	+(100%)	+(94%)	–	–	–	–	–	+(100%)	+	–	–	+	+[a]
软骨肉瘤 [86]	–	–	+(100%)	–	–	–	–	–	–	–	+(95%)	–	–	–[b]
BNCT[79, 80]	+	+	+	NA	NA	NA	NA	NA	+	+	NA	NA	NA	NA
副脊索瘤 [87]	+/–	+	+	–	–	–	–	–	NA	–	NA	NA	NA	NA
转移性肾细胞癌 [81, 88]	–	+	–	–	–	–	–	–	–	–	+	+	NA	+[c]
脊索瘤样脑膜瘤 [66, 82, 84]	+(90%)	+(20%)	+(40%)	+	–	–	–	–	NA	–	+(80%)	NA	NA	+/–[d]
第三脑室脊索样胶质瘤 [89-91]	+(100%)	+(100%)	+(100%)	–	+	–	–	–	NA	–	+(75%)	NA	NA	NA
脂肪肉瘤 [92]	–	–	+	–	–	–	–	–	–[e]	–	+	NA	+[f]	NA
恶性黑色素瘤 [83]	+	–	+	–	–	+	–	–	–	–	+	NA	+	+
转移性黏液腺瘤 [83]	+	+	–	–	–	–	+	+	NA	+	NA	+	+[g]	+[h]
黏液乳头样室管膜瘤 [54, 66, 88]	+	–	+	–	+	–	–	–	–	–	+/–	NA	NA	+/–[i]

BNCT. 良性脊索细胞瘤；Brachyury. 转录因子；CD24. 细胞黏附分子；CEA. 癌胚抗原；CK18. 细胞角蛋白 18；CK20. 细胞角蛋白 20；CK7. 细胞角蛋白 7；D2-40. 平足蛋白；EMA. 上皮膜抗原；GFAP. 胶质纤维酸性蛋白；Glc-3. 半乳凝素 -3；HMB-45. 黑色素瘤特异性抗原；pan-CK. 多分子标记物组合包括细胞角蛋白 5、6、8 和 18；PR. 黄体酮；S100. 钙结合蛋白；NA. 不采用；(100%), 数据来自所选择的文献；+. 高表达；+/–. 低表达；–. 不表达；%. 脊索瘤反应百分比

a. 半乳凝素 -3 对脊索瘤的敏感性和特异性分别为 75% 和 92%
b. 半乳凝素 -1 在软骨肉瘤中不表达但可在软骨母细胞性骨肉瘤中表达
c. 半乳凝素 -3 在透明细胞型肾癌的诊断和鉴别中发挥重要作用
d. 脊索瘤样脑膜瘤轻度表达半乳凝素 -3
e. 黏液性脂肪肉瘤不表达转录因子 Brachyury
f. CD24 在去分化脂肪肉瘤中高表达但在多形性脂肪肉瘤、黏液性脂肪肉瘤及圆细胞脂肪肉瘤中不表达
g. CD24 在肺黏液腺瘤中染色阳性
h. 半乳凝素 -3 可在转移性结直肠癌、胆管癌、胰腺癌、肾癌和肺癌中表达
i. 黏液乳头样室管膜瘤轻度表达半乳凝素

▲ 图 7-11 脊索瘤中检测到 NCAM 的轻度反应性

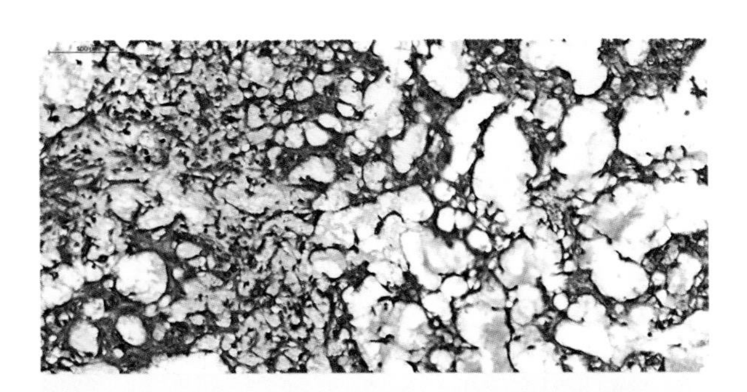

▲ 图 7-12 跨膜细胞间黏附分子 E- 钙黏素常在脊索瘤中表达

迅速发展，个体化医疗的结果也令人鼓舞，但在预防该病进展方面的效果仍很局限。由于缺乏对这种罕见侵袭性肿瘤的基因和信号通路的认识，目前仍需进一步研究挖掘。但是，针对该病在基础研究中的不懈努力，必将加强我们对这种疾病分子基础的理解，并促进药物基因组学的研究的深入，进而开发相应的靶向药物，以减弱甚至彻底消除这种肿瘤的增殖能力 [92]。在研究和诊断工具上最新的进步也无疑将增加我们对脊索瘤生物学的了解。因此，加强基础研究人员、病理诊断专家和颅底神经外科医生之间的密切合作是克服这一疾病的必要手段 [99, 100, 101, 102]。

参考文献

[1] Newton HB. Chordomas. In: Raghavan D, Brecher ML, Johnson DH, et al, eds. Textbooks of Uncommon Cancer. 3rd ed. Chichester, UK: John Wiley & Sons; 2006:614–625

[2] Mirra JM, Della Rocca C, Nelson SD, Mertens F. Chordoma.

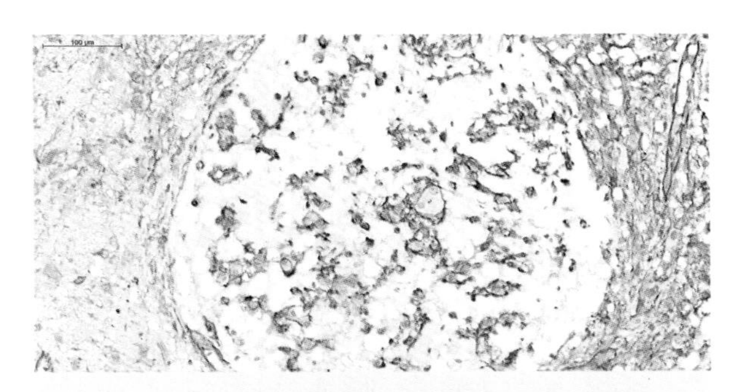

▲ 图 7-13 β- 连环素是钙黏蛋白复合物亚基和 WNT 信号通路的胞内信号传感器，也在脊索瘤中表达

In: Fletcher CDM, Unni KK, Mertens F, eds. Pathology and Genetics of Tumours of Soft Tissue and Bone. Lyon, France: IARC Press; 2002:316–317

[3] Casali PG, Stacchiotti S, Sangalli C, Olmi P, Gronchi A. Chordoma. Curr Opin Oncol. 2007; 19(4):367–370

[4] Healey JH, Lane JM. Chordoma: a critical review of diagnosis and treatment. Orthop Clin North Am. 1989; 20(3):417–426

[5] Bergh P, Kindblom LG, Gunterberg B, Remotti F, Ryd W, Meis-Kindblom JM. Prognostic factors in chordoma of the sacrum and mobile spine: a study of 39 patients. Cancer. 2000; 88(9):2122–2134

[6] Schwab JH, Boland PJ, Agaram NP, et al. Chordoma and chondrosarcoma gene profile: implications for immunotherapy. Cancer Immunol Immunother. 2009; 58(3):339–349

[7] McMaster ML, Goldstein AM, Bromley CM, Ishibe N, Parry DM. Chordoma: incidence and survival patterns in the United States, 1973–1995. Cancer Causes Control. 2001; 12(1):1–11

[8] Wold LE, Laws ER, Jr. Cranial chordomas in children and young adults. J Neurosurg. 1983; 59(6):1043–1047

[9] Barnes L, Eveson JW, Reichart PA, et al. Pathology and Genetics of Head and Neck Tumours. Lyon, France: IARC Press; 2005

[10] Dorfman HD, Czerniak B. Bone Tumors. St. Louis, MO: Mosby; 1998

[11] Unni KK. Tumors of the Bones and Joints. Washington, DC: American Registry of Pathology in collaboration with the Armed Forces Institute of Pathology; 2005

[12] Barnes L. Surgical Pathology of the Head and Neck. 2nd ed. New York: Dekker; 2000

[13] Virchow RL. Untersuchungen ueber die Entwicklung des Schaedelgrundes. Berlin: G Rimer; 1857

[14] Horten BC, Montague SR. In vitro characteristics of a sacrococcygeal chordoma maintained in tissue and organ culture systems. Acta Neuropathol. 1976; 35(1):13–25

[15] Ribbert H. Uber die Ecchondosis physaliphora sphenooccipitalis. Centralbl Allg Pathol Anat. 1894; 5:457–461

[16] Salisbury JR, Deverell MH, Cookson MJ, Whimster WF. Three-dimensional reconstruction of human embryonic notochords: clue to the pathogenesis of chordoma. J Pathol. 1993; 171(1):59–62

[17] Salisbury JR. The pathology of the human notochord. J

Pathol. 1993; 171(4): 253–255

[18] Vujovic S, Henderson S, Presneau N, et al. Brachyury, a crucial regulator of notochordal development, is a novel biomarker for chordomas. J Pathol. 2006; 209(2):157–165

[19] Shen J, Li C–D, Yang H–L, et al. Classic chordoma coexisting with benign notochordal cell rest demonstrating different immunohistological expression patterns of Brachyury and galectin–3. J Clin Neurosci. 2011; 18(1):96–99

[20] Choi K–S, Cohn MJ, Harfe BD. Identification of nucleus pulposus precursor cells and notochordal remnants in the mouse: implications for disk degeneration and chordoma formation. Dev Dyn. 2008; 237(12):3953–3958

[21] Heffelfinger MJ, Dahlin DC, MacCarty CS, Beabout JW. Chordomas and cartilaginous tumors at the skull base. Cancer. 1973; 32(2):410–420

[22] Mitchell A, Scheithauer BW, Unni KK, Forsyth PJ, Wold LE, McGivney DJ. Chordoma and chondroid neoplasms of the spheno–occiput. An immunohistochemical study of 41 cases with prognostic and nosologic implications. Cancer. 1993; 72(10):2943–2949

[23] Zhou H, Jiang L, Wei F, et al. Chordomas of the upper cervical spine: clinical characteristics and surgical management of a series of 21 patients. Chin Med J (Engl). 2014; 127(15): 2759–2764

[24] Yasuda M, Bresson D, Chibbaro S, et al. Chordomas of the skull base and cervical spine: clinical outcomes associated with a multimodal surgical resection combined with proton–beam radiation in 40 patients. Neurosurg Rev. 2012; 35(2): 171–182, discussion 182–183

[25] Carpentier A, Polivka M, Blanquet A, Lot G, George B. Suboccipital and cervical chordomas: the value of aggressive treatment at first presentation of the disease. J Neurosurg. 2002; 97(5):1070–1077

[26] Solares CA, Umana E, Lopez EM, Hernandez L. Chondroid chordoma of the cervical spine. Acta Neurochir (Wien). 2002; 144(10):1059–1060

[27] Horn KD, Fowler JC, Carrau R, Barnes EL, Rao UN. Cytokeratin immunophenotyping of an unusual cervical vertebral chordoma with extensive chondroid foci and perilaryngeal recurrence: a case report with review of the literature. Am J Otolaryngol. 2001; 22(6):428–434

[28] Demireli P, Ovali GY, Yegen G, Temiz C, Tarhan S. Chondroid chordoma of the thoracic spine: case report. Pathology. 2007; 39(2):280–282

[29] Chadha M, Agarwal A, Wadhwa N. Chondroid chordoma of the L5 spinous process and lamina: a case report. Eur Spine J. 2005; 14(8):803–806

[30] Horten BC, Montague SR. Human ecchordosis physaliphora and chick embryonic notochord. A comparative electron microscopic study. Virchows Arch A Pathol Anat Histol. 1976; 371(4):295–303

[31] Yang XR, Ng D, Alcorta DA, et al. T (Brachyury) gene duplication confers major susceptibility to familial chordoma. Nat Genet. 2009; 41(11):1176–1178

[32] Henderson SR, Guiliano D, Presneau N, et al. A molecular map of mesenchymal tumors. Genome Biol. 2005; 6(9):R76

[33] Fernando RI, Litzinger M, Trono P, Hamilton DH, Schlom J, Palena C. The Tbox transcription factor Brachyury promotes epithelial–mesenchymal transition in human tumor cells. J Clin Invest. 2010; 120(2):533–544

[34] Chugh R, Tawbi H, Lucas DR, Biermann JS, Schuetze SM, Baker LH. Chordoma: the nonsarcoma primary bone tumor. Oncologist. 2007; 12(11):1344–1350

[35] Chu TA. Chondroid chordoma of the sacrococcygeal region. Arch Pathol Lab Med. 1987; 111(9):861–864

[36] Agrawal A. Chondroid chordoma of petrous temporal bone with extensive recurrence and pulmonary metastases. J Cancer Res Ther. 2008; 4(2):91–92

[37] Hirosawa RM, Santos AB, França MM, et al. Intrasellar chondroid chordoma: a case report. ISRN Endocrinol. 2011; 2011:259392

[38] Jiagang L, Yanhui L, Xueying S, Qing M. Intradural suprasellar chondroid chordoma. J Clin Neurosci. 2010; 17(3): 402–403

[39] Walker WP, Landas SK, Bromley CM, Sturm MT. Immunohistochemical distinction of classic and chondroid chordomas. Mod Pathol. 1991; 4(5):661–666

[40] Rosenberg AE, Brown GA, Bhan AK, Lee JM. Chondroid chordoma—a variant of chordoma. A morphologic and immunohistochemical study. Am J Clin Pathol. 1994; 101(1): 36–41

[41] Mosckhin O, Albrecht S, Bilbao JM, Kovacs K. Non pituitary tumors of sellar region. In: Melmed S, ed. Pituitary. Amster–dam: Elsevier; 2011:655–674

[42] Bisceglia M, D'Angelo VA, Guglielmi G, Dor DB, Pasquinelli G. Dedifferentiated chordoma of the thoracic spine with rhabdomyosarcomatous differentiation. Report of a case and review of the literature. Ann Diagn Pathol. 2007; 11(4): 262–273

[43] Chan AC, Tsang WY, Chan GP, Lam YL, Chan MK. Dedifferentiated chordoma with rhabdomyoblastic differentiation. Pathology. 2007; 39(2):277–280

[44] Burger PC, Scheithauer BW. Tumors and tumor–like lesions of mesenchymal tissue. In: Tumors of the Central Nervous System. AFIP Atlas of Tumor Pathology, fascicle 7.Washington, DC: ARP; 2007:363–408

[45] Walaas L, Kindblom LG. Fine–needle aspiration biopsy in the preoperative diagnosis of chordoma: a study of 17 cases with application of electron microscopic, histochemical, and immunocytochemical examination. Hum Pathol. 1991; 22(1): 22–28

[46] Sirikulchayanonta V, Sriurairatna S. Ultrastructure of chordoma. A case report. Acta Pathol Jpn. 1985; 35(5): 1233–1239

[47] Jeffrey PB, Davis RL, Biava C, Rosenblum M. Microtubule aggregates in a clival chordoma. Arch Pathol Lab Med. 1993; 117(10):1055–1057

[48] Ueda Y, Nakanishi I, Tsuchiya H, Tomita K. Microtubular aggregates in the rough endoplasmic reticulum of sacrococcygeal chordoma. Ultrastruct Pathol. 1991; 15(1): 77–82

[49] Valderrama E, Kahn LB, Lipper S, Marc J. Chondroid chordoma. Electronmicroscopic study of two cases. Am J Surg Pathol. 1983; 7(7):625–632

[50] Niwa J, Hashi K, Minase T. Immunohistochemical and electron microscopic studies on intracranial chordomas: difference between typical chordomas and chondroid

chordomas. Noshuyo Byori. 1994; 11(1):15–21
[51] Abenoza P, Sibley RK. Chordoma: an immunohistologic study. Hum Pathol. 1986; 17(7):744–747
[52] Chano T, Ishizawa M, Matsumoto K, Morimoto S, Hukuda S, Okabe H. The identity of proliferating cells in bone tumors with cartilaginous components: evaluation by double-immunohistochemical staining using proliferating cell nuclear antigen and S-100 protein. Eur J Histochem. 1995; 39(1): 21–30
[53] Sell M, Sampaolo S, Di Lorio G, Theallier A. Chordomas: a histological and immunohistochemical study of cases with and without recurrent tumors. Clin Neuropathol. 2004; 23(6):277–285
[54] Sonneland PR, Scheithauer BW, Onofrio BM. Myxopapillary ependymoma. A clinicopathologic and immunocytochemical study of 77 cases. Cancer. 1985; 56(4):883–893
[55] Huse JT, Pasha TL, Zhang PJ. D2–40 functions as an effective chondroid marker distinguishing true chondroid tumors from chordoma. Acta Neuropathol. 2007; 113(1):87–94
[56] Meis JM, Giraldo AA. Chordoma. An immunohistochemical study of 20 cases. Arch Pathol Lab Med. 1988; 112(5): 553–556
[57] Crapanzano JP, Ali SZ, Ginsberg MS, Zakowski MF. Chordoma: a cytologic study with histologic and radiologic correlation. Cancer. 2001; 93(1):40–51
[58] Miettinen M. Chordoma. Antibodies to epithelial membrane antigen and carcinoembryonic antigen in differential diagnosis. Arch Pathol Lab Med. 1984; 108(11):891–892
[59] Salisbury JR, Isaacson PG. Demonstration of cytokeratins and an epithelial membrane antigen in chordomas and human fetal notochord. Am J Surg Pathol. 1985; 9(11):791–797
[60] Daugaard S, Christensen LH, Høgdall E. Markers aiding the diagnosis of chondroid tumors: an immunohistochemical study including osteonectin, bcl–2, cox–2, actin, calponin, D2–40 (podoplanin), mdm–2, CD117 (c–kit), and YKL–40. APMIS. 2009; 117(7):518–525
[61] O'Hara BJ, Paetau A, Miettinen M. Keratin subsets and monoclonal antibody HBME–1 in chordoma: immunohistochemical differential diagnosis between tumors simulating chordoma. Hum Pathol. 1998; 29(2):119–126
[62] Al–Adnani M, Cannon SR, Flanagan AM. Chordomas do not express CD10 and renal cell carcinoma (RCC) antigen: an immunohistochemical study. Histopathology. 2005; 47(5): 535–537
[63] Riss D, Jin L, Qian X, et al. Differential expression of galectin–3 in pituitary tumors. Cancer Res. 2003; 63(9):2251–2255
[64] Sav A, Rotondo F, Syro LV, Scheithauer BW, Kovacs K. Biomarkers of pituitary neoplasms. Anticancer Res. 2012; 32(11):4639–4654
[65] Juliao SF, Rand N, Schwartz HS. Galectin–3: a biologic marker and diagnostic aid for chordoma. Clin Orthop Relat Res. 2002(397):70–75
[66] Cho HY, Lee M, Takei H, Dancer J, Ro JY, Zhai QJ. Immunohistochemical comparison of chordoma with chondrosarcoma, myxopapillary ependymoma, and chordoid meningioma. Appl Immunohistochem Mol Morphol. 2009; 17(2):131–138
[67] Oakley GJ, Fuhrer K, Seethala RR. Brachyury, SOX–9, and podoplanin, new markers in the skull base chordoma vs chondrosarcoma differential: a tissue microarray–based comparative analysis. Mod Pathol. 2008; 21(12):1461–1469
[68] Sangoi AR, Karamchandani J, Lane B, et al. Specificity of Brachyury in the distinction of chordoma from clear cell renal cell carcinoma and germ cell tumors: a study of 305 cases. Mod Pathol. 2011; 24(3):425–429
[69] Fujita N, Miyamoto T, Imai J, et al. CD24 is expressed specifically in the nucleus pulposus of intervertebral discs. Biochem Biophys Res Commun. 2005; 338(4):1890–1896
[70] Ringsholt M, Høgdall EVS, Johansen JS, Price PA, Christensen LH. YKL–40 protein expression in normal adult human tissues—an immunohistochemical study. J Mol Histol. 2007; 38(1):33–43
[71] Johansen JS, Jensen BV, Roslind A, Nielsen D, Price PA. Serum YKL–40, a new prognostic biomarker in cancer patients? Cancer Epidemiol Biomarkers Prev. 2006; 15(2): 194–202
[72] Lester SC. Special studies. In: Manual of Surgical Pathology. 2nd ed. Boston, MA: Elsevier–Churchill Livingstone: 71–169
[73] Deniz ML, Kiliç T, Almaata I, Kurtkaya O, Sav A, Pamir MN. Expression of growth factors and structural proteins in chordomas: basic fibroblast growth factor, transforming growth factor alpha, and fibronectin are correlated with recurrence. Neurosurgery. 2002; 51(3):753–760, discussion 760
[74] Akhavan–Sigari R, Gaab MR, Rohde V, Abili M, Ostertag H. Expression of PDGFR–α, EGFR and c–MET in spinal chordoma: a series of 52 patients. Anticancer Res. 2014; 34(2):623–630
[75] Akhavan–Sigari R, Abili M, Rohde V, Ostertag H. Prognostic significance of immunohistochemical expression of EGFR, Inos and Ki–M1 P in skull base chordoma: a series of 74 patients. Spine Neurosurg. 2014; 3:6
[76] Naka T, Boltze C, Kuester D, et al. Expression of matrix metalloproteinase (MMP)–1, MMP–2, MMP–9, cathepsin B, and urokinase plasminogen activator in non–skull base chordoma. Am J Clin Pathol. 2004; 122(6):926–930
[77] Naka T, Boltze C, Samii A, et al. Skull base and nonskull base chordomas: clinicopathologic and immunohistochemical study with special reference to nuclear pleomorphism and proliferative ability. Cancer. 2003; 98(9):1934–1941
[78] Fasig JH, Dupont WD, LaFleur BJ, Olson SJ, Cates JMM. Immunohistochemical analysis of receptor tyrosine kinase signal transduction activity in chordoma. Neuropathol Appl Neurobiol. 2008; 34(1):95–104
[79] Iorgulescu JB, Laufer I, Hameed M, et al. Benign notochordal cell tumors of the spine: natural history of 8 patients with histologically confirmed lesions. Neurosurgery. 2013;73(3):411–416
[80] Yamaguchi T, Iwata J, Sugihara S, et al. Distinguishing benign notochordal cell tumors from vertebral chordoma. Skeletal Radiol. 2008; 37(4):291–299
[81] Tirabosco R, Mangham DC, Rosenberg AE, et al. Brachyury expression in extra–axial skeletal and soft tissue chordomas: a marker that distinguishes chordoma from mixed tumor/myoepithelioma/parachordoma in soft tissue. Am J Surg

Pathol. 2008; 32(4):572–580

[82] Sav A, Scheithauer BW. Neuropathology of meningiomas. In: Pamir MN, Black PMcL, Falhbusch R, eds. Meningiomas: A Comprehensive Text. Philadelphia, PA: Saunders Elsevier Publishers; 2010:99–115

[83] Takei H, Powell SZ. Novel immunohistochemical markers in the diagnosis of nonglial tumors of nervous system. Adv Anat Pathol. 2010; 17(2):150–153

[84] Sangoi AR, Dulai MS, Beck AH, Brat DJ, Vogel H. Distinguishing chordoid meningiomas from their histologic mimics: an immunohistochemical evaluation. Am J Surg Pathol. 2009; 33(5):669–681

[85] Ishida T, Dorfman HD. Chondroid chordoma versus low-grade chondrosarcoma of the base of the skull: can immunohistochemistry resolve the controversy? J Neurooncol. 1994; 18(3):199–206

[86] Rosenberg AE, Nielsen GP, Keel SB, et al. Chondrosarcoma of the base of the skull: a clinicopathologic study of 200 cases with emphasis on its distinction from chordoma. Am J Surg Pathol. 1999; 23(11):1370–1378

[87] Tong G, Perle MA, Desai P, Kumar A, Waisman J. Parachordoma or chordoma periphericum? Case report of a tumor of the thoracic wall. Diagn Cytopathol. 2003; 29(1): 18–23

[88] Coffin CM, Swanson PE, Wick MR, Dehner LP. An immunohistochemical comparison of chordoma with renal cell carcinoma, colorectal adenocarcinoma, and myxopapillary ependymoma: a potential diagnostic dilemma in the diminutive biopsy. Mod Pathol. 1993; 6(5):531–538

[89] Takei H, Bhattacharjee MB, Adesina AM. Chordoid glioma of the third ventricle: report of a case with cytologic features and utility during intraoperative consultation. Acta Cytol. 2006; 50(6):691–696

[90] Jung TY, Jung S. Third ventricular chordoid glioma with unusual aggressive behavior. Neurol Med Chir (Tokyo). 2006; 46(12):605–608

[91] Brat DJ, Scheithauer BW, Staugaitis SM, Cortez SC, Brecher K, Burger PC. Third ventricular chordoid glioma: a distinct clinicopathologic entity. J Neuropathol Exp Neurol. 1998; 57(3):283–290

[92] Diaz RJ, Cusimano MD. The biological basis for modern treatment of chordoma. J Neurooncol. 2011; 104(2):411–422

[93] Weiss SW, Goldblum JR. Enzinger and Weiss's Soft Tissue Tumors. 5th ed. St. Louis, MO: Mosby; 2008

[94] Wojno KJ, Hruban RH, Garin-Chesa P, Huvos AG. Chondroid chordomas and low-grade chondrosarcomas of the craniospinal axis. An immunohistochemical analysis of 17 cases. Am J Surg Pathol. 1992; 16(12):1144–1152

[95] Naka T, Oda Y, Iwamoto Y, et al. Immunohistochemical analysis of E-cadherin, alpha-catenin, beta-catenin, gamma-catenin, and neural cell adhesion molecule (NCAM) in chordoma. J Clin Pathol. 2001; 54(12):945–950

[96] Romeo S, Hogendoorn PC. Brachyury and chordoma: the chondroid-chordoid dilemma resolved? J Pathol. 2006; 209(2):143–146

[97] Sweetwyne MT, Brekken RA, Workman G, et al. Functional analysis of the matricellular protein SPARC with novel monoclonal antibodies. J Histochem Cytochem. 2004; 52(6): 723–733

[98] Bozkurt SU, Ayan E, Bolukbasi F, Elmaci I, Pamir N, Sav A. Immunohistochemical expression of SPARC is correlated with recurrence, survival and malignant potential in meningiomas. APMIS. 2009; 117(9):651–659

[99] Ferraresi V, Nuzzo C, Zoccali C, et al. Chordoma: clinical characteristics, management and prognosis of a case series of 25 patients. BMC Cancer. 2010; 10(10):22

[100] Bayrakli F, Guney I, Kilic T, Ozek M, Pamir MN. New candidate chromosomal regions for chordoma development. Surg Neurol. 2007; 68(4):425–430, discussion 430

[101] Diaz RJ, Guduk M, Romagnuolo R, et al. High-resolution whole-genome analysis of skull base chordomas implicates FHIT loss in chordoma pathogenesis. Neoplasia. 2012; 14(9):788–798

[102] Pamir MN, Ozduman K. Tumor-biology and current treatment of skull-base chordomas [review]. Adv Tech Stand Neurosurg. 2008; 33:35–129

第 8 章　脊索瘤实验模型

Experimental Models of Chordomas

Koray Özduman, Ulaş Yener, M. Necmettin Pamir　著
谭　军　译
袁　健　校

概　要

脊索瘤的实验模型最早建立于 19 世纪 50 年代。当时通过对脊索进行机械性损伤，产生良性和恶性的脊索瘤样肿瘤。这一研究为脊索瘤起源于脊索这一学说提供了证据。随着人类进入分子生物学纪元，细胞培养发展迅速，人们逐渐建立并命名了数个脊索瘤的细胞系。其中一部分细胞系至今仍被用于人类脊索瘤的异种移植。与此相似的一些异种移植模型也可通过直接对人脊索瘤细胞行体外培养而建立。这些体外、体内模型将有助于人们理解脊索瘤的生物学特性，筛选治疗脊索瘤的药物，以及阐明其发生发展的行为机制。伴随着对疾病病理生理学、分子生物学理解的逐渐深入，通过导入人脊索瘤的遗传缺陷，人们已建立了更为熟的实验动物模型。

关键词：动物模型，细胞培养，脊索瘤，基因工程动物模型，异种移植

一、构建脊索瘤实验模型的必要性

时至今日，尽管人类在疾病诊断、治疗、护理方面已取得长足进步，脊索瘤的治疗仍然充满挑战。对于脊索瘤的生物学认识，未知领域仍多于我们已经掌握的范畴，脊索残留组织与脊索瘤之间的机制性关联仍不清楚。同时，众多证据已表明，脊索瘤可分为相对良性与恶性的多个亚型，然而，这种生物行为差异背后的机制仍然不得而知。脊索瘤的放射生物学亦存在许多未被理解的部分。我们不仅没有任何针对脊索瘤治疗的药物治疗手段，也缺乏可用于筛查潜在药物的多样化的脊索瘤实验模型。毫无疑问，只有充分了解了脊索瘤的病理学，才能更为彻底地治疗脊索瘤。因此，构建脊索瘤实验模型至关重要。

脊索瘤并不只发生于人类，在狗、猫、雪貂、水貂、大鼠、小鼠身上均可发生。然而，在这些物种中，脊索瘤的自然发病率都是非常低的[1-22]。因此，实验研究依赖于诱导肿瘤发生和肿瘤细胞培养。其他癌症如皮肤癌、肺癌、胶质瘤等的实验模型可通过化学致癌物质的刺

激进行建立。而这类能刺激生成原位恶性肿瘤的化学制剂中，无一可诱导形成脊索瘤 。另有一报道称，通过对 100 只 Fischer 344 大鼠投喂二芳基苯胺黄后，其中有 1 只大鼠发生了转移性的脊索瘤。这一例肿瘤的发生并不能归因于药物的作用，同时，其实验结果并未在其他动物模型上得到重复 [1]。

有效可行的脊索瘤模型包括早期通过机械损伤诱导的脊索肿瘤、由人体肿瘤来源的细胞系（包括在小型动物体内构建的异体移植模型）以及通过基因工程编辑制造的模型。通过系统分析，脊索瘤实验模型的历史可分为两个时代。在分子生物学时代之前，模型主要通过外科机械性干预形成类似于脊索瘤的肿瘤进行构建。在分子生物学时代，体外培养脊索瘤细胞系、体内动物模型均得以建立，这些模型都极为精密。最新的研究通过导入人类脊索瘤特异性的基因缺陷建立实验模型，标志着小型动物模型的成功建立。

二、分子生物学时代之前的开创性工作

1846 年，Rudolph Virchow 报道了位于蝶 – 枕软骨联合处的“胶冻样巢状物质”，并首次辨认了以空泡状细胞核为特征的“囊泡（physaliphorous）细胞”。在其最初的描述中，Virchow 推测该病变为“生长并发生了黏液性变的蝶枕软骨”。通过其软骨来源，及空泡细胞的特点，他将其鉴定为“蝶枕部位的囊泡软骨瘤”[23]。同这一观点形成对比的是，1858 年，Heinrich Müller 猜测这些空泡细胞为背侧索的残留物，并建议将其归为“囊泡状软骨瘤”[24]。Müller 的理论来源于当时 Kölliker 所提出髓核起源于脊索的学说 [25]。这些理论引起了脊索瘤是属于肿瘤还是发育异常的争论。这一争论在 1864 年终得到解决，Klebs 描述了由脊索瘤导致的脑桥受压 [26]。为了支持“起源于背侧索”的观点，Ribbert 设计了一个动物模型。同时，通过穿刺前椎间韧带和髓核，在兔子体内形成髓核疝，制造了在组织学上类似于人类脊索瘤的动物模型。基于其作为脊索来源理论强有力的证据，Ribbert 把这一肿瘤命名为脊索瘤，并将其归为“发育性肿瘤”[27]。他的这一模型于 1952 年由 Congdon 在动物身上复制 [28]。Fischer 和 Steiner[29] 在兔子体内制造了恶性脊索瘤模型。这些实验成果均支持 Ribbert 的假说。

三、分子生物学时代的研究

脊索瘤是罕见、缓慢生长的原发性骨肿瘤，其来源于胚胎期残留的脊索。该结构为中胚层来源，在神经管和胚胎发育方面发挥重要作用。脊索瘤为局灶浸润性生长的肿瘤，最常见于骶骨，其次是颅骨及中轴骨，发病率低于 1/10 万（人・年），其中位发病年龄在 60 岁左右 [30]。

当前脊索瘤的标准治疗方案为手术切除及术后的高剂量放射治疗。因肿瘤的特殊位置及其有局部破坏性特征，彻底的手术切除是困难的。脊索瘤对化学治疗并不敏感，其 5 年、10 年、15 年生存率分别为 67%、40% 和 13%[30]。其总体的中位生存期约为 6 年。因脊索瘤呈低度恶性，在最初诊断的许多年后，肿瘤远距离转移率可达 40% ～ 60%。

针对脊索瘤的临床前研究相对较少。为了开发新型有效的脊索瘤治疗方法，于临床前开发和评估实验模型系统是必要的。来源于原发肿瘤的脊索瘤体外细胞系及体内异体移植模型的新进展便于临床医师理解肿瘤发生过程，并开发、评估新的治疗方法。

（一）体外细胞系

永生的肿瘤细胞系是临床前肿瘤研究的重要组成部分。最初其主要来源于外科标本的移

植培养。Horten 和 Montague 成功地在不同培养条件下，包括在胶原蛋白 – 涂层玻璃盖玻片上和组织器官内成功培养骶骨脊索瘤 [31]。研究发现，无论在何种培养环境中，肿瘤细胞都具有以下特征：细胞小呈多边形、具有大而球形的细胞核，丰富的内质网和高尔基体。然而，在盖玻片上培养的细胞空泡较少 [31]。这些空泡最终将影响肿瘤细胞的特异性外观。培养脊索瘤细胞是困难的，因其具有缓慢生长的特性以及容易在传代中受损。

第一个脊索瘤细胞系 U–CH1，是在 2001 年建立的，它来源于一位接收过放射治疗的复发骶骨脊索瘤患者 [32]。首例报道的细胞系倍增时间长达 7 天，被发现具有染色体重新排列及不稳定性 [der（1）t（1; 22），del（4），+ del（5），+ del（6），+ 7，del（9），del（10），+ der（20）t（10; 20），+ 21]。自此，接连有脊索瘤细胞系被报道（表 8–1），其中三个细胞系来源于颅底侵袭性脊索瘤，一个来源于颈部软组织的转移病灶，两个来自原发性的骶骨脊索瘤（CCL–3 JHC7），两个来源于复发骶骨脊索瘤（U–CH2 MUG–Chor1），一个来自腰椎复发脊索瘤（CH8），一个来源于肩胛骨脊索瘤（EACH–1）[32–36]。在培养过程中，多数脊索瘤细胞系有着较长的倍增时间，生长缓慢，就像在原代培养中一样。因此，文献中仅报道过少数几个原代脊索瘤细胞系。

这些细胞系中，最初被描述，也是最被广泛使用的是 U–CH1 细胞系 [32, 33, 36, 40–53]。利用该细胞系，Aydemir 等研究表明，在成骨分化培养基中，脊索瘤细胞可以被诱导形成骨细胞系 [40]。作者还鉴定了 U–CH1 细胞中 CD133 阴性和 CD15 阳性的亚群，这些亚群具有干细胞特征（如软琼脂中的菌落形成和自我更新能力）[40]。通过 U–CH1 细胞系，还可以研究肿瘤细胞与其微环境的相互作用。Patel 等发现缺氧及结缔组织生长因子（CCN2）增加了脊索相关标志物（Brachyury、SOX5、SOX6、CD24、FOXA1）的表达，促进了肿瘤球的形成，而这些正是祖细胞的特征 [40]。与之类似的是，通过对比 U–CH1 和 U–CH2 与正常椎间盘组织的基因表达情况，发现 65 个具有显著表达差异的基因，分别为 T 基因、CD24、ECRG4、RARRES2、IGFBP2、RAP1、HAI2、RAB38、SPP1、GalNAc–T3 和 VAMP8。U–CH1 细胞系被成功地用于筛选抗脊索瘤药物 [41, 54]。Schwab 等通过实验表明，mTOR 抑制药 PI–103 对脊索瘤细胞有明显的抑制作用，指出该药物具有抑制细胞增殖、诱导细胞凋亡的作用 [54]。

尽管有这些令人兴奋的进展，临床前研究仍然存在一些问题。细胞系的标准化和特征化亟须确定，另外，交叉污染和细胞系的错误鉴定是两个最为常见的问题。通过详细地分析，发现多达 1/3 的细胞系可能来自于不同的组织，甚至是其他物种 [55, 56]。由于脊索瘤细胞生长缓慢，它们很容易受到永生间质细胞过度生长或其他快速生长细胞系的污染。2010 年，由于存在上述问题，Bruderlein 等声称 [33]，在已报道的脊索瘤细胞系中，只有 5 个有脊索瘤的分子、遗传和形态特征。其中一个细胞系（CCL–3）甚至来源于鼠科 [33]。这些发现推进了脊索瘤细胞系的标准化和特征化，这项工作也得到了脊索瘤基金会的支持。除了在描述脊索瘤细胞系的工作中做出努力之外，脊索瘤基金会还为实验室建立了细胞系库，提供了可用于建立实验模型的细胞系（http://www.chordomafoundation.org/reagents–data/cell–linerepository/）。这些已建立的细胞系中一些是由美国标准菌库（ATCC）（www.atcc .org）提供的，其他则是由最初的研究机构所提供。

现在大多数实验室都接受三个通用的标准来定义已建立的脊索瘤细胞系。细胞应具有

表 8-1 脊索瘤细胞系年代表

细胞系	特 征	参考文献	Brachyury 表达	CD24 表达
U-CH1	来源于 56 岁男性患者的复发骶骨脊索瘤	Scheil 等，2001[32]	是	是
3 细胞系	来源于 3 位患者的斜坡脊索瘤	Ricci-Vitani 等，2006[38]	N/A	N/A
转移脊索瘤细胞系	源于颈部的软组织肿块	Ostroumov 等，2007[37]	N/A	N/A
U-CH2	来源于 72 岁女性的复发骶骨脊索瘤	Brüderlein，2010[33]	是	是
EACH-1	来源于肩胛骨	DeComas 等，2010[34]	N/A	N/A
JHC7	来源于 61 岁女性的初发骶骨脊索瘤	Hsu 等，2011[35]	是	是
JHH-2009-011	斜坡脊索瘤（少量传代培养）	Siu 等，2012[39]	N/A	N/A
MUG-Chor1	来源于 57 岁女性的初发骶骨脊索瘤	Rinner 等，2012[66]	是	是
CH22	骶骨脊索瘤	Liu 等，2012[39]	N/A	N/A
UM-Chor1	来源于 66 岁男性的初发斜坡脊索瘤	尚未发表	是	是
U-CH10	来源于 75 岁男性的复发骶骨脊索瘤	尚未发表	是	是
U-CH11	来源于 71 岁男性的初发骶骨脊索瘤	尚未发表	是	是
DVC-4	骶骨	Karikari 等，2014[36]	是	是

N/A. 无可获得的数据

典型囊泡细胞的组织学表现，即丰富的空泡样胞质，同时须具有典型的脊索瘤基因特点，还需具有脊索瘤的蛋白表达谱。由细胞外黏液基质包裹的囊泡细胞是脊索瘤细胞系的重要特征，但缺乏这一特征并不能完全认定一个细胞系不是脊索瘤细胞系。细胞系也应该携带具有脊索瘤代表性的遗传学改变。此外，基因表达和蛋白表达模式也可提示是否为脊索瘤。这些特点中最重要的，也是最具有特异性的就是 Brachyury 转录因子的过表达。Brachyury 属于 T-box 家族基因，在发育过程中作为转录因子自然存在于脊索细胞的细胞核中[47, 57-59]。Brachyury 被发现存在于数种上皮性肿瘤，并促进肿瘤的上皮 - 间质转化（EMT），这被认为是肿瘤转移的基本进程。Hsu 等通过脊索瘤细胞株 JHC7 研究表明，使用小发夹 RNA（shRNA）抑制 Brachyury 表达后会导致肿瘤在形态学上有更好的分化、培养中的细胞生长停滞、不能连续传代[35]。另一方面，上调 Brachyury 的表达将增加肿瘤细胞内间充质标记物 N-cadherin 和 slug 的表达。在许多其他癌症中，Brachyury 表达水平与疾病分期、不良预后以及肿瘤对细胞毒性治疗的耐药性有关。Fernando 等用胰腺细胞系 PANC-1 研究发现，过表达 Brachyury 可以诱导与 EMT 相关的改变，包括侵袭和迁移，抑制（上皮标记物）E- 钙黏素启动子活性，促进（间充质标记物）slug 的表达[60]。一项研究指出，89% 的脊索瘤表达 Brachyury，因此，该转录因子是一个强有力的鉴定指标，但它的缺失并不能排除脊索瘤。脊索瘤细胞通常也共表达全角蛋白（pan-CK）、特定细胞角蛋白（CK5,CK8、CK18、CK19）、上皮膜抗原（EMA）、S100 蛋白、波形蛋白、α-enolase、丙酮酸激酶 M2（PKM2）糖蛋白（Gp 96）以及 CD24。CD24 是脊索细胞的特异性糖蛋白，在脊索瘤细胞和髓核细胞中表达。CD24 被认为具有对体外培养细胞系的致瘤能力[36, 46, 48, 54]。

（二）体内实验模型

为了研究脑肿瘤的特征、疾病发展和肿瘤发生，以及治疗策略，大量动物模型已经被成功建立。在动物体内模拟脑肿瘤主要基于两个原因。第一是为了阐明在中枢神经系统（CNS）中导致肿瘤发生的遗传事件、分子机制和传导通路。第二是为了改善治疗策略。建立体内模型创造最接近实际的生理环境，以便于验证在体外研究获得的成果，其主要的策略有两种。

将外源性肿瘤细胞移植到实验室动物体内，可以通过使用该物种来源的肿瘤（同种异体移植）或直接将人类肿瘤移植（异种移植）。移植目的地多选在便于操作且合适的部位（如皮下成瘤，或位于与原发肿瘤相同的器官系统，即原位模型）。同种异体移植和异种移植模型通常是通过植入体外培养的细胞来建立的。并非所有细胞系都能形成肿瘤，这表明不是所有细胞系都具有发展成肿瘤的特征。能在动物体内形成肿瘤的细胞系被列举在表 8-2 中。这些模型也已被用于检测药物的疗效。必须指出的是，现有模型都没有单独经过多个研究组的验证，也没有被反复报道。

脊索瘤异种移植模型的历史较短，Presneau 等[47]使用人 U-CH1 细胞系在 NOD/SCID/IL2R（NSR）免疫缺陷小鼠上建立了该肿瘤模型。经皮下注射 U-CH1 细胞后，异种移植具有普通型脊索瘤典型的形态学和分子特征（如表达 Brachyury）。Hsu 等建立了骶骨脊索瘤细胞系（JCH7）异种移植的模型，该模型可稳定表达 Brachyury[35]。他们同时还提出 Brachyury 是一个潜在的脊索瘤治疗靶点，而 JCH7 异种移植模型能用于临床前的药物实验。尽管上述细胞系均具有致瘤的潜能，使用这些细胞系的异种移植并不能连续地传代。Karikari 等报道了由 U-CH2b 和 U-CH1 细胞系构建的异种移植模型，并在 U-CH2b 细胞株中观察到低致瘤性。作者认为，CD24 可以作为脊索瘤细胞系的致瘤潜能的标记物[36]。同样需要指出的是，在上述这些研究中，Brachyury 和细胞角蛋白可作为异种移植中脊索瘤细胞的特异性标志物。其他作者没有使用现有的细胞系，而是采用了直接将人类肿瘤移植到免疫缺陷小鼠体内的方法建立模型。通过将未经过体外培养的一部分脊索瘤直接移植，Siu 等建立了原代脊索瘤异种移植模型[39]。这些肿瘤细胞可以被连续传代并保留了母本细胞的特征[39]。Bozzi 等报道，通过培养和连续传代一小部分患者的肿瘤细胞，在无胸腺小鼠体内建立了异种移植模型。该作者报道至少经过了 9 次以上的连续传代，并证明靶向治疗药物（拉帕替尼）在该异种模型体内起到了一定的疗效。人类细胞系模型的一个主要缺点是从患者获取肿瘤导致的基因型和表型具有差异性。患者的肿瘤是不同克隆体的混合物（肿瘤遗传学越不稳定，不同克隆体就越多，这个特点在脊索瘤中非常显著），其存在于各种肿瘤克隆构成的内环境中，薄壁组织包裹着肿瘤，其间渗透着淋巴细胞和骨髓细胞。肿瘤正是生存在这样复杂的环境之中。然而，在体外模型中，可以选择一个单克隆或较少的克隆，并在含有特异生长因子的培养环境中生长。

表 8-2　脊索瘤的异种移植模型

参考文献	细胞系 / 移植物来源	动物宿主	模　型
Presneau 等，2010[47]	U-CH1	NOD/SCID/IL2 R 小鼠	皮下注射 10 周后肿瘤生长
Decomas 等，2010[34]	EACH-1	裸鼠	皮下注射 10 周后肿瘤生长
Hsu 等，2011[35]	JHC7	SCID 小鼠	皮下注射 3～4 周后肿瘤生长
Siu 等，2012[39]	JHH-2009-011	无胸腺裸鼠	皮下异种移植，连续种植
Liu 等，2012[45]	CH22	SCID 裸鼠	皮下注射
Trucco 等，2013[51]	人肿瘤细胞	NOD/SCID/IL2 R NSG 小鼠	皮下注射 3 个月后肿瘤生长
Karikari 等，2014[36]	U-CH1, U-CH2b, DVC-4	NOD/SCID/IL2 R NSG 小鼠	皮下异种移植
Bozzi 等，2014[61]	人肿瘤细胞	无胸腺 CD1 裸鼠	皮下异种移植
Davies 等，2014[67]	SF8894（植入新鲜人体肿瘤形成复发性斜坡脊索瘤）	NOD/SCID/IL2 R NSG 小鼠	皮下异种移植，连续种植

因此，基因和表型偏差是不可避免的。即便是在最初的异种移植模型中，移植的肿瘤并未经过传代，然而其与原肿瘤相比亦会存在不同之处[62, 63]。即便如此，体外细胞株和体内异种移植模型仍然是非常实用和有用的模型。

基因工程编辑的动物群体构成了最成熟的肿瘤模型。通过分子生物学方法，将感兴趣的致癌性改变引入实验动物细胞后，可以使得“动物肿瘤具有人类肿瘤的基因学特征”[64]。除了为特定肿瘤的致癌机制提供理论性证据外，这些肿瘤还为抗癌药物测试创造了极好的平台。第一个基因工程的脊索动物模型是由 Burger 等[65]报道的，他们介绍了一种斑马鱼脊索瘤模型，基于在发育过程中脊索细胞稳定的 HRASV12 表达。在脊索瘤细胞中，这种 RAS 家族基因的特异表达导致了肿瘤形成，在这种模型中，动物能够可靠快速地发展出肿瘤。该肿瘤具有脊索瘤的组织学、超微结构和免疫组织化学特征，动物在受精后 14 天左右死亡，并出现了运动减少，摄食行为改变。这种快速的增长是其应用于药物筛选的研究的主要优势。然而，RAS 家族的激活并不是脊索瘤形成的特征，在使用该模型时应该牢记这一点，特别是在评估靶向药物疗效的时候。

四、结论

现存的脊索瘤实验模型很少，早期研究依赖于通过对脊索的机械性损伤，形成肿瘤样细胞。这些实验结果仅能从原理上证明脊索瘤来源于脊索。细胞培养是脊索瘤的第一个被常规使用和可复制的模型，在了解疾病生物学方面发挥了重要作用。随着对疾病病理生理学和分子生物学更全面的理解，通过将人类脊索瘤遗传缺陷引入实验室动物，创造出了新的脊索瘤模型。

参考文献

[1] National Toxicology Program. Bioassay of diarylanilide yellow for possible carcinogenicity. Natl Cancer Inst Carcinog Tech Rep Ser. 1978; 30:1–82
[2] Allison N, Rakich P. Chordoma in two ferrets. J Comp Pathol. 1988; 98(3):371–374
[3] Camus MS, Rech RR, Choy FS, Fiorello CV, Howerth EW. Pathology in practice. Chordoma on the tip of the tail of a ferret. J Am Vet Med Assoc. 2009; 235(8):949–951
[4] Carminato A, Marchioro W, Melchiotti E, Vascellari M, Mutinelli F. A case of coccygeal chondroid chordoma in a cat: morphological and immunohistochemical features. J Vet Diagn Invest. 2008; 20(5):679–681
[5] Cho ES, Kim JY, Ryu SY, Jung JY, Park BK, Son HY. Chordoma in the tail of a ferret. Lab Anim Res. 2011; 27(1):53–57
[6] Dunn DG, Harris RK, Meis JM, Sweet DE. A histomorphologic and immunohistochemical study of chordoma in twenty ferrets (Mustela putorius furo). Vet Pathol. 1991; 28(6):467–473
[7] Enomoto A, Yoshida A, Harada T, Maita K, Shirasu Y. Chordoma–like tumor in the tail of a mouse. Nippon Juigaku Zasshi. 1986; 48(4):845–849
[8] Foerster SH, Dykes N, Flanders JA, French TW. What is your diagnosis? Retropharyngeal soft tissue mass in a ferret. J Am Vet Med Assoc. 2000; 216(5):665–666
[9] Gruber A, Kneissl S, Vidoni B, Url A. Cervical spinal chordoma with chondromatous component in a dog. Vet Pathol. 2008; 45(5):650–653
[10] Hadlow WJ. Vertebral chordoma in two ranch mink. Vet Pathol. 1984; 21(5):533–536
[11] Herron AJ, Brunnert SR, Ching SV, Dillberger JE, Altman NH. Immunohistochemical and morphologic features of chordomas in ferrets (Mustela putorius furo). Vet Pathol. 1990; 27(4):284–286
[12] Jabara AG, Jubb KV. A case of a probable chordoma in a dog. Aust Vet J. 1971; 47(8):394–397
[13] Munday JS, Brown CA, Weiss R. Coccygeal chordoma in a dog. J Vet Diagn Invest. 2003; 15(3):285–288
[14] Munday JS, Brown CA, Richey LJ. Suspected metastatic coccygeal chordoma in a ferret (Mustela putorius furo). J Vet Diagn Invest. 2004; 16(5):454–458
[15] Pye GW, Bennett RA, Roberts GD, Terrell SP. Thoracic vertebral chordoma in a domestic ferret (Mustela putorius furo). J Zoo Wildl Med. 2000; 31(1):107–111
[16] Reznik G, Russfield A. Chordoma of the spinal cord in a F344 rat. Pathol Res Pract. 1981; 172(1–2):191–195
[17] Roth L, Takata I. Cytological diagnosis of chordoma of the tail in a ferret. Vet Clin Pathol. 1992; 21(4):119–121
[18] Stigen Ø, Ottesen N, Gamlem H, Åkesson CP. Cervical chondroid chordoma in a standard dachshund: a case report. Acta Vet Scand. 2011; 53:55
[19] Suzuki M, Nakayama H, Ohtsuka R, et al. Cerebellar myxoid type meningioma in a Shih Tzu dog. J Vet Med Sci. 2002; 64(2):155–157
[20] Williams BH, Eighmy JJ, Berbert MH, Dunn DG. Cervical chordoma in two ferrets (Mustela putorius furo). Vet Pathol. 1993; 30(2):204–206
[21] Woo GH, Bak EJ, Lee YW, Nakayama H, Sasaki N, Doi K. Cervical chondroid chordoma in a Shetland sheep dog. J Comp Pathol. 2008; 138(4):218–223
[22] Yui T, Ohmachi T, Matsuda K, Okamoto M, Taniyama H. Histochemical and immunohistochemical characterization of chordoma in ferrets. J Vet Med Sci. 2015; 77(4):467–473
[23] Virchow RLK. Untersuchungen über die Entwicklung des Schaedelgrundes im gesunden und krankhaften Zustande, und über den Einfluss derselben auf Schaedelform, Gesichtsbildung und Gehirnbau. Berlin: G. Reimer; 1857
[24] Müller H. Über das Vorkommen von Resten des Chorda dorsalis bei Menschen nach der Geburt und über ihr Verhaeltniss zu den Gallertgeschwülesten am Clivus. Ztschr F Rat Med. 1858; 2:202–229
[25] Kölliker A. Über die Beziehungen der Chorda dorsalis zur Bildung der Wirbel der Selachier und einiger andern Fische. Verhandl phys med Gesellsch Würzburg 1860;10: 193–242
[26] Klebs E. Ein Fall von Ecchondrosis spheno–occipitalise amylacea. Virchows Arch Pathol Anat. 1864; 31:396–399
[27] Uber die experimentelle Erzeugung einer Ecchondrosis physalifora. 13; 1895
[28] Congdon CC. Proliferative lesions resembling chordoma following puncture of the nucleus pulposus in rabbits. J Natl Cancer Inst. 1952; 12(4):893–907
[29] Fischer B, Steiner FC. Über ein malignes chordom der Schaedel–Rückgradshöhle. Beitr. path Anat. 1907; 40: 109–119
[30] McMaster ML, Goldstein AM, Bromley CM, Ishibe N, Parry DM. Chordoma: incidence and survival patterns in the United States, 1973–1995. Cancer Causes Control. 2001; 12(1): 1–11
[31] Horten BC, Montague SR. In vitro characteristics of a sacrococcygeal chordoma maintained in tissue and organ culture systems. Acta Neuropathol. 1976; 35(1):13–25
[32] Scheil S, Brüderlein S, Liehr T, et al. Genome–wide analysis of sixteen chordomas by comparative genomic hybridization and cytogenetics of the first human chordoma cell line, U–CH1. Genes Chromosomes Cancer. 2001; 32(3):203–211
[33] Brüderlein S, Sommer JB, Meltzer PS, et al. Molecular characterization of putative chordoma cell lines. Sarcoma. 2010; 2010:630129
[34] DeComas AM, Penfornis P, Harris MR, Meyer MS, Pochampally RR. Derivation and characterization of an extra–axial chordoma cell line (EACH–1) from a scapular tumor. J Bone Joint Surg Am. 2010; 92(5):1231–1240
[35] Hsu W, Mohyeldin A, Shah SR, et al. Generation of chordoma cell line JHC7 and the identification of Brachyury as a novel molecular target. J Neurosurg. 2011; 115(4):760–769
[36] Karikari IO, Gilchrist CL, Jing L, et al. Molecular characterization of chordoma xenografts generated from a novel primary chordoma cell source and two chordoma cell lines. J Neurosurg Spine. 2014; 21(3):386–393
[37] Ostroumov E, Hunter CJ. The role of extracellular factors in human metastatic chordoma cell growth in vitro. Spine. 2007; 32(26):2957–2964

[38] Ricci–Vitiani L, Pierconti F, Falchetti ML, et al. Establishing tumor cell lines from aggressive telomerase–positive chordomas of the skull base. Technical note. J Neurosurg. 2006; 105(3):482–484
[39] Siu IM, Salmasi V, Orr BA, et al. Establishment and characterization of a primary human chordoma xenograft model. J Neurosurg. 2012; 116(4):801–809
[40] Aydemir E, Bayrak OF, Sahin F, et al. Characterization of cancer stem–like cells in chordoma. J Neurosurg. 2012; 116(4):810–820
[41] Bayrak OF, Aydemir E, Gulluoglu S, et al. The effects of chemotherapeutic agents on differentiated chordoma cells. J Neurosurg Spine. 2011; 15(6):620–624
[42] El–Heliebi A, Kroneis T,Wagner K, et al. Resolving tumor heterogeneity: genes involved in chordoma cell development identified by low–template analysis of morphologically distinct cells. PLoS ONE. 2014; 9(2):e87663
[43] Fujisawa H, Genik PC, Kitamura H, Fujimori A, Uesaka M, Kato TA. Comparison of human chordoma cell–kill for 290 MeV/n carbon ions versus 70 MeV protons in vitro. Radiat Oncol. 2013; 8:91
[44] Kato TA, Tsuda A, Uesaka M, et al. In vitro characterization of cells derived from chordoma cell line U–CH1 following treatment with X–rays, heavy ions and chemotherapeutic drugs. Radiat Oncol. 2011; 6:116
[45] Liu X, Nielsen GP, Rosenberg AE, et al. Establishment and characterization of a novel chordoma cell line: CH22. J Orthop Res. 2012; 30(10):1666–1673
[46] Patel P, Brooks C, Seneviratne A, Hess DA, Séguin CA. Investigating microenvironmental regulation of human chordoma cell behaviour. PLoS ONE. 2014; 9(12):e115909
[47] Presneau N, Shalaby A, Ye H, et al. Role of the transcription factor T (Brachyury) in the pathogenesis of sporadic chordoma: a genetic and functionalbased study. J Pathol. 2011; 223(3):327–335
[48] Scheil–Bertram S, Kappler R, von Baer A, et al. Molecular profiling of chordoma. Int J Oncol. 2014; 44(4):1041–1055
[49] Scheil–Bertram S. [Novel molecular aspects of chordomas]. Pathologe. 2014; 35 Suppl 2:237–241
[50] Shalaby A, Presneau N, Ye H, et al. The role of epidermal growth factor receptor in chordoma pathogenesis: a potential therapeutic target. J Pathol. 2011; 223(3):336–346
[51] Trucco MM, Awad O, Wilky BA, et al. A novel chordoma xenograft allows in vivo drug testing and reveals the importance of NF–κB signaling in chordoma biology. PLoS ONE. 2013; 8(11):e79950
[52] Xia M, Huang R, Sakamuru S, et al. Identification of repurposed small molecule drugs for chordoma therapy. Cancer Biol Ther. 2013; 14(7):638–647
[53] Yang C, Hornicek FJ, Wood KB, et al. Characterization and analysis of human chordoma cell lines. Spine. 2010; 35(13):1257–1264
[54] Schwab JH, Boland PJ, Agaram NP, et al. Chordoma and chondrosarcoma gene profile: implications for immunotherapy. Cancer Immunol Immunother. 2009; 58(3):339–349
[55] MacLeod RA, Dirks WG, Matsuo Y, Kaufmann M, Milch H, Drexler HG. Widespread intraspecies cross–contamination of human tumor cell lines arising at source. Int J Cancer. 1999; 83(4):555–563
[56] Markovic O, Markovic N. Cell cross–contamination in cell cultures: the silent and neglected danger. In Vitro Cell Dev Biol Anim. 1998; 34(1):1–8
[57] Nelson AC, Pillay N, Henderson S, et al. An integrated functional genomics approach identifies the regulatory network directed by Brachyury (T) in chordoma. J Pathol. 2012; 228(3):274–285
[58] Pillay N, Plagnol V, Tarpey PS, et al. A common single–nucleotide variant in T is strongly associated with chordoma. Nat Genet. 2012; 44(11):1185–1187
[59] Vujovic S, Henderson S, Presneau N, et al. Brachyury, a crucial regulator of notochordal development, is a novel biomarker for chordomas. J Pathol. 2006; 209(2):157–165
[60] Fernando RI, Litzinger M, Trono P, Hamilton DH, Schlom J, Palena C. The T–box transcription factor Brachyury promotes epithelial–mesenchymal transition in human tumor cells. J Clin Invest. 2010; 120(2):533–544
[61] Bozzi F, Manenti G, Conca E, et al. Development of transplantable human chordoma xenograft for preclinical assessment of novel therapeutic strategies. Neuro Oncol. 2014; 16(1):72–80
[62] Daniel VC, Marchionni L, Hierman JS, et al. A primary xenograft model of small–cell lung cancer reveals irreversible changes in gene expression imposed by culture in vitro. Cancer Res. 2009; 69(8):3364–3373
[63] Johannsson OT, Staff S, Vallon–Christersson J, et al. Characterization of a novel breast carcinoma xenograft and cell line derived from a BRCA1 germ–line mutation carrier. Lab Invest. 2003; 83(3):387–396
[64] Richmond A, Su Y. Mouse xenograft models vs GEM models for human cancer therapeutics. Dis Model Mech. 2008; 1(2–3):78–82
[65] Burger A, Vasilyev A, Tomar R, et al. A zebrafish model of chordoma initiated by notochord–driven expression of HRASV12. Dis Model Mech. 2014; 7(7):907–913
[66] Rinner B, Froehlich EV, Buerger K, et al. Establishment and detailed functional and molecular genetic characterisation of a novel sacral chordoma cell line, MUG–Chor1. Int J Oncol. 2012; 40(2):443–451
[67] Davies JM, Robinson AE, Cowdrey C, et al. Generation of a patient–derived chordoma xenograft and characterization of the phosphoproteome in a recurrent chordoma. J Neurosurg. 2014; 120(2):331–336

第二篇
脊索瘤的诊断

第 9 章　颅底脊索瘤的放射学表现与鉴别诊断

Radiologic Findings and Differential Diagnosis of Chordomas at the Skull Base

Alp Dinçer，Canan Erzen　著
刘定阳　译
刘　庆　校

概　要

影像学检查主要是通过显示肿瘤的起源、影像学特点以及与神经血管的关系来实现鉴别诊断。脊索瘤在组织构成上的复杂性，包括钙化、出血以及含有不同细胞特点的蛋白黏液，使其在放射学上具有不同特征，也导致了鉴别诊断的复杂性。然而，在放射学上典型的脊索瘤表现为溶骨性骨破坏，在 CT 上表现为钙化或死骨形成，T_2 加权像上高信号，T_1 加权像低信号，表观扩散系数（ADC 值）增高，增强扫描多数情况为轻中度强化。除了脂抑制或非脂抑制的 T_1 像和 T_2 像外，弥散加权像（DWI），梯度回波（GRE）T_2 像和三维稳态进动结构相干序列（CISS）无论是在显示肿瘤边界和浸润范围，还是在许多鉴别诊断中均具有很高价值。CT 的优越性在于评估骨质破坏，MRI 可以显示血管移位与包裹情况，而血管造影是评估管径狭窄程度的最佳选择。在大多数病例中，CT 与 MRI（包括 DWI 序列）能让放射科医师明确诊断典型的颅底脊索瘤，并与其他颅底斜坡病变鉴别，如更具侵袭性的脊索瘤亚型或高级别软骨母细胞瘤。肿瘤侵犯超过颅底或者侵犯重要的结构的评估需要更加精确的放射学检查方法。治疗后的影像检查目的是评估手术切除的范围，或是指导进一步的辅助治疗，以及区分是肿瘤复发还是术后改变。

关键词：斜坡脊索瘤，CT，影像学，MRI，X 线摄片

一、概述

鉴于解剖位置与肿瘤侵袭的复杂性，颅底脊索瘤需要有经验的放射科医师进行广泛地研究和细致地评估，为手术治疗提供最为精准的信息[1]。放射影像必须客观地呈现肿瘤的如下

细节：肿瘤的起源位置、重要的影像学特点、与周边重要神经血管结构的关系，以及与其他颅底病变的鉴别诊断。术后的影像学评估主要目的在于评估肿瘤的切除范围，以及指导下一步辅助治疗，从长远的角度讲，其可以区分肿瘤复发与术后改变。而借助X线摄片、CT、MRI和血管造影检查等可实现这些目标，同时这些检查都有相互补充的作用。

二、颅底脊索瘤的放射学特点

（一）位置与范围

虽然脊索瘤可以起源于颅底的任何位置，但主要起源于中线累及斜坡蝶骨基底部与枕骨基底部[2]（图9–1）。脊索瘤也可见于岩骨尖或者靠近岩枕交界处[3]（图9–1A）。更准确地说，34%的脊索瘤位于斜坡，29%位于蝶枕软骨部，12%位于鞍区，其余5%位于蝶骨区域[4]。肿瘤侵犯超越颅底范围非常常见（图9–1I）。由于解剖结构上的毗邻关系以及肿瘤局部侵袭的自然特性，肿瘤侵入海绵窦、筛窦、眶、蝶窦、蝶鞍或者鞍上脑池较为常见（图9–1B，H，I）。肿瘤向颅前窝侵犯非常少见，但在广泛侵袭性肿瘤中也可见到。如有鼻咽部侵犯需高度重视，这也是与鼻咽癌鉴别的关键点，因为鼻咽癌更为常见也有完全不同的治疗方案。巨大的脊索瘤可以占据茎突前后的咽旁间隙和颞下窝（图9–1I）。肿瘤侵犯椎前间隙、舌下神经管、颈静脉孔也不罕见。

在一些罕见病例中，脊索瘤可表现为斜坡区域硬膜下软组织肿块而缺乏骨质受累表现[5–7]（图9–1J）。这些肿瘤可能起源于中斜坡（图9–1E）、上斜坡边缘（图9–1D）或下斜坡边缘（图9–1F），并对称或不对称地向两侧侵袭。儿童脊索瘤常起源于下斜坡，更容易向椎管内发展。而成年人中，最常累及的是中斜坡区域[7]。

众所周知，脊索瘤呈现局灶性侵袭并且可推挤、包裹周边重要神经血管结构[7]。通常颅底动脉穿通于脊索瘤中且管径未见明显改变，当然动脉被肿瘤推挤移位并不少见。另有研究表明，无论是被脊索瘤推挤或是包裹，动脉管径均未见狭窄[3]。虽然以上研究结果在许多病例可能符合实际，但不能认为所有脊索瘤病例中均不存在动脉管径狭窄。麦氏腔侵犯同样可见于脊索瘤中。

肿瘤压迫推移脑干可出现脑积水，导致中脑导水管或者四脑室受压（图9–1F）。虽然脊索瘤更常见的是向后部发展，肿瘤向海绵窦侵犯也很常见（图9–1B）。

（二）内部结构与骨质改变

脊索瘤是高异质性、破坏性、侵袭性软组织肿块，包含多种组织成分，包括钙化、骨碎片、出血、蛋白黏液[8–11]（图9–2）。囊变伴或不伴有蛋白黏液、出血、死骨以及营养不良性钙化是常见表现。最为典型和常见的脊索瘤特征是颅底中央区骨质破坏，部分或全部的破坏并累及周边骨质。这种骨质破坏的边界呈分叶状或不规则状。骨质破坏是“虫蛀样”的，在破坏处可见局部的死骨或者骨硬化碎片，这些硬化多是散在的点状高密度灶。偶可见广泛细小的均质钙化灶，而大块的致密钙化罕见。骨质破坏的中心被认为是肿瘤的起始部位，且常与蝶枕间软骨有关。对于小的脊索瘤，骨质破坏往往出现在一侧的蝶枕间软骨，并沿同侧的骨质发展。而当肿瘤长大至一定程度时，蝶枕间软骨将会完全破坏。因此，当颅底骨质无明显破坏时，脊索瘤的诊断需要慎重或重新考虑。

（三）形状和边界

一般来说，脊索瘤是圆形或分叶状的软组织肿块，边界清楚。肿瘤分叶在大型脊索瘤中

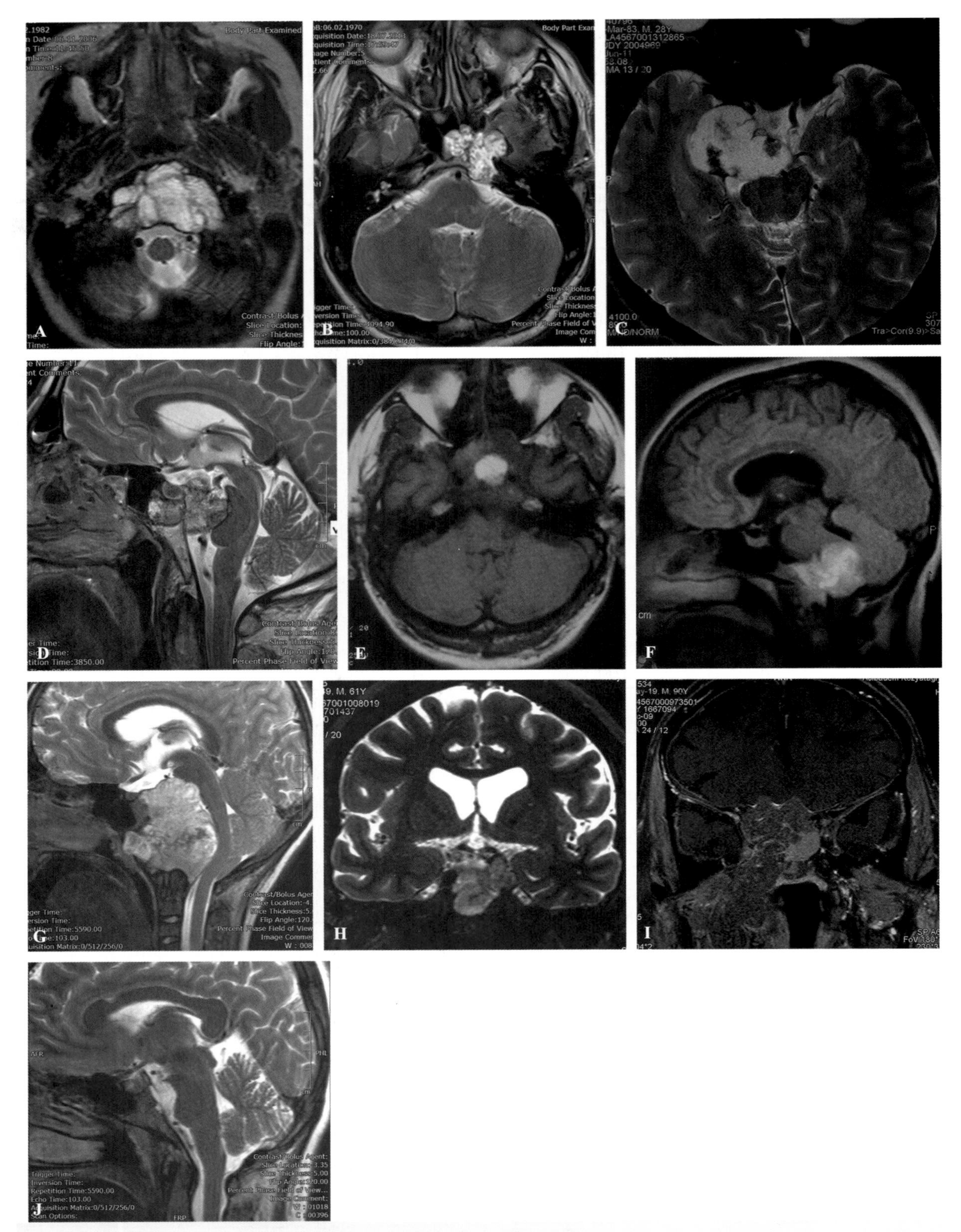

▲ 图 9-1　脊索瘤的起源

虽然大部分脊索瘤常见起源于中线区域的蝶骨基底部和斜坡，但其也可以起源于颅底的任何部位，如岩骨和鞍旁（A 至 C）。最常累及的解剖结构是中斜坡，其次是上斜坡和下斜坡（D 至 F）。也可见到广泛侵犯整个蝶骨基底部、枕骨基底部甚至颈椎（G）。侵犯海绵窦、蝶窦和鞍区的也并不少见（H 和 I）。虽然罕见，但侵犯颞下窝也可见到（I）。单纯的硬膜下的脊索瘤非常少见（J）

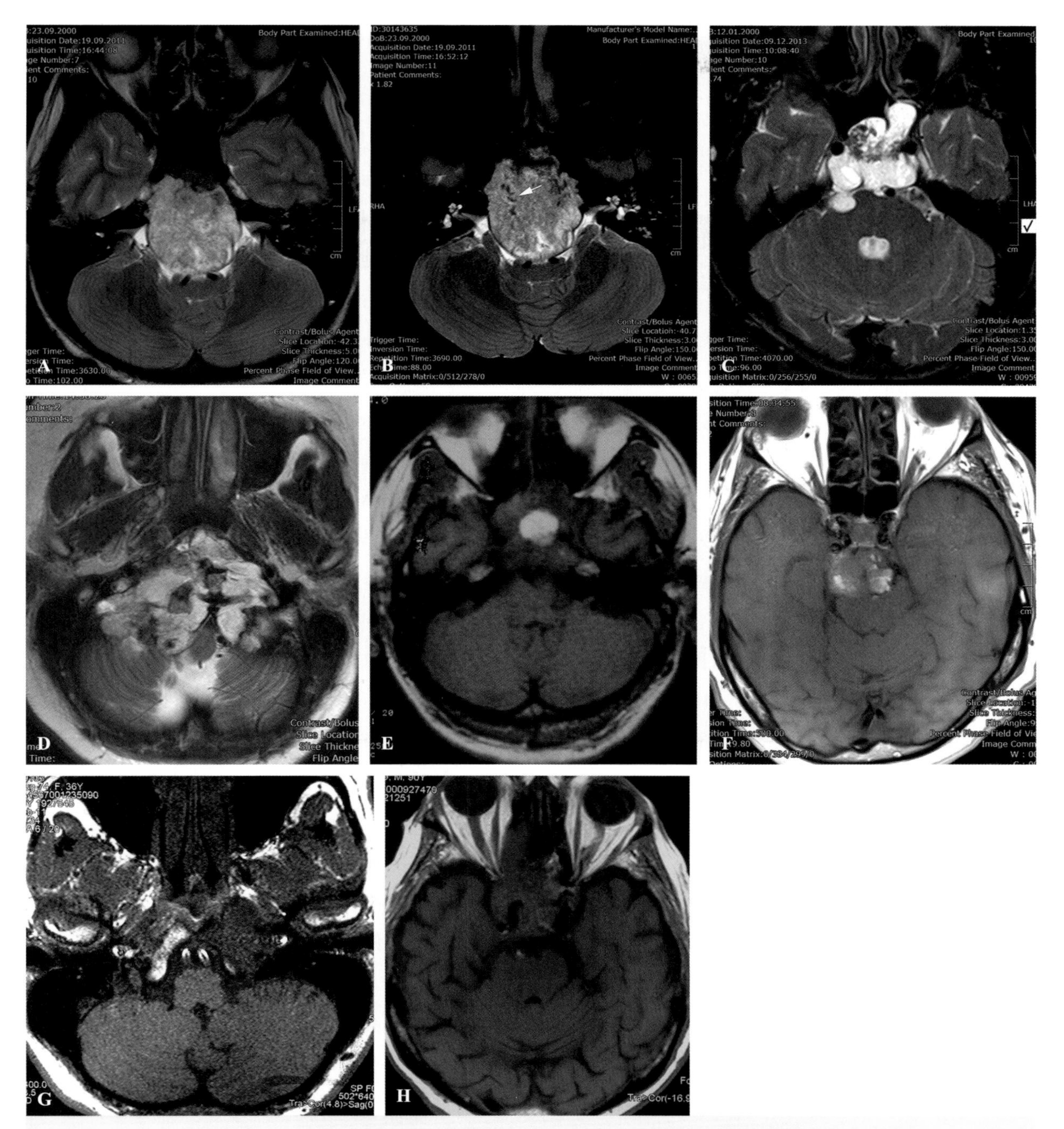

▲ **图 9-2　脊索瘤内部不均一的组织构成在 MRI 影像上呈现出信号的不均匀性**

A 至 D 为 T_2 像，E 至 H 为 T_1 像。囊变伴（E）或不伴（C）蛋白黏液成分、钙化（H）、出血（D）是很常见的信号。肿瘤中含有的均一软组织成分可通过普通的 T_2 加权像显示（A），如果在同一层面运用高分辨薄层扫描，可见不均匀信号伴有轻度低信号影，提示钙化或出血（B）

更常见。肿瘤边缘常存在假包膜。肿瘤边界在MRI上容易分辨，除非骨质侵犯使得边界不规则和模糊。如果肿块向邻近脑池间隙生长，肿瘤将表现出边界清楚规则的软组织团块影。边缘硬化或新骨形成在脊索瘤中几乎见不到。规则的肿块可能因突破硬膜而变得不规则。偶见脊索瘤使周边硬膜增生而表现出“脑膜尾征”，这需要与脑膜瘤相鉴别。

三、影像学表现

（一）X线摄片

颅骨侧位片可清晰地显示颅中窝骨质，可快速诊断出脊索瘤的骨质破坏或者钙化。传统的照片可以显示出颅底骨质侵蚀和死骨形成伴有骨孔或裂隙的增宽以及鼻旁窦的侵犯。但是，传统摄片不能显示肿瘤的边界和侵蚀的范围，所获得信息量有限。在CT和MRI广泛应用的时代，由于较高的放射量与烦琐的操作，传统的X线摄片已经成为历史。

（二）CT扫描

CT扫描是所有怀疑脊索瘤的患者必做的检查，对于脊索瘤典型的骨质破坏和死骨评估价值很高（图9–3）。颅底轴位2～3mm层厚的CT平扫就足以显示这些特点。3D–CT是相对更为复杂的重建技术，能更直观和准确地显示骨质的三维结构。CT增强扫描在没有MRI情况下能用以评估肿瘤的边界。CTA检查能显示出被推挤的动脉与破坏的骨质的关系或动脉被含有钙化的肿瘤包裹的情况。

CT能很好地显示出脊索瘤骨质侵犯的自然属性，而且能精准地显示出颅底骨质的溶骨性破坏情况。与周围神经组织相比，肿块表现为稍高密度伴中度强化或显著强化。大体标本中，肿瘤内偶有凝胶样物质在CT上呈现出低密度区[9]。

（三）MRI影像

虽然CT和MRI在脊索瘤检查中均为必需检查，但MRI在显示肿瘤边界、范围、内部组织构成以及与周边血管神经的关系上更具有优势。而且MRI在指导手术切除与辅助放射治疗中具有更关键性的作用。MRI在评估手术切除程度和放疗后随访中鉴别肿瘤复发与治疗后反应中更具优势。

MRI通过矢状位、冠状位及轴位的高分辨扫描（2～3mm层厚）来获得复杂的解剖学细节，包括准确的位置、侵犯的边界、周边的脑神经和血管结构。高分辨扫描不仅提供周边重要神经血管结构关系，还能获取肿瘤内部特征性信号进行鉴别诊断（图9–2 A和B）。矢状位扫描对于术前评估更有价值，能更好地评估肿瘤后界及与脑干的关系，能显示出肿瘤向鼻咽和口咽的侵犯程度以及硬膜下的侵袭范围。冠状位和轴位有利于评估肿瘤对海绵窦的侵犯程度。冠状位能很好地显示出视神经与视交叉的位置关系。

肿瘤出血的部位、蛋白黏液的聚集、局灶性骨硬化、死骨碎片在MRI的各个序列中均表现为典型的信号不均匀性（图9–2）。尽管因为局部的出血、蛋白黏液囊泡或者是钙化在T_1像上可表现出高信号，但脊索瘤最常见是斜坡区域非压脂T_1像等–低信号(图9–4)。另一方面，由于含水丰富T_2像上呈现出高信号（图9–4）。但钙化、死骨、出血、纤维分隔、蛋白黏液囊泡可致肿瘤区域的T_2像上呈现不均匀性低信号。螺纹形T_2像低信号是肿瘤内营养不良性钙化伴或不伴出血的标志。如果T_2像中较灰质低的信号不能用钙化和出血解释，同时有T_2梯度回波序列（GRE）和CT证实，在鉴别诊断中往往是低分化的脊索瘤亚型表现。T_2压脂序列对于肿瘤侵犯骨髓导致边界不清和不规则时有

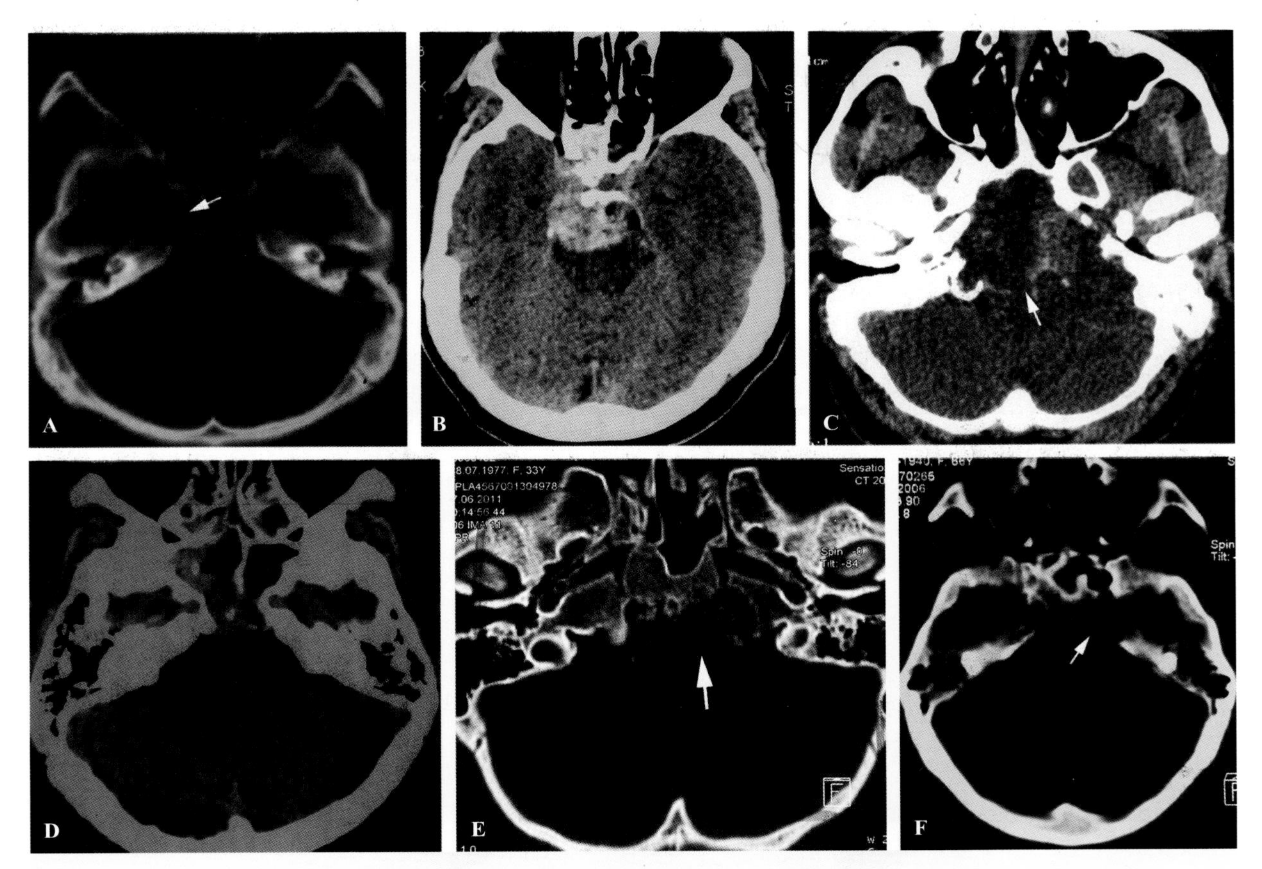

▲ 图 9–3　**骨质破坏和骨质受累范围在 CT 扫描上可清晰显示**

A. 斜坡右侧方延伸至岩尖的骨质破坏不伴有钙化或死骨；B. 软组织窗可见颅底中线区均一的高密度肿块；C. 低密度与高密度混合的软组织肿块合并斜坡骨质破坏伴线状死骨；D. 中线斜坡骨质破坏合并死骨形成；E. 破坏的骨质边缘呈不规则的分叶状“虫蛀样”改变；F. 溶骨性骨质破坏呈现光滑的边界

利于判定肿瘤边界。

多数肿瘤增强后呈现中度－显著强化（图 9–5）。T_1 压脂增强扫描有助于明确肿瘤的边界。偶见因肿瘤大量坏死或黏液变而表现出轻度甚至无明显强化。由于瘤内低信号分叶状区域，有时可见到“蜂巢样”强化。当然，均匀的高度增强的影像常需要考虑其他肿瘤可能。

目前还很少有采用 MRI 高级成像序列技术评估脊索瘤的文献报道。弥散张量成像（DWI）是通过组织体素内水分子的运动来显示肿瘤内的细胞密度和核浆比例。有很多文献描述了颅底脊索瘤和软骨母细胞瘤的 DWI 信号特点[12, 13]。Yeom 等建议，利用 DWI 和表观弥散系数（ADC）值辅助鉴别脊索瘤和软骨肉瘤[12]。研究发现，软骨肉瘤 ADC 值是最高的，其次是典型脊索瘤和低分化脊索瘤。软骨肉瘤与两种类型的脊索瘤 ADC 值均具有显著的差异，但两种脊索瘤间没有显著差异。然而颅底区域获取高质量 DWI 和 ADC 值在技术上仍存在挑战。由于颅底区域的空气－骨质界面和脊索瘤内组织的磁敏感伪影干扰，DWI 扫描会有很多信号干扰，尤其是高场强的 MRI 扫描。因此，需要通过低噪声的 DWI 扫描技术进行大样本量的前瞻性队列研究来评估 ADC 值在脊索瘤组织病理学诊断中的意义。但是 DWI 扫描应该能够辅助传统 MRI 提供更多的鉴别诊断和评估预后的有价值信息（图 9–6）。

T_2 梯度回波序列（GRE）或磁敏感加权序

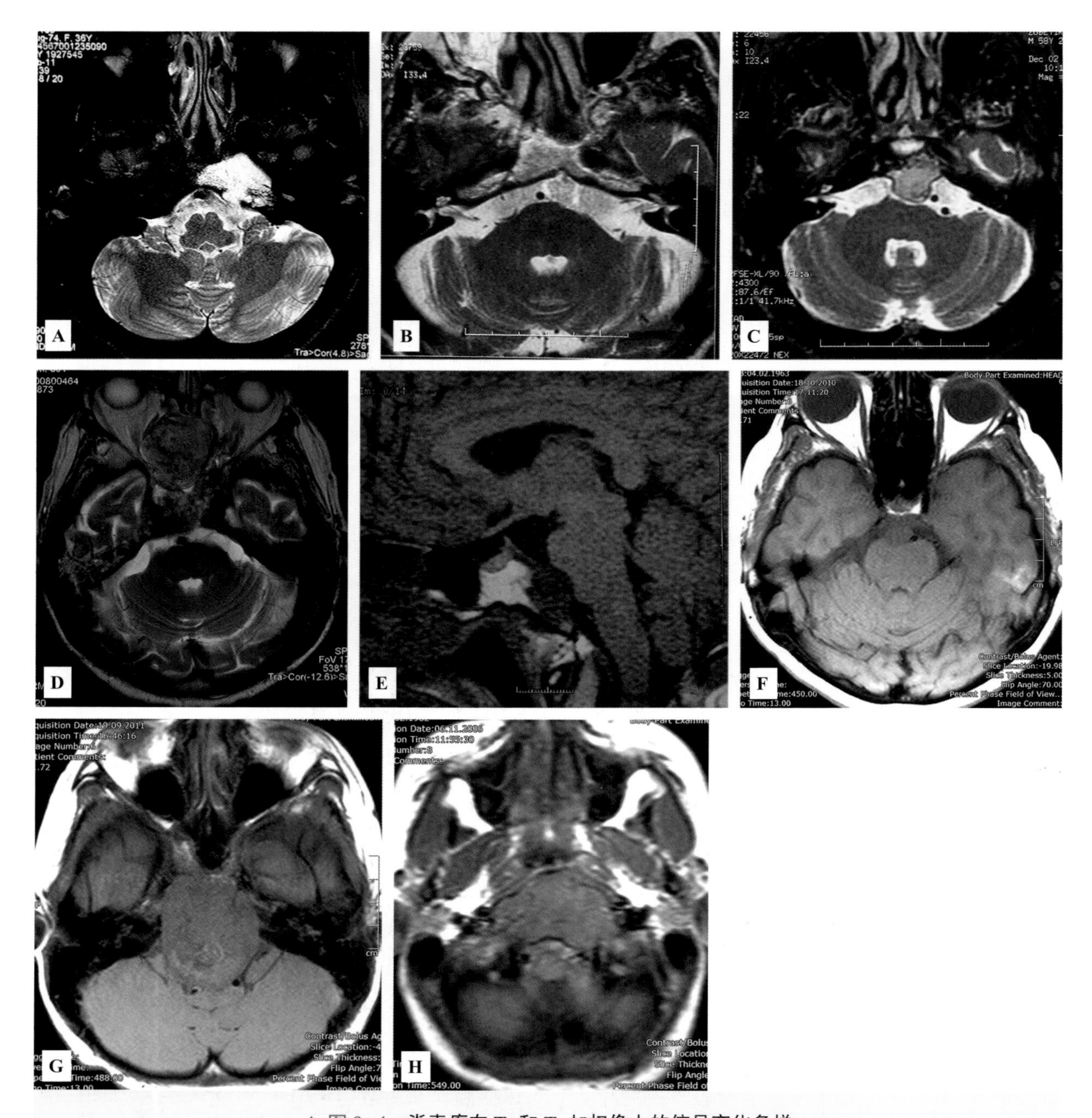

▲ 图 9-4　脊索瘤在 T_1 和 T_2 加权像上的信号变化多样
与脑干相比，脊索瘤在 T_2 像上可表现出极高信号（A），高信号（B），稍高信号（C）以及低信号（D），而在 T_1 像上可表现出低信号（E）、中等低信号（F）、稍低信号（G），等信号混有稍高或稍低信号（H）

列（SWIs）比常规扫描能更清晰地显示钙化或出血，而且 SWIs 还能区分钙化和出血。但由于颅底邻近的空气－骨质界面导致磁敏感伪影，这些扫描在颅底区域并不很可靠，需要结合 CT 扫描慎重判断（图 9-7）。

重 T_2 扫描序列，如稳态构成干扰序列（CISS）或快速成像稳态采集（FIESTA）序列，能更清楚地显示肿瘤内的不均匀性，不同的囊液成分显示出不同的信号强度。而且重 T_2 扫描能较普通的 T_2 序列更好地显示斜坡脊索瘤向基底池侵犯的程度以及向硬膜下侵袭的真实肿瘤边界（图 9-8）。

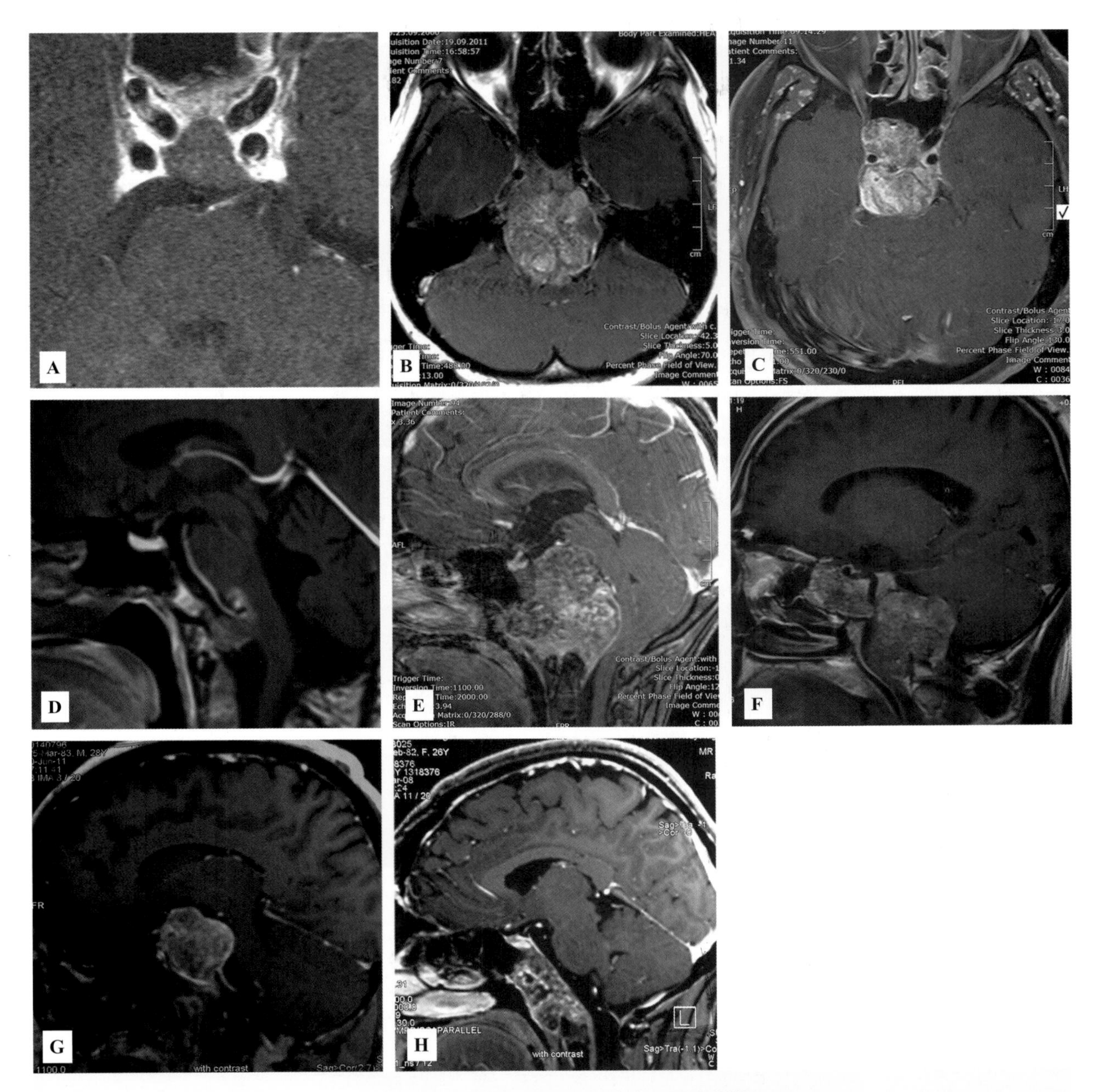

▲ 图 9-5 增强后的强化形式也呈现多样性

常见的是中等（G）到显著（F）均匀强化，T_1 压脂增强扫描可提高增强的程度（C）。偶尔可见稍强化（D）或不强化（A）。有时由于存在分叶状的低信号区可出现“蜂巢样”强化（B），不同程度的不均匀强化也可出现（E 和 H）

（四）血管造影

传统的 MRI 成像能很好地显示血管结构及其与肿瘤的关系。MRI 血管成像能提供更多的血管成像信息。CT 血管造影可以显示血管被肿瘤钙化包裹的程度，尤其是评估钙化是否已侵袭血管壁，这些信息对术中处理非常关键。如果怀疑动脉管径变窄，推荐行 DSA 检查。肿瘤的异常新生血管在脊索瘤中非常罕见，DSA 造影肿瘤一般不显影（图 9-9）。

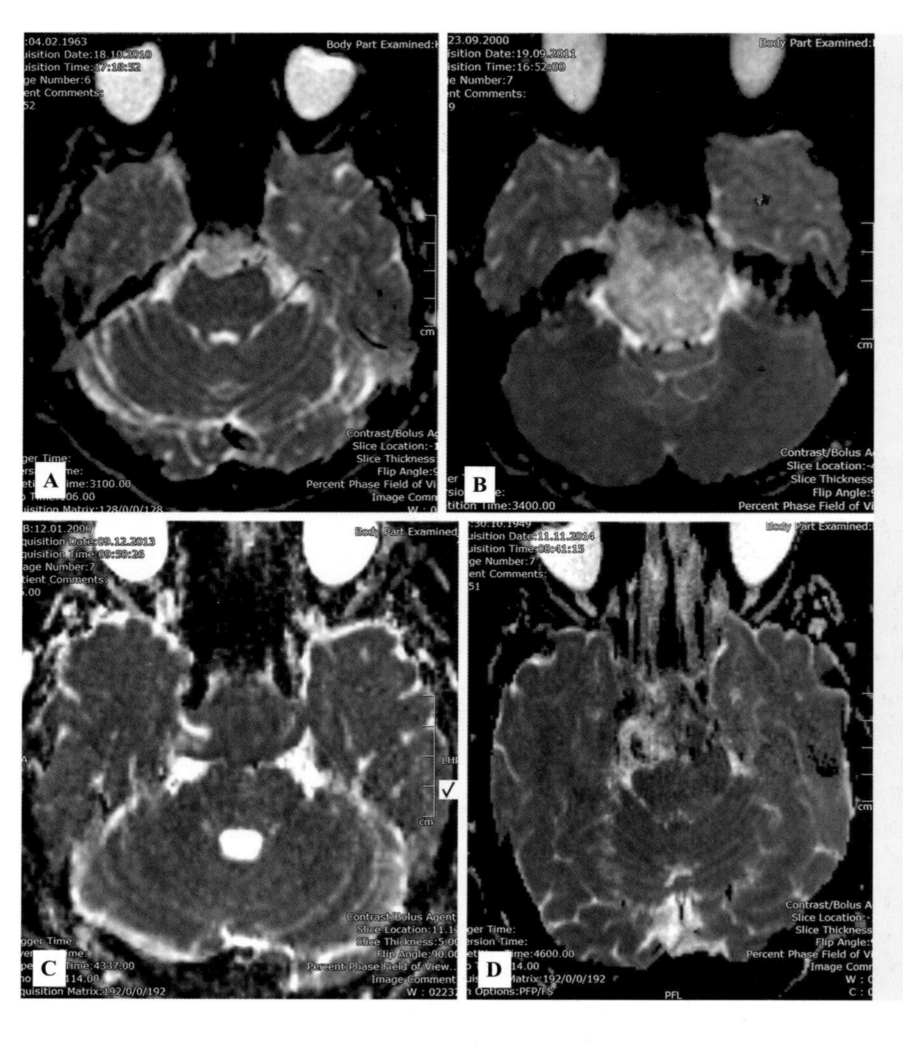

◀图 9-6 **典型脊索瘤**
表现为 ADC 图的高信号和 ADC 高值（A）。ADC 图上呈现的不均一性增加了 DWI 的分析难度（B）。低 ADC 值常见于低分化脊索瘤（C），出血、钙化、鼻旁窦内空气影响了磁敏感性，降低了 ADC 值的准确性（D）

四、鉴别诊断

脊索瘤具有侵袭性，诊断有一定挑战性。但采用合适的放射影像学检查结合临床特点，大多数颅底脊索瘤的诊断和鉴别诊断并不十分困难。然而模糊不清的影像学结果将会增加临床诊断的难度，甚至要考虑可能增加相关的手术风险。CT 和 MRI 各种序列扫描，包括 T_1/T_2 加权像、压脂序列、增强扫描、DWI 及 ADC 值计算、T_2 梯度回波序列以及 CISS 序列等可提供合适的诊断信息。对于模棱两可的病例，需要通过密切的影像学检查随访或者核医学检查来排除其他颅骨病变。

脊索瘤和转移瘤是成年人斜坡骨质破坏的最常见病因 [14]。单纯溶骨性斜坡骨质破坏的转移瘤与脊索瘤的鉴别是比较困难的。但是，脊索瘤相比转移瘤缓慢生长的特点对于诊断不清的病例是有鉴别意义的（图 9-10）。

鉴于脊索瘤起源的解剖位置，第一个需要鉴别的肿瘤是软骨肉瘤。软骨肉瘤同样作为局灶性侵袭肿瘤常起源于岩枕裂。脊索瘤常与软骨肉瘤表现相似，但由于两者预后的显著差异以及治疗方案的不同，两者鉴别诊断非常重要 [15]。半数软骨肉瘤含有矩阵样钙化灶，而且与脊索瘤不同的是，软骨肉瘤具有显著而不均匀的强化 [16]。而在传统的 MRI 影像上两者有相似的表现 [9]。DWI 和 ADC 值有利于脊索瘤亚型与软骨肉瘤的鉴别诊断。

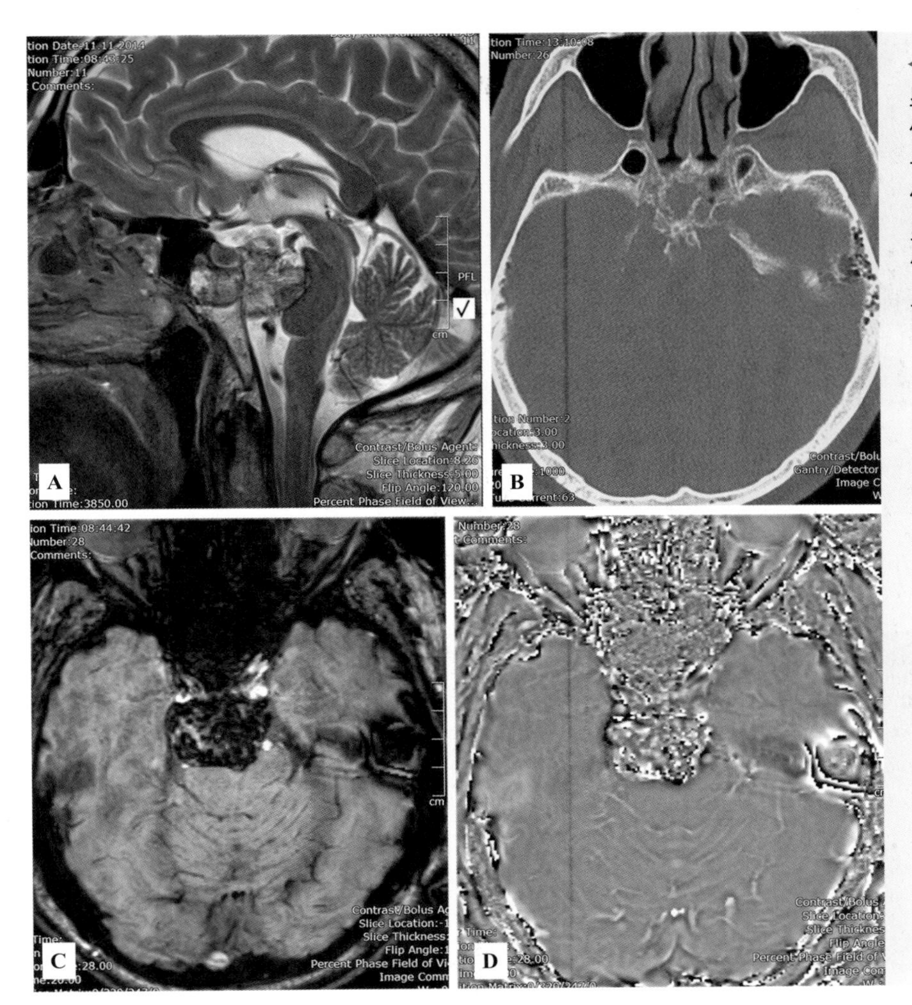

◀图 9-7 矢状位 T_2 加权像显示中斜坡区侵袭性肿块并信号不均匀（**A**）。不均匀信号可能是出血或钙化导致，但无法明确，**CT** 可更好地显示钙化（**B**）。但磁敏感成像（**SWI**）及重建可显示出血和钙化影像（**C** 和 **D**）

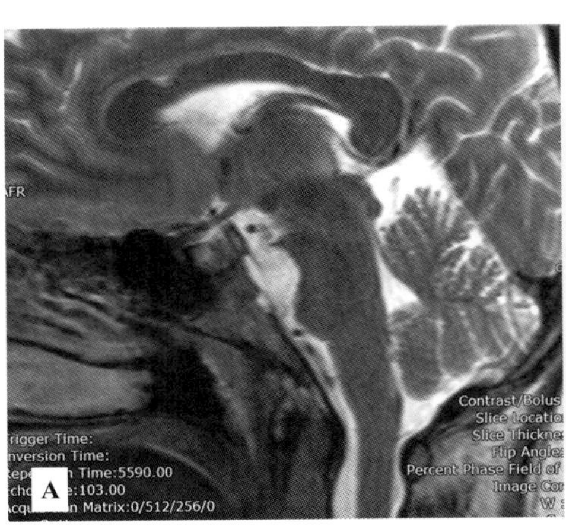

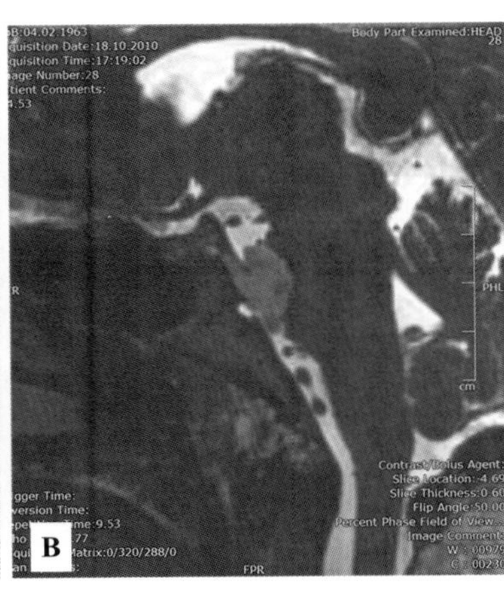

◀图 9-8 传统的 T_2 加权像不能明确显示出肿瘤与脑脊液的边界或累及程度（**A**），而重 T_2 像如 **CISS** 能很好地显示出肿瘤与脑脊液分界及累及程度（**B**）

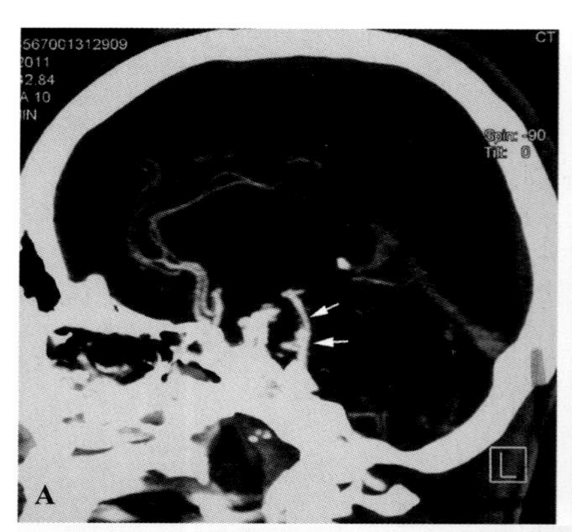

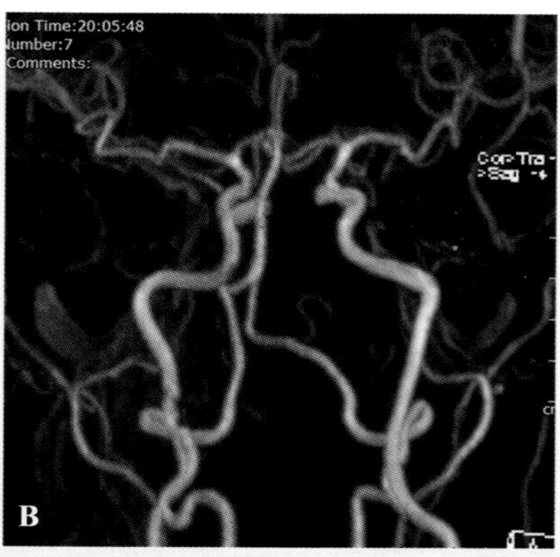

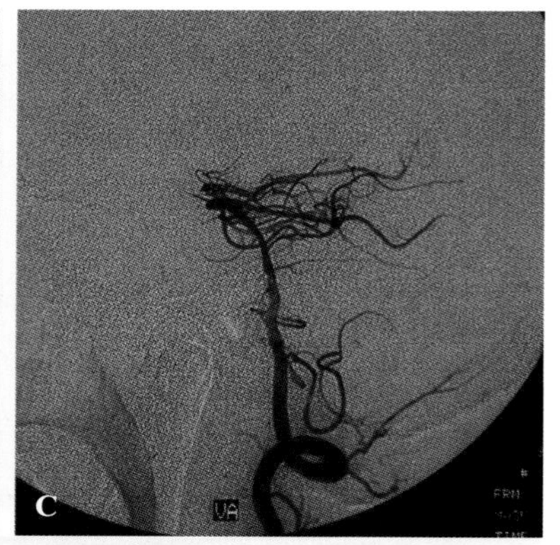

▲ 图 9-9 CTA 可以显示出被肿瘤钙化包裹的动脉和动脉管壁被钙化累及的程度（A）。增强后的 MRI 血管成像显示左侧颈内动脉颅内段移位（B）。DSA 的侧方成像显示移位并狭窄的基底动脉（C）侧位摄影数学减影血管造影显示基底动脉移位和变窄（引自 Pamir 和 Ozduman，2007 [7]. 经许可转载）

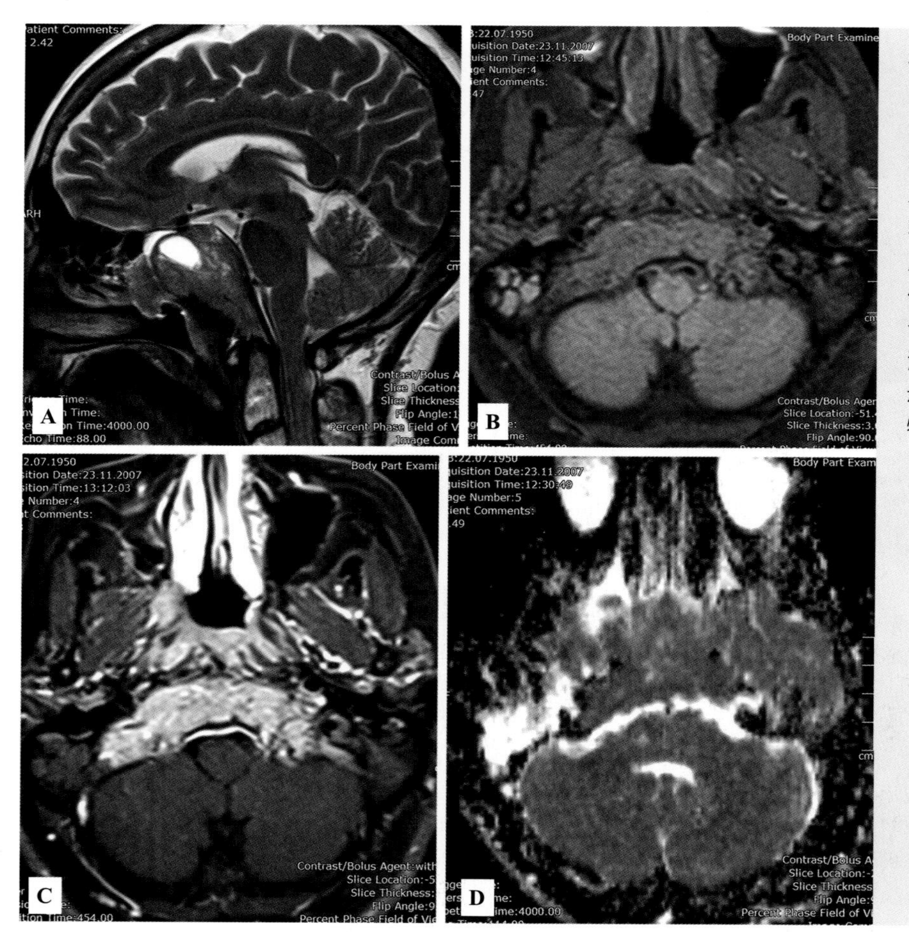

◀ 图 9-10 斜坡转移瘤可有脊索瘤的相似表现，鉴别诊断难度较大

斜坡起源不明的转移性腺癌：A 为矢状位 T_2 加权像，B 为轴位 T_1 压脂像，C 为轴位 T_1 压脂增强像，D 为 ADC 图。值得注意的是均一的肿块内包含囊性变而无出血、钙化、黏液变、死骨成分。ADC 图显示富含细胞成分，符合其恶性特征（D）

脑膜瘤是另一个需要鉴别的肿瘤。尽管脑膜瘤可能出现非典型的影像表现，如硬膜外进展、骨破坏性、营养不良性钙化，可误诊为脊索瘤[17]。两者均为膨胀性生长，但脊索瘤通常不会引起瘤周脑组织水肿，而 60% 的脑膜瘤会出现瘤周水肿[18]。蝶骨嵴脑膜瘤可累及海绵窦进而侵袭蝶骨体部，这需要与脊索瘤相鉴别。蝶骨嵴脑膜瘤促进骨质增生和内板扩大硬化导致骨密度增加，而仅有 20% 的病例中可出现骨质破坏。瘤内钙化是脑膜瘤的另一典型特征，而大块的钙化灶在脊索瘤中罕见[19]。脑膜瘤强化显著且均一，而脊索瘤没有明显的强化及典型的强化形式[20]。

骨纤维结构发育不良可以发生在颅底，由于涉及骨质病变，因此需要与脊索瘤鉴别。而骨纤维结构发育不良主要表现是骨髓质的增生而不伴有软组织肿块。CT 显示骨质增厚、硬化及“毛玻璃样”改变，这在脊索瘤中不常见（图 9–11）。

Paget 病在其早期的骨破坏期是需要与脊索瘤相鉴别的罕见病种。鼻咽癌能通过神经纤维间隙穿透颅骨并破坏中央颅底骨质。由于脊索瘤可长入颞下窝和咽旁间隙，因此可累及鼻咽区。在鼻咽脊索瘤中 T_2 成像可见鼻咽区咽隐窝的黏膜是完整的。

皮样囊肿和表皮样囊肿非常罕见，位于颅内中线部位的肿块需要与之鉴别。由于表皮样囊肿表现为显著的弥散受限，DWI 检查能很好地进行鉴别（图 9–12）。

垂体腺瘤典型的生长方式为向上方生长，但部分高侵袭性垂体瘤可以破坏骨质而需要与脊索瘤鉴别。巨大垂体腺瘤可以通过破坏周边骨质累及范围超越鞍区，在几乎所有 MRI 序列中均具有与灰质相似的信号。出血、囊变、坏死的成分可以出现混杂的信号且具有不均匀强化，这需要与脊索瘤相鉴别。

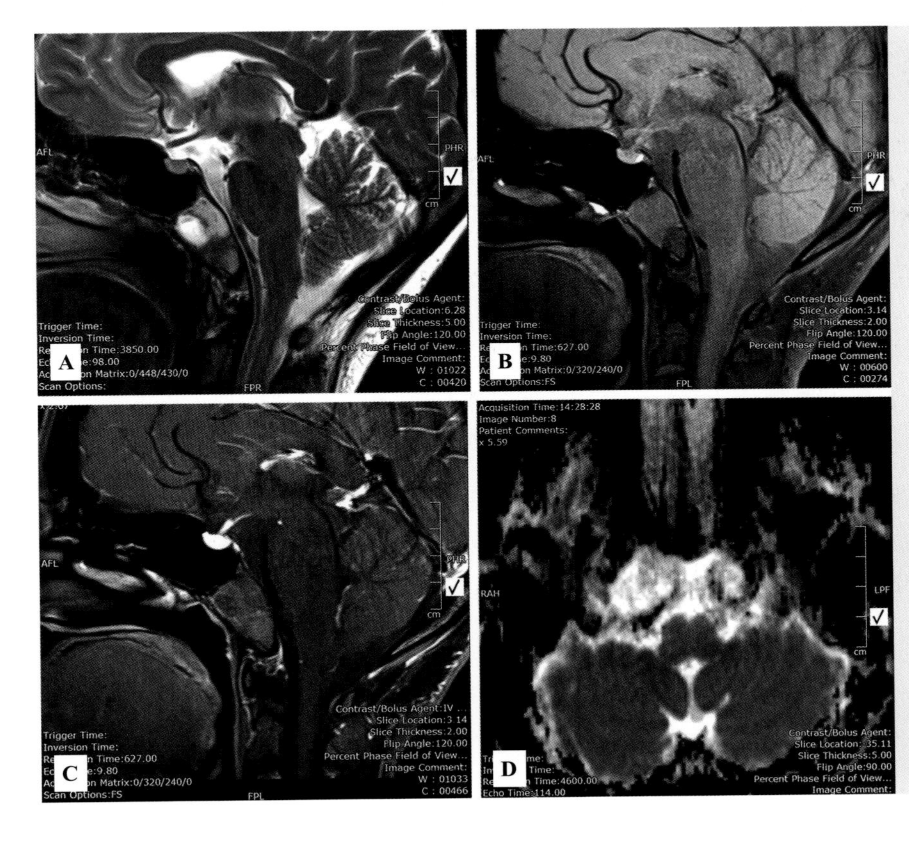

◀图 9–11 斜坡中线区骨纤维结构发育不良

矢状位 T_2 加权像（A）、矢状位 T_1 压脂像（B）、矢状位 T_1 压脂增强像（C）中骨性结构无明显破坏，ADC 图也支持良性病变（D）

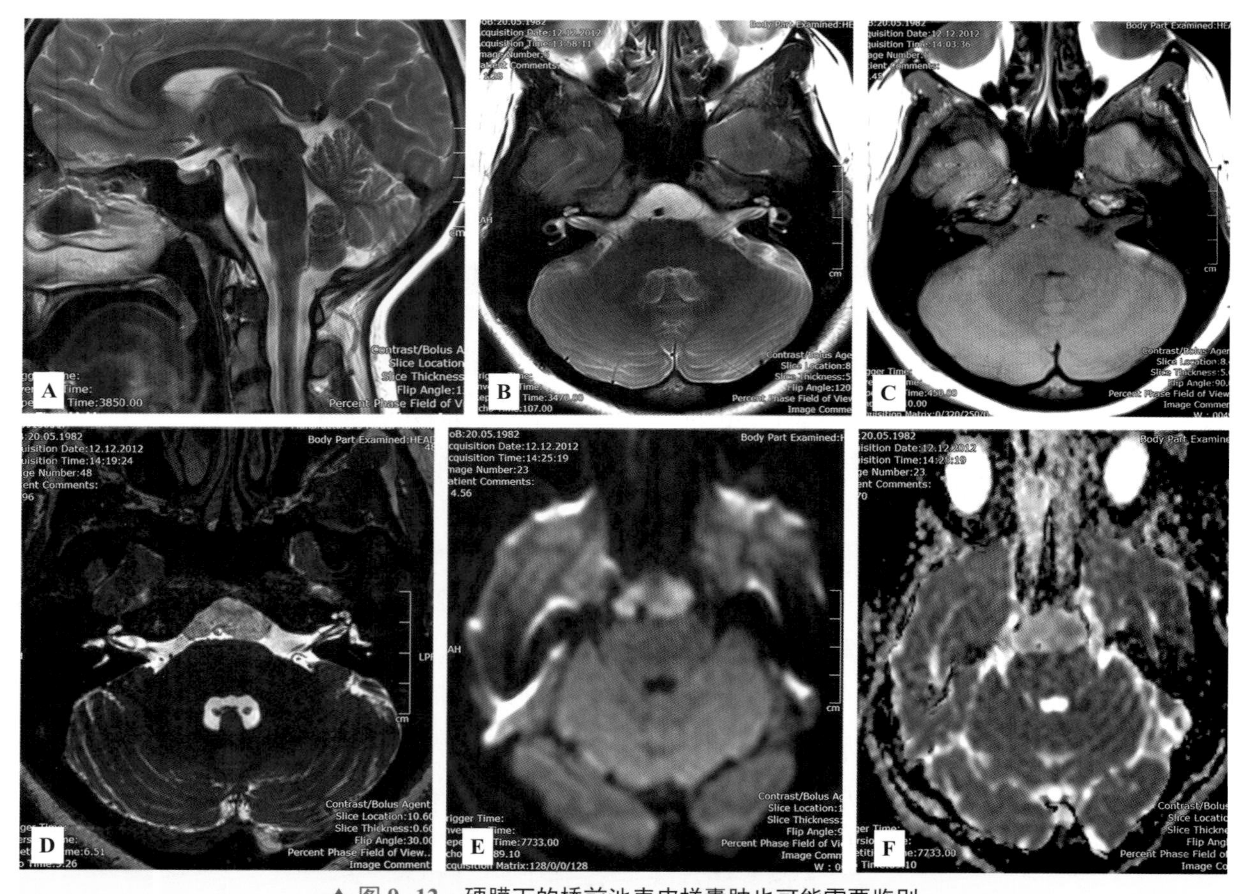

▲ 图 9-12 硬膜下的桥前池表皮样囊肿也可能需要鉴别

桥前池表皮样囊肿 T_2 加权像（A 和 B）、T_1 加权像（C）、重 T_2 加权像（D）可清晰显示病灶边界；弥散张力成像与 ADC 图（E 和 F）显示弥散受限

颅底中央区的骨质破坏亦可见于孤立性浆细胞瘤或淋巴瘤，但它们具有独特的影像学特点，DWI 上弥散明显受限，低 ADC 值（图 9-13，图 9-14）。

颅内脊索瘤（EP）在影像学上也具有一些显著特征，可以累及斜坡，表现出典型的边界清楚且光滑的骨质缺损，可与斜坡脊索瘤侵袭并破坏邻近结构的特点相鉴别[5]（图 9-15）。但是仍有部分脊索病变并不完全符合颅内脊索瘤或斜坡脊索瘤的诊断标准。由于颅内脊索瘤为非强化病变，因此，增强扫描通常可以较好地将其与斜坡脊索瘤相鉴别。如果斜坡或岩斜坡占位常规增强扫描未出现明显强化，而增强后 1 小时延时扫描出现强化，则可认定为斜坡脊索瘤（图 9-16）。但是增强扫描或增强后 1 小时延时扫描非强化并不能明确颅内脊索瘤诊断。这类被认为是“脊索残余组织”的模糊病例需要进行密切随访检查，以避免不必要的手术治疗。

五、治疗后影像随访

随访复查的最佳选择是 MRI 扫描。术中或术后即刻行 MRI 检查不仅可以显示出肿瘤切除的程度与肿瘤残余情况，而且可以显示可能的并发症，如瘤腔内出血、脑脊液漏以及周边重要结构（如脑干）损伤情况。MRI 随访复查可以发现肿瘤复发，或者鉴别是复发还是肿瘤切除后的术区反应。有时手术通道中出现肿瘤复

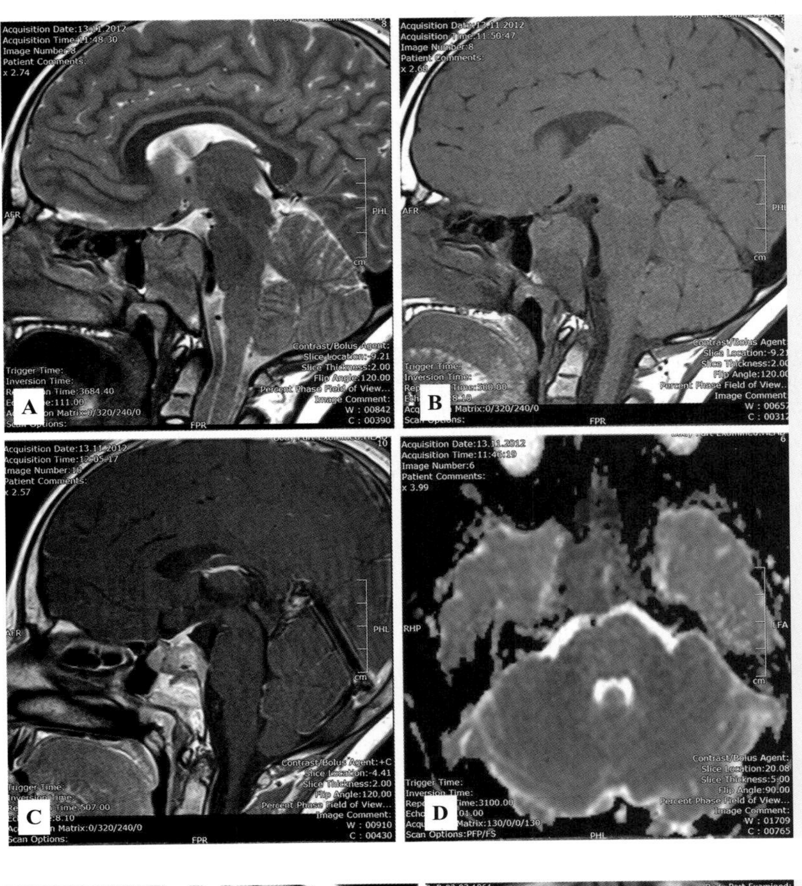

◀图 9-13 **B 细胞淋巴瘤**

斜坡区骨质破坏的均一性肿块在 T_2 加权像（A）、T_1 加权像（B）、T_1 增强像（C）、ADC 图（D）中显示弥散明显受限

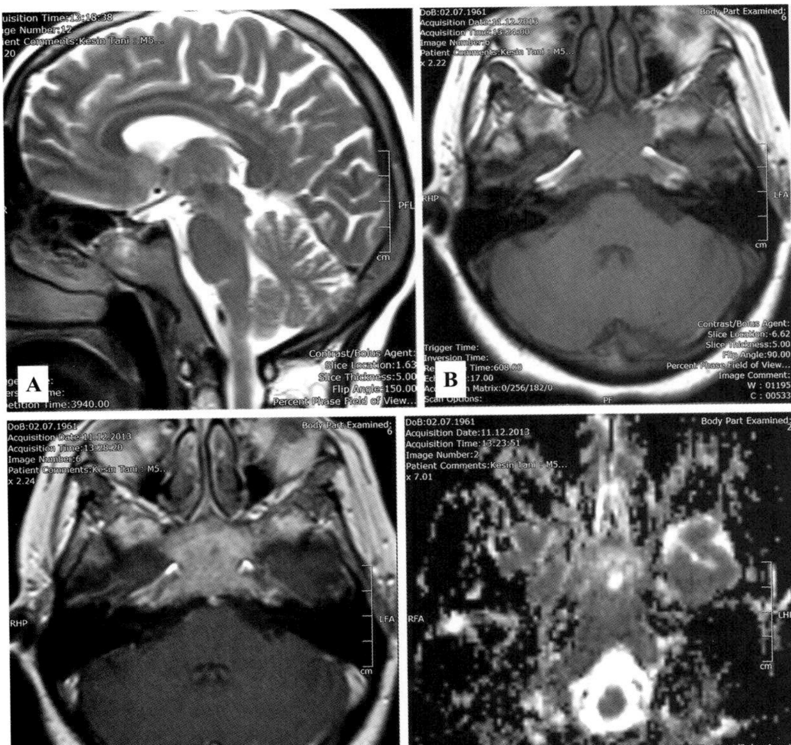

◀图 9-14 **实性浆细胞瘤**

A. T_2 加权像上显示斜坡区稍高信号含有囊性变的实性肿块；B. 轴位 T_1 加权像；C. 均匀且明显的强化；D.ADC 图显示均匀的明显弥散受限

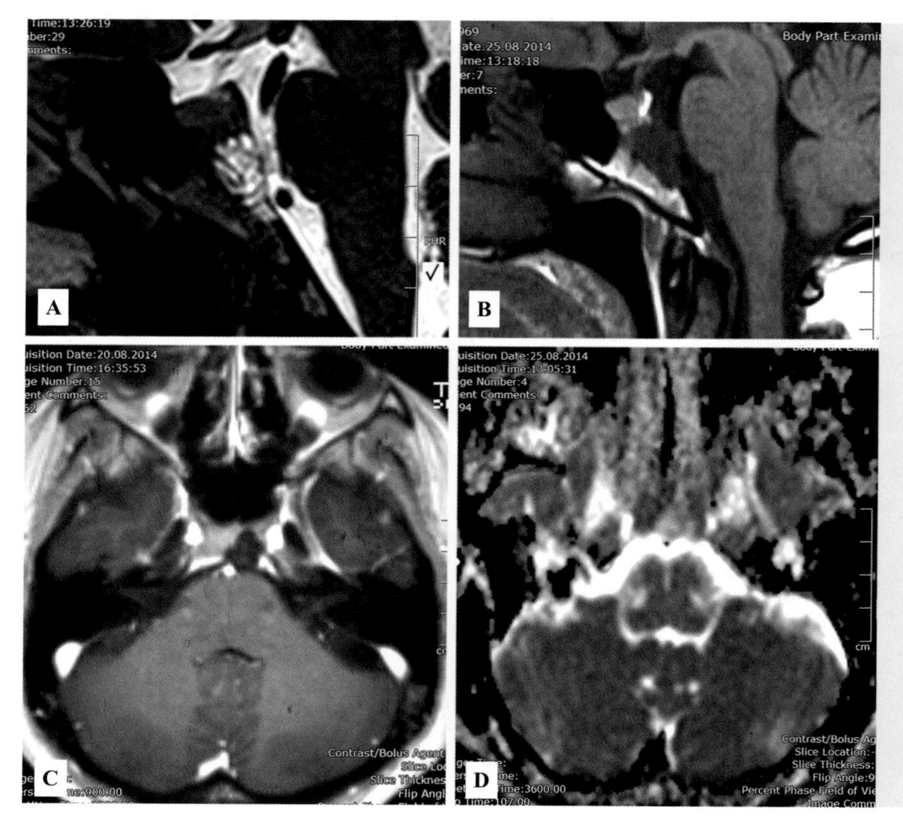

◀ **图 9-15　局限于斜坡内的囊泡细胞性外生软骨瘤（EP）与脊索瘤鉴别诊断十分困难**

T_1 和 T_2 像信号两者非常相似（A 和 B），但囊泡细胞性外生软骨瘤无明显强化（C），而且 ADC 图显示弥散明显增加（D）

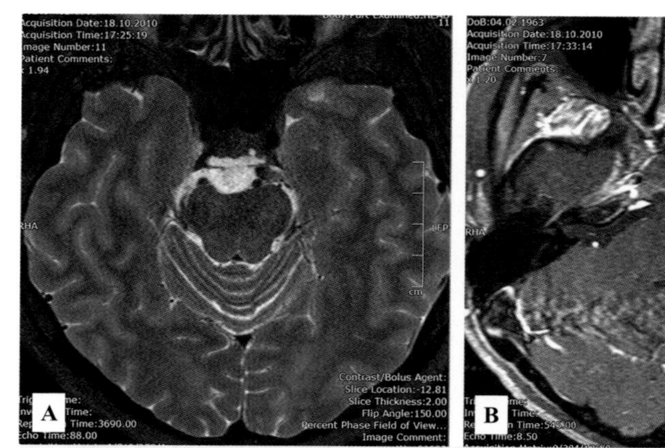

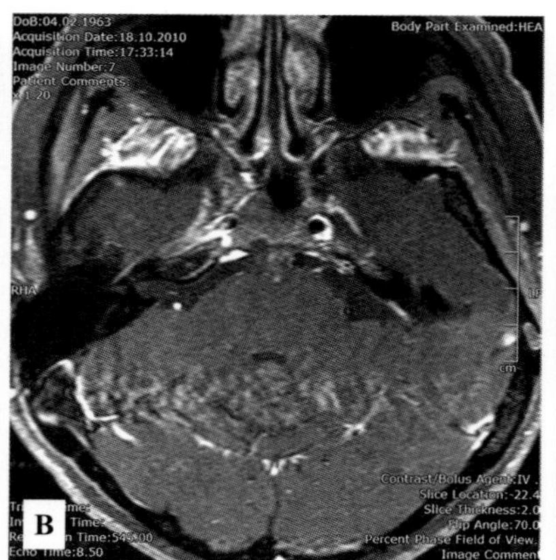

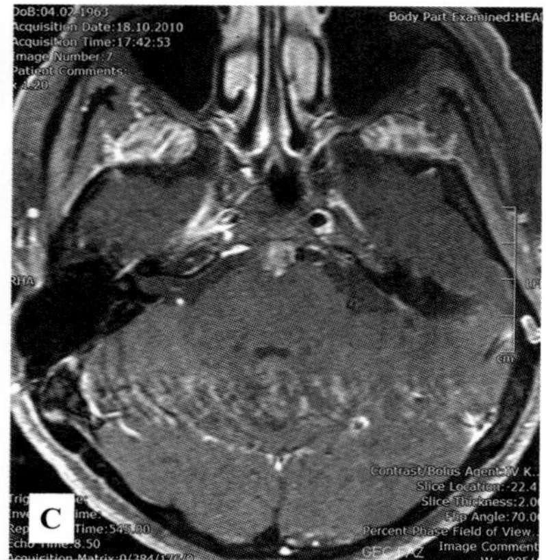

▲ **图 9-16　轴位 T_2 加权像显示桥前池边界清楚的肿块，病变可能为囊泡细胞性外生软骨瘤或硬膜下脊索瘤（A）。常规 T_1 压脂增强像显示病灶显著强化（B），而增强后 1h 延迟扫描仍有强化（C），可以排除囊泡细胞性外生软骨瘤（EP）**

发，可从复查 MRI 中确认 [21]。需要注意的是，脊索瘤可以同时出现在骶椎中，所以在某些特殊病例中需要复查骶尾椎体影像 [22]。硬膜内的种植转移也可出现，但甚为罕见 [23]。

虽然局部复发是脊索瘤治疗失败的主要原因，但脊索瘤具有潜在的远处转移可能，文献报道有 10% ～ 43%，常见转移部位包括肺、淋巴结、皮肤、肝和骨 [24]。

参考文献

[1] Koutourousiou M, Snyderman CH, Fernandez–Miranda J, Gardner PA. Skull base chordomas. Otolaryngol Clin North Am. 2011; 44(5):1155–1171
[2] Osborn AG, Rauschning W. Brain tumors and tumorlike masses: classification and differential diagnosis. In: Osborn AG, ed. Diagnostic Neuroradiology. St. Louis, MO: Mosby; 1994:502–503
[3] Meyers SP, Hirsch WL, Jr, Curtin HD, Barnes L, Sekhar LN, Sen C. Chordomas of the skull base: MR features. AJNR Am J Neuroradiol. 1992; 13(6):1627–1636
[4] Tsutsumi S, Akiba C, Suzuki T, et al. Skull base chondroid chordoma: atypical case manifesting as intratumoral hemorrhage and literature review. Clin Neuroradiol. 2014; 24(4):313–320
[5] Ciarpaglini R, Pasquini E, Mazzatenta D, Ambrosini–Spaltro A, Sciarretta V, Frank G. Intradural clival chordoma and ecchordosis physaliphora: a challenging differential diagnosis: case report. Neurosurgery. 2009; 64(2):E387–E388, discussion E388
[6] Hashim H, Rosman AK, Abdul Aziz A, Roqiah AK, Bakar NS. Atypical clival chordoma in an adolescent without imaging evidence of bone involvement. Malays J Med Sci. 2014; 21(5):78–82
[7] Pamir MN, Özduman K. Analysis of radiological features relative to histopathology in 42 skull–base chordomas and chondrosarcomas. Eur J Radiol. 2006; 58(3):461–470
[8] Erdem E, Angtuaco EC, Van Hemert R, Park JS, Al–Mefty O. Comprehensive review of intracranial chordoma. Radiographics. 2003; 23(4):995–1009
[9] Dinçer A. Imaging findings of the pediatric clivus chordomas. In: Özek MM, et al, eds. Posterior Fossa Tumors in Children. Cham, Switzerland: Springer International Publishing; 2015. DOI: 10.1007/978–3–319–11274–9_45
[10] Géhanne C, Delpierre I, Damry N, Devroede B, Brihaye P, Christophe C. Skull base chordoma: CT and MRI features. JBR–BTR. 2005; 88(6):325–327
[11] Osborn AG. Chordoma. In: Osborn's Brain: Imaging, Pathology and Anatomy. Philadelphia, PA: Lippincott Williams & Wilkins Amirsys; 2013:736–737
[12] Yeom KW, Lober RM, Mobley BC, et al. Diffusion–weighted MRI: distinction of skull base chordoma from chondrosarcoma. AJNR Am J Neuroradiol. 2013; 34(5):1056–1061, S1
[13] Ginat DT, Mangla R, Yeaney G, Johnson M, Ekholm S. Diffusion–weighted imaging for differentiating benign from malignant skull lesions and correlation with cell density. AJR Am J Roentgenol. 2012; 198(6):W597–601
[14] Sampson JH, Rossitch E, Jr, Young JN, Lane KL, Friedman AH. Solitary eosinophilic granuloma invading the clivus of an adult: case report. Neurosurgery. 1992; 31(4):755–757, discussion 757–758
[15] Rosenberg AE, Nielsen GP, Keel SB, et al. Chondrosarcoma of the base of the skull: a clinicopathologic study of 200 cases with emphasis on its distinction from chordoma. Am J Surg Pathol. 1999; 23(11):1370–1378
[16] Meyers SP, Hirsch WL, Jr, Curtin HD, Barnes L, Sekhar LN, Sen C. Chondrosarcomas of the skull base: MR imaging features. Radiology. 1992; 184(1):103–108
[17] Russell EJ, George AE, Kricheff II, Budzilovich G. Atypical computed tomography features of intracranial meningioma: radiological–pathological correlation in a series of 131 consecutive cases. Radiology. 1980; 135(3):673–682
[18] Rohringer M, Sutherland GR, Louw DF, Sima AA. Incidence and clinicopathological features of meningioma. J Neurosurg. 1989; 71(5 Pt 1):665–672
[19] Erzen C. CT evaluation in meningiomas. In: Pamir MN, et al, eds. Meningioma: A Comprehensive Text. Philadelphia, PA: WB Saunders; 2010:191–202
[20] Erzen C, Dinçer A. MRI evaluation in meningiomas. In: Pamir MN, et al, eds. Meningioma: A Comprehensive Text. Philadelphia, PA: WB Saunders; 2010:207–227
[21] Fischbein NJ, Kaplan MJ, Holliday RA, Dillon WP. Recurrence of clival chordoma along the surgical pathway. AJNR Am J Neuroradiol. 2000; 21(3):578–583
[22] Yamaguchi T. On "clivus chordoma: is it enough to image the primary site?" (Skull Base 2010;20:111–113). Skull Base. 2011; 21(4):277–278
[23] Martin MP, Olson S. Intradural drop metastasis of a clival chordoma. J Clin Neurosci. 2009; 16(8):1105–1107
[24] Fagundes MA, Hug EB, Liebsch NJ, Daly W, Efird J, Munzenrider JE. Radiation therapy for chordomas of the base of skull and cervical spine: patterns of failure and outcome after relapse. Int J Radiat Oncol Biol Phys. 1995; 33(3): 579–584

第10章　脊柱脊索瘤的影像学表现与鉴别诊断

Radiologic Findings and Differential Diagnosis of Chordomas in the Spine

Jeffrey P. Guenette, Hyewon Hyun, Srinivasan Mukundan Jr　著

赵子进　译

刘　庆　校

概　要

脊索瘤在所有活动性脊柱及骶骨中均有发现，而且具有一系列的影像学特征。虽与其他脊柱占位病变相似，但常可通过CT和MRI检查来确诊。最显著的特征是脊索瘤在MRI上可显示出低信号间隔。脊索瘤的主要影像学鉴别诊断包括软骨肉瘤、巨细胞瘤、尤文肉瘤、骨源性肉瘤、孤立性浆细胞瘤和孤立的椎体转移肿瘤。在某些情况下，也可将黏液乳头型室管膜瘤或骨髓炎也列入鉴别诊断范围。对于良性脊索细胞肿瘤，虽有相似的胚胎学起源，但并不具有脊索瘤的影像特征。

关键词：脊索瘤，CT，MRI，脊索，脊柱

一、概述

脊柱脊索瘤通常表现为背部疼痛，而神经系统症状和其他临床表现，如气管或食管压迫，则并不常见[1]。脊索瘤是一种质地柔软、呈分叶状、色灰白的病变，边界不清，包含假包膜，切面呈高亮度的黏液样改变[2-4]（图10-1，图10-2）。大多数脊索瘤可穿透椎体，且肿瘤并不是孤立的，可在肿瘤主体的远隔部位出现微小肿瘤[5]。病变经常出现局灶性出血、囊变及钙化[3, 5]。组织学上，脊索瘤由包裹在黏液样基质中的肿瘤细胞索及细胞岛构成，纤维隔膜将肿瘤间隔成小叶状[3, 5]。肿瘤细胞包括细长的上皮细胞和特有的空泡细胞，细胞核微小、灰暗，呈圆形或卵圆形，细胞质富含大量空泡[3]。脊索形成于胚胎发育的第三周，位于神经管之下，是引导骨骼轴向发育和大脑分化的信号枢纽[6]。一般情况下，脊索会在椎体区完全退化，但在椎间盘区域内持续存在并增殖，有助于髓核的形成[6]。Luschka 和 Virchow 于1856—1857年

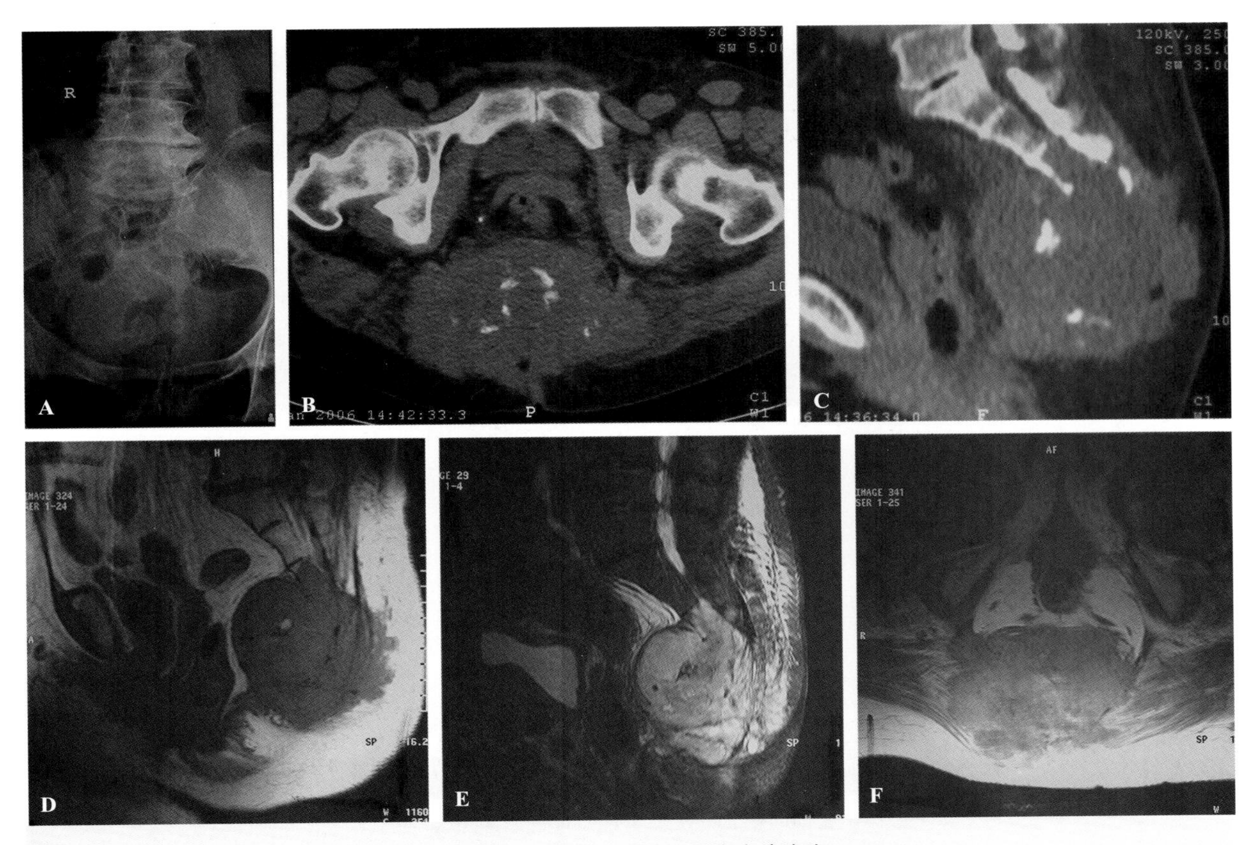

▲ 图 10-1　64 岁女性骶骨脊索瘤患者

前后位腰骶部放射片显示骶骨末端结构已稀薄疏松（A）。骶骨末端轴位 CT（B）和矢状位 CT（C）清晰显示出骶骨破坏伴有广泛的不均一软组织成分，不但累及骶骨前后部，也侵入椎管。软组织中有轻度钙化。矢状位 T_1 加权像（D）显示分叶状等信号软组织肿块，内含局灶性高信号黏液成分。对应 T_2 加权像（E）显示高信号分叶状肿块包含低信号的薄层间隔。骶骨末端轴位 T_1 加权像（F）增强后出现轻度不均匀强化

第一次描述了成人体内持续存在脊索组织 [6]，而 Musgrove 于 1891 年描述了脊索管的持续存在 [7]。由于边缘硬化的中央管包裹在椎体中，永久性脊索可通过 CT 确认 [8]。MRI 证实，永久性脊索相对于正常椎体，其在椎体前方存在 T_1 和 T_2 稍低信号的垂直管，其周围为低信号，与在 CT 上呈现的边缘硬化相符，同时在垂直管的中心存在 T_2 高信号非增强的圆形区域 [9]。多数研究表明，永久性脊索仅跨越 1 ～ 2 个椎体，但也有跨越 6 个椎体的报道 [9]。尚未有脊索瘤起源于髓核的相关报道 [10]。从理论上说，所有脊索瘤均起源于残余的永久性胚胎脊索 [11]。脊索瘤的临床、大体解剖及组织学特征与其放射学和 MRI 特征密切相关。掌握脊索瘤的特征，同时明确脊索瘤与其他肿瘤在影像学上的差异，对于确诊脊索瘤至关重要，当空泡细胞去分化或取样不典型时，大体病理和组织学上可能表现与转移癌、软骨瘤、软骨肉瘤和黑色素瘤相似 [3]，那么，病理学家常通过参考特殊染色与电镜成像相结合的影像学结果进行确诊 [3]。

二、典型解剖定位

1960 年一篇大型文献综述指出，脊索瘤 44% 位于颅内、42% 位于骶尾部，其余 14% 位于颈胸腰椎 [12]。尽管许多文献都提到了发病率，但最近美国国家癌症研究所对疾病监测、流行病学及预后数据库（SEER）超过 20 年的数据进行研究，结果显示以上三个区域的发病

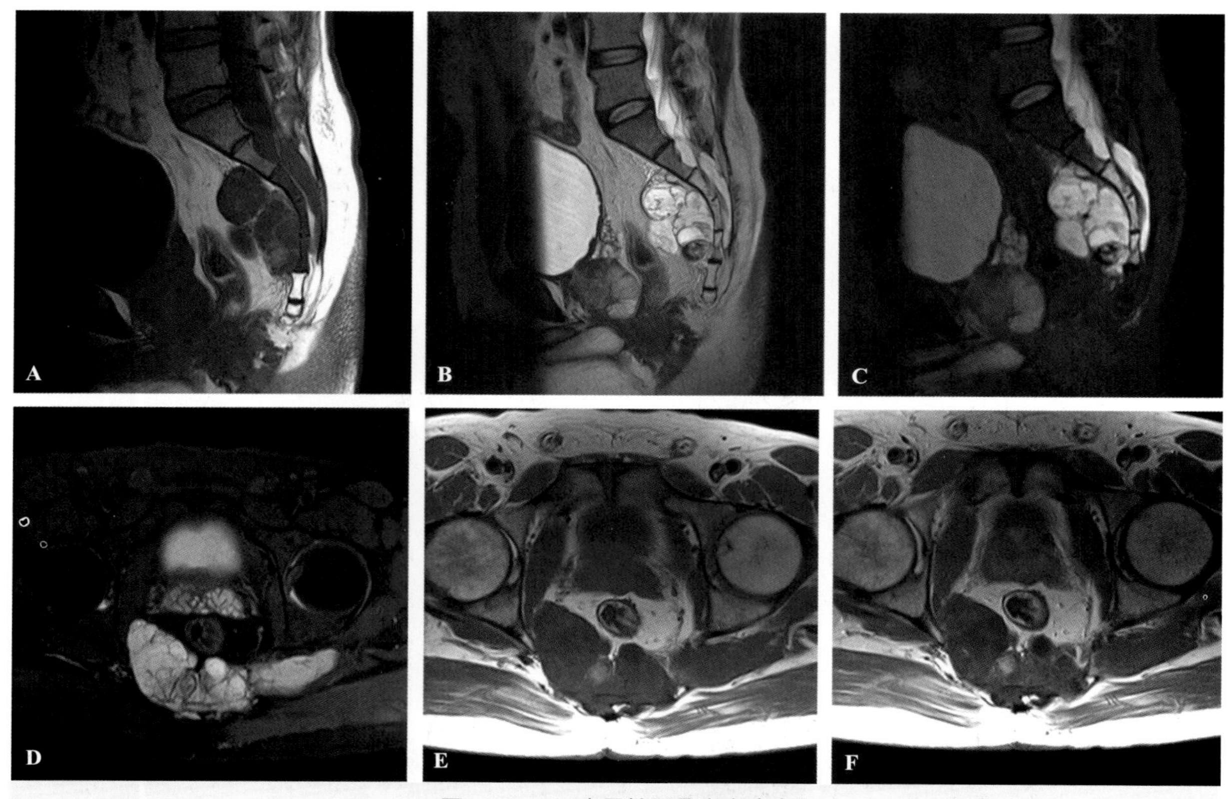

▲ 图 10-2 **31 岁男性骶骨脊索瘤患者**

矢状位 T_1 加权像（A）显示 S_3-S_5 节段骶前区等信号软组织病变。累及骶骨椎管内至 S_1 平面。对应矢状位 T_2 加权像（B）和反转序列（STIR）（C）显示骶骨高信号占位伴有低信号间隔。骨质受累及软组织肿块边界可在 T_1 加权像、反转序列或 T_2 压脂像上明确。轴位 T_2 压脂像（D）和对应 T_1 加权像（E）显示占位横向扩张程度伴有黏液或出血灶。T_1 加权像增强后（F）提示轻度强化

率均约为 33%[13]。脊柱病变通常位于椎体而不是后部结构，与残留脊索组织部位相符。尽管一项研究指出 66% 的脊索瘤侵袭脊柱后部结构，但病变已累及椎体 [1, 14]。

三、CT 特征

脊柱脊索瘤表明椎体或骶骨破坏并伴有软组织病变 [1, 2, 4, 12, 15, 16]（图 10-1 A ～ C）。软组织肿块多位于活动性脊柱的前方或外侧 [2, 4]，以及骶骨前方 [2]，但在 60% ～ 100% 的病变中存在硬膜外生长 [4, 16]（图 10-3，图 10-4）。脊索瘤常累及多个节段的椎体和椎间盘 [1, 2, 17]。多数证据表明，略多于 50% 的脊索瘤是以骨硬化性为主，伴有溶骨性和骨硬化性相混合的特征，而略少于 50% 的脊索瘤则是单纯溶骨性的表现。而其他证据证明，脊索瘤溶骨性占优势，且其中一个证据表明脊索瘤无骨硬化性改变。骨硬化通常最先出现在病灶的边缘，一项报道提示骨硬化在活动性脊柱中比在骶尾部区域更常见 [1]。病变的软组织成分可能相对均一，但也可能包括钙化或低密度区（图 10-5）。15% ～ 44% 的病例中可见软组织伴有钙化 [2, 4, 16]。低密度区也可能与囊变有关 [2, 4]。

四、MRI 特征

在组织学上，由于广泛存在的胞内空泡和胞外黏液样基质，MRI 中 T_2 像几乎常呈现高信号，只有一个病例报道中提及中等 T_2 信号 [18-21]。另外一个报道中提及的 T_2 低信号病灶可能是基质钙化或出血灶。T_1 信号通常表现为

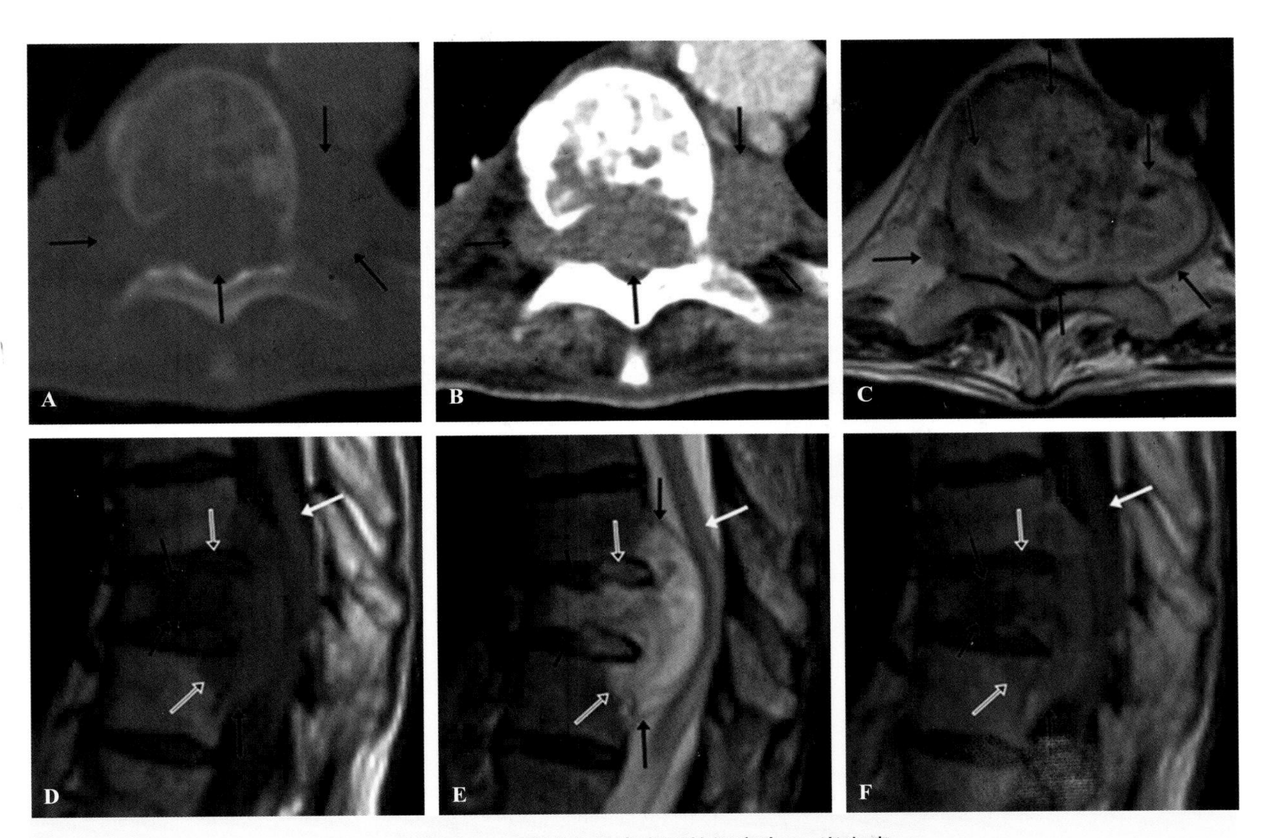

▲ 图 10-3 **88 岁女性患者活检证实为 T_9 脊索瘤**

轴位 CT 骨窗（A）和软组织窗（B）以及 MRI 中 T_2 加权像（C）显示椎体溶骨性改变（黑箭）侵袭椎管及椎旁软组织。矢状位 T_1 加权像（D）、T_2 反转序列（E）及 T_1 增强像（F）显示占位呈现 T_1 低信号、反转序列不同程度的高信号、不同程度的轻度强化（黑箭），病变侵入椎管导致脊髓后方占位（白实箭）和脊髓受压、椎体受压并向对侧扩展，且可能累及邻近椎间盘及 T_{10} 椎体（白框箭）

不均匀性，但典型表现是等于或低于肌肉的信号强度 [18-21]。在某些病例中，由于出血或黏液成分，T_1 加权像通常表现为肿块低信号伴局灶性高信号。脊索瘤强化形式多样，从无强化 [19] 到轻微的不均匀强化 [15] 到明显强化均有可能 [18]。在增强像上采用压脂技术有助于明确增强程度。在病理学上出现的间隔在所有的序列上均是低信号 [18-21]。低信号间隔在使用 Gd 对比剂后呈现增强信号像（图 10-6）。虽然间隔是脊索瘤的一个特征影像，但并不总是可见（图 10-7）。MRI 有利于软组织病变成像，尤其是显示骶前区软组织改变。但软组织病变向后延伸累及臀肌的情况并不少见。除采用弥散加权成像（DWI）外，目前文献中尚无其他先进成像技术诊断脊柱脊索瘤的报道。由于脊索瘤丰富的胞外成分，DWI 几乎总是呈现轻微到中等强度的扩散率。

五、其他影像学表现

由于病变生长缓慢（图 10-8），病变的占位效应可引起气管和食管的移位 [20]，多数病例中以吞咽困难作为主诉 [1]。椎动脉的包裹也很常见 [18]。采用亚甲基二磷酸盐（MDP）标记的 ^{99m}Tc、羟基二膦酸盐（HMDP）标记的 ^{99m}Tc 以及 ^{67}Ga- 枸橼酸盐的骨扫描显像技术可显示脊索瘤的光子缺乏区 [22-25]。但也有病例报道 ^{99m}Tc-MDP 高吸收的脊索瘤 [26, 27]。而且有 ^{99m}Tc-MDP 低吸收、^{99m}Tc- 二乙胺五乙酸

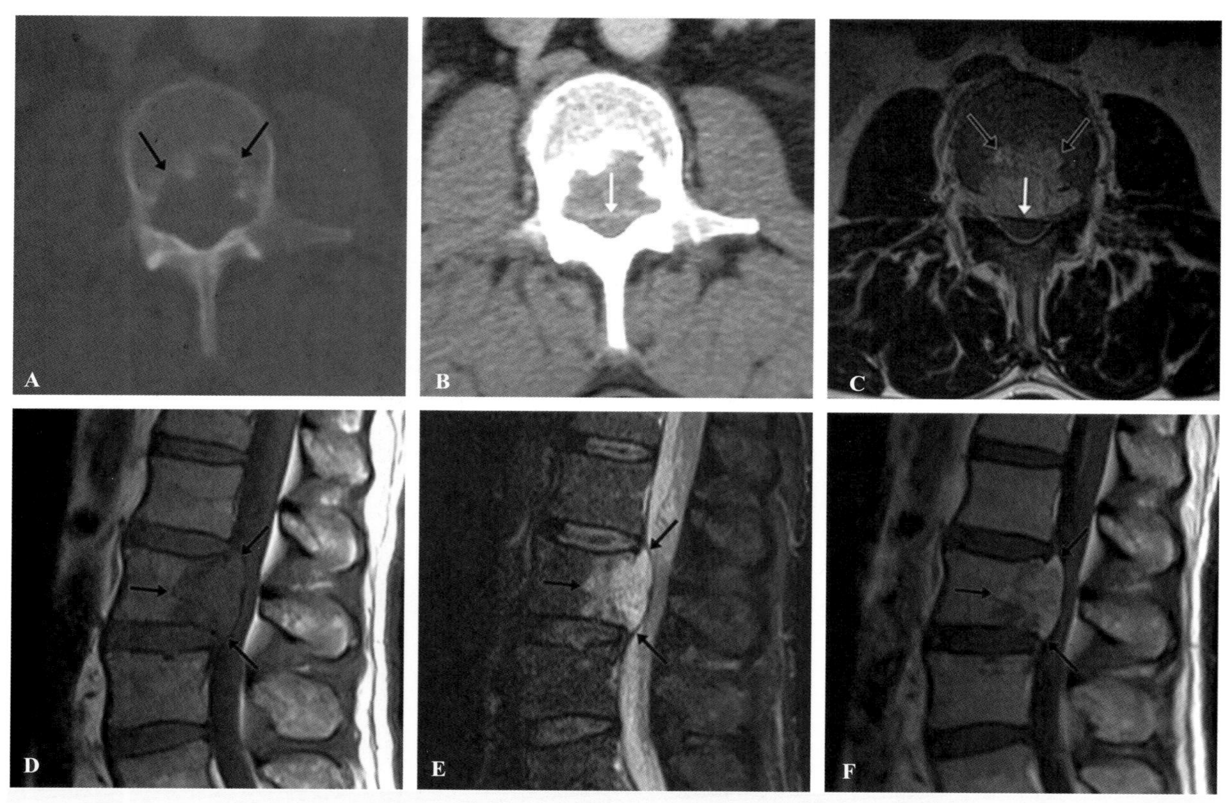

▲ 图 10-4　**61 岁男性活检证实 L_2 脊索瘤**

轴位 CT 骨窗（A）和软组织窗（B）以及 MRI 中 T_2 加权像（C）显示椎体溶骨性病变（黑箭）侵袭椎管，硬脊膜受压变扁（白实箭），椎弓根保留。矢状位 T_1 加权像（D）、反转序列（E）以及 T_1 增强像（F）显示占位呈现 T_1 低信号、反转序列高信号、不同程度的强化（黑箭）并侵入椎管

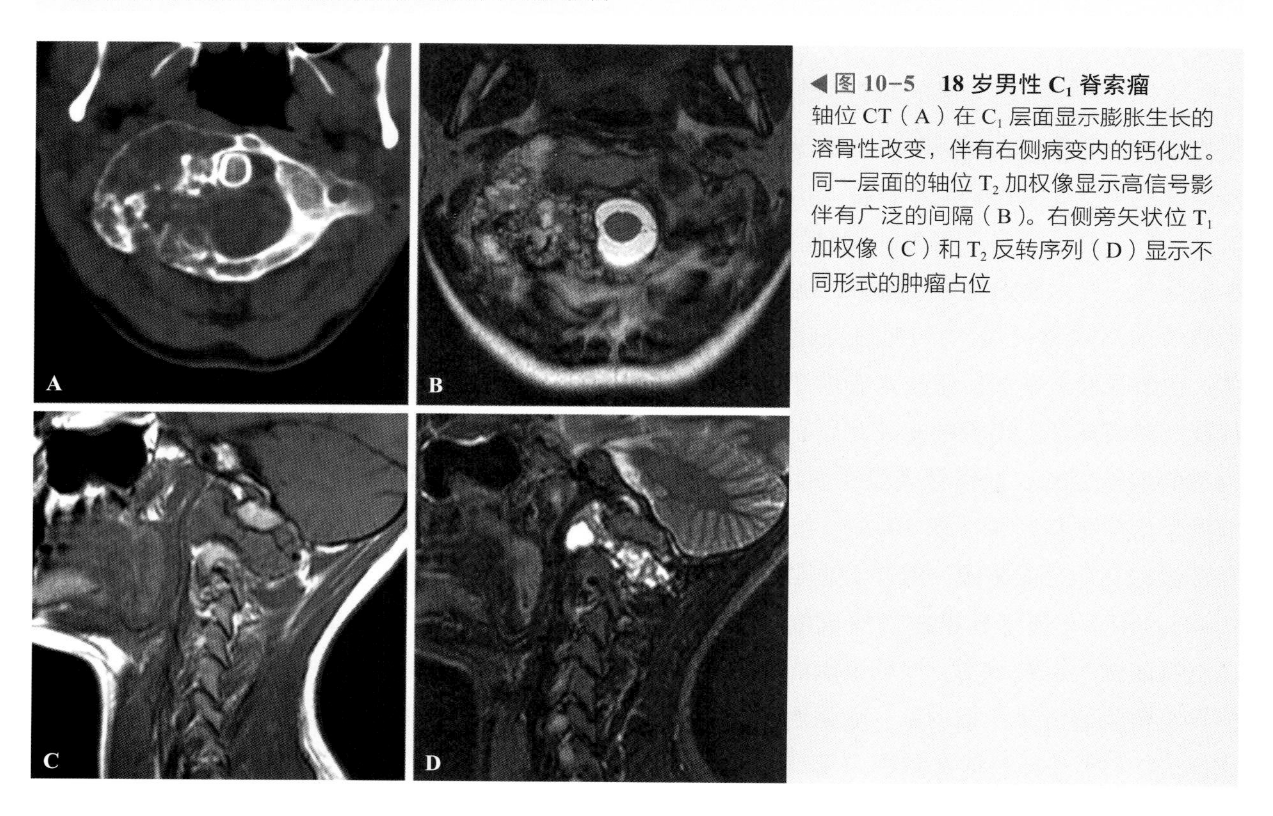

◀图 10-5　**18 岁男性 C_1 脊索瘤**

轴位 CT（A）在 C_1 层面显示膨胀生长的溶骨性改变，伴有右侧病变内的钙化灶。同一层面的轴位 T_2 加权像显示高信号影伴有广泛的间隔（B）。右侧旁矢状位 T_1 加权像（C）和 T_2 反转序列（D）显示不同形式的肿瘤占位

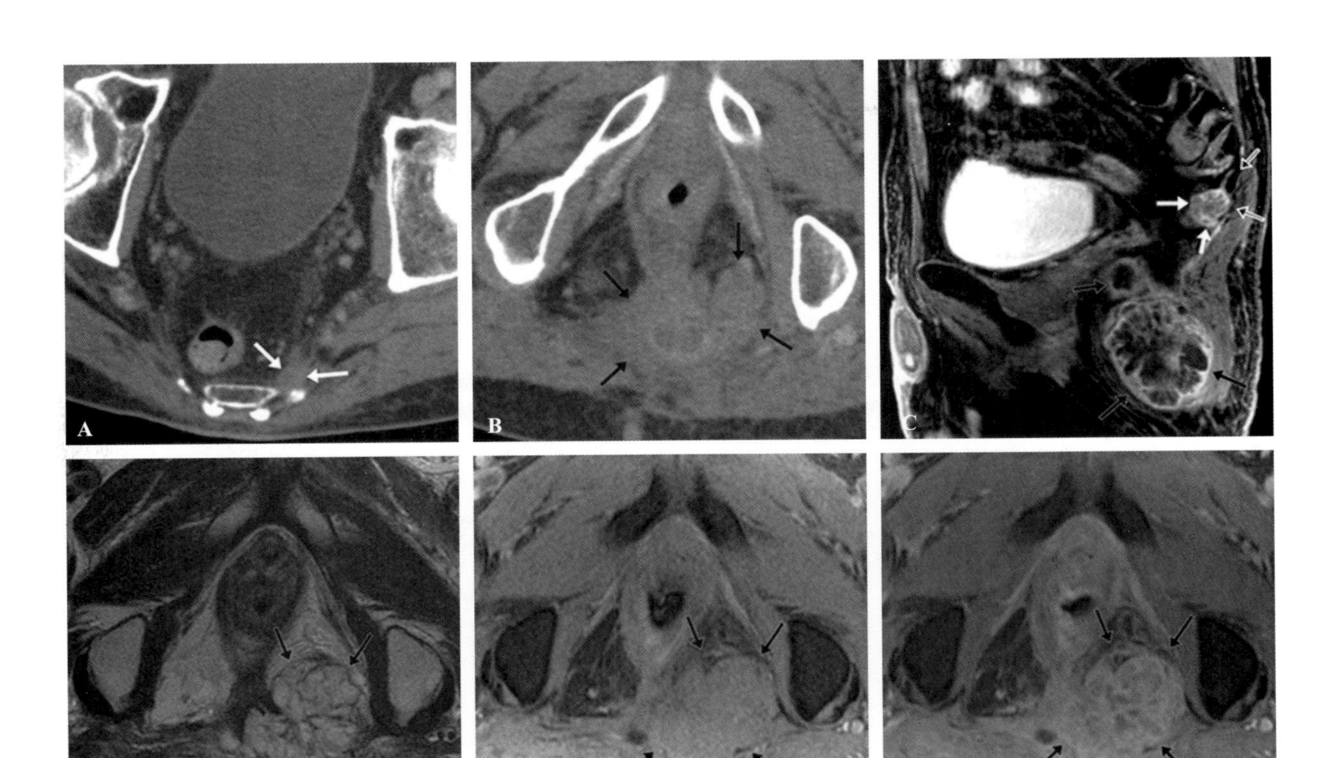

▲ 图 10-6 **51 岁男性患者活检证实骶尾部脊索瘤，可能起源于骶骨末端受损的尾骨椎体或尾骨下端中线处残留的脊索组织**

轴位 CT 骶骨末端（A）和坐骨结节（B）层面显示近侧端邻近骶骨椎体一较小占位（白箭），稍远侧端尾骨中线处一较大占位（黑箭），并侵犯到坐骨肛门窝脂肪垫。矢状位 T_1 压脂快速采集加权像（C）显示同一占位。T_2 加权像（D）、T_1 压脂像（E）和 T_1 增强压脂像（F）显示不典型的等 T_1 和 T_2 信号特征及典型的不同程度强化及间隔强化

（DTPA）高吸收的病例报道 [23]。采用 ^{18}F- 氟脱氧葡萄糖（FDG）的 PET-CT 技术可以显示脊索瘤高代谢活动 [28, 29]。

多发脊索瘤可涉及多个层面，而且可相对独立 [30]，或可涉及多个椎体，混于正常组织中，也可出现脊索瘤和良性脊索细胞肿瘤相混合 [31]。多个病例报道骨外硬膜内脊柱脊索瘤，其未累及骨质或出现骨质破坏 [32-34]。这类脊索瘤表现类似于神经鞘瘤 [35]，生物学行为具有多变性和侵袭性 [32]。家族性脊索瘤已明确与多个遗传性肿瘤易感基因相关 [36-40]。毋庸置疑，家族性脊索瘤的影像学特点是独特的，当考虑与沿脊索束分布的占位性病变鉴别诊断时，脊索瘤的家族病史应引起注意。

六、脊柱脊索瘤的鉴别诊断

（一）软骨肉瘤

软骨肉瘤也是一种具有相关软组织肿块的骨破坏性病变，可出现在椎体或椎体后部结构中 [41]。这类病变的 CT 特征性表现通常为环状和弧形软骨基质钙化，约 1/3 病例累及相邻椎骨 [41]。与脊索瘤类似，软骨肉瘤通常为 T_1 低至中等信号和 T_2 高信号 [41]。当考虑脊索瘤与软骨肉瘤相鉴别时，CT 上环状和弧形钙化灶或椎体后部结构改变而椎体保留则均倾向于软骨肉瘤诊断，而 MRI 上的低信号间隔则倾向于脊索瘤诊断。目前已经证实软骨肉瘤的平均 ADC 值高于斜坡脊索瘤，因此弥散加权成像（DWI）

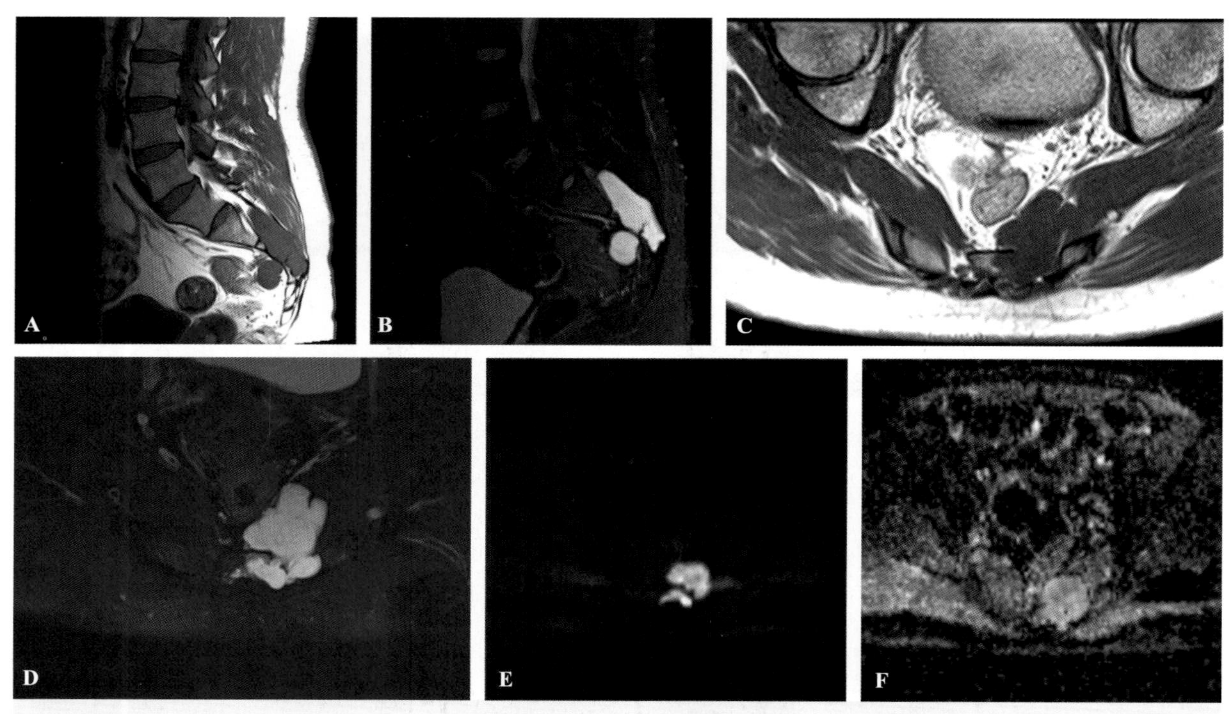

▲ 图 10-7 **34 岁女性骶骨脊索瘤**

矢状位 T_1 加权像显示均匀等信号骶骨占位并扩展到骶前区前部脂肪层（A）。正中矢状位 T_2 加权像显示高信号占位且无纤维性间隔，不同于常见骶骨脊索瘤（B）。轴位 T_1 加权像（C）和对应轴位 T_2 压脂加权像（D）同样显示不存在间隔。轴位 DWI（E）和对应 ADC 图（F）显示占位轻度扩散

在未来可能实现组织学上定量化诊断[42]。

（二）巨细胞瘤

巨细胞瘤（GCT）也是一种膨胀性生长的溶骨性病变，通常起源于椎体而椎体后部结构得以保留，伴有相关的软组织病变，具有明确的边界（图 10-9）[20, 43]。通常软组织成分中无钙化。巨细胞瘤也可累及椎间盘和相邻的椎体。MRI 信号通常表现多样，与正常骨髓相比，T_1 和 T_2 加权序列上多为低至中等信号强度，可伴有出血灶[41]。当对脊索瘤与巨细胞瘤进行鉴别时，MRI 上多样的 T_2 低至中等信号倾向于巨细胞瘤，而 CT 上软组织中钙化和 MRI 上低信号的间隔则倾向于脊索瘤。

（三）尤文肉瘤 / 神经内分泌肿瘤

10% 的尤文肉瘤存在明确的椎体起源。这种肿瘤多为溶骨性病变，偶伴有硬化成分，并且大多数累及后部结构并延伸至椎体中[41]。椎旁软组织占位并侵袭椎管较为常见[41]。与脊索瘤和软骨肉瘤类似，尤文肉瘤在 MRI 上通常呈现 T_1 中等信号和 T_2 高信号[41]。当对脊索瘤与尤文肉瘤进行鉴别诊断时，主体病变累及椎体后部结构倾向于尤文肉瘤，而 CT 上软组织成分钙化和 MRI 上低信号的间隔则倾向于脊索瘤。

（四）骨肉瘤

椎体骨肉瘤较为罕见，在影像学上表现变化多样，可表现为溶骨性和骨硬化改变相混合，单纯的溶骨性改变，偶见椎体塌陷或累及椎弓根[44]。硬脊膜外和椎旁膨胀性骨外生长较为常见，常伴有钙化基质[44]。有报道提示，骨肉瘤可累及邻近椎体[44]。MRI 典型特征包括 T_1 低

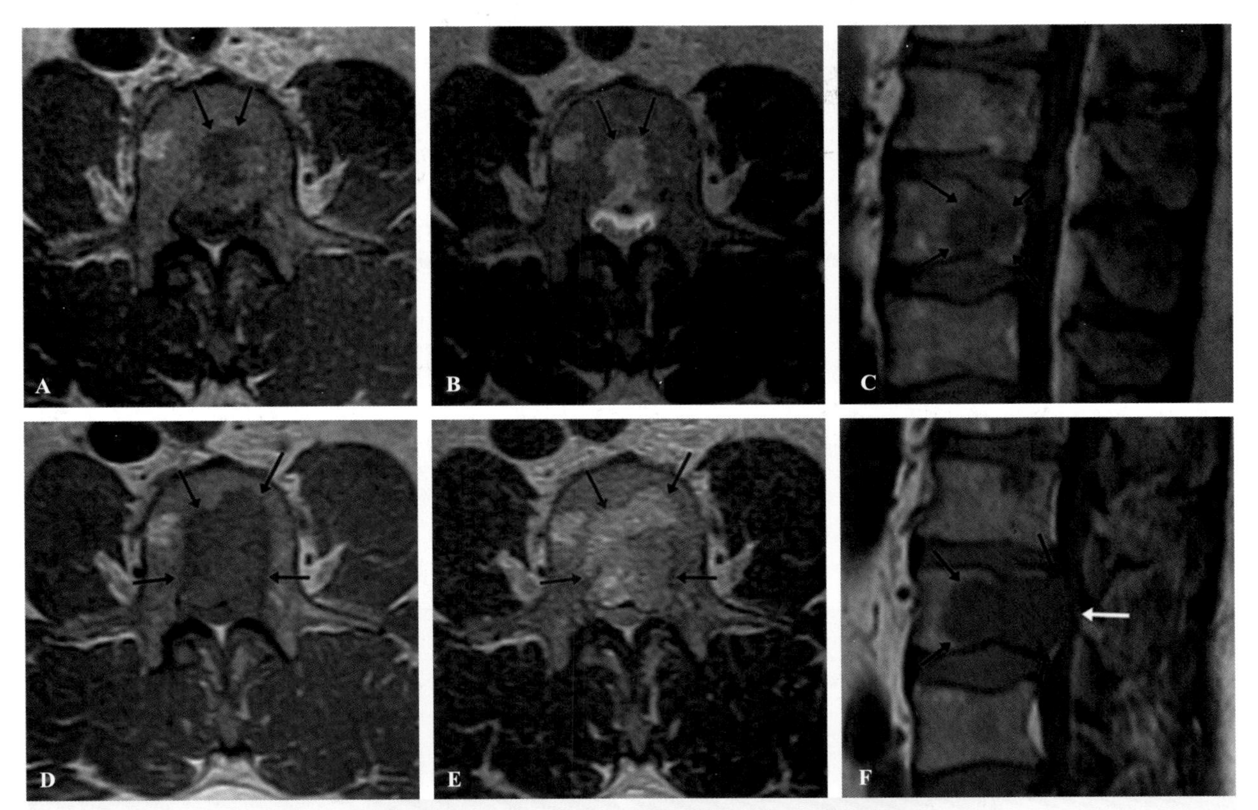

▲ 图 10-8 61 岁男性患者活检证实为 L_3 脊索瘤

轴位 T_1 加权像（A 和 D）、T_2 加权像（B 和 E）和矢状位 T_1 加权像（C 和 F）显示 T_1 低信号和 T_2 不同程度高信号占位（A、B、C 黑箭）和 2 年后复查情况（D、E、F 黑箭）。注意肿瘤间隔性扩张伴有椎管内侵犯，导致近完全闭塞（白箭）。同时注意双侧椎弓根保留

信号、T_2 高信号以及不同程度的增强信号 [44]。当考虑脊索瘤与骨肉瘤相鉴别时，MRI 上低信号间隔倾向于脊索瘤，其余成像特征非常相似。

（五）浆细胞瘤 / 多发骨髓瘤

孤立性骨浆细胞瘤典型表现为单个椎体塌陷，伴有椎弓根受累，T_1 低信号，多样的 T_2 高信号 [45]，可出现软组织病变 [43]。在骶骨中，浆细胞瘤通常表现为 T_2 低信号，病变浸润性和稍膨胀性生长，骶骨结构保留 [46]，但亦可出现 T_2 高信号（图 10-10）。T_2 低信号、活动性脊柱中无明显软组织病变以及骶骨椎间盘保留均倾向于浆细胞瘤诊断。大型椎旁软组织病变，软组织成分钙化，累及多个活动性脊柱椎体，以及 MRI 上低信号的间隔倾向于诊断为脊索瘤。

（六）转移瘤

转移瘤的表现呈多样性，但缓慢生长的孤立性溶骨性转移瘤表现与脊索瘤相似。典型的脊索瘤特征，尤其是 MRI 上的低信号间隔，伴有大型溶骨性病变，更倾向于诊断为脊索瘤。

（七）黏液乳头状室管膜瘤

黏液乳头状室管膜瘤是一种髓内肿瘤，几乎均发生在圆锥和圆锥末端，很少导致骶骨破坏 [47]。这种脊髓肿瘤在 T_1 像上常呈现低信号，在 T_2 像上呈现高信号 [47]。骶骨中膨胀性生长且较大的破坏性病变可以考虑黏液乳头状室管膜瘤与脊索瘤相鉴别，但脊索瘤主要集中于前骶骨内，主要是骶前成分，而室管膜瘤主要位于椎管内，骶前成分相对较少。

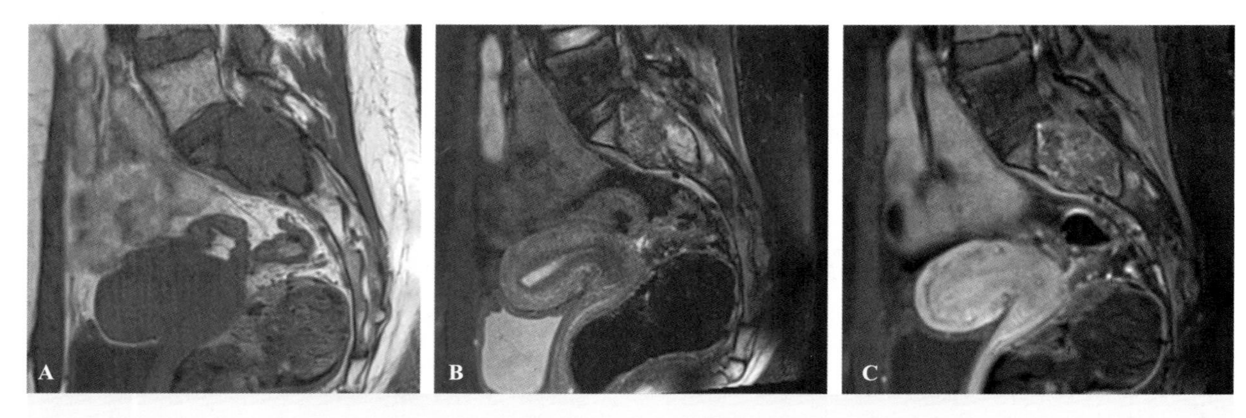

▲ 图 10-9　**24 岁女性骶骨巨细胞瘤**

骶骨部边界清楚、膨胀性骨性病变，无软组织及椎管受累。矢状位 T_1 加权像（A）显示骶骨近端低信号病变。对应 T_2 压脂像（B）显示不均一 T_2 低信号伴有高信号灶。矢状位 T_1 压脂增强后加权像（C）显示中等程度强化

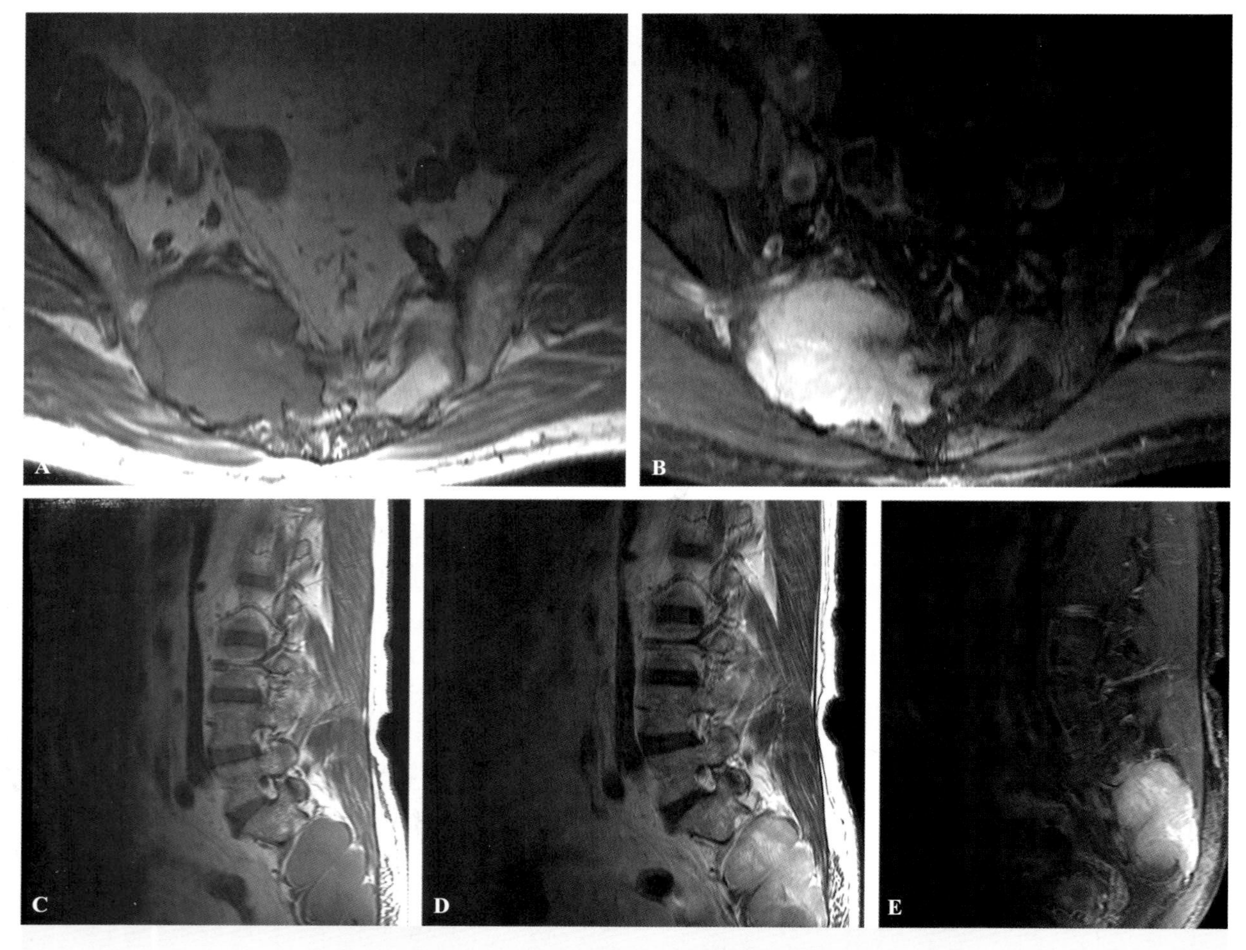

▲ 图 10-10　**64 岁女性骶骨浆细胞瘤**

轴位 T_1 加权像（A）和 T_2 压脂加权像（B）显示均一的骶骨占位伴有外周低信号环。矢状位 T_1（C）、T_2（D）及 T_1 压脂增强后加权像（E）显示肿瘤无间隔、均一、扩张性改变，增强后显著强化

（八）良性脊索细胞肿瘤

良性脊索细胞肿瘤（BNCT）不同于脊索瘤，其主要由脂肪样细胞组成，浸润性生长而保留骨小梁结构，因此表现为骨硬化特征，无骨皮质受损或强化[48]。BNCT与脊索瘤在影像学上不应混淆。

（九）骨髓炎

骨髓炎是一种溶骨性病变，表现为低 T_1 和高 T_2 信号，累及邻近椎间盘，也可累及相邻椎体，通常包括具有相近信号特征、边界欠清的椎旁和硬膜外软组织病变，增强像表现多样且伴有环形强化[49]。静脉用药史、发热、白细胞增多、突发起病及不规则的软组织浸润等表现均倾向于骨髓炎诊断，而在MRI上表现为局灶性占位效应，软组织成分钙化和低信号间隔则倾向于脊索瘤诊断。

七、结论

脊索瘤可能出现在整个活动性脊柱和骶骨中，其大多起源于前方脊柱中的残留脊索组织，因此病变通常集中于椎体中。病变通常累及脊柱后部结构、椎间盘和多个椎体。脊索瘤的CT典型特征为破坏性改变，其可混合有溶骨性和骨硬化性破坏或单纯溶骨性破坏。脊索瘤的MRI典型表现为 T_2 高信号，与肌肉相比可呈现多样的 T_1 等或低信号，以及不同形式的增强信号。MRI上肿瘤间隔在所有序列中均为低信号。骨扫描中，脊索瘤表现为多种形式的造影剂摄取量，且可在FDG PET中表现出高代谢活性。骶骨前方或活动性脊柱前外侧的相关软组织肿块也是其典型特征。在软组织块内通常存在钙化灶，在软组织病变内偶有出血或囊变。肿瘤生长缓慢可能导致邻近结构（如气管或食管）的占位效应，并可能包裹周围神经血管结构。脊柱多灶性脊索瘤和骨外脊索瘤少见，但有报道。脊索瘤的影像学鉴别诊断主要包括软骨肉瘤、巨细胞瘤、尤文肉瘤、骨肉瘤、孤立性浆细胞瘤和孤立性椎体转移瘤。熟悉这些肿瘤典型影像特征的放射科医师通常可以从鉴别诊断中排除多个相近病变，并确定最可能的一个或两个。较少见的黏液瘤性室管膜瘤或骨髓炎可能与脊索瘤有类似的表现，但仍可根据病变特征对其进行鉴别诊断。良性脊索细胞肿瘤虽具有与脊索瘤相似的胚胎起源，但并不具有脊索瘤的影像学特征。

参考文献

[1] de Bruïne FT, Kroon HM. Spinal chordoma: radiologic features in 14 cases. AJR Am J Roentgenol. 1988; 150(4):861–863
[2] Firooznia H, Golimbu C, Rafii M, Reede DL, Kricheff II, Bjorkengren A. Computed tomography of spinal chordomas. J Comput Tomogr. 1986; 10(1):45–50
[3] Maclean FM, Soo MY, Ng T. Chordoma: radiological–pathological correlation. Australas Radiol. 2005; 49(4):261–268
[4] Meyer JE, Lepke RA, Lindfors KK, et al. Chordomas: their CT appearance in the cervical, thoracic and lumbar spine. Radiology. 1984; 153(3):693–696
[5] Bjornsson J, Wold LE, Ebersold MJ, Laws ER. Chordoma of the mobile spine. A clinicopathologic analysis of 40 patients. Cancer. 1993; 71(3):735–740
[6] Salisbury JR. The pathology of the human notochord. J Pathol. 1993; 171(4):253–255
[7] Musgrove J. Persistence of the notochord in the human subject. J Anat Physiol. 1891; 25(Pt 3):386–389
[8] Cotten A, Deprez X, Lejeune JP, Chastanet P, Francke JP, Clarisse J. Persistence of the notochordal canal: plain film and CT findings. Neuroradiology. 1995; 37(4):308–310
[9] Christopherson LR, Rabin BM, Hallam DK, Russell EJ. Persistence of the notochordal canal: MR and plain film appearance. AJNR Am J Neuroradiol. 1999; 20(1):33–36
[10] Delank KS, Kriegsmann J, Drees P, Eckardt A, Eysel P. Metastasizing chordoma of the lumbar spine. Eur Spine J. 2002; 11(2):167–171
[11] Wright D. Nasopharyngeal and cervical chordoma—some aspects of their development and treatment. J Laryngol Otol. 1967; 81(12):1337–1355
[12] Kamrin RP, Potanos JN, Pool JL. An evaluation of the

diagnosis and treatment of chordoma. J Neurol Neurosurg Psychiatry. 1964; 27:157–165
[13] McMaster ML, Goldstein AM, Bromley CM, Ishibe N, Parry DM. Chordoma: incidence and survival patterns in the United States, 1973–1995. Cancer Causes Control. 2001; 12(1):1–11
[14] Boriani S, Bandiera S, Biagini R, et al. Chordoma of the mobile spine: fifty years of experience. Spine. 2006; 31(4): 493–503
[15] Farsad K, Kattapuram SV, Sacknoff R, Ono J, Nielsen GP. Sacral chordoma. Radiographics. 2009; 29(5):1525–1530
[16] Sundaresan N, Galicich JH, Chu FC, Huvos AG. Spinal chordomas. J Neurosurg. 1979; 50(3):312–319
[17] Murali R, Rovit RL, Benjamin MV. Chordoma of the cervical spine. Neurosurgery. 1981; 9(3):253–256
[18] Choi GH, Yang MS, Yoon DH, et al. Pediatric cervical chordoma: report of two cases and a review of the current literature. Childs Nerv Syst. 2010; 26(6): 835–840
[19] George B, Bresson D, Bouazza S, et al. [Chordoma]. Neurochirurgie. 2014; 60(3):63–140
[20] Murphy JM, Wallis F, Toland J, Toner M, Wilson GFCT. CT and MRI appearances of a thoracic chordoma. Eur Radiol. 1998; 8(9):1677–1679
[21] Sze G, Uichanco LS, III, Brant–Zawadzki MN, et al. Chordomas: MR imaging. Radiology. 1988; 166(1 Pt 1): 187–191
[22] Brooks M, Kleefield J, O'Reilly GV, Haykal HA, MacLeod M. Thoracic chordoma with unusual radiographic features. Comput Radiol. 1987; 11(2):85–90
[23] Goshen E, Meller I, Quastel MR. Localization of Tc–99m DTPA in a chordoma. Clin Nucl Med. 1992; 17(10):812–814
[24] Rossleigh MA, Smith J, Yeh SD. Scintigraphic features of primary sacral tumors. J Nucl Med. 1986; 27(5):627–630
[25] Suga K, Tanaka N, Nakanishi T, Utsumi H, Yamada N. Bone and gallium scintigraphy in sacral chordoma. Report of four cases. Clin Nucl Med. 1992; 17(3):206–212
[26] Kamaleshwaran KK, Bhattacharya A, Harisankar CN, Goni V, Mittal BR. Sacrococcygeal chordoma: increased (99m)Tc methylene diphosphonate uptake on single photon emission computed tomography/computed tomography bone scintigraphy. Indian J Nucl Med. 2012; 27(3):199–200
[27] Trikha V, Gupta V, Kumar R. Increased uptake in Tc–99m MDP scan of sacral chordoma: an unusual presentation. Clin Nucl Med. 2004; 29(9):562–563
[28] Miyazawa N, Ishigame K, Kato S, Satoh Y, Shinohara T. Thoracic chordoma: review and role of FDG–PET. J Neurosurg Sci. 2008; 52(4):117–121, discussion 121–122
[29] Park SA, Kim HS. F–18 FDG PET/CT evaluation of sacrococcygeal chordoma. Clin Nucl Med. 2008; 33(12):906–908
[30] Lim JJ, Kim SH, Cho KH, Yoon DH, Kim SH. Chordomas involving multiple neuraxial bones. J Korean Neurosurg Soc. 2009; 45(1):35–38
[31] Grossbach A, Baimeedi P,McDonaldW, Bergman T.Multicentric chordoma: a case report and reviewof the literature. Neurosurgery. 2011; 69(6):E1327–E1332
[32] Badwal S, Pal L, Basu A, Saxena S. Multiple synchronous spinal extra–osseous intradural chordomas: is it a distinct entity? Br J Neurosurg. 2006; 20(2):99–103
[33] Bayar MA, Erdem Y, Tanyel O, Ozturk K, Buharali Z. Spinal chordoma of the terminal filum. Case report. J Neurosurg. 2002; 96(2) Suppl:236–238
[34] Bergmann M, Abdalla Y, Neubauer U, Schildhaus HU, Probst–Cousin S. Primary intradural chordoma: report on three cases and review of the literature. Clin Neuropathol. 2010; 29(3):169–176
[35] Gunnarsson T, Leszniewski W, Bak J, Davidsson L. An intradural cervical chordoma mimicking a neurinoma. Case illustration. J Neurosurg. 2001; 95(1):144
[36] Bhadra AK, Casey AT. Familial chordoma. A report of two cases. J Bone Joint Surg Br. 2006; 88(5):634–636
[37] Dalprà L, Malgara R, Miozzo M, et al. First cytogenetic study of a recurrent familial chordoma of the clivus. Int J Cancer. 1999; 81(1):24–30
[38] Kelley MJ, Korczak JF, Sheridan E, Yang X, Goldstein AM, Parry DM. Familial chordoma, a tumor of notochordal remnants, is linked to chromosome 7q33. Am J Hum Genet. 2001; 69(2):454–460
[39] Miozzo M, Dalprà L, Riva P, et al. A tumor suppressor locus in familial and sporadic chordoma maps to 1p36. Int J Cancer. 2000; 87(1):68–72
[40] SawyerJR,HusainM,Al–MeftyO.Identificationofisochromosome 1q as a recurring chromosome aberration in skull base chordomas: a new marker for aggressive tumors? Neurosurg Focus. 2001; 10(3):E6
[41] Murphey MD, Andrews CL, Flemming DJ, Temple HT, Smith WS, Smirniotopoulos JG. From the archives of the AFIP. Primary tumors of the spine: radiologic pathologic correlation. Radiographics. 1996; 16(5):1131–1158
[42] Yeom KW, Lober RM, Mobley BC, et al. Diffusion–weighted MRI: distinction of skull base chordoma from chondrosarcoma. AJNR Am J Neuroradiol. 2013; 34(5):1056–1061, S1
[43] Ropper AE, Cahill KS, Hanna JW, McCarthy EF, Gokaslan ZL, Chi JH. Primary vertebral tumors: a review of epidemiologic, histological, and imaging findings, Part I: benign tumors. Neurosurgery. 2011; 69(6):1171–1180
[44] Lefebvre G, Renaud A, Rocourt N, Cortet B, Ceugnart L, Cotten A. Primary vertebral osteosarcoma: five cases. Joint Bone Spine. 2013; 80(5):534–537
[45] Shah BK, Saifuddin A, Price GJ. Magnetic resonance imaging of spinal plasmacytoma. Clin Radiol. 2000; 55(6):439–445
[46] Kosaka N, Maeda M, Uematsu H, Matsumine A, Koshimoto Y, Itoh H. Solitary plasmacytoma of the sacrum. Radiologic findings of three cases. Clin Imaging. 2005; 29(6):426–429
[47] Shors SM, Jones TA, Jhaveri MD, Huckman MS. Best cases from the AFIP: myxopapillary ependymoma of the sacrum. Radiographics. 2006; 26 Suppl 1: S111–S116
[48] Nishiguchi T, Mochizuki K, Ohsawa M, et al. Differentiating benign notochordal cell tumors from chordomas: radiographic features on MRI, CT, and tomography. AJR Am J Roentgenol. 2011; 196(3):644–650
[49] Hong SH, Choi JY, Lee JW, Kim NR, Choi JA, Kang HS. MR imaging assessment of the spine: infection or an imitation? Radiographics. 2009; 29(2):599–612

第 11 章　脊索瘤的分子影像学

Molecular Imaging of Chordomas

Hyewon Hyun, Jeffrey P. Guenette, Chun K. Kim　著
张　弛　译
简志宏　校

概　要

分子影像可将分子与细胞层面的生物过程可视化，是计算机断层扫描或磁共振等解剖成像的重要补充。本章将讨论相关放射性药物与设备，并回顾分子影像学的相关文献。其中，重点关注 ^{18}氟 – 氟脱氧葡萄糖正电子发射断层显像，讨论分子影像在目前与未来脊索瘤诊治中的作用。

关键词：骨扫描，脊索瘤，^{18}F–FDG，^{18}氟 – 氟脱氧葡萄糖，伽马探头成像，镓扫描，喷曲肽，PET，PET/CT，正电子发射断层显像

一、概述

如第 10 章所述，计算机断层扫描（CT）和磁共振成像（MRI）提供了精确的解剖学细节，有助于区分脊索瘤与其他肿瘤。而分子影像学的优点在于它能够在细胞与分子水平上将生物过程成像。我们将回顾脊索瘤分子影像学的相关文献，并特别关注 ^{18}氟 – 氟脱氧葡萄糖（^{18}F–FDG）正电子发射断层扫描(PET)的应用，讨论分子影像在目前与未来脊索瘤患者诊治中的作用。

二、放射性药物

放射性药物由带有放射性核素标记的生物分子组成，通过注射、吸入或消化摄取等方式，使用 γ 显像或 PET 成像，以反映目标分子在体内的分布和代谢。放射性核素的物理特性，如衰变模式、半衰期、能量等，决定了成像所需设备。虽然放射性核素的放射化学和物理学，以及设备、数据采集和图像重建等都超出了本章的范围，但了解 γ 显像和 PET 成像之间的差异是非常必要的。当放射性药物的放射性同位素部分是单光子 γ 发射，如 ^{99m}锝（^{99m}Tc）时，其定位可由 γ 相机检测并转换为光脉冲，形成电信号并组成图像。PET 成像可在单个放射性核素的正电子发射之后检测两个湮灭光子，较单光子成像有更高的灵敏度。结合 PET 成像的特性，在检测一致性和衰减校正中，PET 成像

优于γ显像。使用PET成像可以精确量化放射性药物的摄取，如标准摄取值（SUV）。

用于脊索瘤成像的骨示踪剂是γ射线放射性药物，如^{99m}Tc–羟基亚甲基二磷酸盐（HMDP）或^{99m}Tc–亚甲基二磷酸盐（MDP），^{67}镓（^{67}Ga）–枸橼酸盐和^{111}铟（^{111}In）–喷曲肽（也称为^{111}In–奥曲肽）。最近使用^{18}F–FDG的PET成像也已被用于脊索瘤诊断。同样还有处于研究阶段的正电子发射放射性药物，如^{11}碳–甲硫氨酸（^{11}C–MET）和^{18}氟–氟咪唑（^{18}F–FMISO），以下将简要讨论。

三、γ成像

（一）骨扫描

用于骨扫描的骨示踪剂可能是通过血流和在矿化骨表面上的羟基磷灰石晶体上的吸附而定位于骨。骨扫描是全身成像，可评估肿瘤的血管分布、肿瘤范围及可能的远端骨转移。我们研究了19例1973—2012年间进行了骨扫描的脊柱脊索瘤病例[1-8]，有2例未显影，其中1例是由膀胱功能活跃引起[3]，另1例为原发肿瘤术后病例[6]，其余17例均通过骨扫描得以成像。除了1例（胸椎脊索瘤）[1]以外，其他都为骶尾部脊索瘤。原发肿瘤切除之前的骨扫描提示，3例肿瘤摄取无明显增加或减少，无外周骨反应，结果基本正常[3, 4, 6]，4例摄取降低[1, 3-5]，7例患者表现为轻度外周摄取增加[2-4, 6]，仅3例患者摄取增加[4, 7, 8]，1例采用单光子发射计算机断层扫描（SPECT）成像/CT[7]，而其他使用平面成像。

（二）镓扫描

目前已经使用^{67}Ga–枸橼酸盐来评估多种病症，包括诸如肝细胞癌和淋巴瘤等肿瘤、获得性免疫缺陷综合征（AIDS）、椎骨盘炎–骨髓炎、肺孢子虫肺炎（PCP）等。虽然镓在体内具有多种结合形式，但大多数在与转铁蛋白结合的血浆中循环。血流量和毛细血管通透性的增加，使^{67}Ga–转铁蛋白复合物被输送到炎症和感染部位。4例使用^{67}Ga–枸橼酸盐评估的脊索瘤病例都未提示摄取量增加[6]。

（三）^{111}In–奥曲肽

^{111}In用于标记喷曲肽。喷曲肽是一种奥曲肽的结合物，是可与生长抑素受体结合的生长抑素类似物。在神经内分泌肿瘤和一些非神经内分泌肿瘤中已发现亚型sst2和sst5。用^{111}In奥曲肽成像的1例脊索瘤病例表现出1级摄取（与头骨相似的微弱摄取）[9]，另一名脊索瘤患者[10]曾接受了多种治疗，包括手术切除、放疗、近距离放疗、化疗等，在其15年病程中，肿瘤出现多次复发和转移。^{111}In–奥曲肽扫描显示局部复发具有微弱至中度摄取，而肺转移提示强烈摄取。在扫描后，使用^{90}钇标记的兰瑞肽缀合物（^{90}Y–DOTA–兰瑞肽）进行靶向放疗。与喷曲肽一样，兰瑞肽也是一种生长抑素类似物，对sstr2、sstr3、sstr4和sstr5具有高度亲和力。^{90}Y–是一种高能β粒子发射放射性核素，用于标记放射性核素治疗，如用^{90}Y–微球对无法切除的肝脏肿瘤进行放射性栓塞。2个月后进行的横断面成像显示肺部疾病稳定，但颅底病变进展缓慢，反映出放射性核素受体靶向治疗的效果较好，与^{111}In–奥曲肽成像所提示的生长抑素受体表达程度相一致。

四、正电子发射断层扫描（PET）

（一）^{18}F–FDG

^{18}F–FDG是一种葡萄糖类似物，它通过葡萄糖转运蛋白（GLUT）转运到细胞中并被己糖激酶磷酸化。然而，与葡萄糖不同的是，

FDG 无法被进一步代谢并进入糖酵解循环，因此被滞留在细胞内。随着肿瘤血管分布增加，GLUT1 的增加使更多的 FDG 进入细胞，造成已糖激酶增加及大量 FDG–6– 磷酸盐的产生和滞留。另外，葡萄糖 –6– 磷酸酶的下降导致 FDG–6– 磷酸去磷酸化降低，恶性细胞内 FDG 代谢下降，这些都被认为可以增加肿瘤细胞中的 FDG 摄取。此外，在炎症或感染性病症以及某些良性肿瘤中也可观察到 FDG 摄取增加。

1. 脊柱中积聚的评估

最先使用 ^{18}F– FDG PET 成像的脊索瘤报道 [11–13]，均为尚未确诊的脊柱肿块患者。已发表的三份病例报告显示，3 个骶尾骨肿块均表现为中度、异质性 FDG 摄取，其中一份报告中 SUV_{max} 为 4.5，另一份报告中为 5.8，第三份报告中为无效。

2. 复发性疾病

^{18} F–FDG PET/CT 可以显示复发肿瘤的摄取，目前已证明其代谢活性不同于原发性肿瘤。Miyazawa 团队的胸部脊索瘤病例报告提示，切除前的原发肿瘤 SUV_{max} 为 2.45，而 7 个月后复发肿瘤的 SUV_{max} 为 4.36[14]。

3. 转移瘤

^{18}F–FDG PET/CT 成像的扫描区域通常由颅底至股骨。在脊索瘤患者中，^{18}F– FDG PET/CT 已证实原发病灶及远处转移灶均有摄取，包括已有临床表现的或仅有影像学异常的病例。病灶不仅来自脊柱，同样可来源于颅底。

一份研究表明，C_3 ～ C_5 原发性脊索瘤患者，在接受肿瘤切除术并接受质子束放疗（RT）两年后，新发的颈部淋巴肿块可见 ^{18}F– FDG 摄取（SUV_{max} = 5.2），活检证实，在 MRI 未确定的另一个颈部淋巴结中也存在脊索瘤转移 [15]。

另一份关于骶尾部脊索瘤的研究表明，两名转移瘤患者的 ^{18}F–FDG PET/CT 显示骨盆肿瘤复发（SUV_{max} = 12.9）及多发肺转移（SUV_{max} = 8.3），一名患者提示腹壁结节（SUV_{max} = 3.4）[16]，而另一名患者提示局部复发并伴有广泛转移，包括肾上腺、肝脏和骨骼肌 [17]。

由于正常组织具有生理性摄取，^{18}F–FDG PET/CT 成像在评估脑和颅底肿瘤（如脊索瘤）方面，具有一定局限性。其在枕蝶骨呈现持续摄取（SUV_{max} = 5.0），而在转移瘤，尤其是涉及下颌骨、皮肤、肺和轴向骨骼，包括脊柱中，摄取量与之相仿（SUV_{max} = 5.4）[18]。

4. 非预期同时存在的肿瘤

在原发性骶尾部脊索瘤切除术后的患者中，^{18}F–FDG PET/CT 提示两侧具有轻度 FDG 亲和力的直肠系膜窝肿块，病灶延伸至左侧臀大肌（SUV_{max} = 4.8）。对患者进行姑息性放疗和甲磺酸伊马替尼辅助化疗后，部分疼痛缓解，肿瘤减小。5 年后，患者 T_{10} 发现新的溶解性病变，^{18}F–FDG PET/CT 提示在远端食管（SUV_{max} = 25）和食管旁节点（SUV_{max} = 17.8）有强烈摄取，T_{10} 存在轻度摄取（SUV_{max} = 5.6）。鉴于 T_{10} 与食管和邻近淋巴结的 FDG 亲和力存在显著差异，食管和 T_{10} 病变活检示原发性食管腺癌和 T_{10} 脊索瘤转移 [16]。

5. 脊索瘤假定诊断的改变

^{18}F– FDG PET/CT 改变了原先仅基于影像学异常而假定为脊索瘤的诊断。基于 CT 及 MRI，一名患有斜坡肿块的患者被认为是脊索瘤，而 ^{18}F– FDG PET/CT 提示患者有多处病变，最后病理诊断为多发性骨髓瘤 [19]。另一名假定为斜坡脊索瘤的患者肿瘤完全切除后，病理诊断为转移性黏液腺癌，其乳腺和腋窝淋巴结均有 ^{18}F–FDG 摄取，提示原发病灶为乳腺癌 [20]。

以下病例虽未行 ^{18}F– FDG PET/CT 成像，但其仍具有指导意义。该患者有脊索瘤切除并放疗病史，患者出现右枕部疼痛和左眼刺痛，MRI 提示病变复发。随后患者接受了经内镜病变切除术，病检排除了脊索瘤，提示转移性平滑肌肉瘤。该患者除了脊索瘤病史外，还有转移性下肢平滑肌肉瘤的病史。肝、肺和骨转移已稳定 2 年。该患者如果进行了 ^{18}F- FDG PET/CT，可能会对术前正确诊断提供参考。

6. 治疗反应的评估

^{18}F- FDG PET/CT 可用于评估肿瘤对治疗的反应，为治疗过程提供参考，并提供预后信息。虽然认为完全局部控制脊索瘤可获得最佳预后，但已尝试全身治疗，并使用 ^{18}F-FDG 评估对甲磺酸伊马替尼（酪氨酸激酶的抑制药，Gleevec，诺华制药）的反应后显示：6 例晚期脊索瘤患者中有 5 例在开始使用甲磺酸伊马替尼治疗 1 ～ 8 个月后采用 ^{18}F-FDG PET 进行评估，结果提示所有患者的摄取量均有降低 [21]。另外一项研究报告使用 ^{18}F-FDG PET 评估治疗反应，10 例局部晚期或转移性无法手术的脊索瘤患者应用甲磺酸伊马替尼和免疫抑制药雷帕霉素治疗，临床有效率为 89%。在 9 名接受随访的患者中，7 名患者表现出 ^{18}F-FDG PET 反应 [22]。已有二期临床研究采用包括 ^{18}F-FDG PET 反应在内的多个参数评估接受甲磺酸伊马替尼（imatinib mesylate）治疗的 56 例晚期脊索瘤患者的疗效 [23]。

（二）其他 PET 成像示踪剂

1. ^{11}C- MET

^{11}C- MET 是一种 PET 放射性药物，可用于评估肿瘤增殖，并已被用于脊索瘤患者的影像学检查。蛋氨酸是一种天然存在的必需氨基酸，通过1型氨基酸转运体1（LAT1）转运到细胞中，是磷脂合成和蛋白质形成所必需的。^{11}C- MET 摄取与细胞增殖、Ki-67 表达和增殖细胞核抗原表达（肿瘤增殖标记物）密切相关 [24]。在对 15 例脊索瘤（2 例盆骨、11 例骶骨、1 例胸骨、1 例股骨）患者进行碳离子放疗（CIRT）前后的 ^{11}C- MET PET/CT 评估提示，基线 ^{11}C-MET PET/CT 可明确诊断出 12/15（80%）的脊索瘤，所有患者在 CIRT 后 1 个月随访 ^{11}C- MET PET/CT，12 例脊索瘤中有 11 例出现 MET 摄取降低，15 例患者中有 14 例（93%）在 CIRT 后无局部复发，中位随访 20 个月 [25]。^{11}C- MET PET/CT 可能成为评估治疗脊索瘤效果的生物学标记物之一。

2. ^{18}F- FMISO

长期以来，缺氧被认为会导致放疗抵抗 [26, 27]。^{18}F- FMISO 是局部缺氧的一种准确标记物，其产生由来已久，Rajendran 和 Krohn 对此进行了深入研究 [28]，可通过调强放疗来增加对低氧局部区域的辐照。考虑到这一点，^{18}F- FMISO FDG PET/CT 被用来评估脊索瘤患者。7 例颅底脊索瘤未完全切除的患者，在计划大剂量放疗前均使用 ^{18}F-FMISO 和 ^{18}F-FDG PET/CT 进行评估，^{18}F-FDG PET 仅可见 1 个病灶，而 ^{18}F-FMISO PET/CT 可见 9 个病灶的 7 个，并提示存在缺氧 [29]。一项前瞻性研究表明，20 个原发或局部复发性脊索瘤患者接受质子或结合光子 - 质子放疗，接受或没有手术，放疗之前和期间使用 ^{18}F-FMISO PET/CT 扫描 [30]。放疗前检测到局部缺氧为 9 例，放疗期间提示缺氧为 10 例，共发现 12/20 例（60%）扫描提示有局部缺氧的患者肿瘤体积明显较大，并更有可能出现 T_2 期肿瘤。截止研究发表，在 1.8 年的中位随访中没有发现局部复发。在 3 例转移癌患者中，2 例出现局部低氧肿瘤。由 ^{18}F-FMISO PET/CT 鉴定的 12 个（66.7%）局部低氧区域中有 8 个（66.7%）较大，可通过调强质子放疗来提高疗效。

五、结论

关于脊索瘤这种罕见肿瘤的分子影像学表现，已有少数病例报道。在已报道的脊索瘤 γ 成像病例中，大多数是骨扫描和镓扫描。骨扫描提示不同的摄取模式，包括摄取减少、摄取增加、周围摄取变化时有无明显的摄取增加或减少，而镓扫描提示异常摄取。在大多数临床适应证中，镓扫描实际上已经被 ^{18}F- FDG PET/CT 所取代，进一步研究意义不大。只有一例脊索瘤骨扫描是采用 SPECT/CT，其余均为平面骨扫描。由于使用过时的伽马照相机或甚至是直线扫描器，一些发表的图像质量很差。因此，发表的结果可能难以推广。目前，新推出的SPECT/ CT已被证明，在不同的临床环境中，与平面成像相比具有更高的灵敏度和特异性，值得被进一步研究。

^{18}F-FDG PET 扫描可显示异常组织和正常组织之间的高对比，在解剖关系变化发生前就可检测到疾病，因此在许多恶性肿瘤初始和随后的分期中能发挥良好作用。其被证明可以评估治疗早期反应，并通过评估治疗结束后的反应以提供预后信息，从而改善疗效。^{18}F-FDG PET/CT 已被证明可以鉴别原发性和复发性肿瘤、指导活检、检测局部病灶和转移癌、鉴别继发性恶性肿瘤，并对那些考虑为脊索瘤但病检证实不是脊索瘤的病变提供更准确的诊断。如图 11-1 所示，一例广泛转移癌显示高度 FDG 亲和力，然而，仍有一些原发或复发脊索瘤并没有 FDG 摄取。目前，大多数已发表的报告都是病例报告，可能只有 FDG-PET 阳性病例被选择性地发表。由于缺乏大样本的研究，因此 ^{18}F-FDG PET/CT 的作用仍不明确。

其他 PET/CT 放射性药物也正在研究中。其中，^{11}C-MET PET/CT 具有较好前景，正常大脑对其生理摄取很低，其对于脑肿瘤的评估，包括对于颅底肿瘤的评估具有一定意义。目前已确定肿瘤的局部低氧缺氧部分可能是靶向加强辐射剂量的靶点，然而仍需对 ^{18}F-FMISO PET/CT 进更广泛地研究并优化局部控制，从而为脊索瘤患者提供更大帮助。随着脊索瘤分子靶点识别技术的进一步发展，更多可成像的放射性药物靶点有希望被设计和发现，并有待进一步研究。

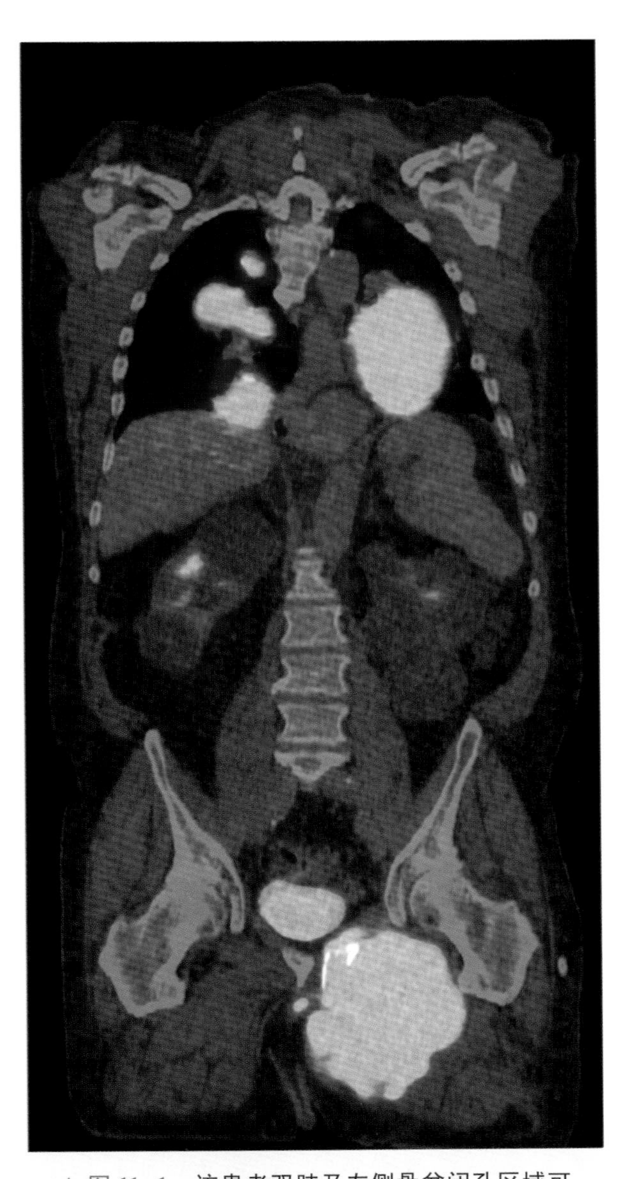

▲ **图 11-1 该患者双肺及左侧骨盆闭孔区域可见具有高 FDG 亲和力的转移性结节及肿块，并且偶尔发现患者具有多囊肾疾病**
（图片由 Saurabh Rohatgi 博士提供）

参考文献

[1] Brooks M, Kleefield J, O'Reilly GV, Haykal HA, MacLeod M. Thoracic chordoma with unusual radiographic features. Comput Radiol. 1987; 11(2):85–90
[2] Goshen E, Meller I, Quastel MR. Localization of Tc-99m DTPA in a chordoma. Clin Nucl Med. 1992; 17(10):812–814
[3] Hudson TM, Galceran M. Radiology of sacrococcygeal chordoma. Difficulties in detecting soft tissue extension. Clin Orthop Relat Res. 1983(175):237–242
[4] Rossleigh MA, Smith J, Yeh SD. Scintigraphic features of primary sacral tumors. J Nucl Med. 1986; 27(5):627–630
[5] Shih WJ, Reba RC, Huang TY. Scintigraphic photopenia in sacrococcygeal chordoma. Eur J Nucl Med. 1983; 8(6): 279–280
[6] Suga K, Tanaka N, Nakanishi T, Utsumi H, Yamada N. Bone and gallium scintigraphy in sacral chordoma. Report of four cases. Clin Nucl Med. 1992; 17(3):206–212
[7] Kamaleshwaran KK, Bhattacharya A, Harisankar CN, Goni V, Mittal BR. Sacrococcygeal chordoma: increased (99m)Tc methylene diphosphonate uptake on single photon emission computed tomography/computed tomography bone scintigraphy. Indian J Nucl Med. 2012; 27(3):199–200
[8] Trikha V, Gupta V, Kumar R. Increased uptake in Tc-99m MDP scan of sacral chordoma: an unusual presentation. Clin Nucl Med. 2004; 29(9):562–563
[9] Schmidt M, Scheidhauer K, Luyken C, et al. Somatostatin receptor imaging in intracranial tumours. Eur J Nucl Med. 1998; 25(7):675–686
[10] Di Girolamo S, Ottaviani F, Floris R, Bruno E, Napolitano B, Schillaci O. Indium111 pentetreotide single photon emission computed tomography (In111 pentetreotide SPECT): a new technique to evaluate somatostatin receptors in chordomas. J Laryngol Otol. 2005; 119(5):405–408
[11] Lin CY, Kao CH, Liang JA, Hsieh TC, Yen KY, Sun SS. Chordoma detected on F-18 FDG PET. Clin Nucl Med. 2006; 31(8):506–507
[12] Park SA, Kim HS. F-18 FDG PET/CT evaluation of sacrococcygeal chordoma. Clin Nucl Med. 2008; 33(12):906–908
[13] Ochoa-Figueroa MA, Martínez-Gimeno E, Allende-Riera A, Cabello-García D, Muñoz-Iglesias J, Cárdenas-Negro C. Role of 18F-FDG PET-CT in the study of sacrococcygeal chordoma. Rev Esp Med Nucl Imagen Mol. 2012; 31(6): 359–361
[14] Miyazawa N, Ishigame K, Kato S, Satoh Y, Shinohara T. Thoracic chordoma: review and role of FDG-PET. J Neurosurg Sci. 2008; 52(4):117–121, discussion 121–122
[15] Sabet A, Ahmadzadehfar H, Huertos Lopez FJ, et al. Detection of chordoma recurrence by F-18 FDG-PET/CT. Iran J Radiat Res. 2012; 10(2):109–110
[16] Rohatgi S, Ramaiya NH, Jagannathan JP, Howard SA, Shinagare AB, Krajewski KM. Metastatic chordoma: report of the two cases and review of the literature. Eurasian J Med. 2015; 47(2):151–154
[17] Carey K, Bestic J, Attia S, Cortese C, Jain M. Diffuse skeletal muscle metastases from sacral chordoma. Skeletal Radiol. 2014; 43(7):985–989
[18] Loehn B, Walvekar RR, Harton A, Nuss D. Mandibular metastasis from a skull base chordoma: report of a case with review of literature. Skull Base. 2009; 19(5):363–368
[19] Cistaro A, Durando S, Pazè F, et al. Expansive masses arising from the clivus: the role of FDG-PET/CT in the metabolic assessment of skeletal lesions. J Radiol Case Rep. 2009; 3(11):33–40
[20] Deconde AS, Sanaiha Y, Suh JD, Bhuta S, Bergsneider M, Wang MB. Metastatic disease to the clivus mimicking clival chordomas. J Neurol Surg B Skull Base. 2013; 74(5):292–299
[21] Casali PG, Messina A, Stacchiotti S, et al. Imatinib mesylate in chordoma. Cancer. 2004; 101(9):2086–2097
[22] Stacchiotti S, Marrari A, Tamborini E, et al. Response to imatinib plus sirolimus in advanced chordoma. Ann Oncol. 2009; 20(11):1886–1894
[23] Stacchiotti S, Longhi A, Ferraresi V, et al. Phase II study of imatinib in advanced chordoma. J Clin Oncol. 2012; 30(9):914–920
[24] Kracht LW, Friese M, Herholz K, et al. Methyl-[11C]-l-methionine uptake as measured by positron emission tomography correlates to microvessel density in patients with glioma. Eur J Nucl Med Mol Imaging. 2003; 30(6):868–873
[25] Zhang H, Yoshikawa K, Tamura K, et al. Carbon-11-methionine positron emission tomography imaging of chordoma. Skeletal Radiol. 2004; 33(9):524–530
[26] Hall EJ. Radiobiology for the Radiologist. Philadelphia, PA: Lippincott Williams & Wilkins; 2000
[27] Evans SM, Koch CJ. Prognostic significance of tumor oxygenation in humans. Cancer Lett. 2003; 195(1):1–16
[28] Rajendran JG, Krohn KA. F-18 fluoromisonidazole for imaging tumor hypoxia: imaging the microenvironment for personalized cancer therapy. Semin Nucl Med. 2015; 45(2): 151–162
[29] Mammar H, Kerrou K, Nataf V, et al. Positron emission tomography/computed tomography imaging of residual skull base chordoma before radiotherapy using fluoromisonidazole and fluorodeoxyglucose: potential consequences for dose painting. Int J Radiat Oncol Biol Phys. 2012; 84(3):681–687
[30] Cheney MD, Chen YL, Lim R, et al. [18F]-Fluoromisonidazole positron emission tomography/computed tomography visualization of tumor hypoxia in patients with chordoma of the mobile and sacrococcygeal spine. Int J Radiat Oncol Biol Phys. 2014; 90(5):1030–1036

第三篇
脊索瘤的外科治疗

第 12 章　脊索瘤的外科决策

Surgical Decision Making in Chordomas

M. Necmettin Pamir，Ossama Al-Mefty　著
彭　刚　译
简志宏　校

概　要

当前颅底脊索瘤治疗策略的制定主要是基于 2000 年以后发表的大宗病例分析。由于这类疾病相对少见，很难获得高质量的循证医学证据，目前被广泛采纳的共识是，在保证患者安全的前提下，外科手术是最有效的治疗方式，术后肿瘤残留体积大小是影响患者预后及对放疗敏感性的重要因素，第一次外科手术的成功率最高，随着每一次治疗失败或肿瘤再次复发，获得良好预后的可能性也逐渐下降。由于本病的复杂性，脊索瘤应该在具有治疗该疾病丰富经验的医学中心完成，同时，本病的治疗应该由神经外科、骨科、肿瘤放疗科、肿瘤内科、病理科、专业的社工、护士等多学科团队合作完成。

关键词： 脊索瘤，决策，放射治疗，立体定向放射外科，手术

一、概述

尽管脊索瘤生长缓慢且组织病理学上呈良性表现，但其特殊的生物学行为使得其治疗较为复杂[1]。脊索瘤位于深部的中心部位且向局部呈侵袭性、蚀骨性生长，被诊断时往往肿瘤体积已经很大，这些因素给外科手术治疗脊索瘤带来了很大的挑战，脊索瘤对放疗的相对抵抗使治疗更加复杂[2]。

不论是颅底、骶骨或可活动节段脊柱的脊索瘤，若手术能扩大全切除肿瘤且瘤腔周边无肿瘤残留，患者往往预后良好，但实现这一目标并非易事。由于肿瘤特殊的解剖部位及对周边结构的广泛浸润，术中往往需使用精密的仪器设备，采用复杂的颅底外科入路，并结合术者丰富的手术经验。标准手术入路不能满足脊索瘤扩大切除术中所需充分的术野显露。颅底外科技术的发展使扩大全切除肿瘤成为可能，但患者存在更高的致残及死亡风险，尤其是对占患者总数 1/5 的高龄患者而言[3]。虽然脊索瘤的治疗需要借助复杂的手术入路，但手术依然是最有效的治疗方式。

目前的化疗对治疗脊索瘤无效，为了控制肿瘤生长，往往需要大剂量放疗，导致肿瘤和

周边的神经血管结构如脑神经、脑干、脑血管等紧密粘连，增加并发症及死亡率，这使得脊索瘤尤其是复发脊索瘤的治疗难以抉择。几乎所有的脊索瘤都会复发，外科手术依然是复发脊索瘤最有效的治疗方式，但并不是所有患者均适合接受手术治疗。

二、目前的共识

脊索瘤相对少见，因此很难获得高质量的循证医学证据[4]。目前本病的治疗决策主要依赖于Ⅲ级或Ⅳ级证据。1856年开始就有了对该病的描述，但在PubMed中只检索到了13项病例数大于30的相关队列研究[5-17]，尽管如此，已经在此基础上确立了部分诊疗规范。

（一）手术是最有效的治疗方式

在可接受的风险范围内，手术是脊索瘤的首选治疗方式。目前的共识也推荐外科手术作为颅底脊索瘤的首选治疗方式。因此，NCCN指南推荐首选外科手术扩大切除颅底脊索瘤及局部复发的脊索瘤[18]。

（二）肿瘤残留体积对预后有重要影响

目前的文献也支持最大限度的肿瘤切除能使患者从中获益，肿瘤残留对预后有很大影响。直到21世纪初期，侵袭性外科手术的必要性依然存在争论。然而，大样本的队列研究结果表明，肿瘤残留导致复发率明显上升[19-21]，放疗作为目前唯一有效的辅助治疗，其疗效随着肿瘤残留体积的增大而减弱。因此，目前的观点认为，脊索瘤首次治疗的目标至少是肿瘤全切除，在安全的前提下，应扩大切除周边可能受肿瘤侵犯的骨质以减少复发[5]。侵袭性外科手术并不等同于危险的外科手术。许多术中以为得到全切除的患者术后复查会意外发现肿瘤残留，因此特殊设备，如术中导航、神经内镜辅助、术中MRI等，有助于最大限度的切除肿瘤。颅底外科技术在近30年来得到飞速发展，使得扩大切除颅底脊索瘤成为可能。多种标准化的手术入路已在本文其他章节中描述，经过修改的技术规范有利于进行安全高效的手术，减少并发症。

手术同样是复发脊索瘤最有效的治疗方式。几乎所有脊索瘤都会复发，复发后其治疗更加难以抉择。肿瘤复发后再次手术依然是最有效的。由于脊索瘤侵袭性生长的特性，复发肿瘤常常会向已切除的瘤腔周围间隙进一步侵袭，导致神经功能障碍，如脑神经功能障碍。定期的影像学随访能够在出现新的神经功能障碍之前早期发现肿瘤复发。早期影像学随访发现肿瘤复发是非常困难的，但一旦能早期发现肿瘤的原位复发，即可早期手术治疗，获得满意的治疗效果。复发肿瘤治疗方案的制订包括是否治疗以及选择何种治疗方案。是否治疗取决于患者年龄、身体状况、全身并发症、肿瘤位置、局部侵犯程度、组织病理学诊断、既往手术并发症、既往是否有放疗史等。局部复发肿瘤无论大小如何，建议再次手术切除，扩大切除仍有可能显著改善患者的预后[22-25]。

大多数脊索瘤生长缓慢，手术切除局部复发的肿瘤可使患者长期无症状生存，即使有时候肿瘤体积已经较大。目前研究证实，肿瘤复发的时间取决于手术切除程度是否达到了切缘无肿瘤细胞，而非患者的手术次数[26]。大宗病例报道中，许多反复复发并手术治疗的病例[15, 20, 25, 27, 28]也证实了这一结论。对于仅有局部侵犯且体积较小的肿瘤，放射治疗已经变得越来越普遍。然而，反复高剂量放疗将增加放疗相关并发症的风险，应尽量避免。因此，放疗更适用于肿瘤体积较小的患者。对于反复复发的患者，治疗上以缓解症状为目的，保证生活质量。

（三）初始治疗的成功率最高

初始治疗时有效的手术切除肿瘤对预后至关重要。在接受成功的手术及术后辅助放疗后，如果仍出现肿瘤复发，后续治疗的疗效均会显著下降[15, 29–38]。因此，最基本的策略是在初次治疗时即努力实施最有效的治疗。

（四）脊索瘤治疗应在具有丰富经验的中心完成

手术有效切除脊索瘤存在的局限性及挑战是多方面原因引起的，脊索瘤手术非常复杂，要求精湛的手术技艺辅以尖端的设备。因此，目前的共识是，脊索瘤治疗应在具有丰富经验的中心完成，该中心拥有多学科合作团队、术中辅助技术、现代化的术后放疗设备及经验。

（五）所有患者均应接受高剂量的放射治疗

近 10 年积累的经验证实，术后辅助放疗在脊索瘤治疗中起重要作用[19, 21]，术后辅助放疗较未行辅助放疗明显改善患者的预后，因此，建议所有患者术后常规行高剂量放疗，即使肿瘤已全切除。早期研究显示总剂量 40 ～ 50Gy 的外放射治疗对脊索瘤治疗的疗效较差，许多学者为了减少放疗的不良反应而提倡对术后体积较小的残留肿瘤不予放疗。然而，脊索瘤术后复发不可避免，尤其是存在术后肿瘤残留。复发肿瘤无论手术或放疗疗效均较初次治疗显著下降。此外，研究报道在足够放射剂量（55 ～ 80Gy 之间）下，立体定向放疗，如伽马刀或高能粒子束，也可达到良好的治疗效果[21, 31, 32]。

目前的观点认为，脊索瘤存在放疗抵抗。随着技术进步，可以做到对重要血管神经结构周边给予较低剂量以减轻血管神经损伤，其余部位行高剂量放疗。因此，放疗已成为脊索瘤初始治疗非常重要的一部分。Meta 分析及流行病学调查显示，45% ～ 87% 的脊索瘤患者接受了术后辅助放疗[19, 21]。当残余肿瘤体积较小且范围相对局限时，辅助放疗疗效更好且不良反应更少。因此，外科手术后肿瘤残余体积最小时是辅助放疗的最佳时机。

虽然放疗的有效性已得到了证实，但具体使用何种类型的放疗目前仍未达成共识。初步研究表明，由于布拉格尖峰效应，高能粒子束优于标准分割剂量放疗。研究表明，伽马刀能有效控制脊索瘤生长且能够有效增加肿瘤周边的放疗剂量。然而，复发常常发生在肿瘤的辐照术野之外，这进一步说明肿瘤边缘放疗的重要性。最新的放疗技术，如强度调控放射治疗（IMRT）、速光刀或立体定向放射外科与粒子束分割治疗的联合治疗，已用于治疗残余肿瘤及微肿瘤浸润。

三、待解决的问题

手术是颅底、可活动脊柱及骶骨脊索瘤最主要的治疗方法。脊索瘤手术的目的在于明确病理学诊断、解除肿瘤的占位效应、缓解神经压迫症状，同时在保证患者安全的前提下尽可能全切肿瘤，因此，脊索瘤比脑膜瘤等其他类型肿瘤更容易决定是否手术治疗。占位效应及神经压迫是明确的手术适应证，即使对于无症状或症状轻微的脊索瘤患者，由于绝大多数肿瘤会继续进展，因此建议尽早手术治疗。关于手术入路的选择将在第 13 章详细讨论。

然而，少部分脊索瘤的治疗指征仍存在争议，如无占位效应或神经压迫的小型脊索瘤。重要部位的小型无症状脊索瘤可随访观察。目前的影像学检查不能完全区分脊索瘤、软骨肉瘤，因此，定期影像学随访对小型肿瘤的动态观察非常重要。若随访期间肿瘤体积不断增大，则可考虑行手术治疗，当肿瘤体积较小时，肿瘤及其周边扩大切除的成功率更高，但肿瘤侵袭部位，如海绵窦区，可能影响肿瘤切除程度。伽马刀能安全有效治疗术后残留小肿瘤，因此，立体定向放射外科可能对体积较小的脊索瘤初始治疗同样安全有效。体积较小且位于重要功能区的脊索瘤是否应行立体定向放射治疗亟待进一步研究。

与向周边广泛浸润的脊索瘤患者一样，高龄患者的治疗因术后并发症多也极具挑战性。若无法手术时，对这类患者的治疗主要是姑息放疗，且姑息放疗的疗效不确定。脊索瘤常常向硬膜下侵犯，增加术后脑脊液漏的风险。然而，单纯的硬膜下脊索瘤非常罕见且术后极少复发[39-49]。因此，对于肿瘤全切的硬膜下脊索瘤可不考虑术后辅助放疗。

四、结论

外科手术后辅以高剂量放疗是脊索瘤治疗的根本原则，手术切除不彻底或术后复发将使得治疗更为复杂。颅底脊索瘤手术及术后辅助放疗可能导致一定的并发症。为了达到最好的治疗效果，同时降低并发症，脊索瘤治疗应该在具有丰富经验的大型医学中心，由多学科专家共同合作完成。

参考文献

[1] Pamir MN, Ozduman K. Tumor–biology and current treatment of skull–base chordomas. Adv Tech Stand Neurosurg. 2008; 33:35–129
[2] Jones PS, Aghi MK, Muzikansky A, Shih HA, Barker FG, II, Curry WTJ, Jr. Outcomes and patterns of care in adult skull base chordomas from the Surveillance, Epidemiology, and End Results (SEER) database. J Clin Neurosci. 2014; 21(9): 1490–1496
[3] Bohman LE, Koch M, Bailey RL, Alonso–Basanta M, Lee JY. Skull base chordoma and chondrosarcoma: influence of clinical and demographic factors on prognosis: a SEER analysis.World Neurosurg. 2014; 82(5):806–814
[4] Chambers KJ, Lin DT, Meier J, Remenschneider A, Herr M, Gray ST. Incidence and survival patterns of cranial chordoma in the United States. Laryngoscope. 2014; 124(5):1097–1102
[5] Al–Mefty O, Kadri PA, Hasan DM, Isolan GR, Pravdenkova S. Anterior clivectomy: surgical technique and clinical applications. J Neurosurg. 2008; 109(5): 783–793
[6] Choy W, Terterov S, Kaprealian TB, et al. Predictors of recurrence following resection of intracranial chordomas. J Clin Neurosci. 2015; 22(11): 1792–1796
[7] Debus J, Schulz–Ertner D, Schad L, et al. Stereotactic fractionated radiotherapy for chordomas and chondrosarcomas of the skull base. Int J Radiat Oncol Biol Phys. 2000; 47(3): 591–596
[8] Hug EB, Loredo LN, Slater JD, et al. Proton radiation therapy for chordomas and chondrosarcomas of the skull base. J Neurosurg. 1999; 91(3):432–439
[9] Jahangiri A, Chin AT, Wagner JR, et al. Factors predicting recurrence after resection of clival chordoma using variable surgical approaches and radiation modalities. Neurosurgery. 2015; 76(2):179–185, discussion 185–186
[10] Noël G, Feuvret L, Ferrand R, Boisserie G, Mazeron JJ, Habrand JL. Radiotherapeutic factors in the management of cervical–basal chordomas and chondrosarcomas. Neurosurgery. 2004; 55(6):1252–1260, discussion 1260–1262
[11] Rachinger W, Eigenbrod S, Dützmann S, et al. Male sex as a risk factor for the clinical course of skull base chordomas. J Neurosurg. 2014; 120(6):1313–1320
[12] Samii A, Gerganov VM, Herold C, et al. Chordomas of the skull base: surgical management and outcome. J Neurosurg. 2007; 107(2):319–324
[13] Sen C, Shrivastava R, Anwar S, Triana A. Lateral transcondylar approach for tumors at the anterior aspect of the craniovertebral junction. Neurosurgery. 2010; 66(3) Suppl:104–112
[14] Takahashi S, Kawase T, Yoshida K, Hasegawa A, Mizoe JE. Skull base chordomas: efficacy of surgery followed by carbon ion radiotherapy. Acta Neurochir (Wien). 2009; 151(7): 759–769
[15] Tzortzidis F, Elahi F, Wright D, Natarajan SK, Sekhar LN. Patient outcome at long–term follow–up after aggressive microsurgical resection of cranial base chordomas. Neurosurgery. 2006; 59(2):230–237, discussion 230–237
[16] Xin Y, Hao S, Zhang J, et al. Microsurgical treatment of intracranial chondroma. J Clin Neurosci. 2011; 18(8):1064–1071
[17] Schulz–Ertner D, Nikoghosyan A, Thilmann C, et al. Carbon ion radiotherapy for chordomas and low–grade chondrosarcomas of the skull base. Results in 67 patients. Strahlenther Onkol. 2003; 179(9):598–605
[18] Biermann JS, Adkins DR, Agulnik M, et al. Bone cancer. NCCN Guidelines. Version 2. 2015; 2016
[19] Amit M, Na'ara S, Binenbaum Y, et al. Treatment and outcome of patients with skull base chordoma: a meta–analysis. J Neurol Surg B Skull Base. 2014; 75(6):383–390

[20] Di Maio S, Rostomily R, Sekhar LN. Current surgical outcomes for cranial base chordomas: cohort study of 95 patients. Neurosurgery. 2012; 70(6):1355–1360, discussion 1360
[21] Di Maio S, Temkin N, Ramanathan D, Sekhar LN. Current comprehensive management of cranial base chordomas: 10–year meta–analysis of observational studies. J Neurosurg. 2011; 115(6):1094–1105
[22] Arnautović KI, Al–Mefty O. Surgical seeding of chordomas. Neurosurg Focus. 2001; 10(3):E7
[23] Colli BO, Al–Mefty O. Chordomas of the skull base: follow–up review and prognostic factors. Neurosurg Focus. 2001; 10(3):E1
[24] Colli B, Al–Mefty O. Chordomas of the craniocervical junction: follow–up review and prognostic factors. J Neurosurg. 2001; 95(6):933–943
[25] al–Mefty O, Borba LA. Skull base chordomas: a management challenge. J Neurosurg. 1997; 86(2):182–189
[26] York JE, Kaczaraj A, Abi–Said D, et al. Sacral chordoma: 40–year experience at a major cancer center. Neurosurgery. 1999; 44(1):74–79, discussion 79–80
[27] Crockard HA, Steel T, Plowman N, et al. A multidisciplinary team approach to skull base chordomas. J Neurosurg. 2001; 95(2):175–183
[28] Gay E, Sekhar LN, Rubinstein E, et al. Chordomas and chondrosarcomas of the cranial base: results and follow–up of 60 patients. Neurosurgery. 1995; 36(5): 887–896, discussion 896–897
[29] Kano H, Lunsford LD. Stereotactic radiosurgery of intracranial chordomas, chondrosarcomas, and glomus tumors. Neurosurg Clin N Am. 2013; 24(4):553–560
[30] Yamada Y, Gounder M, Laufer I. Multidisciplinary management of recurrent chordomas. Curr Treat Options Oncol. 2013; 14(3):442–453
[31] Kano H, Iqbal FO, Sheehan J, et al. Stereotactic radiosurgery for chordoma: a report from the North American Gamma Knife Consortium. Neurosurgery. 2011; 68(2):379–389
[32] Potluri S, Jefferies SJ, Jena R, et al. Residual postoperative tumour volume predicts outcome after high–dose radiotherapy for chordoma and chondrosarcoma of the skull base and spine. Clin Oncol (R Coll Radiol). 2011; 23(3):199–208
[33] Koga T, Shin M, Saito N. Treatment with high marginal dose is mandatory to achieve long–term control of skull base chordomas and chondrosarcomas by means of stereotactic radiosurgery. J Neurooncol. 2010; 98(2):233–238
[34] Jawad MU, Scully SP. Surgery significantly improves survival in patients with chordoma. Spine. 2010; 35(1):117–123
[35] Dassoulas K, Schlesinger D, Yen CP, Sheehan J. The role of Gamma Knife surgery in the treatment of skull base chordomas. J Neurooncol. 2009; 94(2):243–248
[36] Amichetti M, Cianchetti M, Amelio D, Enrici RM, Minniti G. Proton therapy in chordoma of the base of the skull: a systematic review. Neurosurg Rev. 2009; 32(4):403–416
[37] Liu AL, Wang ZC, Sun SB, Wang MH, Luo B, Liu P. Gamma knife radiosurgery for residual skull base chordomas. Neurol Res. 2008; 30(6):557–561
[38] Yoneoka Y, Tsumanuma I, Fukuda M, et al. Cranial base chordoma—long term outcome and review of the literature. Acta Neurochir (Wien). 2008; 150(8): 773–778, discussion 778
[39] Vinke RS, Lamers EC, Kusters B, van Lindert EJ. Intradural prepontine chordoma in an 11–year–old boy. A case report. Childs Nerv Syst. 2015
[40] Kim KH. Intradural clival chordoma: a case report. Brain Tumor Res Treat. 2014; 2(2):76–80
[41] Wang L,Wu Z, Tian K, Li G, Zhang J. Clinical and pathological features of intradural retroclival chordoma.World Neurosurg. 2014; 82(5):791–798
[42] Kunert P, Dziedzic T, Matyja E, Marchel A. Intradural chordoma mimicking a lateral sphenoid wing meningioma: a case report. Folia Neuropathol. 2012; 50(4):407–412
[43] Bergmann M, Abdalla Y, Neubauer U, Schildhaus HU, Probst–Cousin S. Primary intradural chordoma: report on three cases and review of the literature. Clin Neuropathol. 2010; 29(3):169–176
[44] Jiagang L, Yanhui L, Xueying S, Qing M. Intradural suprasellar chondroid chordoma. J Clin Neurosci. 2010; 17(3): 402–403
[45] Bhat DI, Yasha M, Rojin A, Sampath S, Shankar SK. Intradural clival chordoma: a rare pathological entity. J Neurooncol. 2010; 96(2):287–290
[46] Choo YS, Joo SW, Noh SJ, Lee SI. Intradural retroclival chordoma. J Korean Neurosurg Soc. 2009; 46(2):152–155
[47] Roberti F, Sekhar LN, Jones RV,Wright DC. Intradural cranial chordoma: a rare presentation of an uncommon tumor. Surgical experience and review of the literature. J Neurosurg. 2007; 106(2):270–274
[48] Korinth M, Schönrock L, Mayfrank L, Gilsbach JM. Primary intradural pontocerebellar chordoma metastasizing in the subarachnoid spinal canal. Zentralbl Neurochir. 1999; 60(3):146–150
[49] Wolfe JT, III, Scheithauer BW. “Intradural chordoma” or “giant ecchordosis physaliphora”? Report of two cases. Clin Neuropathol. 1987; 6(3):98–103

第13章　颅底脊索瘤最佳手术入路的选择

Choice of the Optimal Surgical Approach for Skull Base Chordomas

Luis A. B. Borba, Marcio S. Rassi, Ossama Al-Mefty　著
廖艺玮　译
潘亚文　校

概　要

颅底脊索瘤的手术治疗仍然是神经外科医师最具挑战性的工作之一。了解该疾病的自然史和掌握局部的解剖是选择最佳手术入路的基本条件。在本章中，我们将讨论基于作者个人经验的一些要点。

关键词：脑肿瘤，脊索瘤，颅底肿瘤，颅底入路，手术入路

一、概述

尽管辅助治疗有了很大的进步，但手术根治性切除仍是治疗颅底脊索瘤的主要手段。为了治疗颅底脊索瘤，以下是必须了解的几个原则。

（一）十条原则

1. 肿瘤主体位于硬膜外，因此应使用硬膜外入路。

2. 应向患者及其家属解释有时需要多次手术才能进行根治性切除。

3. 肿瘤切除得越多，辅助治疗的效果以及患者的预后就越好。

4. 第一次手术是最好的时机。

5. "根治性切除"是指去除软组织并最大限度切除邻近骨质，这与更高的致残率无关。

6. 不仅在经鼻入路，在所有情况下都应使用内镜技术来观察隐匿角落的视野。

7. 神经导航将有助于找到在术前 CT 或 MRI 中有所描述的，但可能隐藏在手术区域中的累及骨质的小病变。

8. 术前薄层 CT 的骨窗和 MRI 对手术计划的制订至关重要。

9. 复发时间与首次切除程度、组织学和细胞遗传学特点密切相关。

10. 密切随访，发现任何复发的迹象，就可能需要制订新的治疗方案。

（二）承诺

颅底手术需要全身心的奉献和大量的训练。外科医师必须完全掌握详细的解剖知识和手术技巧。颅底脊索瘤患者的治疗，需要一支训练有素的多学科团队。该团队成员应该深刻理解该疾病的自然史，并且需要他们对患者及家属做出对其终身随访的承诺。

（三）原则

手术是治疗颅底脊索瘤的关键步骤，大量文献已证明，手术后进行大剂量质子－光子放射治疗，肿瘤能够得到良好控制[1-11]。尽管侵袭性肿瘤切除具有更高的致残率和致死率[12]，但 Colli 和 Al-Mefty 表示，根治性切除和次全切除的手术相关并发症并无显著差异[4]。因此，手术治疗的目标应该是最大限度地切除肿瘤，这在首次手术时机会更大。

二、肿瘤位置

（一）起源和生长

一般认为，脊索瘤起源于残余的脊索，因此，其可发生在神经轴上的任何位置[3]。目前的文献证实，颅底、骶骨和脊柱具有相似的发病率[13, 14]。颅底脊索瘤常起源于中线蝶枕交界区，但横向生长也很常见。经常朝多个方向生长，侵犯颅内及颅外不同的解剖腔隙[2, 4, 11]。常见的侵犯部位包括鞍区（23%～60%病例）、脑桥前间隙（36%～48%病例）和鼻咽（10%～25%病例）[1, 15, 16]。侵犯颅中窝（32.1%病例）和颅后窝（78.5%病例）也很常见[16]。CT 扫描能判断枕髁是否受侵犯，侵犯枕髁将导致进一步骨质破坏和颈椎不稳定[17]。脊索瘤的深在位置和生长模式使得到达病变成为一项艰巨的任务，然而，许多入路能够从前方、侧方或后方到达斜坡区域[3]。在选择最佳手术入路时，必须要确认肿瘤侵犯到的部位，并且通常需要联合运用两个或更多个入路来实现肿瘤的彻底切除[4]。

（二）分类

Al-Mefty 和 Borba 根据解剖位置及手术入路对肿瘤进行分类：Ⅰ型，病变局限于孤立的解剖腔隙（如下斜坡或蝶窦）；Ⅱ型：肿瘤侵犯到颅底的两个及以上的解剖腔隙，并且可以通过一种颅底入路实现肿瘤全切；Ⅲ型：肿瘤侵犯到颅底的多个解剖腔隙，并且需要两个或更多个颅底入路才能实现最大限度的手术切除[1]。

三、手术设备

（一）术前评估

MRI 常用来分析肿瘤与神经系统结构的关系，同时应该结合薄层 CT，特别是骨窗。因为薄层 CT 的骨窗是识别骨侵蚀的最佳方法[3, 17]。术前对血管的研究很重要，它能帮助识别包裹的血管和静脉的走行，这些可以直接影响手术入路的选择[18]。根据肿瘤的不同位置和临床表现，可能需要一些其他的检查（如听力检查和激素评估）。

（二）术中监测

术中使用电生理监测非常重要，如体感诱发电位（SSEPs）、脑干听觉诱发反应（BAER）和脑神经肌电图，可以指导肿瘤切除范围并减少术后并发症。

（三）神经内镜

单纯内镜经鼻入路已在很多中心应用，但主要是针对某些特殊的病例[19-21]。另一种选择是使用显微镜和内镜相结合的技术，这样可以提供额外的显露并且能更好地到达颅底。神经

内镜可以与大多数传统的开放式方法一同使用，也能够适合绝大多数病例[22-24]。

四、颅底入路

（一）扩大经蝶入路 / 斜坡前路切除

适用于病变位于硬腭上方的中线部位，侧方限于颈内动脉以内（ICAs）。该入路类似于传统的经蝶入路，但需与单侧上颌骨截骨术相结合。该入路能够更好地切除向侧方生长的肿瘤并且对外观的破坏最小[25]。

（二）经上颌入路

肿瘤扩展至鼻咽或颅颈交界区并且横向扩展较少时，能提供广泛的手术视野。需要特殊的术后护理，并且必须进行细致的缝合以最大限度地减少对外观的破坏和脑脊液漏[3]。

（三）颅眶颧入路

这种多功能的入路能够切除起源于上斜坡向侧方颈内动脉、颅中窝、颞下窝和颅后窝延伸的肿瘤[3]。正确解剖颞肌可以更好地保护外观，大的带蒂颅骨骨膜瓣可以用于硬脑膜的重建[26]。

（四）经颧弓扩大颅中窝入路

适用于向颞下窝、蝶腭窝、颞窝、眼眶和海绵窦延伸的病变。该方法可以直接控制颅外段 ICA，并且能够从硬膜外显露海绵窦、岩尖和斜坡上 1/3[3, 27]。

（五）经髁入路

该入路适用于侧向延伸至颅颈交界区或上颈椎的脊索瘤[28]。在椎动脉周围操作时，应特别小心，以防止大量出血[29]。

五、结论

前文已经描述了许多创新技术，我们可以根据经验从中选择并对其进行优化。本章简要介绍了最常用于治疗颅底脊索瘤的手术入路。根据每位外科医师和每位患者的具体情况，这里所举的例子会有很多变化，下面的章节将会对其进行详细描述。颅底脊索瘤的最佳手术入路与外科医师的个人经验及偏好相关，并且应该对每位患者进行量身定制。

参考文献

[1] Al-Mefty O, Borba LA. Skull base chordomas: a management challenge. J Neurosurg. 1997; 86(2):182–189
[2] Borba LA, Al-Mefty O, Mrak RE, Suen J. Cranial chordomas in children and adolescents. J Neurosurg. 1996; 84(4):584–591
[3] Borba LA, Colli BO, Al-Mefty O. Skull Base Chordomas. Neurosurg Q. 2001; 11:124–139
[4] Colli B, Al-Mefty O. Chordomas of the craniocervical junction: follow-up review and prognostic factors. J Neurosurg. 2001; 95(6):933–943
[5] Crockard HA, Steel T, Plowman N, et al. A multidisciplinary team approach to skull base chordomas. J Neurosurg. 2001; 95(2):175–183
[6] Hug EB, Loredo LN, Slater JD, et al. Proton radiation therapy for chordomas and chondrosarcomas of the skull base. J Neurosurg. 1999; 91(3):432–439
[7] Munzenrider JE, Liebsch NJ. Proton therapy for tumors of the skull base. Strahlenther Onkol. 1999; 175 Suppl 2:57–63
[8] Pamir MN, Kiliç T, Türe U, Ozek MM. Multimodality management of 26 skullbase chordomas with 4-year mean follow-up: experience at a single institution. Acta Neurochir (Wien). 2004; 146(4):343–354, 354
[9] Sekhar LN, Pranatartiharan R, Chanda A, Wright DC. Chordomas and chondrosarcomas of the skull base: results and complications of surgical management. Neurosurg Focus. 2001; 10(3):E2
[10] Stacchiotti S, Sommer J, Chordoma Global Consensus Group. Building a global consensus approach to chordoma: a position paper from the medical and patient community. Lancet Oncol. 2015; 16(2):e71–e83
[11] Almefty K, Pravdenkova S, Colli BO, Al-Mefty O, Gokden M. Chordoma and chondrosarcoma: similar, but quite different, skull base tumors. Cancer. 2007; 110(11):2457–2467

[12] Gay E, Sekhar LN, Rubinstein E, et al. Chordomas and chondrosarcomas of the cranial base: results and follow-up of 60 patients. Neurosurgery. 1995; 36(5): 887–896, discussion 896–897
[13] Walcott BP, Nahed BV, Mohyeldin A, Coumans JV, Kahle KT, Ferreira MJ. Chordoma: current concepts, management, and future directions. Lancet Oncol. 2012; 13(2):e69–e76
[14] Chambers KJ, Lin DT, Meier J, Remenschneider A, Herr M, Gray ST. Incidence and survival patterns of cranial chordoma in the United States. Laryngoscope. 2014; 124(5):1097–1102
[15] Colli BO, Al-Mefty O. Chordomas of the skull base: follow-up review and prognostic factors. Neurosurg Focus. 2001; 10(3):E1
[16] Meyers SP, Hirsch WL, Jr, Curtin HD, Barnes L, Sekhar LN, Sen C. Chordomas of the skull base: MR features. AJNR Am J Neuroradiol. 1992; 13(6):1627–1636
[17] Pamir MN, Ozduman K. Analysis of radiological features relative to histopathology in 42 skull-base chordomas and chondrosarcomas. Eur J Radiol. 2006; 58(3):461–470
[18] Bi WL, Brown PA, Abolfotoh M, Al-Mefty O, Mukundan S, Jr, Dunn IF. Utility of dynamic computed tomography angiography in the preoperative evaluation of skull base tumors. J Neurosurg. 2015; 123(1):1–8
[19] Sekhar L, Mantovani A, Mortazavi M, Schwartz TH, Couldwell WT. Open vs endoscopic: when to use which. Neurosurgery. 2014; 61 Suppl 1:84–92
[20] Saito K, Toda M, Tomita T, Ogawa K, Yoshida K. Surgical results of an endoscopic endonasal approach for clival chordomas. Acta Neurochir (Wien). 2012; 154(5):879–886
[21] Lobo B, Heng A, Barkhoudarian G, Griffiths CF, Kelly DF. The expanding role of the endonasal endoscopic approach in pituitary and skull base surgery: a 2014 perspective. Surg Neurol Int. 2015; 6:82
[22] Batay F, Vural E, Karasu A, Al-Mefty O. Comparison of the exposure obtained by endoscope and microscope in the extended trans-sphenoidal approach. Skull Base. 2002; 12(3):119–124
[23] Cote DJ, Wiemann R, Smith TR, Dunn IF, Al-Mefty O, Laws ER. The expanding spectrum of disease treated by the transnasal, transsphenoidal microscopic and endoscopic anterior skull base approach: a single-center experience 2008–2015.World Neurosurg. 2015; 84(4):899–905
[24] Abolfotoh M, Bi WL, Hong CK, et al. The combined micro-scopicendoscopic technique for radical resection of cerebellopontine angle tumors. J Neurosurg. 2015; 123(5): 1301–1311
[25] Al-Mefty O, Kadri PA, Hasan DM, Isolan GR, Pravdenkova S. Anterior clivectomy: surgical technique and clinical applications. J Neurosurg. 2008; 109(5):783–793
[26] Kadri PA, Al-Mefty O. The anatomical basis for surgical preservation of temporal muscle. J Neurosurg. 2004; 100(3):517–522
[27] Al-Mefty O, Anand VK. Zygomatic approach to skull-base lesions. J Neurosurg. 1990; 73(5):668–673
[28] Al-Mefty O, Borba LA, Aoki N, Angtuaco E, Pait TG. The transcondylar approach to extradural nonneoplastic lesions of the craniovertebral junction. J Neurosurg. 1996; 84(1):1–6
[29] Arnautović KI, al-Mefty O, Pait TG, Krisht AF, Husain MM. The suboccipital cavernous sinus. J Neurosurg. 1997; 86(2): 252–262

第 14 章　斜坡的前方入路

Anterior Approaches to the Clivus

Marcio S. Rassi, Paulo Abdo de Seixo Kadri, Francisco V. de Mello Filho,
Benedicto O. Colli, Luis A. B. Borba　著
谢源阳　译
潘亚文　校

概　要

治疗斜坡脊索瘤有相当多的颅底入路可供选择，但是，最理想的入路必须兼顾安全和最短路径的要求。前方入路具有这些优点并且能够广泛应用于这类疾病，显微镜 – 内镜相结合的方式也能轻易的应用于此类入路。在这一章中，我们将讨论前方入路的解剖基础和手术技巧以及此入路的适应证和局限性。

关键词：脑肿瘤，脊索瘤，颅底入路，颅底肿瘤，手术入路

一、概述

由于位置深在并且和重要结构相毗邻，累及斜坡的病变对于神经外科医师而言是个挑战。位于颅底中线位置的脊索瘤手术困难，并且由于颅底脊索瘤生长及扩展的方式，导致多数时候单一手术入路很难处理。这一章中我们讨论了运用斜坡腹侧入路的方式切除颅底脊索瘤。在介绍和讨论经口入路、经上颌入路（Le Fort Ⅰ截骨术，单侧旁中央上颌骨截骨保留软腭，Le Fort Ⅰ截骨术并中央分离软、硬腭）、扩大经蝶入路、经鼻小柱路径、面中部移位的手术技巧前，我们先回顾一下面中部相关的手术解剖基础。

二、解剖背景

解剖知识是手术的基础。从前方到达斜坡区域，必须要先识别几个重要结构，才能避免损伤，并充分利用这个入路的优点。这些结构将按照组织类型进行描述：软组织和肌肉、骨性结构、动脉、静脉和神经。

（一）软组织和肌肉的关系

对于本章节描述的手术技巧，首先要了解口腔和鼻腔的边界以及它们的解剖关系。口腔的下界主要是软组织，包括舌和肌肉横膈。外侧壁是肌肉，向前与嘴唇延续，形成口腔间隙[1, 2]。口腔上界是软、硬腭并以此和鼻腔分

隔。软腭是可移动的肌纤维褶皱，在硬腭的后部悬垂下来并形成悬雍垂。它部分分隔鼻咽和口咽部[3-5]。咽后壁位于颈椎前方，并在枕骨大孔前方与枕骨相连。在咽后壁后方，可以识别上方的一对头长肌，附着于斜坡，下方的颈长肌，附着于寰椎前弓的内侧[4-6]（图 14-1A）。

（二）骨性结构关系

上颌骨的腭突和腭骨水平板构成了硬腭，硬腭的上方是鼻腔。鼻腔位于上方的筛骨和下方的上颌骨、腭骨、蝶骨翼突之间[1-3, 7]。鼻腔上方是颅前窝底，外侧是眼眶和上颌窦，下方是硬腭，正中有鼻中隔[3, 8]（图 14-1B）。鼻腔的外侧有三个向内侧的突起：上鼻甲、中鼻甲、下鼻甲。每一个鼻甲对应位于其下方的鼻道[1, 2, 6, 8]。上颌窦的内壁是中、下鼻道和下鼻甲。上颌窦和中鼻道通过上颌窦顶壁下方内侧的开口相交通[3, 8]。翼腭窝位于鼻腔的外侧壁，前方是上颌窦的后壁，后方是翼突。外侧通过翼腭裂与颞下窝相沟通，内侧通过蝶腭孔和鼻腔相沟通[2, 5, 7, 8]。鼻腔通过后方的后鼻孔和鼻咽部相延续，通过位于上鼻甲后上方的蝶窦开口和蝶窦相通[3, 7, 8]。蝶窦是位于蝶骨体内的不对称腔隙，内有骨性分隔。蝶窦的上壁是前颅中窝底的一部分，内侧有垂体腺，外侧有海绵窦[3, 7-9]。前壁和筛骨垂直板和中间的犁骨以及筛骨的侧块相连[3, 7, 8]。筛骨底面构成了鼻甲和鼻咽部的顶壁。蝶窦的外侧壁是薄的骨板，可以分为两个区域：前方的眶部和后方的颅脑部，颅脑部和颈内动脉的海绵窦部、视神经、上颌神经关系密切[1-3, 8]。颅脑部的后下方是斜坡（图 14-1C）。斜坡从鞍背到枕骨大孔长约 45mm，从犁骨底部到枕骨大孔前缘中点大约 27.9mm。在破裂孔平面，斜坡宽约 22.5mm，颈静脉孔平面，斜坡宽 42.7mm。舌下神经管平面，斜坡暴露的最宽距离为 36 ～ 46mm。斜

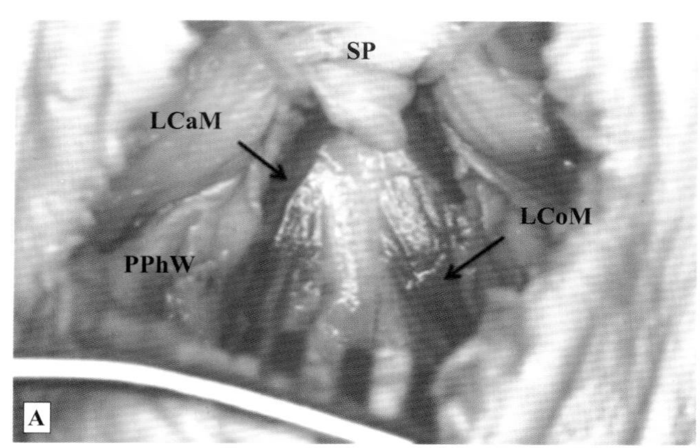

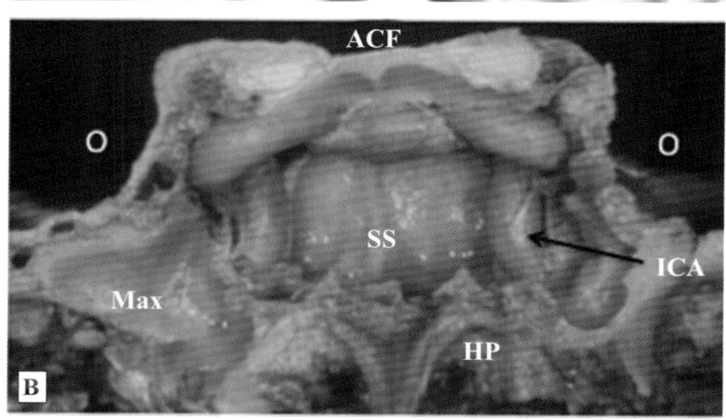

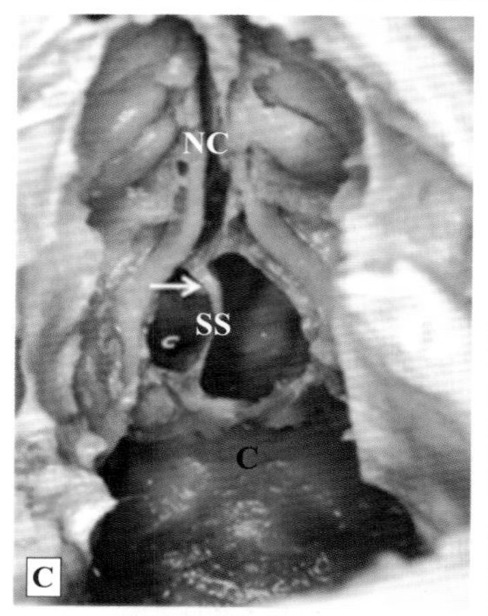

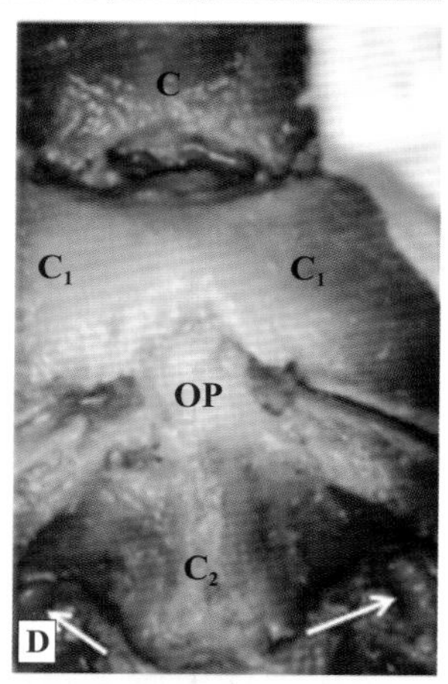

▲ 图 14-1 从前方到斜坡区域的解剖

A. 软腭（SP）上抬并打开咽后壁（PPhW），暴露上方的头长肌（LCaM）和下方的颈长肌（LCoM）；B. 蝶窦（SS）及其边界，上方是颅前窝底（ACF）、上颌窦（Max）和眼眶位于外侧，硬腭（HP）位于下方，颈内动脉和蝶窦壁的关系；C. 打开鼻腔，移除蝶窦前壁，显示不对称的骨性分隔（白箭），紧邻蝶窦下方是斜坡（C）；D. 从下到上为 C_2 椎体、椎动脉（白箭）、齿突基底（OP）、 C_1 前弓、下斜坡（C）

坡在枕骨大孔平面的厚度为 1.5 ～ 5.8mm，在犁骨附着部分约为 18.3mm[10]。斜坡下方是寰椎（C_1），和其他椎体不同的是，寰椎没有椎体或棘突。在对应的椎体的位置是枢椎齿突[1, 4, 6]。C_1 和 C_2 通过十字韧带、前纵韧带、后纵韧带、包绕侧块关节面的关节囊连接在一起[1, 4–6]（图 14–1D）。

（三）动脉关系

椎动脉（VA）穿过 C_1 ～ C_6 的横突上行。椎动脉位于横突间的部分可以从前方直视。通过前方经口入路，在 C_2 和 C_3 之间的外侧界可以直视椎动脉（图 14–1D），之后椎动脉转向 C_1 侧块后缘，进入枕骨髁后方的硬膜，穿枕骨大孔，在延髓前方上行，双侧椎动脉在桥延沟前方汇合成基底动脉[1, 3, 11]。椎动脉在此部分的分支包括脊髓前、后动脉，小脑后下动脉（PICA）、脊髓前后动脉[1, 4, 11]（图 14–2A）。基底动脉在桥延沟水平由双侧椎动脉汇合而成，在脑桥表面向上行，并经过桥前池。基底动脉远端在鞍背水平到达脚间池，并延续为双侧大脑后动脉[1, 4, 11, 12]（图 14–2B）。颈内动脉直接与蝶骨体的外侧面相邻，行走于骨性凹陷的颈动脉沟之中，这一段就是颈内动脉海绵窦段。分隔颈内动脉和蝶窦的骨质在前部更薄，最薄的位置在鞍结节下方[3]（图 14–2B）。正如 Rhoton 在 2003 年[3]描述，90% 的蝶窦只有一层 0.5mm 厚的骨质和颈动脉相分隔，10% 的蝶窦则是骨质缺失。此区域手术出血的主要来源是上颌动脉，上颌动脉是颈外动脉的 2 支终末分支中较大的一支[1]。上颌动脉通过翼腭裂进入翼腭窝，然后发出下干和腭大动脉，腭大动脉向下走行，穿上颌窦外侧壁到达硬腭后外侧角[1, 4, 5]。

（四）静脉关系

岩下窦在岩斜裂中走行，和上方的基底窦以及下方的颈静脉球相连[3–5]。基底静脉丛位于上斜坡硬膜层之间，是由互相交通的静脉通道构成，外侧和岩下窦相连，上方和海绵窦相

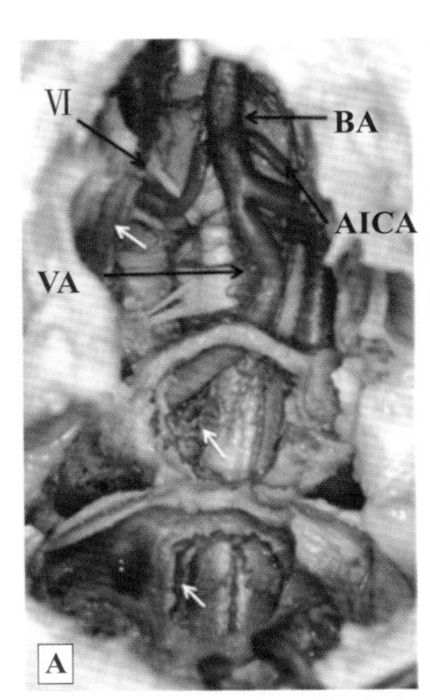

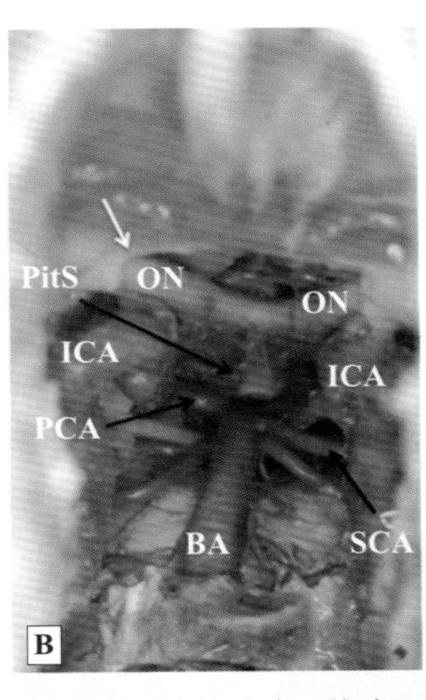

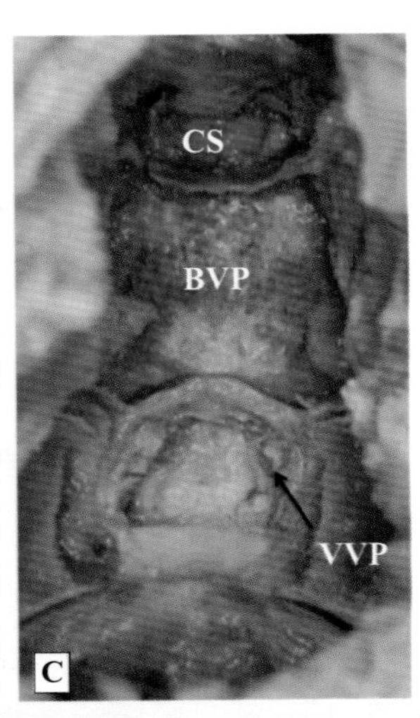

▲ 图 14–2　前方入路的动脉、静脉及神经关系

A. 切除 C_1 前弓、C_2 椎体、齿突和斜坡：椎动脉（VA）及其分支、基底动脉（BA）、小脑前下动脉（AICA）和上方的第Ⅵ对脑神经（Ⅵ）。延髓下部延续为上颈髓；基底静脉丛和椎静脉丛是此区域的主要引流（白箭）；B. 视神经（ON）突入蝶窦上外侧部，与蝶窦黏膜之间只有一薄层的骨质（白箭）；颈内动脉紧邻视神经下方；基底动脉（BA）及其终末支 [小脑上动脉（SCA）和大脑后动脉（PCA）]；垂体柄（PitS）；C. 斜坡周边的硬膜外静脉丛：上方的海绵窦（CS）、基底静脉丛（BVP）以及 C_1 和 C_2 后方的椎静脉丛（VVP）

连，下方与边缘窦和硬膜外静脉丛相连[4-6, 9]（图 14-2C）。岩下窦进入颈静脉孔岩骨部后，和舌下神经管静脉丛、岩斜下静脉、椎静脉丛、髁后导静脉相交通，最后通过位于舌下神经和迷走神经之间的静脉壁上的 1～2 个开口，引流至颈静脉球内侧或位于颅外开口处的颈内静脉[1, 3-5, 9]（图 14-2A）。

（五）神经关系

蝶窦的外侧壁、蝶鞍的下方常有一个突起，和三叉神经上颌支对应，正位于圆孔的周围[3, 8]。视神经管突入蝶窦的上外侧部（图 14-2B）。在外侧壁的中部，眶上裂在视神经管下方形成一个宽阔而光滑的突起，视神经鞘和蝶窦黏膜之间有时候没有骨性分隔[2, 3, 8]。移除蝶窦外侧壁的黏膜和骨质可以暴露覆盖海绵窦和视神经管内侧壁的硬膜。打开这层硬膜可以暴露位于海绵窦内的颈内动脉、视神经、三叉神经[3, 8, 9]（图 14-2B）。延髓下段在 C_1 神经根处移行为脊髓。延髓前部为延髓椎体交叉，正对斜坡、枕骨大孔前缘和齿状突腹侧[1, 4, 6]。外展神经从脑桥下缘发出，从上方、下方或者呈束状穿过小脑前下动脉（AICA）（图 14-2A）。外展神经向上经过桥前池，向前经岩尖上缘，穿过硬膜进入海绵窦后部[1, 4, 11, 12]。

三、手术计划

所有计划前方入路治疗颅底脊索瘤的患者术前应该行头部 MRI 和颅底 HRCT。术中行第Ⅵ～Ⅻ对脑神经监测、脑干诱发电位（BSEPs）、躯体感觉诱发电位（SSEPs）非常有帮助。神经导航有助于术中定位，内镜则能极大地改善显露。而对于累及脑实质和 Dorello 管外侧的病变，前方入路并不适宜。由于缝合的困难和较高的脑脊液漏的风险，对于需要广泛硬膜切开的病变，即便术中采取了局部黏膜瓣或者硬膜补片的方式进行修补，我们也不建议采用这类入路。

四、手术技巧

（一）经口入路

患者仰卧，头部正中位。对于硬腭需要切开的，如肿瘤向上扩展，患者头部可以适当伸展。术前留置鼻胃管或鼻肠管非常重要，随后可以置入两根 Foley 导管，每侧鼻孔一根，从口腔引出，用来抬高软腭（对于不行软腭切开则不需要此步骤）（图 14-3A）。置入牵开器后，将舌部向下、软腭向上方移位，咽后壁黏膜用 2% 利多卡因 - 肾上腺素浸润麻醉。中线切开，从 C_2 下缘到鼻咽。黏膜向外侧牵开，暴露颈长肌，游离并向外侧牵开，暴露骨性结构（图 14-3B）。这时有可能定位 C_1 和 C_2 的前缘，寰枢关节和齿状突的基底部、枕骨大孔前缘和下斜坡（图 14-3D）。在 C_2 体部水平向外侧分离要十分小心，避免损伤椎动脉。下一步就是处理骨性结构，一般来说，首先需要尽可能切除寰椎前弓来暴露齿突（图 14-3C）。切除齿突需要从骨质内开始磨除直到剩余一薄层骨片。切除齿状突的尖端是最为艰难部分，因为其周边有复杂的韧带连接，而且这些韧带连接必须切除。磨除骨质后，可以直视颅颈交界的硬膜。细致止血后可以关闭切口，颈长肌复位，咽后壁严密缝合。

1. 适应证和术野边界

经口入路适用于位于颅颈交界前部到枕髁前方以及 C_2 体部到蝶窦底部的病变。此入路暴露外侧界是颈内动脉。

2. 并发症

经口入路最常见的并发症是脑脊液漏，因此，我们只对硬膜外病变采用此入路。如果影像学有硬膜侵犯的表现，我们倾向于采用经髁入路。采取此入路进行脊索瘤的切除，术后也可能发生颈椎不稳定。对于这些病例，有必要进行后方的颅颈固定，固定可以一期进行或者二期手术（图 14–4）。鼻肠管在术后至少保留 7 天。在确认手术区域愈合良好后，可以在术后第 5 天进行流质饮食。

（二）经上颌入路

经上颌入路有不同的方式：Le Fort Ⅰ截骨术伴或不伴软硬腭中线分离，一侧上颌骨切开伴旁中线软硬腭分离 [13–17]。这些术式的最初步骤是相似的。患者仰卧，头部用三点式头架固定。颈部稍伸展，但仍然和手术台以及躯干平行。局部麻醉后，气管切开。无菌技术下行鼻

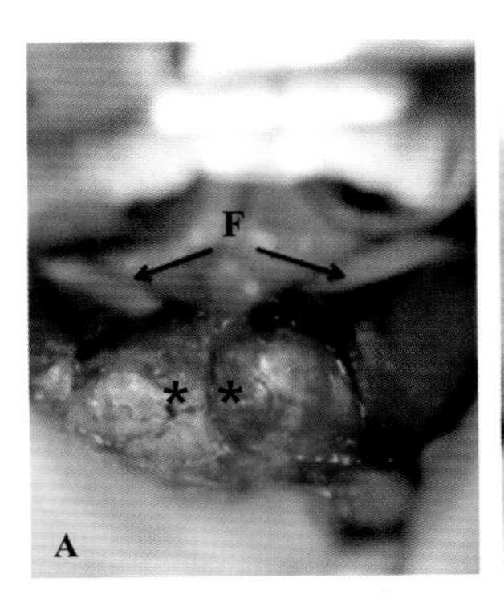

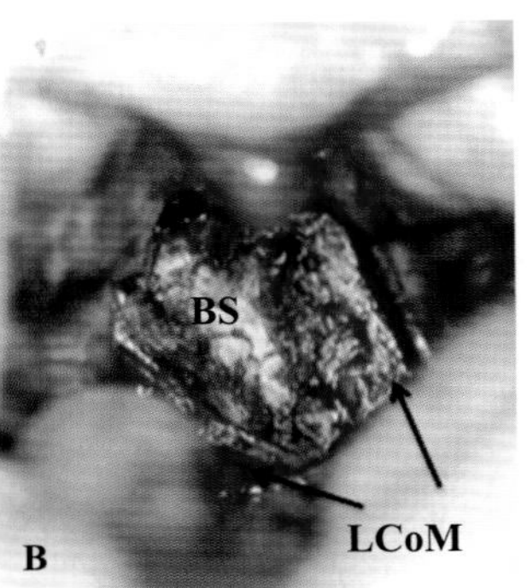

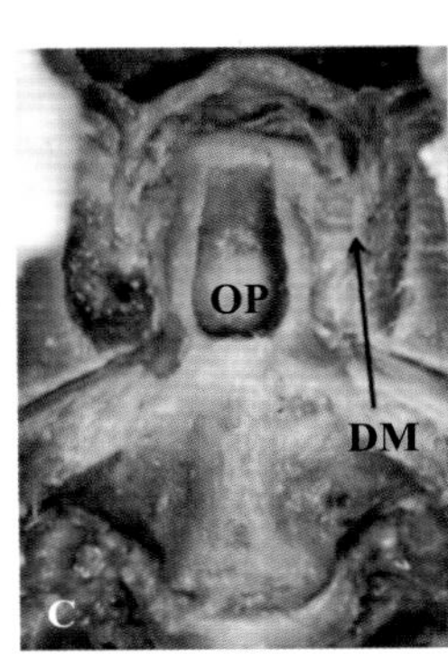

◀图 14–3　经口入路
A. Foley 导管（F）提起软腭；手术视野暴露（*）；B. 颈长肌（LCoM）牵向外侧暴露骨性结构（BS）；C. 磨除寰椎前弓暴露齿突（OP）和颅颈交界的硬膜（DM）

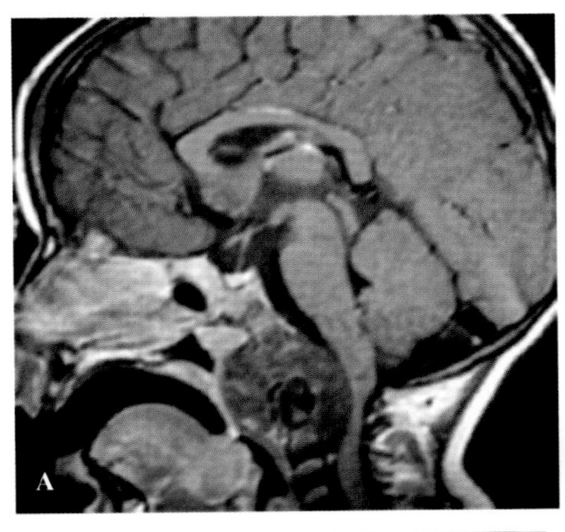

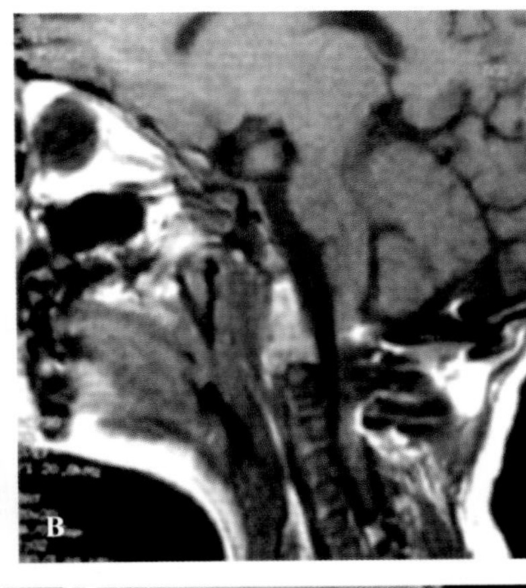

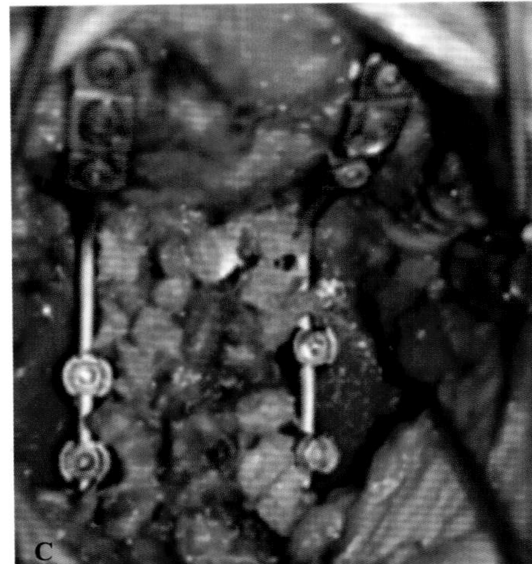

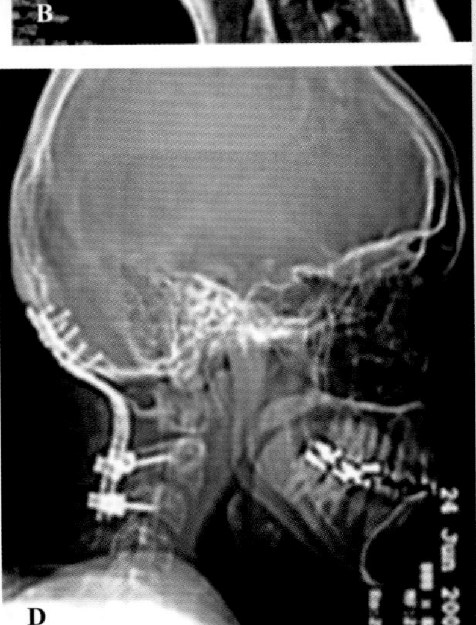

◀图 14–4　经口入路并发症处理
A. 11 岁男性，有吞咽困难，术前 MRI T_1 加权像；B. 术后影像显示影像学全切；C. 为了预防颈椎不稳需行枕颈融合；D. 术后 X 片显示固定效果

中隔前部鼻黏膜曲线切口，沿着鼻根部便于分离鼻中隔黏膜[10, 18, 19]。黏膜骨膜从术侧鼻中隔上完整分离，并部分分离对侧黏膜骨膜。软骨鼻中隔从上颌骨和犁骨上分离并移位。上颌骨分离的步骤和唇下经蝶入路相似，除了需要更加广泛的切除和分离龈颊（唇）黏膜。唇下黏膜切口和扩大经蝶入路类似，需要扩展到双侧上颌结节处。黏膜骨膜瓣被翻起直到可以直视到双侧眶下孔的下缘。鼻黏膜被翻起，完全暴露硬腭的上表面。鼻前脊保留在原解剖位置。至此，骨性结构被完全暴露并可以进行下一步的骨切除。

1. Le Fort Ⅰ骨切除术

这种骨切除术再造了骨折线，首先是由 Le Fort 提出的。Le Fort Ⅰ 骨切除从双侧梨状孔上方 1cm 处开始，向外侧平行于牙弓延伸直至翼颌缝（图 14-5A）。在骨切除开始前，微型钛板被植入并在骨切除的上下缘钻孔。这种方法可以保证骨片严格解剖复位。尤其要避免损伤牙根尖、支配牙弓的神经、眶上神经和眶下神经。当完成双侧骨切除，施加适当压力让上颌骨向下移位（图 14-5B）。这种方式能直视上方的骨性鼻中隔和下方的咽后壁。软、硬腭保留完整。暴露的范围上界为颅前窝底，下界为枕骨大孔的前缘[10, 17, 20]。

2. 一侧旁正中上颌骨切除伴保留软腭

上颌骨暴露后，横向和旁正中骨切除准备开始，钛板可以让上颌骨切除的边缘相吻合。钻孔，钛板固定，开始骨切除。然后移除钛板，完成骨切除。一侧 Le Fort Ⅰ骨切除和肿瘤扩展方向一致（图 14-5C）。第二次骨切除开始于中切牙和侧切牙之间，或侧切牙和犬牙之间。在一些病例，我们倾向于拔掉其中一颗牙齿避免双侧的损伤。硬腭下方的黏膜由中间向两侧小心分离。可以在软、硬腭交界处钻小孔，让线锯通过。骨切除完成后，轻轻地用手指向下外侧压迫并移位上颌骨。软腭完整暴露。在软腭的上方和下方形成了手术操作区域。整个区域从颅前窝底一直到 C_2 或 C_3 体部[10, 14, 18, 21-23]。

3. Le Fort Ⅰ 骨切除伴软硬腭中线分离

在硬腭黏膜上行正中切口，并向下延伸经软腭全层到悬雍垂根部。用线锯完成内侧腭骨切除。然后完成双侧 Le Fort Ⅰ骨切除，浮动的上颌骨片段向下外侧移位（图 14-5D）。每个上颌骨

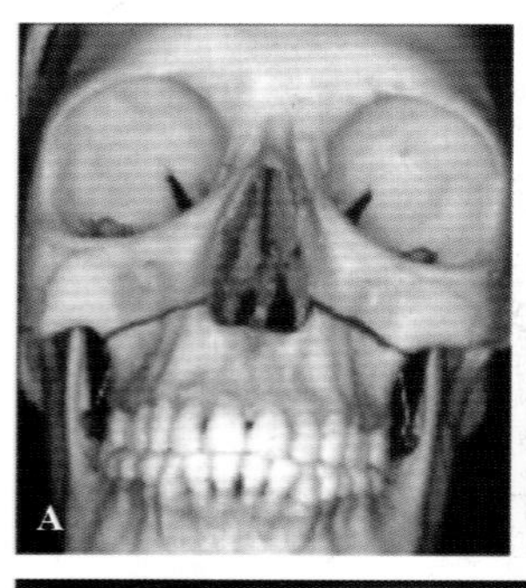

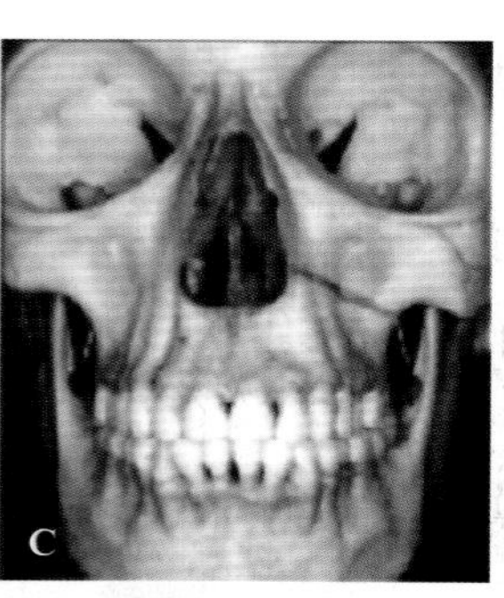

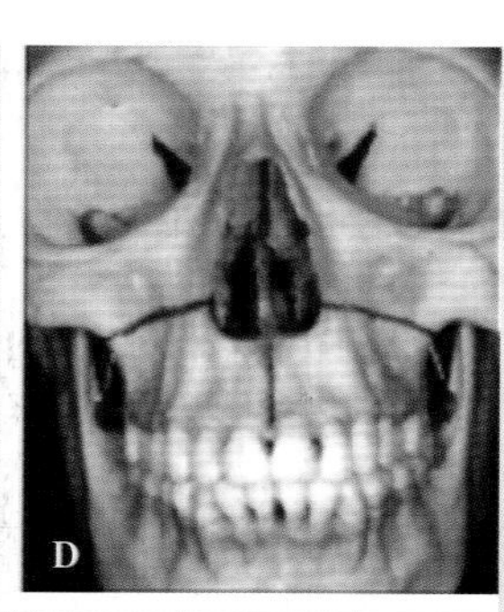

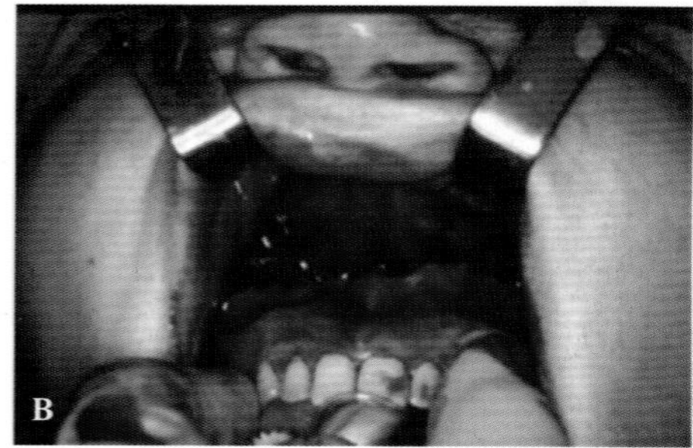

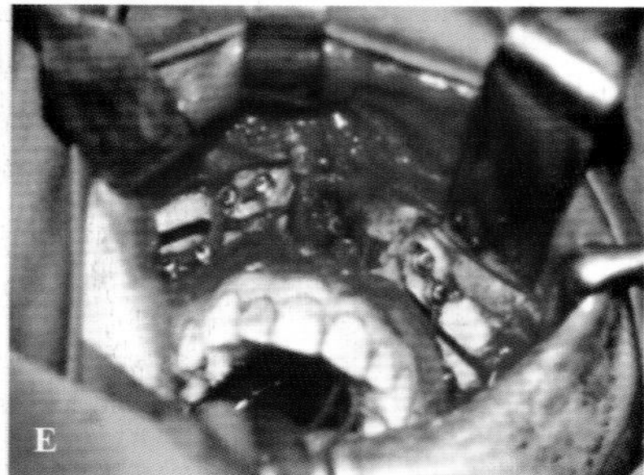

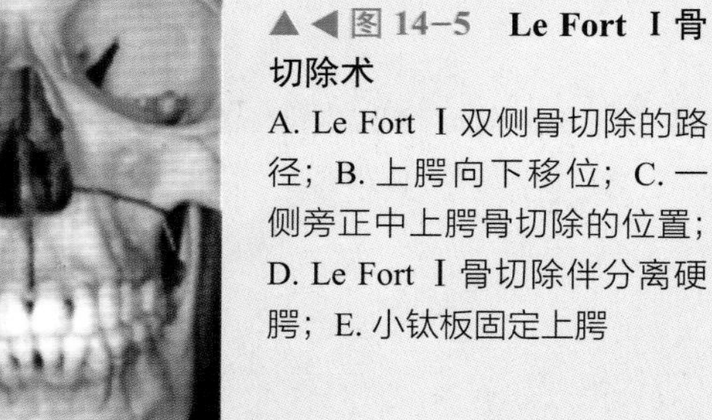

▲◀图 14-5 Le Fort Ⅰ骨切除术
A. Le Fort Ⅰ双侧骨切除的路径；B. 上腭向下移位；C. 一侧旁正中上腭骨切除的位置；D. Le Fort Ⅰ骨切除伴分离硬腭；E. 小钛板固定上腭

片段血供是通过保留软腭和咽部的连接实现的。暴露的范围和上面的方法相似，但是双侧上颌骨移位以及软腭切开提供了更加广阔的手术视野，因为软腭可以从中间向外侧牵开[13, 15, 16]。

4. 缝合

即便没有硬膜裂口，我们也使用阔筋膜移植、脂肪和纤维蛋白胶相结合的方法尽可能地实现严密缝合。如果术中有硬膜撕裂，则术后必须留置腰大池引流至少 5 天以上来预防脑脊液漏。咽部组织尽可能复位，上颌骨解剖复位并用钛板固定在之前预留的骨孔处（图 14-5E）。软腭用可吸收缝线分三层缝合，鼻部的结构复位，缝合横贯切口。鼻腔填塞并闭合唇下切口。术后尤其注意脑脊液漏和呼吸道管理[24]。

5. 适应证和术野边界

经上颌骨入路主要适用于位于斜坡，累及鼻咽部或颅颈交界并向侧方较少扩展的病变[10, 21, 23]（图 14-6）。如果向侧方扩展较多，则需要二期手术[10, 20, 24]。此入路的暴露范围为前颅底和 C_2 ～ C_3 的间隙、蝶骨翼板、破裂孔水平的颈内动脉和海绵窦、舌下神经管和外侧的颈静脉孔[10, 18, 21, 23, 25]。

6. 并发症

此入路的潜在并发症和采取的具体手术入路相关。上颌骨切除后有可能发生无菌性坏死[26]，如果有术中低血压、上颌骨多段切除、上颌骨突出等干扰上颌骨血供以及之前此部位手术等原因，则发生无菌性坏死的可能性较高[10, 20, 26]。尽管缺血并发症与上颌骨突出和前移更相关，但严重的浮动上颌骨片段向下移位也可以导致缺血问题，这在单独采用 Le Fort Ⅰ骨切除时也可以发生[22, 23]。尽管有采取 2 或 3 种截骨术的需求，我们倾向于采用旁正中上腭骨切除，这样可以提供浮动上颌骨瓣的上外侧的移位。尽管这会让手术步骤更加艰巨，一侧旁正中上颌骨切除保留软腭能提供游离上颌骨良好的侧支血供和对侧上颌骨的完整性（这和血供以及骨固定相关）。上颌骨切除相关的大出血较少见[10, 27]。翼静脉丛是最常见的静脉出血来源，尽管显著的静脉或动脉出血常来自翼状肌的分离。动脉出血可来自上颌动脉的终末支，尤其是蝶腭动脉。此区域的多数血管相关并发症是由于上颌结节和蝶骨翼板分离导致。在这种情况下，需小心操作，避免损伤咽降动脉或上牙槽后动脉。骨切除时意外的翼板骨折可以导致

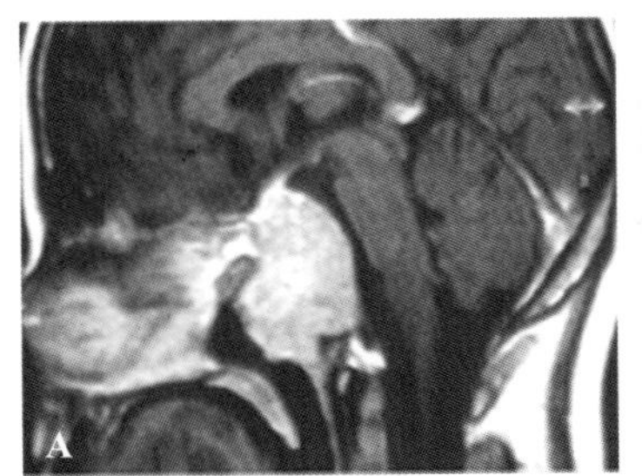

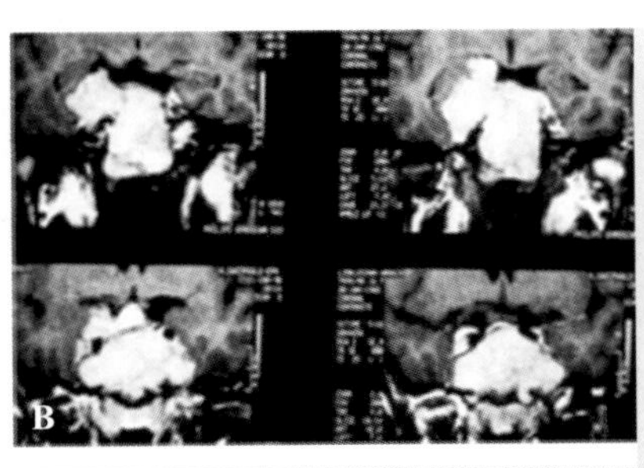

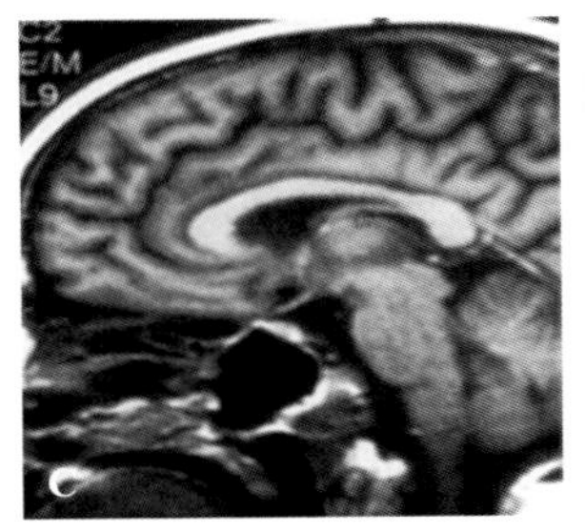

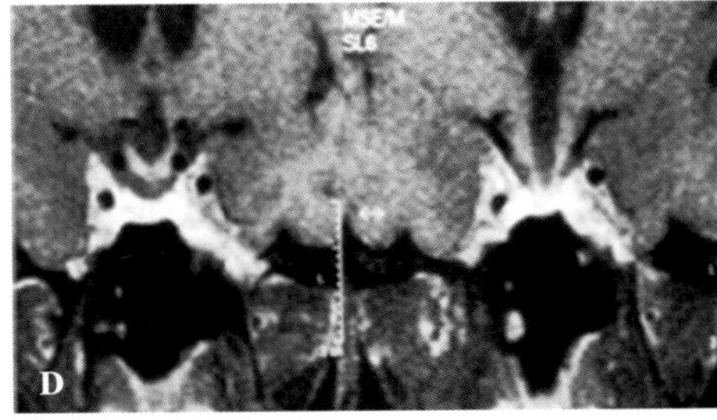

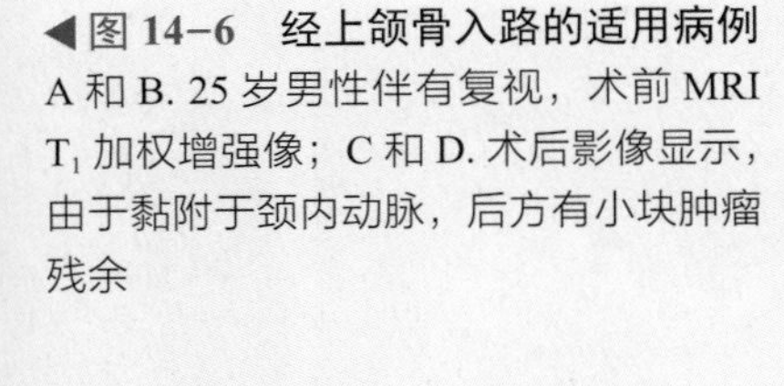

◀图 14-6　经上颌骨入路的适用病例
A 和 B. 25 岁男性伴有复视，术前 MRI T_1 加权增强像；C 和 D. 术后影像显示，由于黏附于颈内动脉，后方有小块肿瘤残余

这些并发症[10, 27]。如果可以直视，则需进行压迫或者电凝止血。术后迟发出血有所报道，可能是由于术中小血管的撕裂或者术后感染[10, 27]。我们最常见的临床并发症是软硬腭交界处留置的骨孔愈合不佳形成的口鼻瘘[10]。对于那些软腭完全分离的患者，没有发现新的并发症。轻微并发症，如上颌窦炎或牙齿脱落，也有所报道[23]。

（三）扩大经蝶入路

此入路的开始步骤和经典经蝶入路类似。在唇下做切口后，骨膜下分离，暴露鼻前孔和双侧上颌窦前壁。骨切除的范围取决于需要切除的病变范围。一般来说，骨切除位于肿瘤主要累及的一侧。如果肿瘤向两侧均有较多累及，则要行双侧骨切除（图 14–7A）。骨切除包括上颌窦的前壁、内侧壁，蝶窦的前壁[28]。切除蝶窦前壁后，形成了一个大的手术视野，暴露了斜坡和鞍区（图 14–7B）。

1. 适应证和术野边界

通过此入路，位于中上斜坡、鞍区、海绵窦中份、蝶窦的病变可以切除，包括受病变累及的骨质[28–32]（图 14–8）。此入路下界是下斜坡，外侧界是双侧颈内动脉。

2. 并发症

扩大经蝶入路常见并发症是脑脊液漏，这可以通过恰当的缝合以及脂肪、阔筋膜填塞来预防。此外还有术后出血，因此建议术中进行

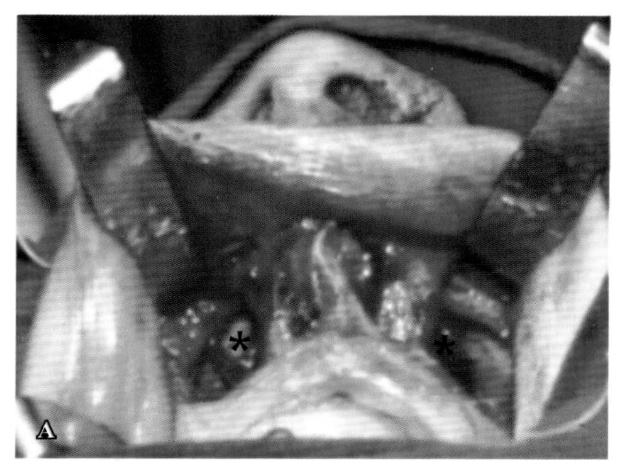

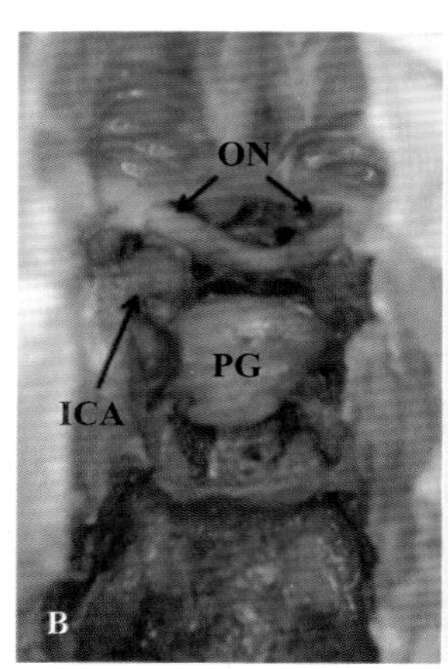

◀图 14–7　扩大经蝶入路
A. 术中照片显示扩大经蝶入路的双侧骨切除（*）；B. 解剖图片显示此入路暴露的结构：中上斜坡（已移除）、鞍区及垂体（PG）、颈内动脉（ICA）和视神经（ON）

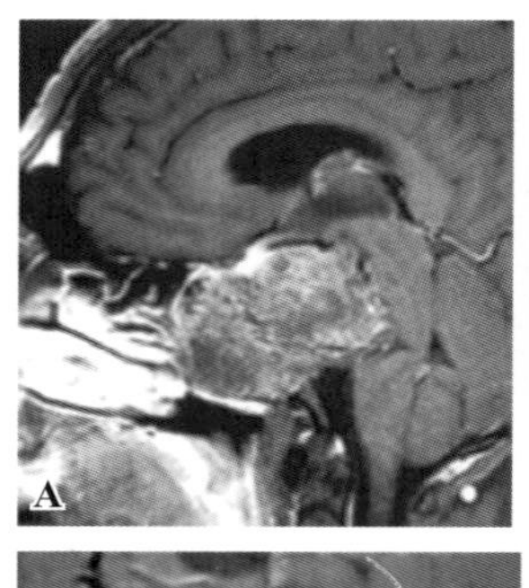
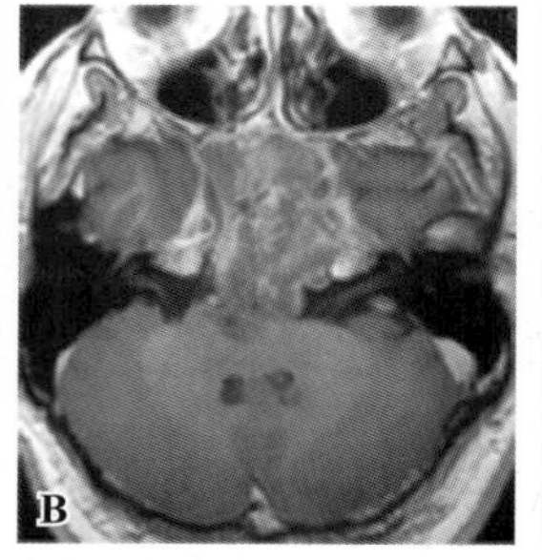
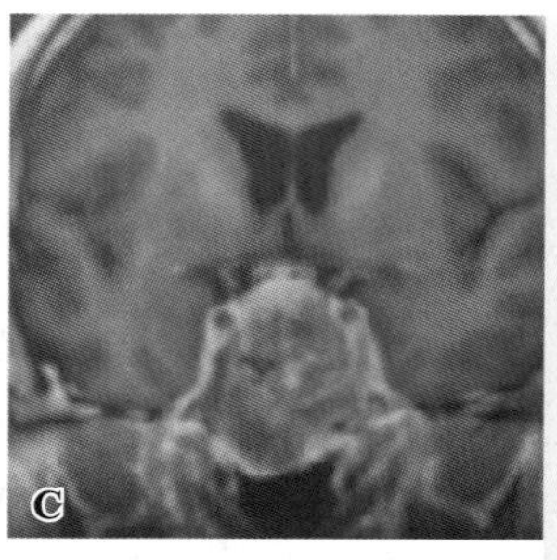
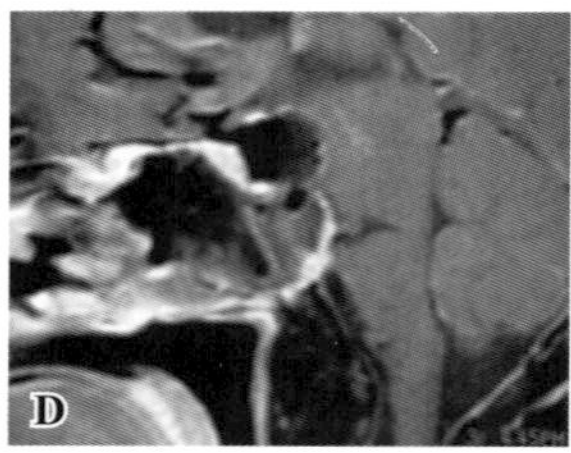
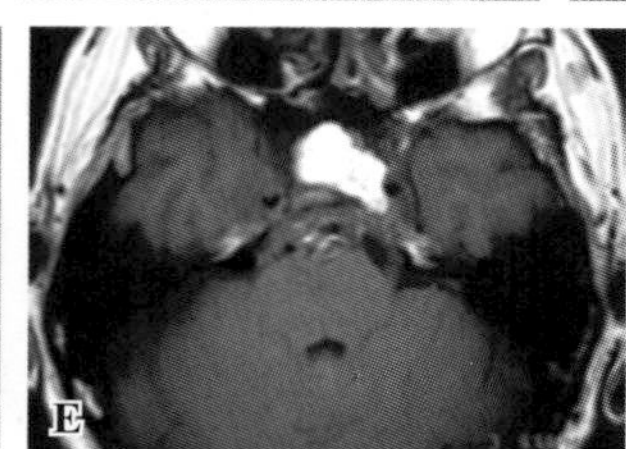
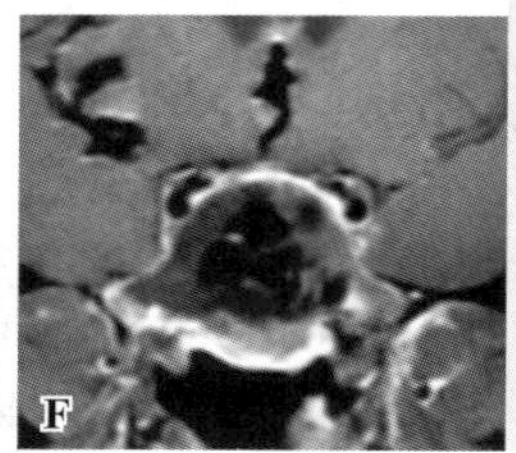
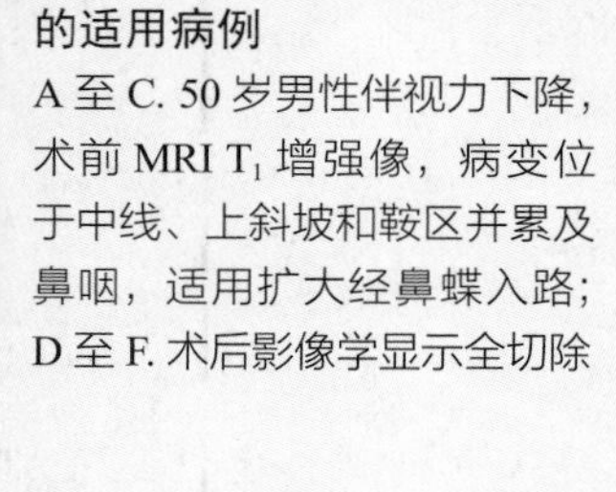

◀图 14–8　扩大经蝶入路的适用病例
A 至 C. 50 岁男性伴视力下降，术前 MRI T_1 增强像，病变位于中线、上斜坡和鞍区并累及鼻咽，适用扩大经鼻蝶入路；D 至 F. 术后影像学显示全切除

细致的止血。鼻窦炎亦可发生，因此推荐在某些病例中预防性使用特定的抗生素。

（四）经鼻小柱入路

经鼻小柱入路，先在鼻小柱上做倒置V形切口，然后行骨膜下分离双侧鼻中隔黏膜[33]（图14–9）。此时，鼻中隔的后部、下部和上部被游离，能够到达蝶窦。为了到达中下斜坡，需在咽鼓管后方做两个平行切口，鼻咽后壁翻转形成带蒂皮瓣，完整保留一些必要的咽升动脉分支。

1. 适应证和暴露边界

经鼻小柱入路适用于上斜坡和鞍区的病变，可以切除的斜坡范围上至鞍背，下达枕骨大孔，外侧达Ⅵ脑神经、颈内动脉和枕髁[21]（图14–10）。

2. 并发症

供应鼻小柱的血管在一开始就离断了，因此鼻尖是否会缺血坏死就成了疑问。Rohrich[34]和Jung[35]研究了鼻尖的血供并表明，这个区域的血供来自于面动脉分支、侧鼻动脉和内眦动脉分支。因此，鼻尖部的血供在切开鼻小柱后

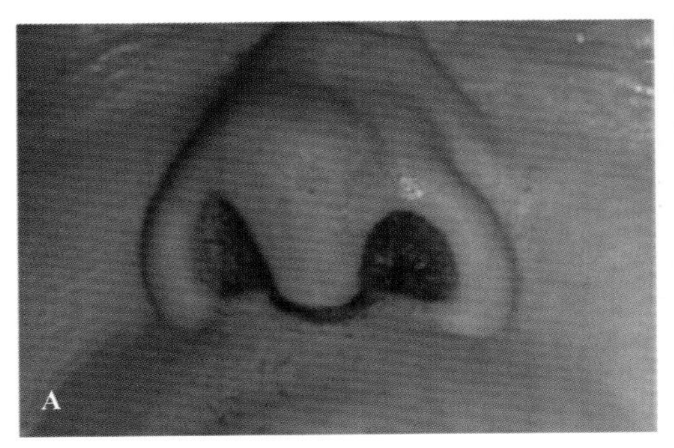
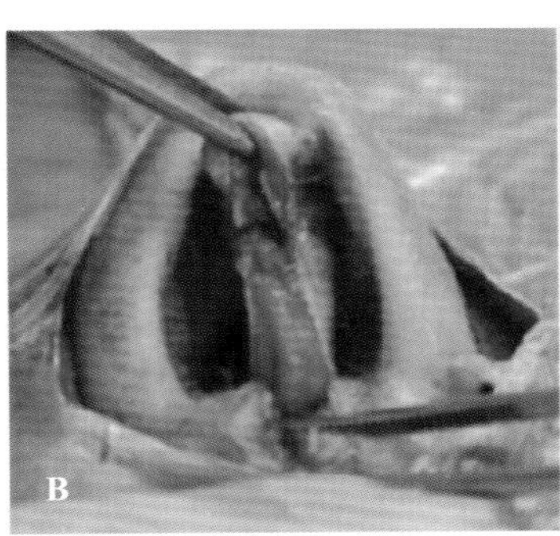

◀图14–9　经鼻小柱入路
A. 经鼻小柱入路皮肤切口；
B. 鼻中隔黏膜切口

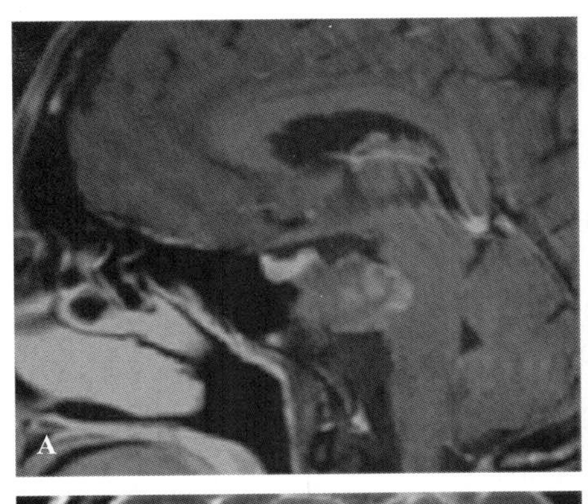
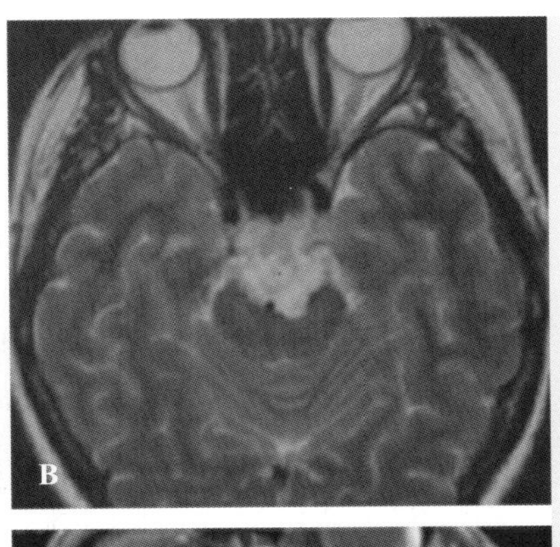
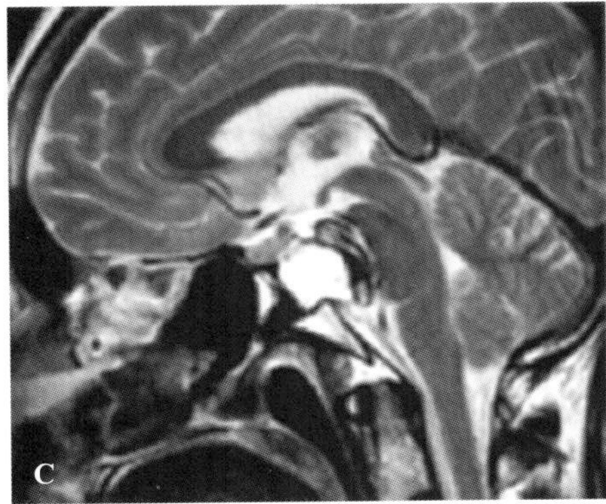
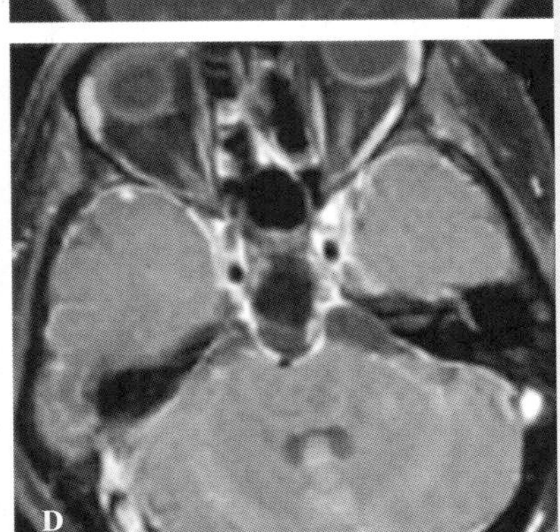
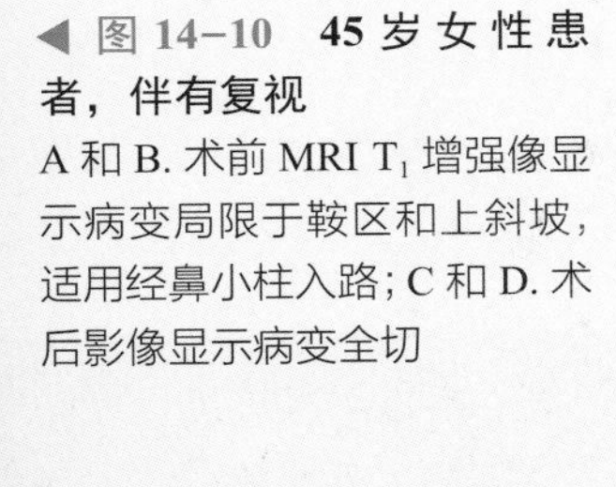

◀图14–10　**45岁女性患者，伴有复视**
A和B. 术前MRI T_1增强像显示病变局限于鞍区和上斜坡，适用经鼻小柱入路；C和D. 术后影像显示病变全切

仍然是完好的。

（五）面中部移位术

经面部入路移除了中1/3面部结构从而提供了到达颅底的广阔空间，但是可能导致严重的后果[13, 20, 36, 37]。面部移位术[38]（FT）提供了到达前颅底的入路，因为软组织和骨性结构都移位了，从而提供了广阔的手术视野，同时避免了对解剖结构的永久损害[39]。在面部移位的技术中，面中部移位（MFT）可以暴露面部中1/3的中部和侧方（鼻咽、蝶窦、翼腭窝）、颅底、从筛板到 C_2 ～ C_3 的区域（图14-11），并且并发症发生率较低。面部的血管和神经结构由外走向内侧，在其之间提供了手术操作区域。MFT的软组织和骨质的切口保留了血管神经网络，面中部结构仍然附着于骨质，皮瓣包括了软组织和硬组织。除了眶下神经，面神经、颈动脉分支，三叉神经感觉支得到了保留。皮瓣整块移位并在侧方保留一宽阔的基底，从而避免了血管神经损伤，减少了包括骨坏死之内的后续并发症的发生。

1. 手术技巧

患者术前连续三天用氯己定漱口，麻醉诱导时使用抗生素。麻醉后行气管切开。皮肤切口从上唇开始，包括唇腭裂，沿着鼻翼到达鼻部外侧至同侧内眦。然后转向对侧内眦，沿着下眼睑到达外眦，然后越过眶外侧壁（图14-12A），形成一个外侧基底的大皮瓣。切口切开全层，直达面颅骨（图14-12B）。使用Dingmans牵开器，软硬腭的黏膜从同侧悬雍垂外侧的尖牙窝切开，向上直到鼻翼。为了使骨质回到原位，可以使用小钛板（1.5mm），越过骨缝，固定在鼻上颌骨、鼻额骨和眶颧骨上（图14-12C）。完成鼻上颌骨、鼻额骨、眶颧骨、腭上颌骨和硬腭切开后可以移除这些小钛板。整个皮瓣牵向外侧，就像打开一本书一样，提供了到达鼻咽、翼腭窝、颅前窝底、斜坡、上颈椎的暴露。这个皮瓣包括了颧骨复合体的软组织，包括鼻中隔的一部分上颌骨，从鼻骨、硬腭、鼻和唇的平面切开（图14-12D）。手术显微镜下行中线切口，包括鼻和口咽的黏膜以及椎前的肌肉和筋膜（图14-12E）。肌肉从骨质上游离并牵向外侧，从而提供骨质的暴露。应该注意不要向侧方过度牵拉，不要到达椎动脉水平。骨质可以根据需要尽可能磨除，从而暴露硬膜（图14-11B）。由于脊索瘤累及

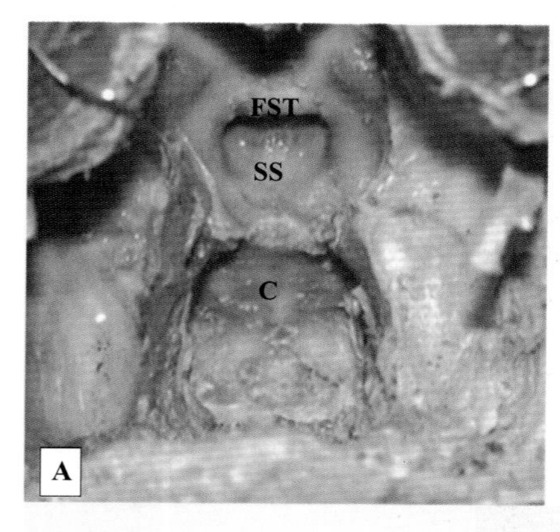

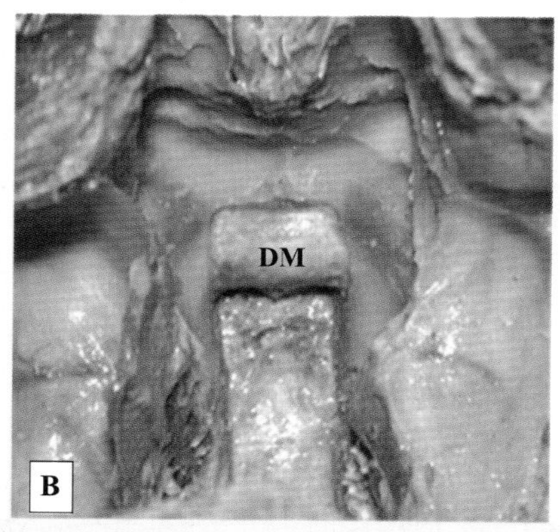

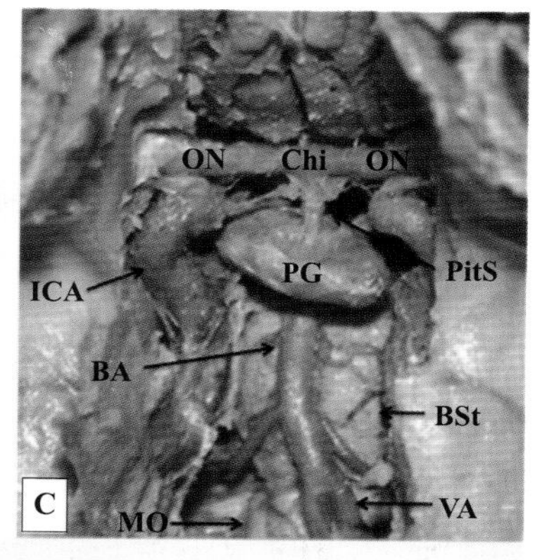

▲ 图14-11 解剖标本显示面中部移位暴露的范围
A. 骨和皮肤组织移除后，显示蝶窦（SS）中隔、斜坡（C）、鞍结节底（FST），暴露视交叉和颈动脉；B. 移除蝶鞍和斜坡骨质后的硬膜暴露（DM）；C. 硬膜下观察眶回、视交叉（Chi）、视神经（ON）、垂体（PG）、垂体柄（PitS）、脑干（BSt）、延髓（MO）、颈内动脉（ICA）、椎动脉（VA）和基底动脉（BA）

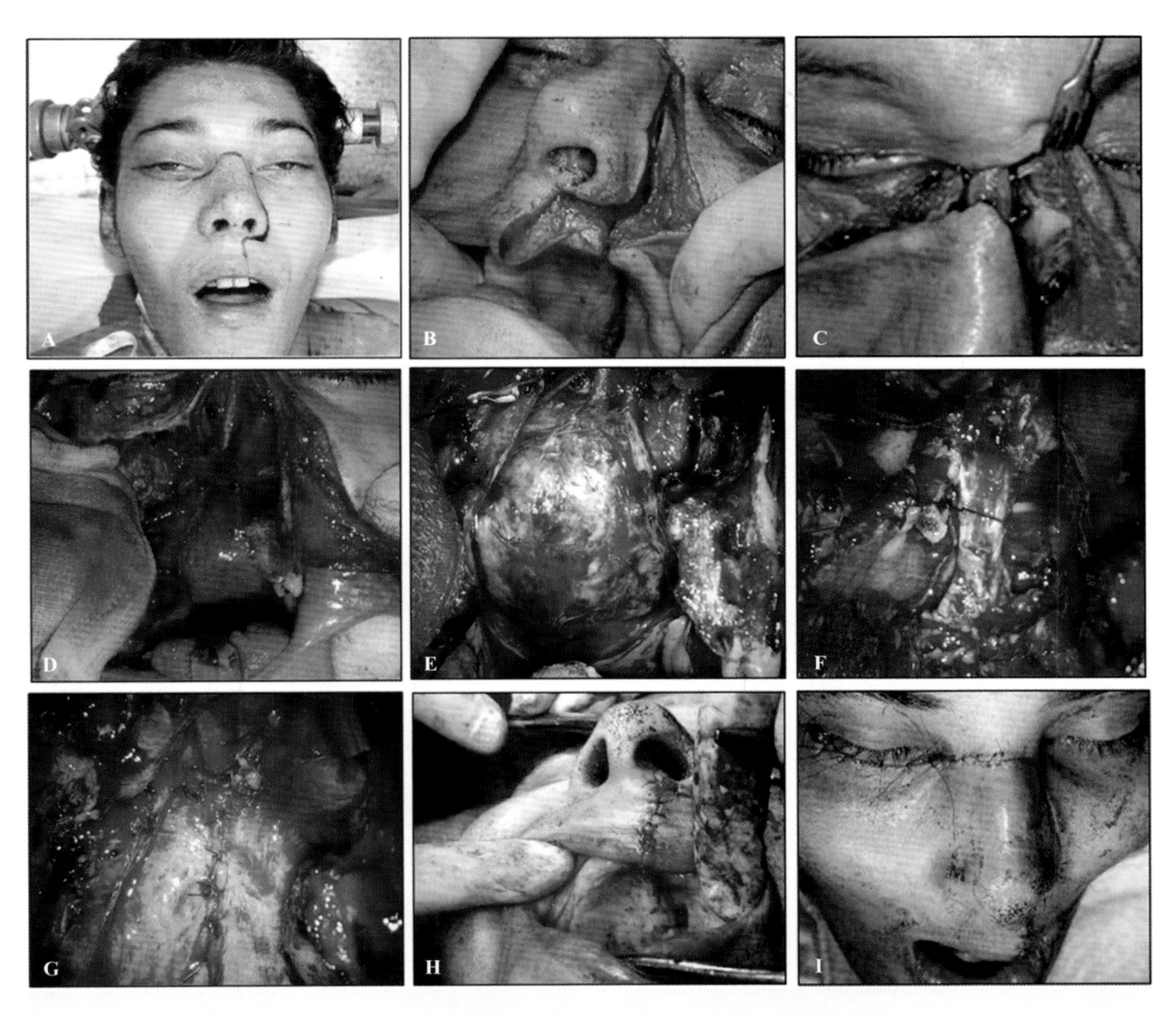

▲ 图 14-12　面中部移位手术技巧（与图 14-2 所示为同一患者）

A 至 C、H、I 为大体观；E 至 G 为手术显微镜下观。A. 标记手术切口；B. 切开面部软组织和口腔；C. 骨切除前原位放置 1.5mm 钛板；D. 部分暴露鼻咽部肿瘤；E. 手术显微镜下显示突入鼻咽部肿瘤；F. 暴露上颈部到延髓的硬膜；G. 缝合鼻咽部黏膜；H. 缝合唇和硬腭；I. 缝合皮肤和皮下组织

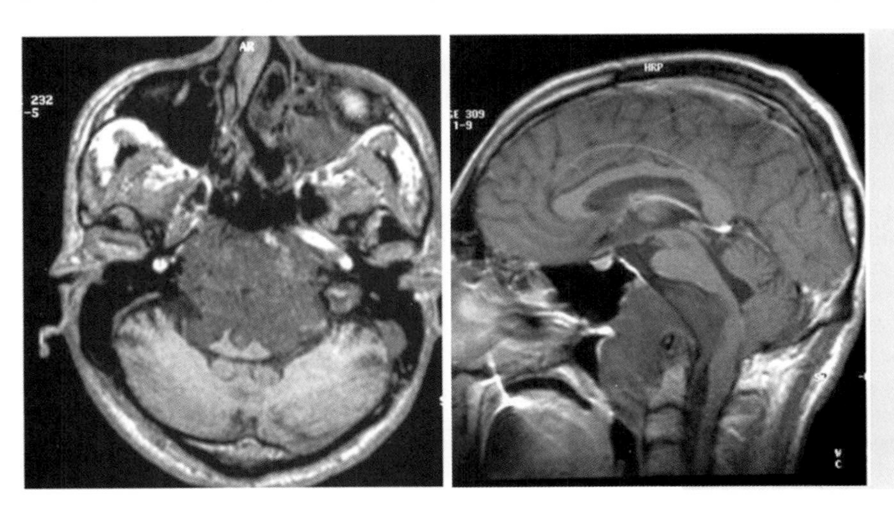

◀图 14-13　MRI T_1 像（轴位和矢状位）显示大的斜坡脊索瘤，累及鼻咽、齿突和岩尖

骨质，这一步就开始了肿瘤切除。大的肿瘤应先减压，显微切除肿瘤的边缘，同时磨除受累骨质。

2. 缝合

打开的硬膜应该严密缝合预防脑脊液漏，可以采用脂肪填塞咽后死腔和阔筋膜修补的方式进行。通常情况下，可以将阔筋膜缝合到缺损的硬膜周边，然后用纤维胶黏合。鼻咽肌肉原位缝合，黏膜单独缝合。皮瓣复位至之前标记的位置。为了预防腭咽漏，软腭分三层缝合。面部软组织分层缝合（图 14-12H 和 I）。

3. 适应证和术野边界

面中部移位术可以暴露斜坡两侧到枕骨的区域。通过此入路，中线位置累及硬膜下和蛛网膜下腔的病变也可以切除。MFT 可以用来切除向面部扩展的斜坡脊索瘤（图 14-13 和图 14-14）。

4. 并发症

主要的并发症是腭咽瘘和眼睑的挛缩，通过软腭和皮肤的精细缝合，这些并发症几乎可以杜绝，但是由于眶下神经的离断，V_2 支配区域感觉减低仍有可能存在。

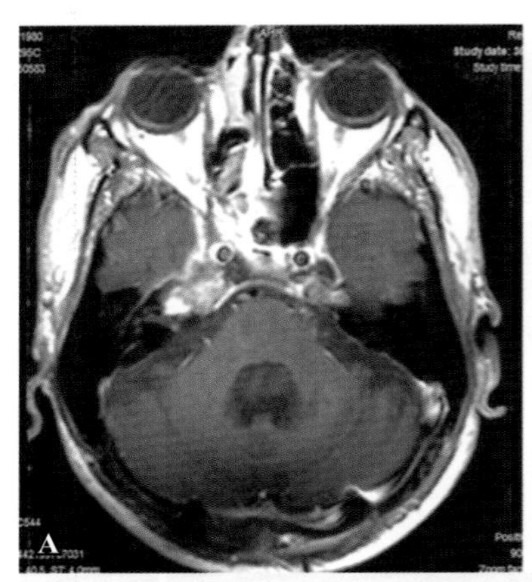

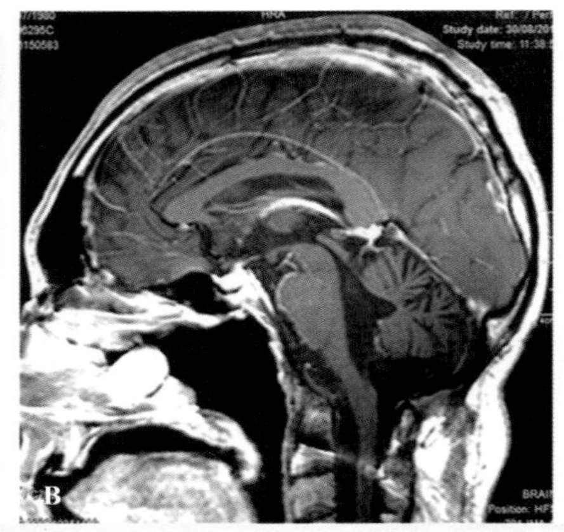

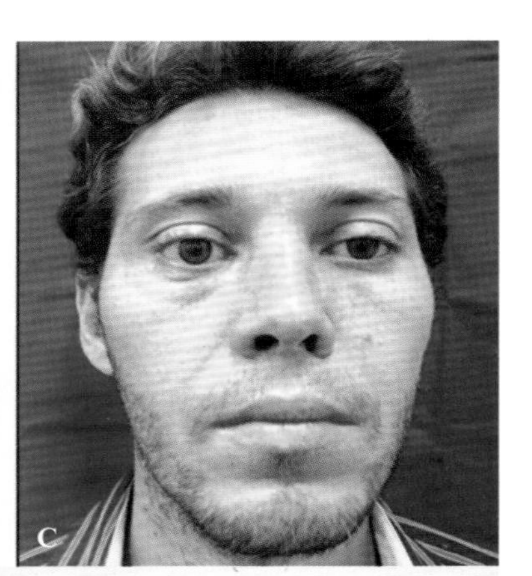

▲ 图 14-14 与图 14-12、图 14-13 所示为同一患者

A 和 B. 术后 8 年 T_1 加权像（轴位和矢状位）显示没有肿瘤残余；C. 术后 8 年患者面容

参考文献

[1] Gray H, ed. Anatomy, Descriptive and Surgical. Philadelphia, PA: Running Press Book Publishers; 1974

[2] Wexler A. Craniofacial anatomy. In: Taller RS, Bradley JP, Garry IJ, eds. Craniofacial Surgery. New York, NY: Informa Healthcare; 2008:7–39

[3] Rhoton AL, Jr. The sellar region. In: Cranial Anatomy and Surgical Approaches. Neurosurgery. 2003; 53:363–402

[4] Rhoton AL, Jr. The foramen magnum. In: Cranial Anatomy and Surgical Approaches. Neurosurgery. 2003; 53:587–625

[5] Rhoton AL Jr. Anatomical basis of surgical approaches to the region of the foramen magnum. In: Dickman CA, Spetzler RF, Sonntag VKH, eds. Surgery of the Craniovertebral Junction. New York, NY: Thieme Medical Publishers; 1998:13–57

[6] De Monte F, Dannenbaum MJ, Hanna EY. Clival tumors. In: Hanna EY, De Monte F, eds. Comprehensive Management of Skull Base Tumors. New York, NY: Informa Healthcare; 2009:227–292

[7] Rhoton AL, Jr. The anterior and middle cranial base. In: Cranial Anatomy and Surgical Approaches. Neurosurgery. 2003; 53:301–330

[8] Budu V, Mogoantă CA, Fănuţă B, Bulescu I. The anatomical relations of the sphenoid sinus and their implications in sphenoid endoscopic surgery. Rom J Morphol Embryol. 2013; 54(1):13–16

[9] Borba LAB, Al–Mefty O. Normal anatomy of the cavernous sinus. In: Eisenberg MB, Al–Mefty O, eds. The Cavernous Sinus. Philadelphia, PA: Lippincott Williams & Wilkins; 2000:21–33

[10] Borba LAB, Colli BO, Al–Mefty O. Skull base chordomas. Neurosurg Q. 2001; 11(2):124–139

[11] Yasargil MG. Vertebrobasilar System. In: Yasargil MG, ed. Microsurgical Anatomy of the Basal Cisterns and Vessels of

the Brain, Diagnostic Studies, General Operative Techniques and Pathological Considerations of the Intracranial Aneurysms. New York, NY: Thieme Stratton; 1984:128–143
[12] Seoane E, Tedeschi H, de Oliveira E, Wen HT, Rhoton AL, Jr. The pretemporal transcavernous approach to the interpeduncular and prepontine cisterns: microsurgical anatomy and technique application. Neurosurgery. 2000; 46(4):891–898, discussion 898–899
[13] Anand VK, Harkey HL, Al–Mefty O. Open–door maxillotomy approach for lesions of the clivus. Skull Base Surg. 1991; 1(4):217–225
[14] Bowles AP, Al–Mefty O. The transmaxillary approach to clival chordomas. In: Al–Mefty O, Origitano TC, Harkley HL, eds. Controversies in Neurosurgery. New York, NY: Thieme; 1996:15–122
[15] James D, Crockard HA. Surgical access to the base of skull and upper cervical spine by extended maxillotomy. Neurosurgery. 1991; 29(3):411–416
[16] Uttley D, Moore A, Archer DJ. Surgical management of midline skull–base tumors: a new approach. J Neurosurg. 1989; 71(5 Pt 1):705–710
[17] Van Loveren HR, Fernandez PM, Keller JT, Tew JM, Jr, Shumrick K. Neurosurgical applications of Le Fort 1–type osteotomy. Clin Neurosurg. 1994; 41:425–443
[18] Catalano PJ, Biller HF, Sachdev V. Access to the central skull base via a modified Le Fort I maxillotomy: the palatal hinge flap. Skull Base Surg. 1993; 3(2):60–68
[19] Fraioli B, Esposito V, Santoro A, Iannetti G, Giuffrè R, Cantore G. Transmaxillosphenoidal approach to tumors invading the medial compartment of the cavernous sinus. J Neurosurg. 1995; 82(1):63–69
[20] Borba LAB, Al–Mefty O. Skull–base chordomas. Contemporary Neurosurgery. 1998; 20(13):1–5
[21] Thea VMC, Borba LAB. Cordomas de base de craneo. Ver Argent Neurochir. 2010; 24:19–36
[22] Borba LAB, Al–Mefty O, Mrak RE, Suen J. Cranial chordomas in children and adolescents. J Neurosurg. 1996; 84(4):584–591
[23] Borba LAB, Al–Mefty O, Franco LFP, Tella O, Jr, Braga FM. Skull base chordomas. Arq Bras Neurocirurg. 1997; 16(2): 93–99
[24] Colli B, Al–Mefty O. Chordomas of the craniocervical junction: follow–up review and prognostic factors. J Neurosurg. 2001; 95(6):933–943
[25] Samii M, Cheathan ML, Becker DP. Atlas of Cranial Base Surgery. Philadelphia, PA: WB Saunders; 1995
[26] Lanigan DT, Hey JH, West RA. Aseptic necrosis following maxillary osteotomies: report of 36 cases. J Oral Maxillofac Surg. 1990; 48(2):142–156
[27] Lanigan DT, Hey JH, West RA. Major vascular complications of orthognathic surgery: hemorrhage associated with Le Fort I osteotomies. J Oral Maxillofac Surg. 1990; 48(6):561–573
[28] Al–Mefty O, Kadri PAS, Hasan DM, Isolan GR, Pravdenkova S. Anterior clivectomy: surgical technique and clinical applications. J Neurosurg. 2008; 109(5):783–793
[29] Laws ER, Jr. Transsphenoidal surgery for tumors of the clivus. Otolaryngol Head Neck Surg. 1984; 92(1):100–101
[30] Maira G, Pallini R, Anile C, et al. Surgical treatment of clival chordomas: the transsphenoidal approach revisited. J Neurosurg. 1996; 85(5):784–792
[31] Rabadán A, Conesa H. Transmaxillary–transnasal approach to the anterior clivus: a microsurgical anatomical model. Neurosurgery. 1992; 30(4):473–481, discussion 482
[32] Puxeddu R, Lui MWM, Chandrasekar K, Nicolai P, Sekhar LN. Endoscopicassisted transcolumellar approach to the clivus: an anatomical study. Laryngoscope. 2002; 112(6): 1072–1078
[33] Rohrich RJ, Gunter JP, Friedman RM. Nasal tip blood supply: an anatomic study validating the safety of the transcolumellar incision in rhinoplasty. Plast Reconstr Surg. 1995; 95(5):795–799, discussion 800–801
[34] Jung DH, Kim HJ, Koh KS, et al. Arterial supply of the nasal tip in Asians. Laryngoscope. 2000; 110(2 Pt 1):308–311
[35] Crockard HA. The transmaxillary approach to the clivus. In: Sekhar LN, Janecka IP, eds. Surgery of Cranial Base Tumors. New York, NY: Raven Press; 1993:235–244
[36] Nuss DW, Janecka IP, Sekhar LN, Sen CN. Craniofacial disassembly in the management of skull–base tumors. Otolaryngol Clin North Am. 1991; 24(6):1465–1497
[37] Janecka IP, Sen CN, Sekhar LN, Arriaga M. Facial translocation: a new approach to the cranial base. Otolaryngol Head Neck Surg. 1990; 103(3):413–419
[38] Hao SP, Pan WL, Chang CN, Hsu YS. The use of the facial translocation technique in the management of tumors of the paranasal sinuses and skull base. Otolaryngol Head Neck Surg. 2003; 128(4):571–575
[39] de Mello–Filho FV, Mamede RC, Ricz HM, Susin RR, Colli BO. Midfacial translocation, a variation of the approach to the rhinopharynx, clivus and upper odontoid process. J Cranioma–xillofac Surg. 2006; 34(7):400–404

第15章 颅底脊索瘤的内镜治疗

Endoscopic Approaches for Skull Base Chordomas

Savas Ceylan, Ihsan Anik, Burak Cabuk 著
唐 智 译
刘 庆 校

概 要

脊索瘤是来源于脊索残余组织的发育性肿瘤。颅底脊索瘤占颅内肿瘤的0.2%以下，它生长较慢，但具有局部侵袭性，甚至可能出现转移。颅底脊索瘤由于所处部位、侵袭性生长以及频繁复发而使其手术具有挑战性。术中扩大切除非常重要，而且尽量最大范围地切除且避免并发症的发生。术中可以采用各种外科技术来切除脊索瘤，如显微外科手术、内镜手术以及两者联合的手术。内镜下脊索瘤切除术成为较新的手术方式，让人振奋地看到能通过狭窄的手术通道来切除肿瘤，也深刻影响了脊索瘤手术入路的选择。脊索瘤的手术入路主要取决于肿瘤的位置和生长范围，而内镜技术的作用取决于与显微外科解剖不同的局部内镜解剖。通过内镜入路可到达位于斜坡各段的脊索瘤。经蝶入路可到达上斜坡病灶。位于上斜坡和中斜坡的脊索瘤可在去除蝶窦底板后经蝶入路切除。长至下斜坡的病灶需要通过同样的入路进行斜坡切开术。从斜坡长至海绵窦、鞍上区、翼腭窝、咽旁区或颅颈交界处的脊索瘤，需要采取扩大入路，如经海绵窦、经上颌、经齿状突以及上述入路的联合入路。肿瘤切除程度是决定复发和生存的最重要因素。对于肿瘤生长范围局限的年轻患者来说，手术的最佳目标肯定是全切除肿瘤，这将显著影响肿瘤的自然病程。在此类病例中，可以通过内镜经鼻蝶入路或经斜坡入路来实现。然而，对于年老体弱的患者或此类患者具有复发性、侵袭性和转移性疾病，全切除肿瘤将面临极高的致残率和死亡率。脑脊液漏和脑神经麻痹是内镜经鼻蝶入路切除斜坡病变最常见的并发症。

关键词：脊索瘤，斜坡，内镜，颅底，经蝶入路

一、概述

脊索瘤是来源于脊索残余组织的发育性肿瘤，主要位于中轴骨骼中心。位于颅底、脊柱、骶骨的脊索瘤有不同的临床病理特点，但这三个部位的脊索瘤发生率大致相同[1-7]。脊索瘤可

发生在任何年龄段，但以30—50岁最常见[3, 5]。脊索瘤是位于骨骼内的轴外肿瘤，当它们长到比较大时，通常会侵及硬膜。有报道发生在纯硬膜下或异位脊索瘤的罕见病例[8]。骨质侵袭是其特征性的标志[9]。颅底脊索瘤占所有颅内肿瘤的0.2%以下，发病率为0.08/10万[2, 3, 5, 6]。

脊索瘤有三种主要的组织学类型：经典型、软骨样型和未分化型。最常见的经典型脊索瘤是由嗜酸性和透明液泡细胞构成的细胞岛及细胞索，这些细胞位于嗜碱性黏液中[3, 10]。细胞角蛋白、上皮膜抗原、S100蛋白、波形蛋白在脊索瘤免疫组化染色中呈阳性。此外，某些脊索瘤的癌胚抗原染色呈阳性。然而，脊索瘤最特异性的免疫组织化学标记物的是鼠短尾突变体表型——一种与胎儿脊索相关的核转录因子。细胞角蛋白和鼠短尾突变体表型在软骨肉瘤中呈阴性[3, 11, 12]。由于几乎相同的发生部位和非常相似的放射学表现，传统上将软骨肉瘤与脊索瘤归于同类疾病[13, 14]。然而，脊索瘤和软骨肉瘤的生物学特性是非常不同的，软骨肉瘤具有相当良性的病理。因此，这两者将分别进行讨论。

脊索瘤的临床表现与肿瘤的部位和肿瘤累及范围有关。Borba和Al-Mefty的报道显示，复视是成年人颅底脊索瘤最常见的症状[15]。起源于上斜坡的蝶底骨病变可影响上组脑神经、垂体和下丘脑。起源于下斜坡的枕骨基底部病变首先影响后组脑神经[7]，病灶增大可导致脑干受压和多组神经功能障碍。眼部神经功能障碍是脊索瘤侵及海绵窦最常见的临床症状[15]。由于病变位于硬膜外和血供不丰富特征，有必要采用硬膜外入路[8, 9, 16–18]。

颅底脊索瘤的手术入路可分为前中线入路、前外侧入路、外侧入路和后方入路。对于位于颅底中央区正中间的脊索瘤来说，前方入路是非常合适的，该入路可从一个没有神经血管结构的通道来处理骨性斜坡内的肿瘤。脊索瘤的外科治疗方式发生了巨大的变化：可供选择手术入路的大大增加；传统入路得到了改良；导致不良结果的入路已被摒弃；新的技巧和技术已经被采用。传统的前中线入路非常适合直接切除斜坡脊索瘤，然而，广泛向侧方侵袭生长的斜坡脊索瘤相当具有挑战性，因为传统的入路在处理向侧方侵袭生长的斜坡脊索瘤是完全受限的。因此，对于向侧方生长的肿瘤，特别是对于累及颈内动脉（ICA）或海绵窦或向硬膜下侵袭生长的脊索瘤，可以采用前外侧入路和外侧入路或经面入路或经口联合入路[4, 5, 19, 20]。内镜经鼻入路（EEAs）的普及和技术的进步使我们能够回归到纯中线入路，同时使肿瘤全切除成为可能[5]。Jho和Ha[21]发表了最早的内镜经斜坡入路切除脊索瘤的报道。Cavallo等[22]在解剖研究中描述了鼻内镜经斜坡入路脑干腹侧的多角度视图，Kassam等[23]发表的病例就是采用了该入路处理斜坡病变[24]。同时，也有一些采用EEA切除斜坡脊索瘤的病例被报道（表15-1）。Sen等[20]和Koutourousiou等[5]发表了最大宗采用内镜经斜坡入路切除的斜坡脊索瘤病例报道。

二、内镜解剖

内镜手术的斜坡解剖特点与显微外科解剖是不一样的。因此，在详细讨论内镜经鼻入路技术之前，需要特别关注内镜解剖[3]。斜坡是由蝶骨和枕骨的基底部构成，在蝶枕软骨联合处融合，形成颅底的正中心。蝶枕软骨联合在18—25岁之间会骨化。斜坡将鼻咽部与颅后窝分隔开。内镜操作中，将斜坡分为上、中、下三部分[31]。上斜坡上界为后床突、鞍背，下界为两侧Dorello管连线水平[3]，从蝶骨平面延伸至鞍背。上斜坡外界由两侧的海绵窦构成，两侧岩斜裂位于腹后部。中斜坡，也称为蝶骨斜

表 15-1 已发表的内镜病例报道

作 者	脊索瘤例数	GTR(n)%	复发 (n)%	脑脊液漏 / %	并发症 (n)	随访 (月)
Jho 和 Ha2004[21]	3	(3)100	(1)33.3	33.3	(4) AF 和 PE	20 ～ 28
Solares 等 2005[25]	3	(2)66.7	(0)0	0	(0)	8 ～ 24
Frank 等 2006[26]	9	(3)33.3	(0)0	11.1	(1) ICA 损伤	10 ～ 69
Hwang 和 Ho2007[27]	3	(0)0	NA	0	(1) 血肿	30 ～ 40
Dehdashti 等 2008[28]	12	(7)58.3	(0)0	33.3	(3) 脑积水、血肿、偏瘫	4 ～ 26
HongJiang 等 2008[29]	9	(6)66.7	(0)0	0	(0)	6 ～ 30
Zhang 等 2008[49]	7	(6)85.7	(0)0	NA	(1) 蛛网膜下腔出血	3 ～ 37
Ceylan 等 2009[30]	3	(2)66.7	(0)0	0	–	50 ～ 65
Fraser 等 2010[24]	7	(5)71.4	(1)20	–	–	0.2 ～ 51
Koutourousiou 等 2012[5]	60	(40)66.7	(8)20	20	(9) 中枢神经麻痹 (4)、ICA 损伤 (2)、脑桥血肿、血肿、鼻窦感染	1 ～ 71

AF. 房颤；GTR. 全切除；ICA. 颈内动脉；PE. 肺栓塞；NA. 尚无数据

坡，从 Dorello 管水平（对应鞍底水平）向下延伸到颈静脉孔神经部，外界由颈内动脉岩段和破裂孔段以及岩斜裂和下外侧的破裂孔构成。下斜坡从颈静脉孔神经部的后部水平延伸至枕骨大孔水平，其外界由咽鼓管与翼突内侧板构成 [3](图 15-1)。斜坡中间水平横径约 28mm，其厚度为 9 ～ 18mm[31]。

与标准的内镜经鼻入路处理鞍内病变相比，经斜坡入路需要较下的更靠口部的前入点。 移除犁骨以暴露蝶鞍下部。 应该记住，蝶腭动脉及其分支位于蝶窦的下外侧。斜坡入路需要一个更宽的鼻腔通道，可切除一侧的中鼻甲，鼻中隔后部也可以切除。黏膜切口向下延伸至鼻腔后部。翼管神经为该入路的外侧边界。根据手术所需，磨除的斜坡骨质范围尽量要大。磨除的范围上可至鞍背，下可达 C_1（寰椎）前弓。磨除上斜坡骨质时，需仔细辨别基底静脉丛和外展神经。在斜坡中间水平，向外侧切除斜坡骨质可至颈内动脉破裂孔段。颈内动脉隆突位于蝶窦外侧。重要的是要记住，当颈内动脉从破裂孔进入海绵窦时，它没有被骨性结构所覆盖，因而应该采取一切措施来早期辨别和保护颈内动脉。在背侧，需要辨别颈内动脉脑膜垂体干和脑桥前硬脑膜。

三、手术治疗

颅底脊索瘤因为其位置深、广泛的局部骨质浸润和破坏以及邻近重要的神经血管结构，手术对于外科医师而言极具挑战。脊索瘤手术的终极目标仍是手术切除范围尽可能大，同时

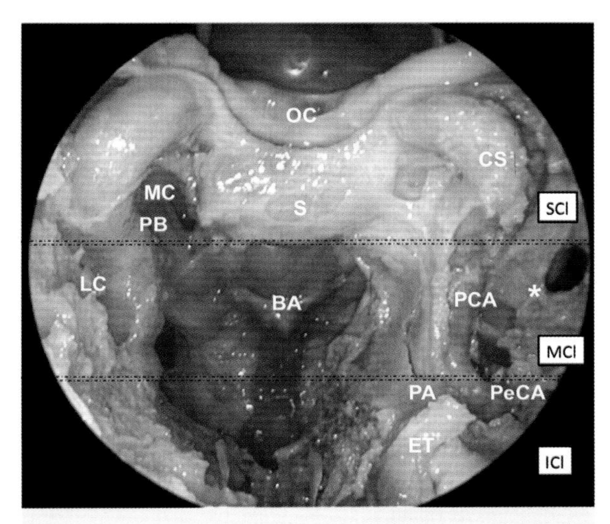

▲ 图 15-1 **尸头上的斜坡分段**

CS. 颈动脉虹吸段；LC. 外侧通道；MC. 内侧通道；BA. 基底动脉；PA. 岩尖；PeCA. 岩骨段颈内动脉；PCA. 斜坡旁颈内动脉；S. 鞍区；PB. 后带；*. 海绵窦外侧壁；MCI. 中斜坡；ET. 咽鼓管；ICI. 下斜坡；OC. 视交叉；SCI. 上斜坡

避免损伤重要的结构。这一目标适用于处理大多数解剖位置的肿瘤，包括累及海绵窦的病变。最大限度切除肿瘤是处理这些病变最重要的一步[8, 9, 16, 17]。对于广泛生长或有显著侵袭性的脊索瘤（无论是原发性还是复发性）或年老体弱的患者，需要在肿瘤全切除和并发症风险之间寻求一种平衡，最终的目的是使患者恢复健康。即使在这种情况下，大多数外科医师更喜欢广泛的手术减压而不是单纯的活检[5]。

必须根据肿瘤的位置和范围采用个体化的外科入路来暴露和切除脊索瘤，包括内镜入路，以及使用显微外科技术的开颅或经蝶入路[16, 18, 32–34]。开颅手术入路包括额下入路、前入路、扩大经额入路、颞下入路、经岩入路和髁外侧入路，需根据手术部位的不同而采用不同入路[4, 7, 35–37]。斜坡肿瘤常位于脑干腹侧的颈内动脉之间。进入此类肿瘤中心最直接的入路是通过由自然鼻窦形成的通道，而通过鼻窦在鼻腔的自然开口能够很容易进入该鼻窦[24]。传统上，切除这些中线肿瘤采用侧方入路或旁正中入路。然而，许多重要的神经血管结构可能位于肿瘤的前方，这可能导致传统颅底入路潜在风险的发生[7]。严格的中线入路，如改良的经蝶入路，提供了通往斜坡脊索瘤最直接的途径，而在手术医师和肿瘤之间没有神经血管结构，使得此类入路特别有吸引力。经蝶入路并不新鲜，自 Cushing 时代起，它就被用于处理脊索瘤，并且在使用显微手术技术进行经蝶手术方面积累了丰富经验。然而，在早期，我们发现纯经蝶入路是一种纯粹的前中线入路，在处理向侧方生长的肿瘤时有局限性。因此，利用经面或经口入路设计了许多改良入路，以及与前外侧入路的联合入路。虽然显微外科技术和内镜技术都使用相同的手术路径，但它们的基本策略却存在显著差异。这在本质上源于不同的手术器械和外科技术。显微外科技术和内镜技术均可应用于脊索瘤手术。显微镜下经蝶手术是一种广泛认可的治疗脊索瘤的方法，用于切除局限于中线的蝶鞍和上斜坡脊索瘤[7, 38, 39]。有几项研究对显微镜下经蝶入路切除斜坡脊索瘤进行了分析。Maira 等[39]介绍了经蝶入路显微手术切除 12 例斜坡脊索瘤的经验，其中全切除 9 例（75%）。Couldwell 等[32]报道了 105 例扩大经蝶入路显微手术的结果，其中有 18 例斜坡脊索瘤，在这 18 例脊索瘤中 12 例（66.7%）全切除。Sen[24]和 Triana[40]分析了采用不同手术入路切除 71 例脊索瘤的疗效。他们比较了前入路和侧方入路，分析显示，由于侧方入路通常需要穿过脑神经之间的间隙进行手术，所以前入路有更好的术后脑神经功能。在这项研究中，通过纯中线前入路全切除率为 62%，侧方入路全切除率为 57%，采用前入路和侧方入路的联合入路的患者中，全切除率为 57%[3, 40]。Sekhar 等[41]描述了开颅手术切除脊索瘤的经验，其中全切除 25 例（59%），次全切除 12 例（28%）。

Al-Mefty 等对开放式经中线前斜坡入路切除的 38 例斜坡脊索瘤进行了分析，其中全切除 29 例（76.3%）。在 4 例有残留的脊索瘤采用了颅眶颧入路，3 例采用经髁入路，其中 2 例进行了枕颈融合，2 例采用了经口入路 [42]。

四、内镜经鼻入路

有数项解剖及临床研究对内镜经鼻入路切除斜坡脊索瘤进行了详细的描述 [7, 22, 24, 26, 30, 31, 34, 43–45]。内镜经鼻入路的作用是没有争议的，这也在许多研究中得到了验证 [21, 26, 30, 31, 34, 44–47]。现如今，扩大内镜经鼻入路能到达中线和中线旁颅底区，且创伤更小，这些观点已被广为接受 [7, 23–27, 29–31, 34, 44–46, 48, 49]。内镜经斜坡入路利用鼻咽部作为到达颅底前中线肿瘤的天然通道，通过最小的通道可以最大限度地显示斜坡区域 [24]。硬内镜技术、内镜器械连同实时神经导航及微型多普勒探头的进步促进了内镜经鼻颅底入路的发展 [24]。Koutourousiou 等 [5] 对接受内镜经蝶手术的 60 名颅底脊索瘤患者进行了回顾性分析，结果显示总切除率为 66.7%，其中 9 名患者（15%）联合了开颅手术 [3, 5]。就前入路而言，经蝶显微手术文献可为相对更新的内镜经鼻入路手术提供参考。但是内镜经蝶手术是新的手术方式，仍然没有充分发挥其全部潜力。随着手术技巧和技术的更多进步，内镜经蝶手术有更大的潜力来获得更好的手术效果 [24]。

然而，经前方内镜入路也存在局限性，它并不适用于所有脊索瘤 [24]。虽然传统的前中线内镜经鼻入路可以直接到达肿瘤，但在切除向侧方生长的肿瘤方面仍有明显的局限性 [5]。目前，最大的限制是颈内动脉与脊索瘤的关系。他们提出了通过经鼻入路到达颈内动脉外侧的两种替代方法：一种是侧颅底入路，另一种是联合或分期的方法，通过经内镜切除中线肿瘤和经颅切除侧方肿瘤 [24]。Koutourousiou 等 [5] 也介绍肿瘤向外侧生长至视神经也使内镜经鼻入路的作用明显受限。他们对这些病变进行了眶额入路开颅手术，如果肿瘤向侧方生长到颈内动脉岩骨段水平部和颈内动脉咽旁部，则联合使用后外侧开颅手术。他们建议，对于超过海绵状窦外侧壁或椎动脉或大脑后动脉外侧的肿瘤，可以采用眶颧入路、颞下入路、乳突后入路或远外侧入路 [5]。

到达斜坡的内镜经鼻手术入路根据斜坡分段和受累范围而有改变（表 15–2）。手术初始步骤是相似的：在蝶骨阶段，充分打开双侧蝶窦至外侧隐窝以便广泛暴露斜坡。肿瘤长到颈内动脉斜坡旁段和岩骨段的外侧或后方时，需要使用导航工具和微型多普勒探头来保护这些节段的颈内动脉免受损伤。

表 15–2　本组病例中 20 例脊索瘤均按斜坡节段及侵袭范围分型

部位	侵袭范围	*N*
上斜坡（*N*=12）	鞍上	3
	海绵窦	7
	眶	1
	额颞窝	2
中斜坡（*N*=14）	海绵窦	2
	麦克囊	1
	翼腭窝	2
	岩尖	1
下斜坡（*N*=11）	齿状突	1
	岩尖	1
	咽旁间隙	2
	枕髁	1
	颞下窝	2

N. 病例总数

（一）上、中斜坡入路

位于中上斜坡的病变可以通过内镜经蝶入路切除，通过切除蝶窦底后可切除上斜坡和中斜坡的病灶。上斜坡病灶可长至鞍上区，这些病变常会导致垂体移位[3]。我们的病例均描述了视交叉下区是内镜入路中的一个重要手术安全区域，该区域由BAM、LM、DL和ML构成，从视神经管和鞍结节延伸到乳头体。这一区域上界为视交叉、垂体柄和灰结节，下界为鞍膈、鞍背和脚间池，外侧界为颈内动脉、后交通动脉和动眼神经，后界为乳头体[50, 51]。中斜坡病灶需采用经斜坡入路，对于中斜坡病灶，在去除蝶骨底后，通过中斜坡获得一个相对受限的手术通道。术中先显露破裂孔到近环间的颈内动脉，然后将其轻柔向外侧牵拉，以完全切除位于颈内动脉后面并向外侧生长的肿瘤。我们有一病例在手术过程中出现颈内动脉出血，在出血得到控制后我们继续将肿瘤切除（图15–2）。上斜坡病灶长至海绵窦内需行侧方的扩大入路。经蝶鞍海绵窦入路和筛翼蝶入路以前是用来处理侵犯海绵状窦的垂体腺瘤。当病灶向外侵袭生长时，推荐经上颌入路。采用内侧和外侧手术通路进行广泛显露，该通路在海绵窦入路中有描述[52, 53]。中斜坡肿瘤可经Meckel囊从颅后窝长至颅中窝，在这种情况下，应该显露蝶窦侧壁以进入颅中窝。如果肿瘤长到翼腭窝和咽旁区域则必须采用经上颌入路。蝶窦位于翼腭窝的前内侧，中鼻甲和上颌窦的内侧壁先后切除后，进入上颌窦后壁。蝶腭动脉经蝶腭孔进入鼻腔，分为鼻中隔内侧的鼻腭动脉和到达鼻甲的鼻后动脉[31]。切除上颌窦内侧壁后，可到达翼腭窝前方的病灶。切除上颌窦后壁以提供进入翼腭窝的手术通道。在切除肿瘤前有必要结扎上颌内动脉，以避免在切除肿瘤时持续出血。

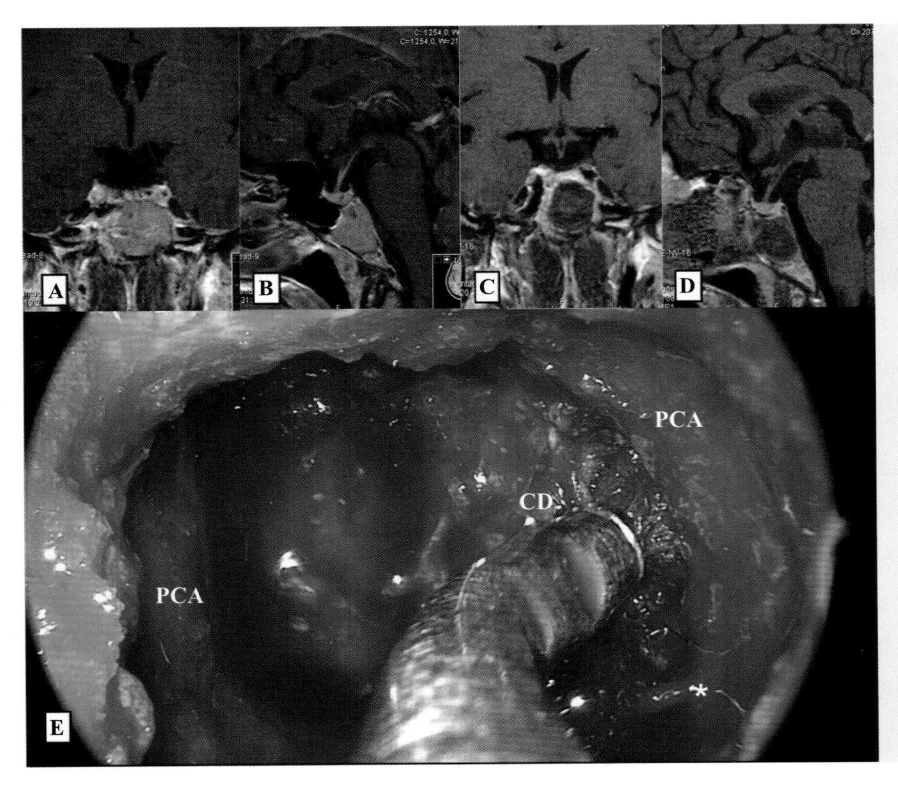

◀图15–2　**中斜坡入路**
A和B. 术前MRI；C和D. 术后MRI；E. 向外侧牵拉斜坡旁颈内动脉以全切除颈内动脉后方向外侧生长的肿瘤过程中出现颈内动脉出血。PCA. 斜坡旁段颈内动脉；CD. 斜坡硬膜；*. 动脉出血

（二）下斜坡入路

对于位于下斜坡并长至齿状突平面的病灶也必须采用经斜坡入路，应该使用经齿状突通路。对于下斜坡病变，无论有无颅颈交界区的受累，在切除蝶窦底和梨骨后，都应扩大显露外侧边界。如果肿瘤长至斜坡下 1/3 处和齿状突平面，则应在鼻咽筋膜、椎前头长肌和头直肌处切开，以显露斜坡前部。显露范围在外侧受到咽鼓管的限制（图 15–1）。当肿瘤长至颅颈交界时，首选经齿状突入路。如果肿瘤侵犯了整个斜坡，应该进行广泛的蝶窦切开，包括梨骨、筛骨垂直板和蝶窦底的切除联合经蝶鞍和经斜坡入路。

在我们的病例中，20 名患者接受了 25 次内镜经鼻入路手术。病例特点总结在表 15–3。20 例中有 12 例是新诊断的脊索瘤，8 例是复发脊索瘤。根据斜坡解剖分类，4 例病灶仅位于上斜坡，5 例位于上、中斜坡。3 例仅有下斜坡侵犯，4 例为中、下斜坡侵犯。4 例为斜坡完全被肿瘤包裹。9 名患者有海绵窦受侵（表 15–3）。侵犯翼腭窝和咽旁区 2 例，侵犯枕颈交界区 1 例，有 2 例向颅前窝及颅中窝扩展，2 例向颞下窝扩展，6 例蝶窦高度受侵（图 15–3）。所有手术均为纯内镜操作，大部分由两名神经外科医师完成，有时还在耳鼻咽喉科医师的协助下进行。所有手术在术中都使用了导航。所有手术采用双鼻孔入路以获得较广泛的显露。手术开始时准备鼻中隔黏膜瓣以便手术结束时使用。经蝶鞍入路仅用于局限于上斜坡的病灶。然而，可延长切口通过视交叉下入路来处理长至鞍上区的病变（图 15–4）。海绵窦受侵的病例首选扩大入路向外侧到达海绵窦（图 15–5）。

中斜坡病灶需切除蝶窦底及梨骨。对于侵入翼腭窝的病例，使用经上颌入路（图 15–6）。此外，对海绵窦有包裹的病例采用经海绵窦入路（图 15–7）。对下斜坡病灶及其长至颅颈交界处、鼻咽筋膜、头长肌和头直肌的病灶可采用垂直切口。硬腭平面从下方限制了经斜坡入路。C_1 环位于硬腭水平正下方，其位置比齿状突要浅。切除 C_1 前弓后再磨除齿状突（图 15–8）。经上颌入路能够暴露翼腭窝和咽旁间隙，此入路为斜坡入路向外侧延伸（图 15–9）。应该根据肿瘤的部位和范围来采用联合入路以达到全切除脊索瘤的目的。在我们的病例中，有两例侵及海绵窦及颅中窝的病例采用了眶颧入路（图 15–10）。在另两例病例中，病灶侵及岩尖及咽旁间隙而采用了外侧入路和颞下入路。所有手术均在手术开始时准备好鼻黏膜瓣。斜坡下 1/3 肿瘤的手术，在此部位有必要打开鼻咽黏膜，其鼻黏膜瓣向两侧扩大，包括蝶窦下方的黏膜。在所有有硬膜开放的手术中，均行多层封闭，内层采用胶原蛋白胶，外层覆盖自体筋膜、鼻黏膜瓣。

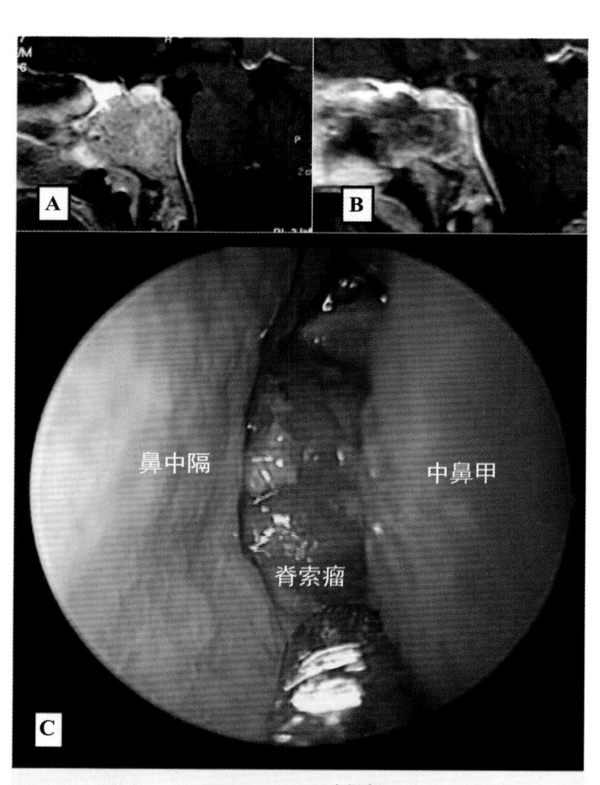

▲ 图 15–3　下斜坡入路

A. 术前 MRI；B. 术后 MRI；C. 病灶填满蝶窦并沿鼻甲生长

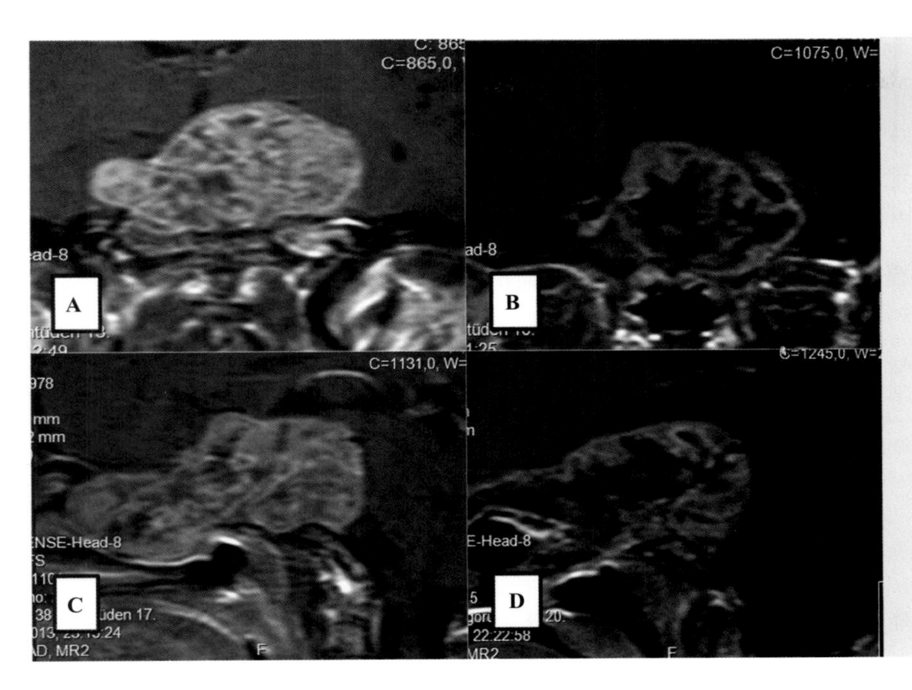

◀图 15-4 经视交叉下入路
A，B. 位于上斜坡并广泛侵袭性病灶；C，D. 术后 MRI

（三）内镜经鼻入路的并发症

内镜颅底入路的并发症不容忽视，但是，随着内镜技巧、技术和器械的进步，还有相当大的改进空间。内镜经鼻入路切除脊索瘤最严重的并发症有脑脊液漏、外展神经麻痹、颈内动脉损伤、中风、颅内血肿及脑干出血。其中脑脊液漏和脑神经病变为最常见的并发症[4, 5, 19, 20, 54]。文献报道脑脊液漏的发生率为 0% ～ 33%。因为脊索瘤是相对罕见的病变，对于脊索瘤经验有限的单位来说，这些并发症的发生率更高。采用带血管蒂的鼻中隔黏膜瓣进行多层封闭和细致重建，对于降低脑脊液漏的发生至关重要[30]。腰大池引流是治疗脑脊液漏的标准方案。扩大入路，特别是到海绵窦、桥前区、翼腭窝的入路，可导致新的脑神经病变[5]。在我们的经验中，并发症是相对罕见的，在手术过程中碰到 1 例颈内动脉损伤，采用止血材料控制了出血，只有 1 例脑脊液漏，此外，1 例术后外展神经麻痹，1 例脑血管闭塞（表 15-3）。

五、结果、复发和生存

脊索瘤是生长缓慢、局部破坏的病变，在首次手术多年后仍可观察到复发[26, 40, 55]。由于肿瘤范围、侵袭性和邻近重要的神经血管结构，肿瘤全切除并不总是可能的[5]。肿瘤切除程度是术后复发及生存最重要的决定因素[5]。Colli 和 Al-Mefty[19] 对 53 例颅底脊索瘤进行了回顾性分析，得出如下结论，颅底脊索瘤的最佳治疗包括最大限度的手术切除肿瘤和质子束放射治疗。在他们的结论中，传统的放射治疗似乎对患者的生存没有任何影响[26]。在 Frank 等的研究中[26]，11 例颅底脊索瘤及脊索肉瘤病例采用了内镜经鼻手术。3 名患者分别在术后 20 个月、14 个月、10 个月死亡，4 名患者术后接受了质子束治疗。在我们的 20 例病例中，所有病例均有术前 MRI 和术后 24h 内 MRI 进行评估。所有病例术前均行计算机断层扫描（CT）和 CT 血管成像。所有病例包括以前治疗过的和原发性脊索瘤，最初的手术入路是内镜经鼻入路。根据术后早期的 MRI 来评估手术切除程度，10

表 15-3　作者的斜坡脊索瘤系列病例的特点和手术结果

病　例	年　龄	性　别	临床症状	MRI	并发症	切除程度	随访(月)
1	43	M	复视、左眼睑下垂	上、中斜坡、左侧海绵窦侵袭、翼腭窝侵袭	–	ST	50
2	42	M	头痛	上、中、下斜坡、海绵窦、颞窝、额叶、SS 侵袭	–	T	65
3	55	M	头痛、复视、右侧展神经麻痹	上、中、下斜坡、SS 侵袭	–	T	60
4	59	F	吞咽困难、左侧展神经麻痹	上、中斜坡、海绵窦、SS 侵袭、鞍上	–	ST	95
5	49	M	复视、右上睑下垂	上、中斜坡、海绵窦、SS 侵袭，鞍上	术后 CVO	ST	87
6	45	F	头痛	上斜坡、鞍上	–	ST	66
7	47	M	头痛、左侧面部不对称	中斜坡	–	T	59
8	9	M	头痛	下斜坡、硬膜内	–	NT	48
9	65	F	头痛	上、中斜坡、海绵窦、SS 侵袭	–	T	–
10	44	M	头痛	上、中斜坡、海绵窦侵袭	–	T	42
11	47	F	头痛、复视	上、中斜坡、SS 侵袭	右侧展神经麻痹	T	33
12	40	M	头痛	上、中斜坡、海绵窦、SS 侵袭	–	T	17
13	35	F	头痛、左眼睑下垂	上斜坡、左侧眶外侧壁侵袭、鞍上、硬膜内	–	ST	12
14	26	M	头痛	下斜坡齿状突、桥前区	–	ST	12
15	43	M	复视、左眼睑下垂	中、下斜坡、右侧上颌窦、翼腭窝侵袭	–	NT	7
16	49	F	左侧动眼神经和展神经麻痹、复视，左眼睑下垂	中斜坡、海绵窦侵袭	–	T	3
17	63	F	头痛	上斜坡	–	T	3
18	68	F	头痛	中下斜坡、右侧上颌窦侵袭、颞下窝	–	T	3
19	31	M	头痛	下斜坡、颞下窝侵袭	–	NT	15
20	61	M	头痛、舌咽、迷走、副神经麻痹	中、下斜坡、左侧上颌窦、岩尖侵袭	–	ST	3

T. 全部的；NT. 近全的；ST. 次全的；SS. 蝶窦；CVO. 脑血管栓塞；M. 男；F. 女

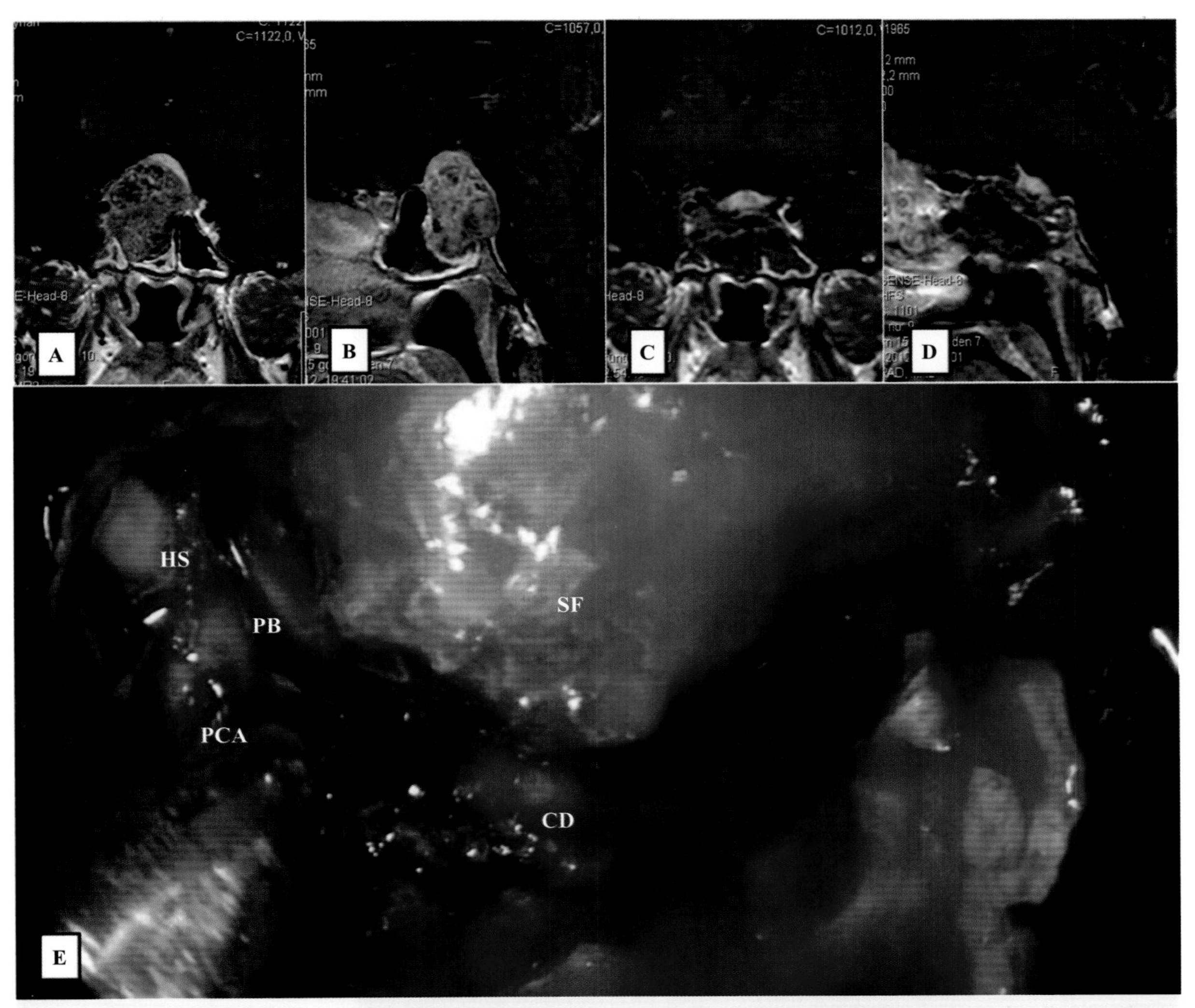

▲ 图 15-5 扩大入路

A，B. 术前 MRI；C，D. 术后 MRI；E. 上中斜坡病灶长至鞍上区。PCA. 斜坡旁颈内动脉；SF. 鞍底；PB. 后段；CD. 斜坡硬膜；HS. 岩（水平）段

例全切除，3 例近全切除（超过 95%），7 例次全切除。3 例在随访期间死亡。我们最早期的病例采用常规放射治疗，但是对患者的生存没有影响。1 例采用立体定向放射外科治疗，3 例次全切除病例采用调强适形放射治疗（IMRT）。3 例采用分期手术。3 例长至硬膜下的病例中，1 例硬膜下肿瘤行全切除，2 例行次全切除（图 15-11）。肿瘤长至颅前窝和颞下窝的，采用了经颅手术。

六、结论

脊索瘤手术的主要目的是全切除肿瘤，但在某些病例中，为了保持患者的健康，我们不得不妥协。即使在这种情况下，也会进行充分减压。对于从鞍上区到枕骨大孔区的中线部位的硬膜外脊索瘤及其向硬膜下生长者，内镜经鼻入路是一种非常实用的、有效果的和有效率的手术入路。在向侧方生长的脊索瘤中，肿瘤长至鞍上区或在冠状面向颈内动脉不同节段扩展，可采用不同的内镜入路通道。在扩大内镜经蝶手术中取得的更多经验将进一步减少该入路的局限性。当肿瘤位置太靠外侧或过低时，应该采用经颅入路或经内镜与经颅的联合入路[3]。

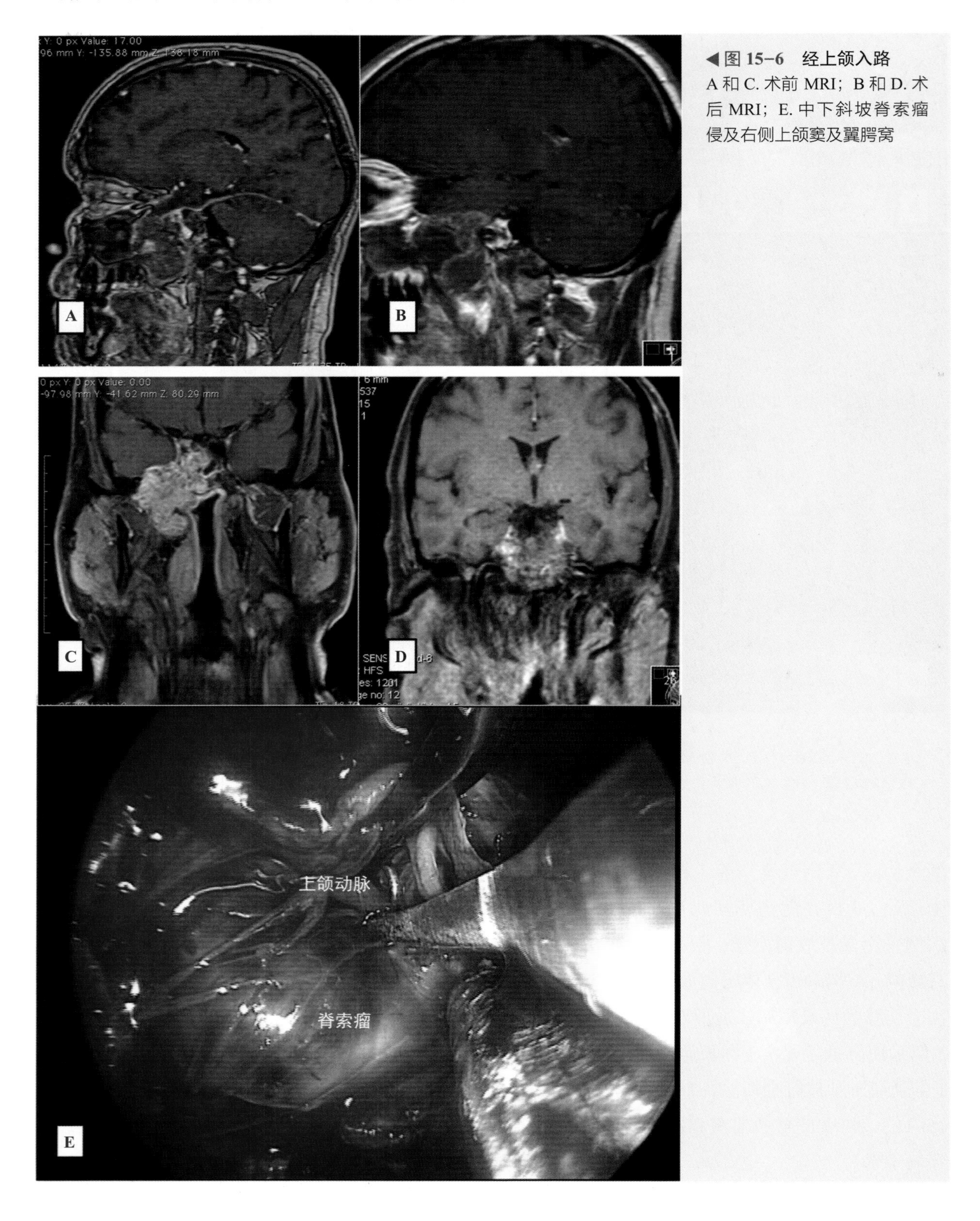

◀**图 15-6　经上颌入路**
A 和 C. 术前 MRI；B 和 D. 术后 MRI；E. 中下斜坡脊索瘤侵及右侧上颌窦及翼腭窝

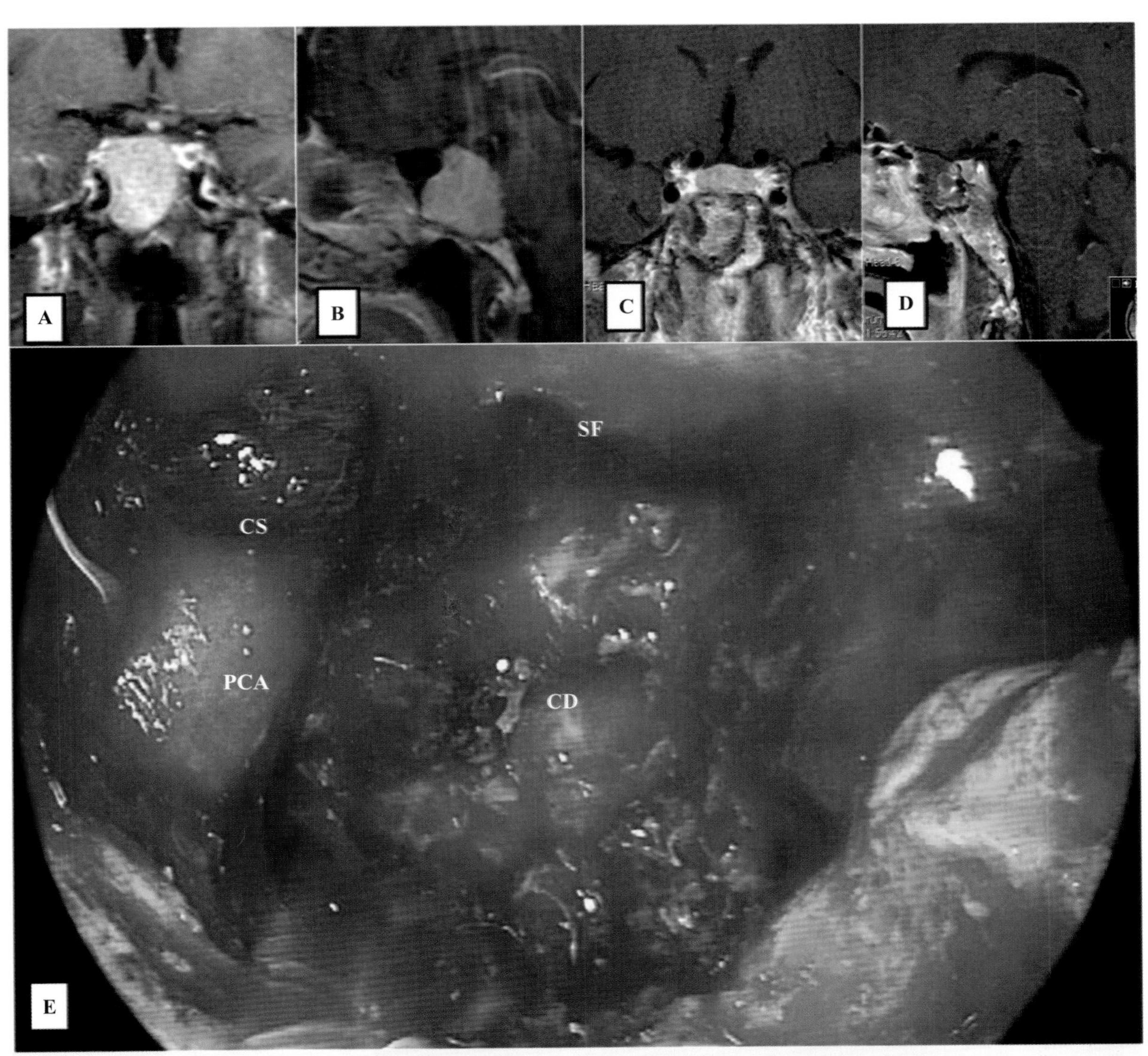

▲ 图 15-7 经海绵窦入路

A 和 B. 术前 MRI；C 和 D. 术后 MRI；E. 上斜坡脊索瘤侵及海绵窦。PCA. 斜坡旁颈内动脉；CD. 斜坡硬膜；CS. 颈内动脉虹吸段；SF. 鞍底

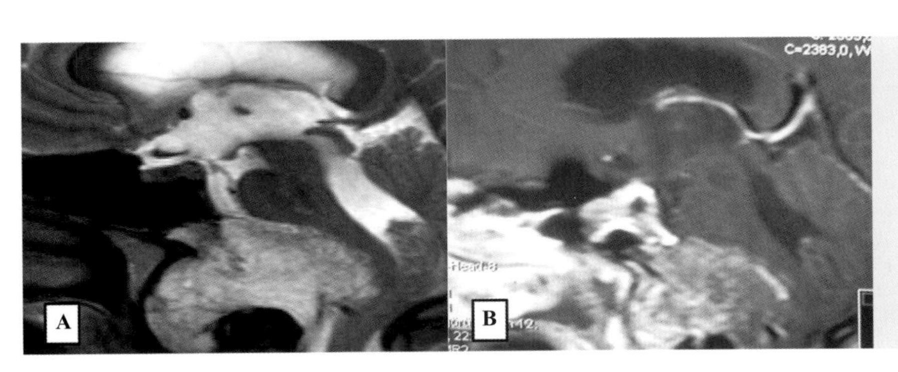

◀ 图 15-8 斜坡脊索瘤长至桥前区及齿状突

A. 术前 MRI；B. 术后 MRI

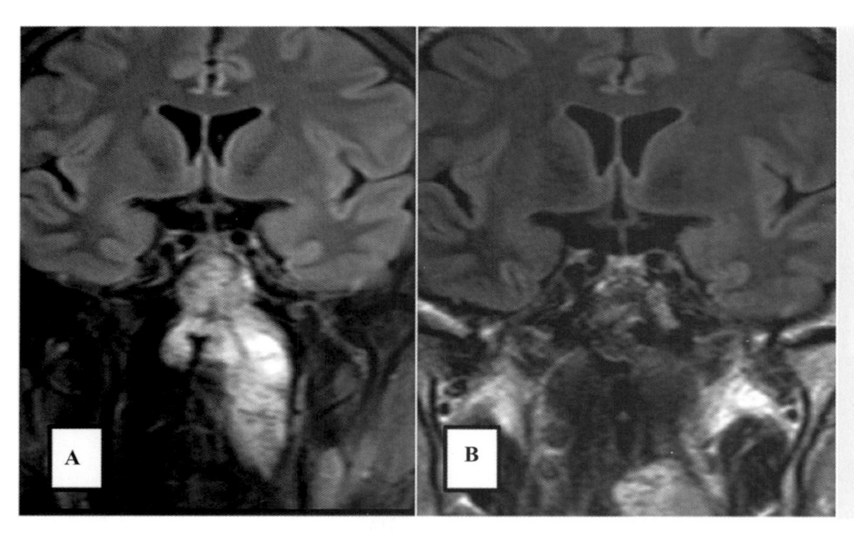

◀ 图 15-9　斜坡脊索瘤侵及翼腭窝

A. 术前 MRI；B. 术后 MRI

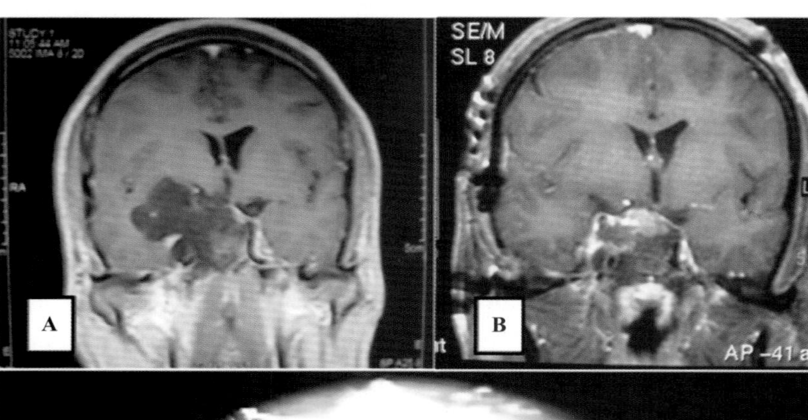

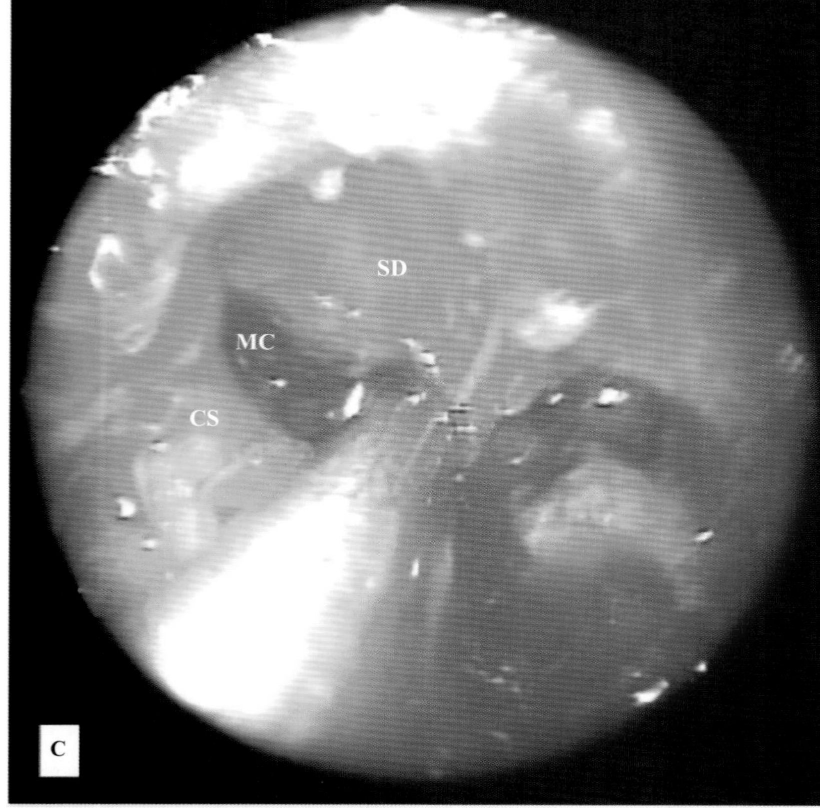

◀ 图 15-10　手术采用内镜经蝶窦入路联合眶颧入路

A. 术前 MRI；B. 术后 MRI；C. 上斜坡脊索瘤侵犯海绵窦和前颅中窝。CS. 颈动脉虹吸部；SD. 蝶鞍硬脑膜；MC. 内侧通道

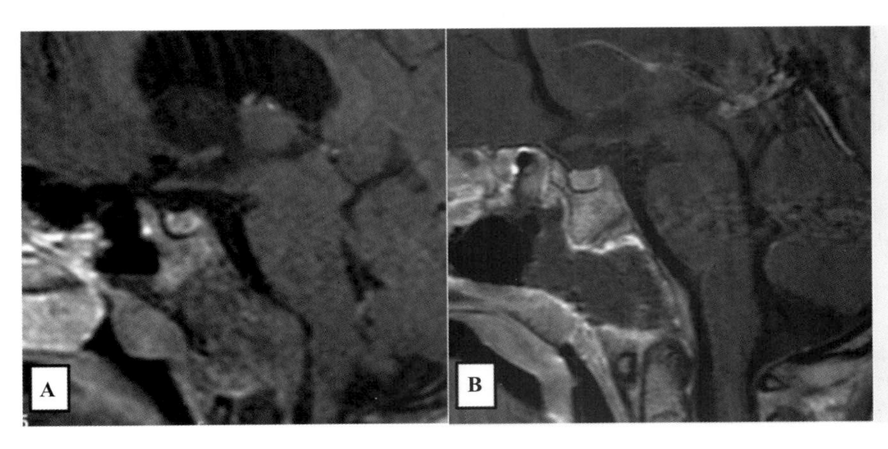

◀图 15-11 向硬膜内生长的斜坡脊索瘤
A. 术前 MRI；B. 术后 MRI

参考文献

[1] Al-Mefty O, Borba LA. Skull base chordomas: a management challenge. J Neurosurg. 1997; 86(2):182–189
[2] Bouropoulou V, Bosse A, Roessner A, et al. Immunohistochemical investigation of chordomas: histogenetic and differential diagnostic aspects. Curr Top Pathol. 1989; 80:183–203
[3] Fernandez-Miranda JC, Gardner PA, Snyderman CH, et al. Clival chordomas: a pathological, surgical, and radiotherapeutic review. Head Neck. 2014; 36(6):892–906
[4] Gay E, Sekhar LN, Rubinstein E, et al. Chordomas and chondrosarcomas of the cranial base: results and follow-up of 60 patients. Neurosurgery. 1995; 36(5): 887–896, discussion 896–897
[5] Koutourousiou M, Gardner PA, Tormenti MJ, et al. Endoscopic endonasal approach for resection of cranial base chordomas: outcomes and learning curve. Neurosurgery. 2012; 71(3):614–624, discussion 624–625
[6] McMaster ML, Goldstein AM, Bromley CM, Ishibe N, Parry DM. Chordoma: incidence and survival patterns in the United States, 1973–1995. Cancer Causes Control. 2001; 12(1):1–11
[7] Stippler M, Gardner PA, Snyderman CH, Carrau RL, Prevedello DM, Kassam AB. Endoscopic endonasal approach for clival chordomas. Neurosurgery. 2009; 64(2):268–277, discussion 277–278
[8] Borba L, Colli B, Al-Mefty O. Skull base chordomas. Neurosurg Q. 2001; 11: 124–139
[9] Pamir MN, Kiliç T, Türe U, Ozek MM. Multimodality management of 26 skullbase chordomas with 4-year mean follow-up: experience at a single institution. Acta Neurochir (Wien). 2004; 146(4):343–354, 354
[10] Barnes L, Kapadia SB. The biology and pathology of selected skull base tumors. J Neurooncol. 1994; 20(3):213–240
[11] Abenoza P, Sibley RK. Chordoma: an immunohistologic study. Hum Pathol. 1986; 17(7):744–747
[12] Jambhekar NA, Rekhi B, Thorat K, Dikshit R, Agrawal M, Puri A. Revisiting chordoma with Brachyury, a "new age" marker: analysis of a validation study on 51 cases. Arch Pathol Lab Med. 2010; 134(8):1181–1187
[13] Pamir MN, Ozduman K. Analysis of radiological features relative to histopathology in 42 skull-base chordomas and chondrosarcomas. Eur J Radiol. 2006; 58(3):461–470
[14] Yeom KW, Lober RM, Mobley BC, et al. Diffusion-weighted MRI: distinction of skull base chordoma from chondrosarcoma. AJNR Am J Neuroradiol. 2013; 34(5):1056–1061, S1
[15] Borba L, Al-Mefty O. Cavernous sinus chordomas. In: Al-Mefty O, Eisenberg MB, eds. The Cavernous Sinus: A Comprehensive Text. Philadelphia, PA: Lippincott Williams and Wilkins; 2000:321–328
[16] Goel A, Muzumdar DP, Nitta J. Surgery on lesions involving cavernous sinus. J Clin Neurosci. 2001; 8 Suppl 1:71–77
[17] Lanzino G, Dumont AS, Lopes MB, Laws ER, Jr. Skull base chordomas: overview of disease, management options, and outcome. Neurosurg Focus. 2001; 10(3):E12
[18] Pamir MN, Kilic T, Ozek MM, Ozduman K, Türe U. Non-meningeal tumours of the cavernous sinus: a surgical analysis. J Clin Neurosci. 2006; 13(6):626–635
[19] Colli B, Al-Mefty O. Chordomas of the craniocervical junction: follow-up review and prognostic factors. J Neurosurg. 2001; 95(6):933–943
[20] Sen C, Triana AI, Berglind N, Godbold J, Shrivastava RK. Clival chordomas: clinical management, results, and complications in 71 patients. J Neurosurg. 2010; 113(5):1059–1071
[21] Jho HD, Ha HG. Endoscopic endonasal skull base surgery: part 3—the clivus and posterior fossa. Minim Invasive Neurosurg. 2004; 47(1):16–23
[22] Cavallo LM, Cappabianca P, Messina A, et al. The extended endoscopic endonasal approach to the clivus and cranio-vertebral junction: anatomical study. Childs Nerv Syst. 2007; 23(6):665–671
[23] Kassam A, Snyderman CH, Mintz A, Gardner P, Carrau RL. Expanded endonasal approach: the rostrocaudal axis. Part II. Posterior clinoids to the foramen magnum. Neurosurg Focus. 2005; 19(1):E4
[24] Fraser JF, Nyquist GG, Moore N, Anand VK, Schwartz TH. Endoscopic endonasal transclival resection of chordomas: operative technique, clinical outcome, and review of the literature. J Neurosurg. 2010; 112(5):1061–1069
[25] Solares CA, Fakhri S, Batra PS, Lee J, Lanza DC. Transnasal endoscopic resection of lesions of the clivus: a preliminary

report. Laryngoscope. 2005; 115(11):1917–1922
[26] Frank G, Sciarretta V, Calbucci F, Farneti G, Mazzatenta D, Pasquini E. The endoscopic transnasal transsphenoidal approach for the treatment of cranial base chordomas and chondrosarcomas. Neurosurgery. 2006; 59(1) Suppl 1: ONS50–ONS57, discussion ONS50–ONS57
[27] Hwang PY, Ho CL. Neuronavigation using an image-guided endoscopic transnasal-sphenoethmoidal approach to clival chordomas. Neurosurgery. 2007; 61(5) Suppl 2:212–217, discussion 217–218
[28] Dehdashti AR, Karabatsou K, Ganna A, Witterick I, Gentili F. Expanded endoscopic endonasal approach for treatment of clival chordomas: early results in 12 patients. Neurosurgery. 2008; 63(2):299–307, discussion 307–309
[29] Hong Jiang W, Ping Zhao S, Hai Xie Z, Zhang H, Zhang J, Yun Xiao J. Endoscopic resection of chordomas in different clival regions. Acta Otolaryngol. 2009; 129(1):71–83
[30] Ceylan S, Koc K, Anik I. Extended endoscopic approaches for midline skullbase lesions. Neurosurg Rev. 2009; 32(3):309–319, discussion 318–319
[31] Cavallo LM, Messina A, Gardner P, et al. Extended endoscopic endonasal approach to the pterygopalatine fossa: anatomical study and clinical considerations. Neurosurg Focus. 2005; 19(1):E5
[32] Couldwell WT, Weiss MH, Rabb C, Liu JK, Apfelbaum RI, Fukushima T. Variations on the standard transsphenoidal approach to the sellar region, with emphasis on the extended approaches and parasellar approaches: surgical experience in 105 cases. Neurosurgery. 2004; 55(3):539–547, discussion 547–550
[33] Crockard HA, Steel T, Plowman N, et al. A multidisciplinary team approach to skull base chordomas. J Neurosurg. 2001; 95(2):175–183
[34] Schwartz TH, Fraser JF, Brown S, Tabaee A, Kacker A, Anand VK. Endoscopic cranial base surgery: classification of operative approaches. Neurosurgery. 2008; 62(5):991–1002, discussion 1002–1005
[35] Derome PJ. The transbasal approach to tumors invading the skullbase. In: Schmidek HH, Sweet HW, eds. Operative Neurosurgical Techniques: Indications, Methods, and Results. Philadelphia, PA: WB Saunders; 1993:427–441
[36] Sekhar LN, Nanda A, Sen CN, Snyderman CN, Janecka IP. The extended frontal approach to tumors of the anterior, middle, and posterior skull base. J Neurosurg. 1992; 76(2): 198–206
[37] Watkins L, Khudados ES, Kaleoglu M, Revesz T, Sacares P, Crockard HA. Skull base chordomas: a review of 38 patients, 1958–88. Br J Neurosurg. 1993; 7(3):241–248
[38] Laws ER, Jr. Transsphenoidal surgery for tumors of the clivus. Otolaryngol Head Neck Surg. 1984; 92(1):100–101
[39] Maira G, Pallini R, Anile C, et al. Surgical treatment of clival chordomas: the transsphenoidal approach revisited. J Neurosurg. 1996; 85(5):784–792
[40] Sen C, Triana A. Cranial chordomas: results of radical excision. Neurosurg Focus. 2001; 10(3):E3
[41] Sekhar LN, Pranatartiharan R, Chanda A, Wright DC. Chordomas and chondrosarcomas of the skull base: results and complications of surgical management. Neurosurg Focus. 2001; 10(3):E2
[42] Al-Mefty O, Kadri PA, Hasan DM, Isolan GR, Pravdenkova S. Anterior clivectomy: surgical technique and clinical applications. J Neurosurg. 2008; 109(5):783–793
[43] Heffelfinger MJ, Dahlin DC, MacCarty CS, Beabout JW. Chordomas and cartilaginous tumors at the skull base. Cancer. 1973; 32(2):410–420
[44] Jho HD, Carrau RL, McLaughlin MR, Somaza SC. Endoscopic transsphenoidal resection of a large chordoma in the posterior fossa. Acta Neurochir (Wien). 1997; 139(4):343–347, discussion 347–348
[45] Kassam A, Snyderman CH, Mintz A, Gardner P, Carrau RL. Expanded endonasal approach: the rostrocaudal axis. Part I. Crista galli to the sella turcica. Neurosurg Focus. 2005; 19(1):E3
[46] Cappabianca P, Frank G, Pasquini E, de Divitiis O, Calbucci F. Extended endoscopic endonasal transsphenoidal approaches to the suprasellar region, planum sphenoidale & clivus. In: de Divitiis E, Cappabianca P, eds. Endoscopic Endonasal Transsphenoidal Surgery. New York, NY: Springer; 2003: 176–187
[47] Jho HD. Endoscopic transsphenoidal surgery. J Neurooncol. 2001; 54(2):187–195
[48] Komotar RJ, Starke RM, Raper DM, Anand VK, Schwartz TH. The endoscopeassisted ventral approach compared with open microscope-assisted surgery for clival chordomas. World Neurosurg. 2011; 76(3–4):318–327, discussion 259–262
[49] Zhang Q, Kong F, Yan B, Ni Z, Liu H. Endoscopic endonasal surgery for clival chordoma and chondrosarcoma. ORL J Otorhinolaryngol Relat Spec. 2008; 70(2):124–129
[50] Anik I, Ceylan S, Koc K, et al. Microsurgical and endoscopic anatomy of Liliequist's membrane and the prepontine membranes: cadaveric study and clinical implications. Acta Neurochir (Wien). 2011; 153(8):1701–1711
[51] Ceylan S, Anik I, Koc K, Cabuk B. Extended endoscopic transsphenoidal approach infrachiasmatic corridor. Neurosurg Rev. 2015; 38(1):137–147, discussion 147
[52] Ceylan S, Anik I, Koc K. A new endoscopic surgical classification and invasion criteria for pituitary adenomas involving the cavernous sinus. Turk Neurosurg. 2011; 21(3): 330–339
[53] Ceylan S, Koc K, Anik I. Endoscopic endonasal transsphenoidal approach for pituitary adenomas invading the cavernous sinus. J Neurosurg. 2010; 112(1): 99–107– [Erratum in: J Neurosurg. 2010;112(1):210]
[54] Sen CN, Sekhar LN, Schramm VL, Janecka IP. Chordoma and chondrosarcoma of the cranial base: an 8-year experience. Neurosurgery. 1989; 25(6):931– 940, discussion 940–941
[55] Tzortzidis F, Elahi F, Wright D, Natarajan SK, Sekhar LN. Patient outcome at long-term follow-up after aggressive microsurgical resection of cranial base chordomas. Neurosurgery. 2006; 59(2):230–237, discussion 230–237

第 16 章　斜坡脊索瘤额底入路

Frontobasal Approaches to Clivial Chordomas

M. Necmettin Pamir, Koray Özduman, H. İbrahim Sun　著

肖　凯　译

刘　庆　校

概　要

额底开颅及其各种演变是处理下斜坡肿瘤的一种很好技术。在适当的指征下，额底开颅可为颅内深部中线部位、中下斜坡脊索瘤提供良好的手术通道。其上方的手术盲区位于蝶鞍后方，下方的手术盲区位于寰椎前弓水平。此手术入路在侧面被眶、视神经、颈内动脉虹吸段和海绵窦、双侧 Dorello 管及更低位的脑神经所限制，其手术步骤及术后颅底重建并不复杂，术后结果令人满意。但是，首先必须谨记此手术入路较深，需要特殊的手术器械及手术技术。同时，此手术入路仅适用于严格的中线部位肿瘤，病变在解剖学部位上的细微变化都会妨碍通过此手术入路全切除肿瘤。

关键词： 前方入路，脊索瘤，筛板切除术，扩大额下入路，经颅底入路

一、概述

额底入路的设计是为了暴露颅前窝底和中、下斜坡硬膜外且没有或极少向外侧生长的病变。此入路可为中线偏下的肿瘤提供直接通道，低至寰椎前弓的病变亦可处理。相比于其他前方中线入路，如经蝶窦入路，额底入路技术可为术后颅底重建提供了充足的材料，因此可实现安全关闭颅腔。由额底入路提供的深而狭窄的手术通道被两侧延伸的重要解剖结构所限制，如视神经、颈内动脉、低位脑神经。同时，尽管腺垂体被巨大、侵袭性肿瘤所推挤，但由于鞍结节阻碍对上斜坡的直视，所以此入路不适合肿瘤主体位于上斜坡者。对于肿瘤明显向外侧生长累及岩骨或海绵窦者，额底入路可一期联合前外侧入路（如海绵窦探查或颞下入路）处理侧方病变。总之，额底入路自 1972 年首次应用于切除斜坡肿瘤后，历经时间的检验的确是一种手术适应证明确的手术入路。

二、历史

额底入路是基本额下入路的改良。1936 年，Dandy 首次使用额下入路切除颅前窝底脑膜瘤 [1]。1958 年，Unterberger 使用此入路修

复颅前窝底骨折[2]。Tessier 等改良此入路用于颅面畸形修复[3]。Ketcham 等将此入路与经面入路结合用于切除口腔颌面恶性肿瘤[4]。1972 年，Derome 首次报道应用此入路切除蝶筛肿瘤[5]。1979 年，Derome 和 Guiot 及其同事首次将其命名为“额底入路”并对其进行了系统性描述[6]。一篇包含 33 例颅底脊索瘤的论著对该入路进行了详细的描述。Derome 表示，该入路是以 Tessier 技术为基础的[6]。为了扩展手术暴露范围、提高手术安全性，针对该入路进行了一系列改良，这些改良主要集中在各种解剖结构的处理上，如眶上裂、鼻根部、筛板以及眶上壁和眶外侧壁。去除双侧眉弓和鼻根可扩大上斜坡病变的显露范围，而标准的额底入路在显露这些部位时往往受限[7, 8]。Sekhar 将筛窦切除术与额下入路结合并命名其为扩大额下入路[7]。这些入路均经历了或大或小的改良并具有不同的命名。除去这些改良入路，各种联合经面或外侧入路（一期手术或分期手术）亦有相关报道。关于经基底入路（transbasalapproach）最早的描述涉及去除筛板及牺牲双侧嗅神经，从而导致永久性嗅觉缺失。1993 年，Spetzler 为了预防嗅觉缺失，将上述入路精简为单纯筛板切除术，据统计，该改良使得此入路嗅觉保留率达到 90%[9, 10]。

三、定义

Derome 于 1972 年首次提出了“经基底入路”的命名，1979 年，Derome 等在文章中对该入路的报道具有里程碑式的意义[6]。自首次报道该入路来，许多学者对该入路进行了改良，从而出现了大量差别甚微的改良入路。美国巴洛神经医学中心 Feiz-Erfan 等提出该入路命名准则[11]。总之，额底入路是额下入路的扩展，其实质上是基本的经基底入路和两种改良入路的结合。这些改良入路改变了手术视野的角度并扩大了手术解剖范围，因此扩展了手术适应证。由 Derome 描述的基本“经基底入路”，包括平颅前窝底的额部开颅，结合筛骨、蝶骨、斜坡骨质的切除，从而提供了中线处两侧舌咽神经之间中斜坡到寰椎前弓的暴露。第一次大的改良在于部分或完全去除眉弓，以便获得上 1/3 斜坡更大范围的暴露。尸体标本研究显示，相比单纯额下入路，经基底入路的视角可扩大 1 倍，去除眉弓后可增加 5 倍手术视角[12, 13]。第二次大的改良主要包括各种面部骨质切除术以处理生长至鼻窦结构内的病变，但这一改良对于处理斜坡脊索瘤并无作用。除了这两大改良外，主要还有 Spetzler 等提出的筛板切除术以保留嗅神经纤维。额底入路是一种中线入路，对于累及外侧结构，如海绵窦、岩骨的病变，则位于其视野盲区。在这部分病例中，采用额底入路结合外侧入路，如颞下入路或海绵窦探查进行一期或分期手术亦有报道[14–18]。

四、术前准备

毫无疑问，由于颅底脊索瘤是局部侵袭和广泛蚀骨的肿瘤，颅底脊索瘤的诊治需要详细以及不遗余力的术前准备。MRI 检查可为肿瘤诊断及肿瘤生长范围提供参考，CT 可为肿瘤侵蚀骨质及骨质破坏提供有效信息。正如前面所述，额底入路是一种中线入路，它被位于入路外侧的固定且重要的解剖结构所限制。解剖学上的变异也影响该入路的选择。术前影像学检查可测量双侧眶内侧壁、双侧视神经管和双侧颈内动脉虹吸段距离。双侧视神经管与正中矢状位成角约 30°。CT 可见解剖上变异的鼻旁窦。DSA 造影原来作为一种独立的术前血管成像技术，现已被磁共振血管成像所替代。颈内动脉虹吸段变异造成双侧颈内动脉间距离缩小，这使得额底入路的作用明显受限。不同于脑膜瘤，脊索瘤无局部血管结构供血，仅和周围相关小血管（非主干）关系密切，这一点在术前血管成像中可予以鉴别。此区域由筛前动脉和筛后动脉供血，在40%的病例中，可能存在第三支筛动脉[19]。筛后动脉自视神经管前方5mm的眼动脉处发出。蝶骨小翼外侧部分由脑膜中动脉供血。前床突由颈内动脉颅内段的直接分支供血。

五、手术技术

患者取仰卧位，头稍后仰以利用重力作用牵拉额叶。一般不常规使用神经电生理监测。额底入路首先选择双侧冠状皮肤切口。皮肤切口位于发际线之后，比标准的单侧冠状切口额下入路更靠后方（图16–1A）。也就是说，切口需要尽可能大，带蒂血管筋膜骨膜瓣可作为术后颅底重建的主要屏障。

经基底入路采用双额开颅，平颅前窝底。开颅钻孔的三个骨孔分别位于双侧翼点及中线处。另一种方式是额部游离骨瓣可分为两部分取出。尽管个体之间额窦气化存在明显变异，但不管如何变异，额窦都需要打开以确保开颅最低位置平齐颅前窝底。由于是双额开颅皮瓣，开颅的后上界可根据暴露的需要来界定（图16–1）。有在额下锁孔入路之后单纯眉弓切除的报道[20]。双额开颅游离骨瓣是标准术式，但是在大多数病例中需要暴露寰椎弓部及枢椎齿状突。扩大额底入路涉及去除眉弓（图16–1 B–D）。美国巴洛神经医学中心Feiz–Erfan等将此类入路归纳为“1级”[11]，这些手术入路用于鞍区后方腹侧盲区更大范围的视角显露，但该入路对背侧结构暴露的解剖局限性并未得到改观（图16–2）。眉弓切除的前下界应以额鼻缝为准。在切除眉弓时，眉弓骨膜连同眶骨膜一起向上剥离。术中可见额神经的眶上支与相应的动脉伴行，应将其从眶上切迹钝性分离并予以保护。由于眶上孔的形式存在变异，眶上孔周围骨质的处理应在眶上孔周围行楔形截骨术，再用小骨鞘安全地将眶周组织向上剥离。额部硬膜被翻开之后，用凿子或者电动设备于颧骨缝、额鼻缝和眶顶（嗅沟前方）截骨。据报道，还有更多的扩大入路被用于处理侵入鼻旁窦的肿瘤，但不包括脊索瘤。额下联合经面入路都涉及切除附着于上颌骨额突的内眦韧带，因此需要术后重建。此部分截骨水平低于额鼻缝，因此在术中有损伤鼻睫导管的可能。在标准的经基底入路或各种改良额底入路中，常规开颅后即进行颅中窝底骨切除。开颅后将额部的硬膜从颅前窝底上分离下来从而显露颅底。

额底开颅是下斜坡脊索瘤硬膜外步骤中所必需的，此时硬膜并未开放。由于嗅神经纤维穿行硬膜，在此开颅阶段常常因嗅沟内嗅神经撕裂损伤而导致开颅复杂化。在标准的步骤中，牺牲双侧嗅神经以预防可能出现脑脊液漏。嗅神经撕裂损伤可能发生在嗅沟内，也可能被筋膜移植物压迫损伤，这将导致完全永久性嗅觉丧失。尽管完全永久性嗅觉丧失并非致命性并发症，但其也令患者感到沮丧。Spetzler等对该手术入路提出了改进，包括于筛板底部水平截骨，将筛板上侧部分和额底硬膜一起推动[10]。为实现这一操作，眶内侧壁以垂直于冠状平面和轴位平面截骨，用弯型剪刀离断筛状板基底部。筛板切除术中，筛前动脉是筛板底部的标志。筛前动脉通常予以分离并电凝。尽管筛板切除术并不能改变该入路的手术视野角度，但该改进可避免永久性嗅觉丧失，这一改进有助于提高患者生活质量。对于标准入路来说，双侧视神经管顶壁都需要打开，这一步完成后，双侧的视神经和双侧眼眶构成了额底中线入路的外侧界。Feiz–Erfan等提出了该入路的第二点改良，包括去除双侧眶外侧壁以创造更大的空间牵拉眶而避免施加更多的压力于眶

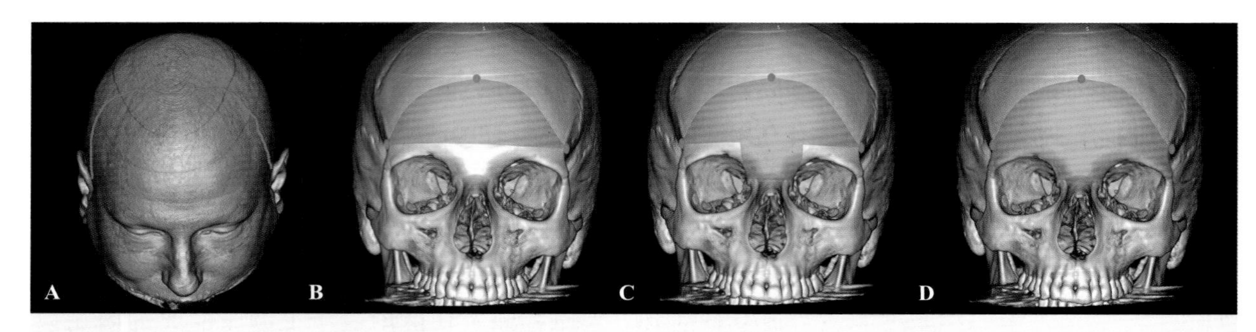

▲ **图 16-1　所有的额底手术入路最好行双侧冠状皮肤切口以获得最大的筋膜移植物（A）。经基底入路的标准开颅术式是钻 3 孔打开额窦平颅前窝底（B）。切除基底部中线结构达额鼻缝以扩大鞍结节的前方视角（C）。眉弓切除以达到上述相同目的（D）**

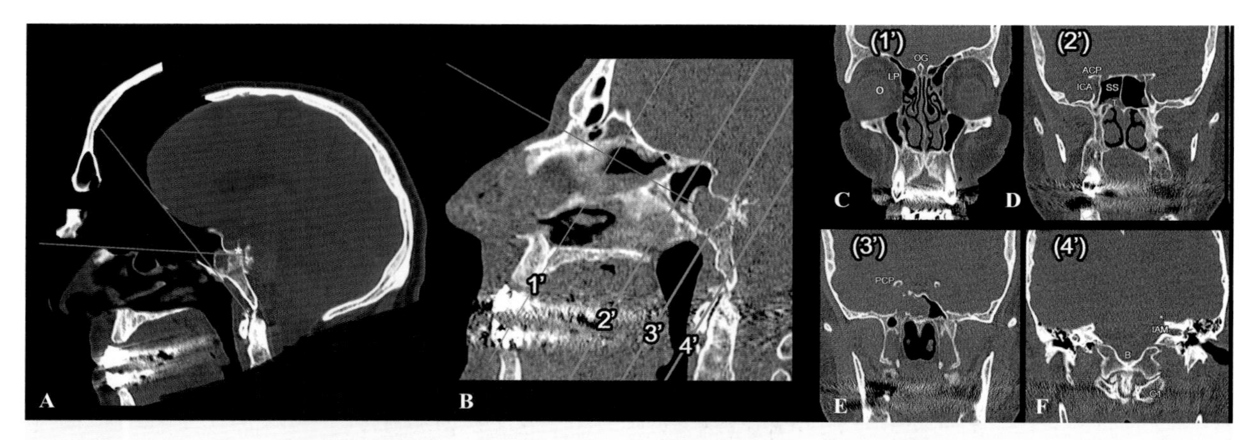

▲ **图 16-2　额底入路是通向颅底中央深部和下斜坡的一种直接手术径路，但其边界大多固定且十分重要**
从矢状位看，该入路十分适合病变位于中下斜坡的患者。额部开颅去除或者不去除眉弓提供以上广泛的手术视角（A）。斜坡上方的大部分被鞍结节所遮盖（A 图中红色三角形所勾勒的范围和星型标注的点）。不同平面外侧界如下（B）。从前部来看，眶内侧壁构成外侧界（C）。在冠状位前床突平面，由包含颈内动脉虹吸段的海绵窦构成外侧界（D）。如图所示，双侧海绵窦内侧中线上的筛窦及蝶窦均予以磨除。在冠状位后床突平面可见枕骨部分形成斜坡，在中线处向下磨除枕骨至低位的脑神经出颅处（E）。使用该入路，可获得下至寰椎前弓的视角（F）

内容物上[21]。对于颅中窝底截骨术，蝶骨平台常常磨除以相继暴露蝶窦和斜坡。对于该入路第二阶段的改良，其外侧界由双侧海绵窦内侧壁构成并一直延伸至岩尖。有时候，海绵窦内侧壁的出血很难处理。中下斜坡骨质的切除应以沿着肿瘤切除范围进行。切开前方咽黏膜可暴露寰椎前弓，实际上口腔及鼻腔黏膜仍完整保留。

至于术后重建，由于蝶窦及额窦黏膜已经完全切除，术后所有开放鼻窦用大量腹部脂肪填塞至前、中颅底平面[6]。移植填塞的脂肪夹于两层筋膜移植物间[22]。带蒂的筋膜骨膜瓣覆于脂肪上面，从游离的眶顶板下方开始，位于双侧视神经间，最后用显微针线缝合至前颅底。术后关颅重建最复杂的是重建筋膜骨膜瓣与脑桥前方的硬膜开口，这一点在许多累及颅后窝硬膜的大型肿瘤中很常见[6]。修复这些因肿瘤导致的硬膜缺口对于预防脑脊液漏十分重要。成功的颅底重建是将骨膜移植物和其下方的脂肪组织像枕头一样衬垫于脑桥前方硬膜上。尽管最初描述的是骨性重建颅前窝颅底，但是骨性颅底和硬腭的重建并非必要，非骨性重建也

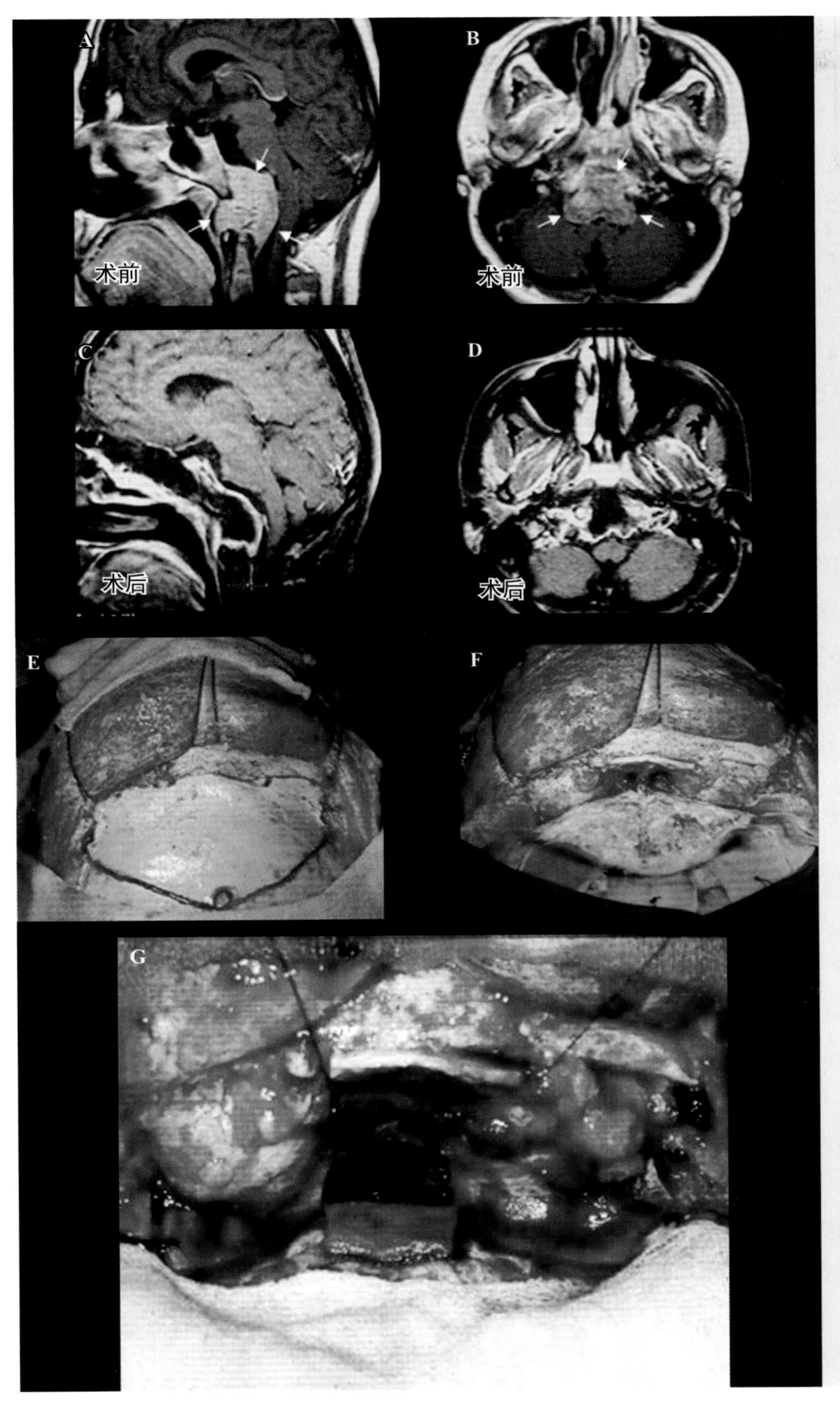

◀ **图 16-3 经基底入路非常适合切除下斜坡脊索瘤**

A 和 B. 图示一真正意义上的下斜坡脊索瘤术前矢状位和轴位 T_1 加权增强相图像，可见强化的脊索瘤位于脑桥延髓交界处。C 和 D. 术后 T_1 增强抑脂相显示肿瘤完全切除。E 和 F. 图示双额开颅向上翻开皮瓣钻 3 孔。打开双侧眶外侧壁，于硬膜外暴露视神经。G. 磨开双侧筛窦和蝶窦，斜坡下方的病变可有效暴露（引自 Pamin MN, Ozduman K.Tumorbiology and current treatment of skullbase chrondomas. Adv Tech Stand Neurosurg 2008; 33:35-129.）

不会构成功能和外观上的缺陷[22, 23]。但是对于去除眉弓骨质的病例来说，适当的重建是必要的[8, 22]。由于眉弓骨质位于移植物上方，需要注意勿施加过大的压力于移植物上，以防出现移植瓣血液供应阻断。眶上骨片可以缝合或者用微型板块修复。在某些广泛侵袭桥前硬膜的病变，可考虑预防性置腰大池引流。

六、并发症

嗅觉丧失是额底入路最常见的并发症。改良的筛板切除术极大地降低了这一并发症，但是，这并不具有普适性。术者在衡量脑脊液漏风险和嗅觉丧失的风险后仍会选择牺牲单侧或双侧嗅神经。最致命的感染并发症是由脑脊液漏引起的脑膜炎。当颅前窝底辅以骨质重建时，必须排除感染所致骨髓炎可能。和眉弓相关感染十分少见。尽管额窦、筛窦、蝶窦都常规开放，术后感染仍不常见。在额底入路中，术后早期常见颅内积气，但只要额窦或筛窦封闭良好，其并不会进展成为张力性气颅，张力性气颅常常又会因为腰大池引流而加重。额底入路实际上是双侧开颅，因此将会涉及手动或依靠自然重力牵拉双侧额叶。如同额下入路一样，额底入路也可能会出现脑挫裂伤及脑水肿。

七、适应证及局限性

经基底入路是一种非常特别的入路，其为颅底深部中央区域提供了直接的手术通道。从中斜坡至寰椎前弓无视野阻碍。但是，其有两点局限性。首先，经基底入路所提供的是一种狭小且深邃的手术通道，从这一特点来说，其需要特殊的手术器械及手术技术。在大多数病例中，手术通道超过10cm长。其次，经基底入路是一种相对固定的手术入路，其留给我们改良或扩展的空间有限，难以超过我们认为的直达中、下斜坡的手术通道。该入路的任何改良或扩展均被该入路固定且重要的解剖结构边界所限定。任何解剖上的变异均会影响其应用，因此，应在术前评估这些解剖结构及变异。该手术通道外侧壁为眶内侧壁、视神经、颈内动脉虹吸段、海绵窦、外展神经（双侧Dorellos管）及更低位的脑神经（舌咽神经和舌下神经管）。该入路对于鞍背后方的上斜坡部分存在视野盲区[6]。有报道提出，磨除鞍底及去除眉弓以扩大头侧视角，但是这些改良也没有完全消除上述视野盲区。

事实上，经基底入路和经蝶入路有许多类似之处。扩大经蝶入路利用斜坡骨质切除，实现类似于经基底入路到达中颅底的路径。两者均是前方中线颅底入路，术者都需要通过狭窄深邃且被周围重要结构所限定的手术通道。两者的根本差别在于经基底入路是开颅手术，可提供充分的空间和术后颅底修复材料，特别是大型、侵蚀桥前硬膜的脊索瘤，对于这部分脊索瘤，为了预防脑脊液漏，仔细的修复是必不可少的步骤。靠后方的双侧冠状切口以获取超大的带蒂筋膜骨膜瓣可实现上述修复目的。但是，经蝶入路从前下方视角为上斜坡提供了更好的暴露[13]。

八、结论

在合适的适应证下，额底入路开颅为中线部位中下斜坡脊索瘤提供了完美的手术通道。其手术步骤及术后重建简单，其结果令人满意。但是其手术路径长，超过10cm。同时，该入路仅适用于严格中线处肿瘤，病理解剖上的轻微差异都会防碍使用该入路全切除脊索瘤。

参考文献

[1] Dandy WE. Orbital Tumors: Results Following the Transcranial Operative Attack. New York, NY: O. Piest; 1941

[2] Unterberger S. [Care of frontobasal wounds]. Arch Ohren Nasen Kehlkopfheilkd. 1958; 172(5):463–484

[3] Tessier P, Guiot G, Derome P. Orbital hypertelorism. II. Definite treatment of orbital hypertelorism (OR.H.) by craniofacial or by extracranial osteotomies. Scand J Plast Reconstr Surg. 1973; 7(1):39–58

[4] Ketcham AS, Wilkins RH, Vanburen JM, Smith RR. A combined intracranial facial approach to the para sinuses. Am J Surg. 1963; 106:698–703
[5] Derome P. Les tumeurs sphéno–ethmoïdales. Possibilités d'exérèse et de réparation chirurgicales. Neurochirurgie. 1972; 18(1):1–164, 1–164
[6] Derome PJ, Guiot G: Surgical approaches to the sphenoidal and clival area. In Krayenbuehl H, Brihaye J, Loew F, Logue V, Mingrino S, Pertuiset B, Symon L, Troupp H, Yaşargil MG, eds. Advances and Technical Standards in Neurosurgery. New York, NY: Springer–Verlag; 1979: 101–136.
[7] Sekhar LN, Nanda A, Sen CN, Snyderman CN, Janecka IP. The extended frontal approach to tumors of the anterior, middle, and posterior skull base. J Neurosurg. 1992; 76(2):198–206
[8] Raveh J, Laedrach K, Speiser M, et al. The subcranial approach for frontoorbital and anteroposterior skull–base tumors. Arch Otolaryngol Head Neck Surg. 1993; 119(4):385–393
[9] Feiz–Erfan I, Han PP, Spetzler RF, et al. Preserving olfactory function in anterior craniofacial surgery through cribriform plate osteotomy applied in selected patients. Neurosurgery. 2005; 57(1) Suppl:86–93, discussion 86–93
[10] Spetzler RF, Herman JM, Beals S, Joganic E, Milligan J. Preservation of olfaction in anterior craniofacial approaches. J Neurosurg. 1993; 79(1):48–52
[11] Feiz–Erfan I, Spetzler RF, Horn EM, et al. Proposed classification for the transbasal approach and its modifications. Skull Base. 2008; 18(1):29–47
[12] Honeybul S, Neil–Dwyer D, Lang DA, Evans BT. Extended transbasal approach with preservation of olfaction: an anatomical study. Br J Oral Maxillofac Surg. 2001; 39(2): 149–157
[13] Jittapiromsak P, Wu A, Deshmukh P, et al. Comparative analysis of extensions of transbasal approaches: effect on access to midline and paramedian structures. Skull Base. 2009; 19(6):387–399
[14] Catalano PJ, Biller HF. Extended osteoplastic maxillotomy. A versatile new procedure for wide access to the central skull base and infratemporal fossa. Arch Otolaryngol Head Neck Surg. 1993; 119(4):394–400
[15] Cocke EWJ, Jr, Robertson JH, Robertson JT, Crook JPJ, Jr. The extended maxillotomy and subtotal maxillectomy for excision of skull base tumors. Arch Otolaryngol Head Neck Surg. 1990; 116(1):92–104
[16] Lanzino G, Sekhar LN, Hirsch WL, Sen CN, Pomonis S, Snyderman CH. Chordomas and chondrosarcomas involving the cavernous sinus: review of surgical treatment and outcome in 31 patients. Surg Neurol. 1993; 40(5):359–371
[17] Samii M, Knosp E. Transbasal Approach. Berlin, Heidelberg, Germany: Springer; 1992:51–66
[18] Sekhar LN, Janecka IP, Jones NF. Subtemporal–infratemporal and basal subfrontal approach to extensive cranial base tumours. Acta Neurochir (Wien). 1988; 92(1–4):83–92
[19] Lang J. Skull Base and Related Structures: Atlas of Clinical Anatomy. Schattauer GmbH; 1995.
[20] Reisch R, Perneczky A. Ten–year experience with the supraorbital subfrontal approach through an eyebrow skin incision. Neurosurgery. 2005; 57(4) Suppl:242–255, discussion 242–255
[21] Feiz–Erfan I, Han PP, Spetzler RF, et al. The radical transbasal approach for resection of anterior and midline skull base lesions. J Neurosurg. 2005; 103(3):485–490
[22] Snyderman CH, Janecka IP, Sekhar LN, Sen CN, Eibling DE. Anterior cranial base reconstruction: role of galeal and pericranial flaps. Laryngoscope. 1990; 100(6):607–614
[23] Yamamoto Y, Minakawa H, Yoshida T, et al. Role of bone graft in reconstruction of skull base defect: is a bone graft necessary. Skull Base Surg. 1993; 3(4):223–229

第17章 颅眶颧入路在脊索瘤中的应用

Cranio-Orbital-Zygomatic Approach for Chordomas

Rami Almefty, Kaith K. Almefty, Ossama Al-Mefty 著

李 洋 译

刘 庆 校

概 要

颅眶颧入路应用范围广泛，对于某些类型脊索瘤的显露具有较大优势。该入路可自硬膜外和硬膜下显露上斜坡、颈内动脉外侧、颅中窝、岩尖、颞下窝、咽后间隙、鼻旁窦等区域。此入路提供了充分的显露，可减少脑组织牵拉，缩短手术操作距离，多角度进行手术操作，并且有带蒂组织用于颅底重建，具有较好的美容效果。本章节详细阐述该入路的优势及其技巧。

关键词：海绵窦，脊索瘤，颅眶颧，鼻旁窦，颅底，肿瘤路

一、概述

颅眶颧入路（COZ）适用范围广泛，可用于某种单一手术入路不能充分显露或术后颅底重建困难的脊索瘤的手术治疗。术者使用该入路[1, 2]根治性切除起源于上斜坡并侵犯颈内动脉外侧、颅中窝、岩尖、颞下窝、咽后间隙、蝶窦的脊索瘤。此外，该入路对于起源于硬膜外并向硬膜下生长的脊索瘤尤为适用，此类肿瘤约占所有脊索瘤的48%[3]（图17-1，图17-2，图17-3）。术者采用颅眶颧入路时，切除眶顶部分骨质，可清晰显露侵犯颅前窝、颅中窝的肿瘤，移位颧弓后可在无须牵拉颞叶的情况下显露颅中窝底并显露颞叶下方的蝶腭窝，磨除岩尖可进入颅后窝，自上方通过蝶骨平台或自外侧通过三叉神经分支间可显露蝶窦，亦可采用经基底入路显露上斜坡。眶骨瓣可单独或连同颧弓一并移除，亦可同额颞骨瓣一并移除。后者美容效果更好，可减少不必要的眶骨重建。颅眶颧入路具有如下优势。

1. 通过移除眶顶及移位颧弓，减少脑组织牵拉，能显露额叶、颞叶下方区域。

2. 缩短到达目标肿瘤的操作距离。

3. 提供多种手术视野，可多视角、多方向切除肿瘤。

4. 可同时处理累及硬膜内及硬膜外的脊索瘤。

5. 根据病变累及范围个体化设计骨瓣大小。

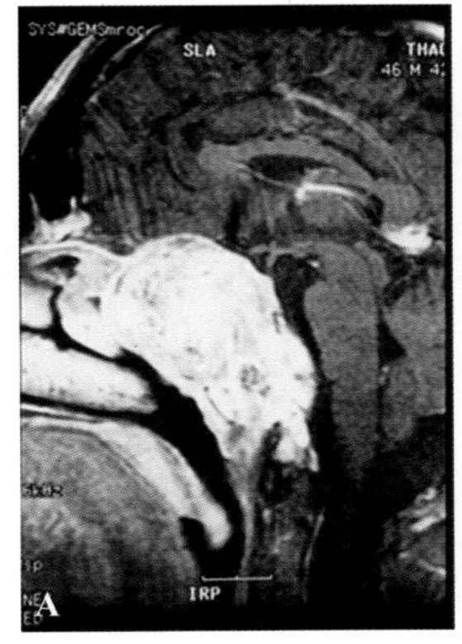
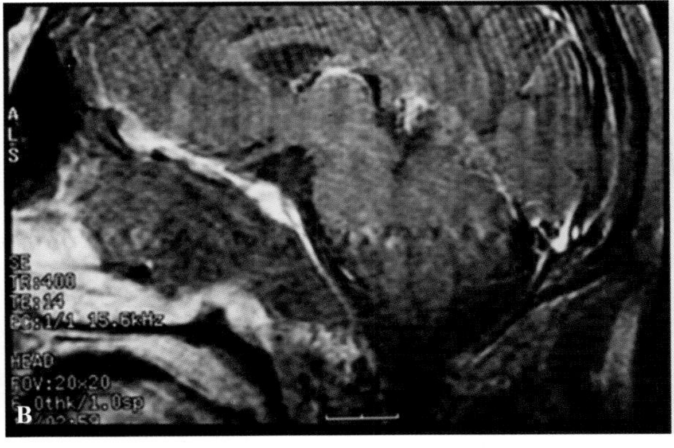

◀图 17-1 颅眶颧入路
A. 术前矢状位 MRI 示大型斜坡脊索瘤；B. 术后 MRI 示通过颅眶颧入路全切肿瘤，颅底骨质缺损予带蒂骨膜瓣修补（图片由 Dr. Ossama Al-Mefty 提供）

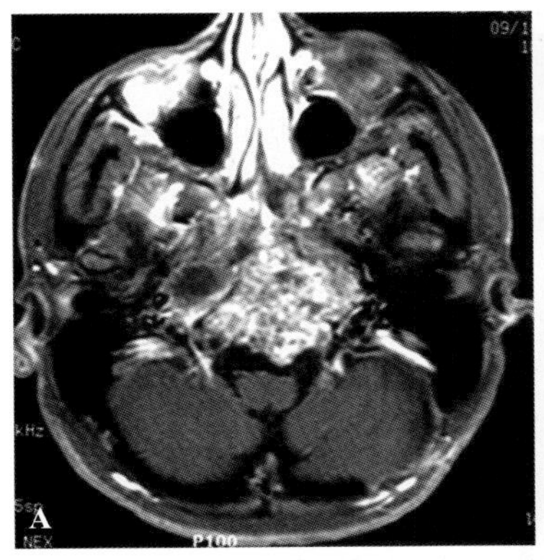
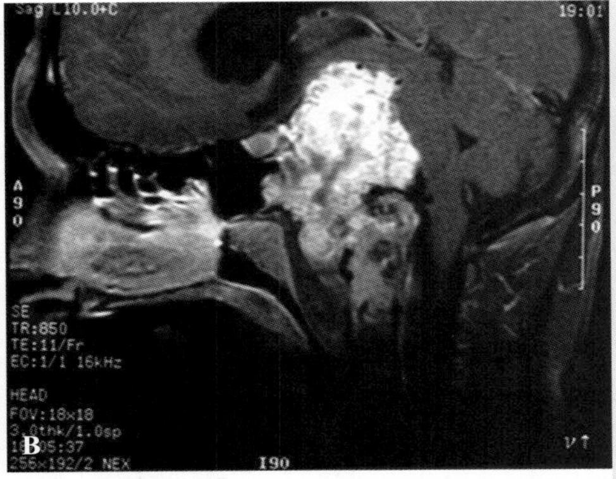
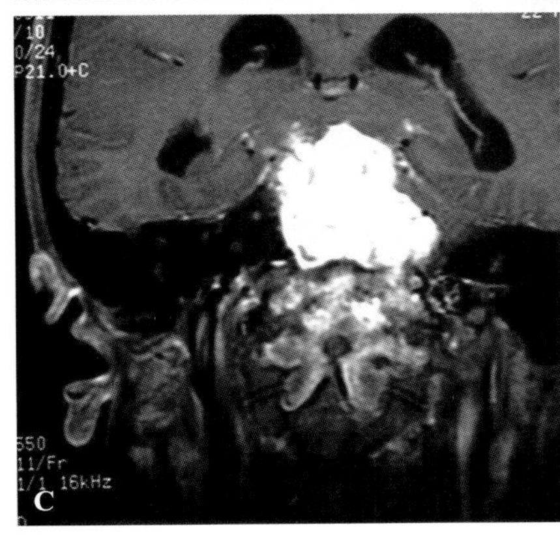
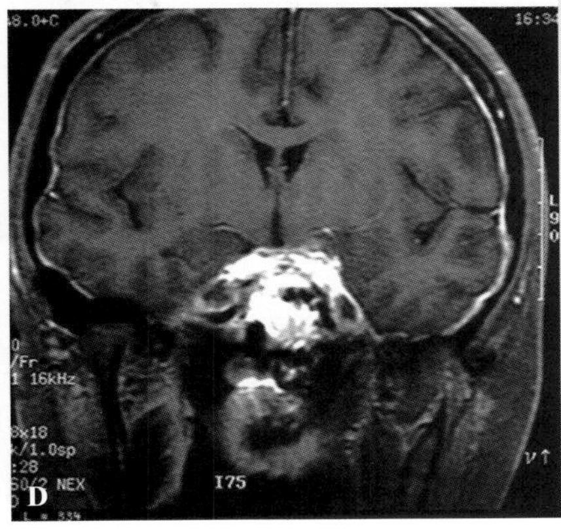

◀图 17-2 术前轴位 (A)、矢状位 (B)、冠状位 (C)MRI 示大型脊索瘤侵犯斜坡、海绵窦、鼻窦等区域，术后冠状位 (D)MRI 示经颅眶颧入路全切各区域肿瘤
图片由 Dr. Ossama Al-Mefty 提供

6. 可显露颞下窝、蝶腭窝、咽后间隙及筛窦、蝶窦、上颌窦等鼻旁窦区域。

7. 能提供近心端、远心端的颈内动脉海绵窦段或岩骨段的控制。

8. 可分离带血管蒂组织，用于修补颅前窝底、颅中窝底的缺损。

9. 采用单骨瓣，避免术后颅骨重建。

10. 美容效果良好。

二、颅眶颧入路的手术技巧 [4, 5]

术前放置腰大池引流管以便术中引流脑脊液，引流管穿过带孔手术床垫，移除骨瓣后开始缓慢引流脑脊液。患者取仰卧位，躯干上部稍抬高，头部根据预计手术操作空间，向对侧旋转 30° ～ 45°（图 17-4）。放置体感诱发电位、脑干听觉诱发电位，第Ⅴ、第Ⅶ对脑神经监测

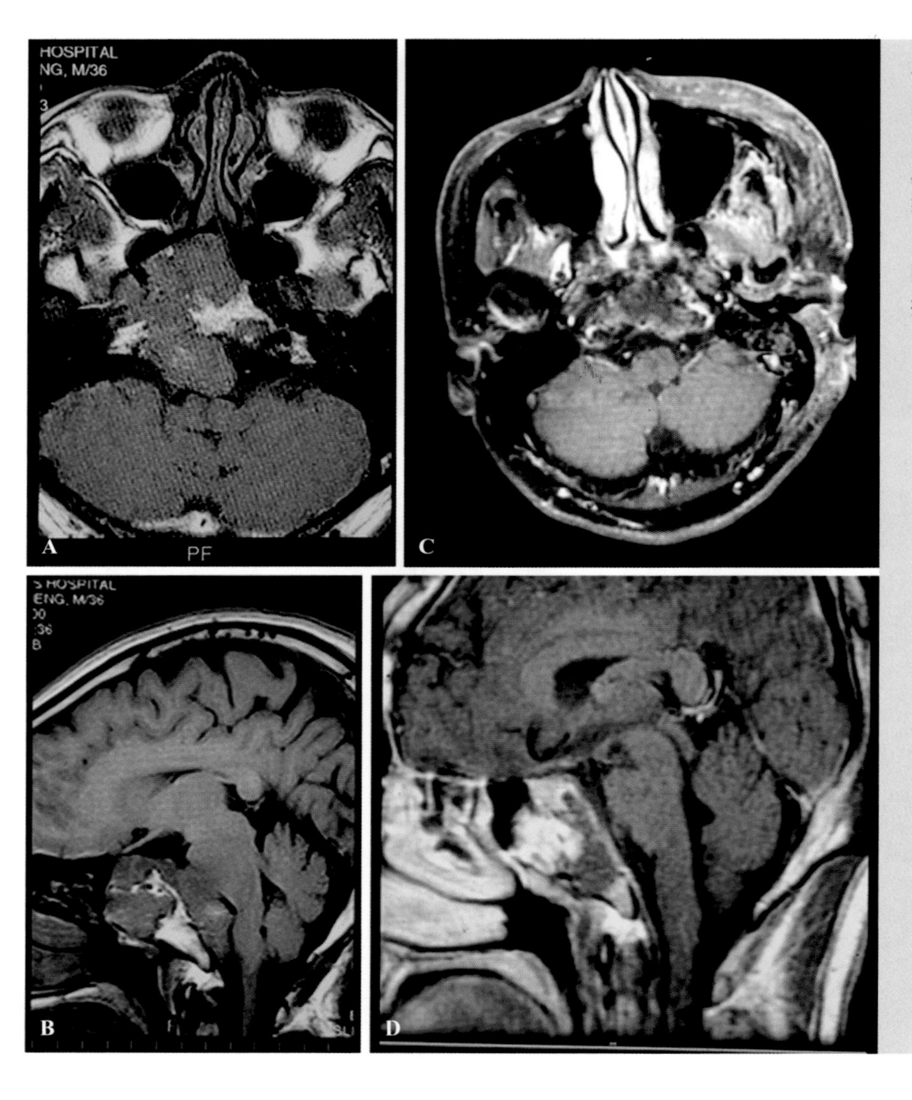

◀图 17-3 术前轴位 (A) 和冠状位 (B)MRI 示大型斜坡脊索瘤累及斜坡、海绵窦、鼻窦、颞下窝、咽后间隙。轴位 (C) 和矢状位 (D)MRI 示经颅眶颧入路肿瘤已全切
图片由 Dr. Ossama Al-Mefty 提供

电极，移除眶顶后放置第Ⅲ、第Ⅳ、第Ⅵ对脑神经监测电极。术前消毒区域应包含病变同侧颈部，以备在必要时控制处于更近端的颈段颈内动脉。腹部亦需完善术前准备，以便术中取脂肪修补颅底。术中常需使用神经导航，术前需确保导航已精确注册。

颅眶颧入路切口起自同侧颧弓根部，在发迹线内延伸至对侧颞上线（图 17-5）。术中仔细辨认、保护颞浅动脉，从切口后方皮瓣下开始并向前方锐性分离，形成一大的骨膜瓣。颅骨骨膜瓣对于脊索瘤的手术极其重要，因为带血管蒂骨膜瓣可用于术中修补气房并重建其血供。颞肌筋膜采用筋膜下方式予以分离，分离时尽可能避免损伤面神经额支（图 17-6）。颧弓、眶上下缘通过骨膜下方式分离，此后自咬肌端离断或移位颧弓。颞肌以骨膜下方式自颞骨鳞部下部向上分离，直至颞上线。通过游离的颧弓向下翻转整块颞肌。

眶缘上部、外侧部和眶骨膜分离开，分离时注意保护眶上神经及血管。关键控处钻孔，同时显露眶及颅内。此后，在邻近颞底前后各钻一孔。切口自眶外侧壁内缘到外缘，并延伸至关键孔。通过铣开颞窝骨质，将关键孔与其后部骨孔相连接。自后部骨孔向上铣开额骨，向前通过眶上缘，在铣开眶部骨质时应注意保护眶内容物。骨瓣可以位于额窦的外侧或更向

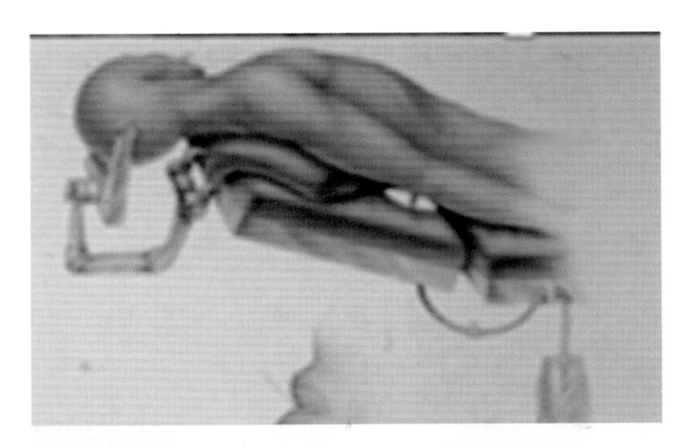

▲ 图 17-4　颅眶颧入路患者体位，通过有孔床垫放置腰大池引流
图片由 Dr. Ossama Al-Mefty 提供

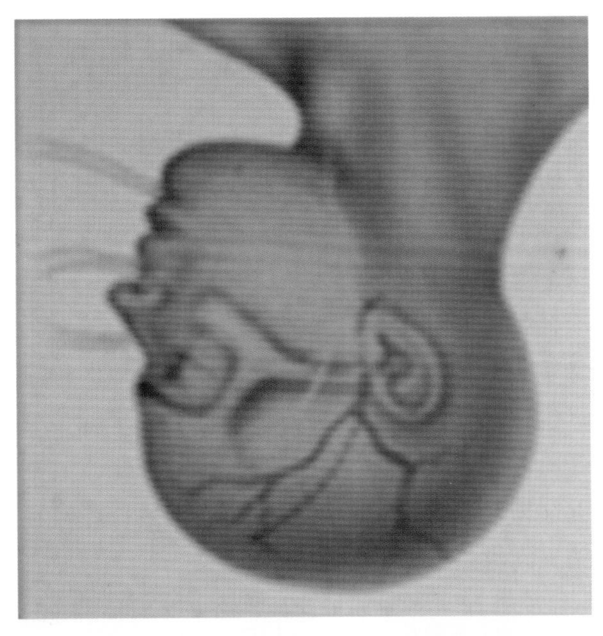

▲ 图 17-5　虚线示颅眶颧入路皮肤切口
图片由 Dr. Ossama Al-Mefty 提供

中线扩展，这样就会开放额窦。若进入额窦，额窦后壁骨质亦须移除。切口自第一个骨孔至眶，注意保护眶内容物。为保护眶内容物，可自第二骨孔处使用带缺口的骨槽，朝鼻根方向切开眶顶，抬起骨瓣。为了便于重建，眶顶、眶外侧壁、蝶骨嵴残余骨质可通过颅骨切开器移除（图 17-7）（此时，眶部已完全显露，将肌电图电极针置入上斜肌、上直肌、外直肌，

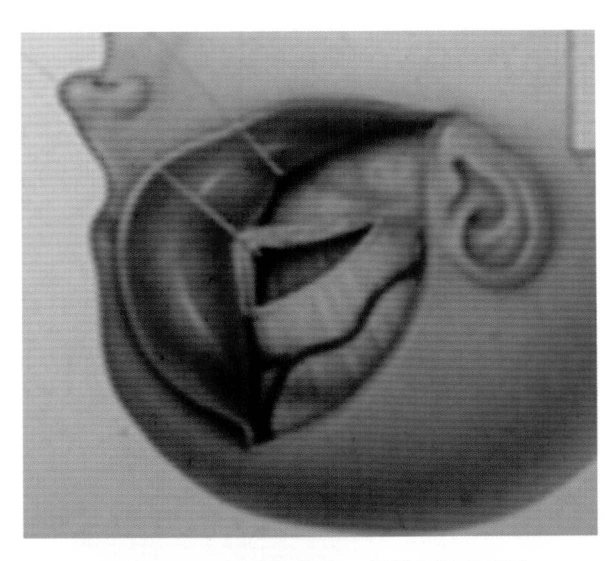

▲ 图 17-6　筋膜下分离，保护面神经额支
图片由 Dr. Ossama Al-Mefty 提供

以便监测第Ⅲ、第Ⅳ、第Ⅵ对脑神经）。

自近端控制颈内动脉是后续的另一个关键手术步骤。自后向前从颅中窝底抬起颅底硬膜。岩浅大神经（GSPN）起自面神经膝部，术中需与硬脑膜分离。避免牵拉 GSPN，减缓牵拉造成的膝状神经节损伤，以免导致患者术后面瘫。辨识脑膜中动脉，充分电凝后离断。继续上抬硬膜，显露 V_3 及卵圆孔。Glasscock 三角的顶部亦由此显露，Glasscock 三角由面神经裂孔、卵圆孔前缘、GSPN 与 V_3 外侧的交点构成。颈内动脉位于该三角以下，在持续灌洗下使用磨钻磨除该三角骨质。一般情况下，颈动脉管上方骨质较为脆弱，且脊索瘤常侵犯岩尖骨质并累及至此。磨除颈内动脉后外侧骨质可获得充分的空间以便于控制颈内动脉。必要时，通过充分的显露并放置临时动脉夹，可获得对岩骨段颈内动脉的控制。此外，亦可将 Fogarty 球囊导管置入颈内动脉。若术中需要，可通过向球囊充气在颈内动脉管内实现对颈内动脉的控制[6]。

磨除剩余的眶顶、眶上裂、前床突、视柱骨质，自内侧显露海绵窦及颈内动脉床突旁段。使用磨钻磨除眶尖及视神经管时需持续灌

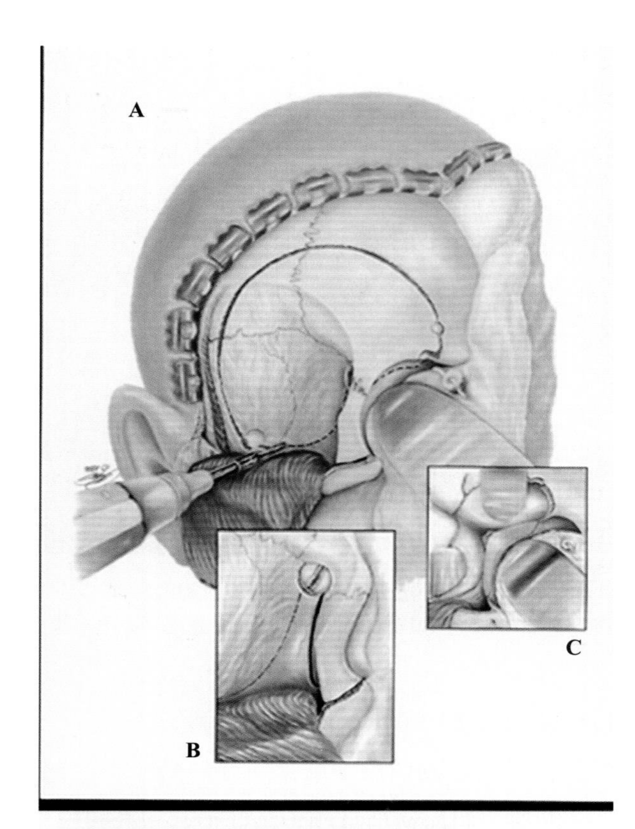

▲ 图 17-7 **颅骨切开器移除残余骨质**
A, B. 示单颅眶骨瓣，注意在眶上孔处保留眶上神经；C. 移除骨瓣，磨除眶部残余骨质（图片由 Dr. Ossama Al-Mefty 提供）

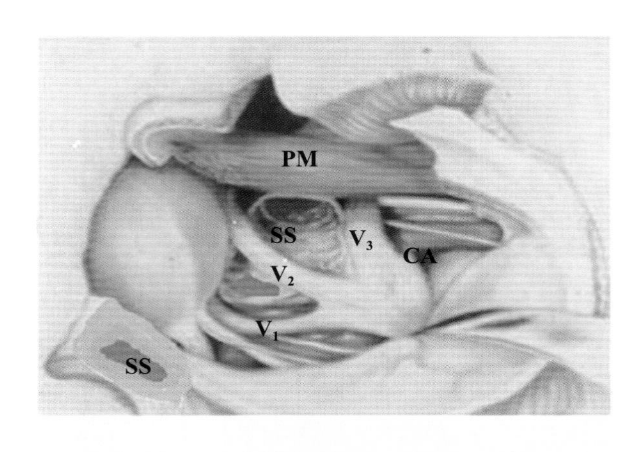

▲ 图 17-8 **绘图示经基底部及经外侧部所显露的颅中窝底、颞下窝、上颌后间隙**
三叉神经第一支（V_1）、三叉神经第二支（V_2）、三叉神经第三支（V_3）、蝶窦（SS）、颈内动脉（CA）、翼状肌（PM）（图片由 Dr. Ossama Al-Mefty 提供）

洗，以消除热力对周围组织的损伤。磨除前床突时需先将前床突“蛋壳化”，再磨除视柱。最后自骨膜下游离并切除前床突。沿蝶骨小翼走行方向，可开放眶上裂。该步骤可显露位于硬膜外及海绵窦外的颈内动脉床突下段，并获得对颈内动脉远端的控制。磨除颞窝前壁、颞窝底部到颈内动脉之间的骨质，开放卵圆孔、圆孔、眶上裂，显露翼板、上颌后间隙、颞下窝。显露范围前至三叉压迹，后至内听道水平，外至颈内动脉外侧，内至岩尖区域的颅后窝硬膜，切除受累骨质，以达到对肿瘤的全切。若术中需行经基底入路，需上抬额底硬膜并磨除蝶骨平台（图 17-8）。

海绵窦内肿瘤可通过剥离海绵窦外侧壁硬膜切除，直至第Ⅴ对脑神经内侧及第Ⅲ、第Ⅳ对脑神经下方。硬膜外进入海绵窦始于切开 V_3 上方硬膜固有层。硬膜固有层自三叉神经分支及三叉神经节分离，并向上牵拉。该步骤可显露三叉神经第三分支及三叉神经节外侧，并逐渐显露第二分支及三叉神经节主体。磨除此处骨质，可游离三叉神经分支，进而可更大程度移位三叉神经分支及神经节。此外，磨除该处骨质亦可更大范围显露三叉神经节周围及其下方区域。当肿瘤侵犯硬膜内时，上述操作可在切开硬膜后施行（图 17-9）。

颅眶颧入路术后重建始于辨别并修补潜在的脑脊液漏部位。当术中进入鼻旁窦或咽鼓管时，缺损部位需使用带蒂黏膜瓣覆盖。当硬膜薄弱或不能完全缝合时，缺损部位需采用筋膜、肌肉、脂肪等自体组织加固。纤维蛋白胶可用于进一步的修补缺损。骨膜瓣置于额底、眶上或开口于颅中窝、岩尖的腔隙上方。颞肌可用于除岩尖、上颌后隙外的颅中窝底重建。重建眶顶以防止眼球内陷。悬吊包括颞底在内的周围硬膜，以消除死腔，防止术后硬膜外血肿。若术中进入额窦，需通过移除额窦后壁将其颅骨化以消除死腔，开口处予以脂肪填塞及翻转的骨膜瓣覆盖。颅眶骨瓣

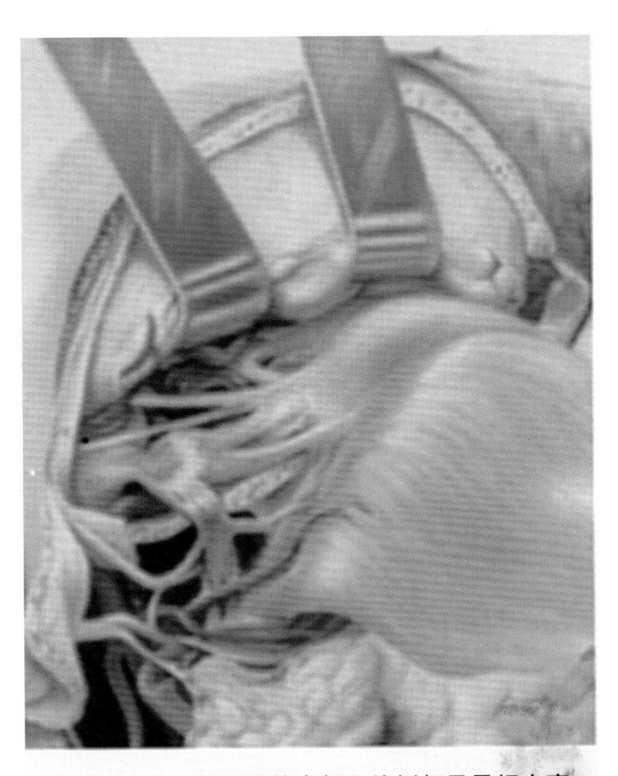

▲ 图 17-9 图示经基底部和外侧部显露颅中窝底进入鼻窦、颞下窝、上颌后间隙，显露三叉神经 V_1、V_2、V_3、蝶窦、颈内动脉、翼状肌
图片由 Dr. Ossama Al-Mefty 提供

予以钛板固定复位。小的骨质缺损用钛板、钛网或羟基磷灰石骨水泥等可塑性颅骨材料修补。颞肌缝合于颞上线处。离断的颧弓用钛板连接。头皮切口予分层缝合。术毕颅骨绷带加压包扎切口，减少术后皮下积液。

参考文献

[1] Colli BO, Al–Mefty O. Chordomas of the skull base: follow–up review and prognostic factors. Neurosurg Focus. 2001; 10(3):E1

[2] Almefty K, Pravdenkova S, Colli BO, Al–Mefty O, Gokden M. Chordoma and chondrosarcoma: similar, but quite different, skull base tumors. Cancer. 2007; 110(11):2457–2467

[3] al–Mefty O, Borba LA. Skull base chordomas: a management challenge. J Neurosurg. 1997; 86(2):182–189

[4] Al–Mefty O. Supraorbital–pterional approach to skull base lesions. Neurosurgery. 1987; 21(4):474–477

[5] 19. Al–Mefty O. Operative Atlas of Meningiomas. Philadelphia, PA: Lippincott–Raven; 1998

[6] Wascher TM, Spetzler RF, Zabramski JM. Improved transdural exposure and temporary occlusion of the petrous internal carotid artery for cavernous sinus surgery. Technical note. J Neurosurg. 1993; 78(5):834–837

第 18 章 颅中窝硬膜外入路

Epidural Middle Fossa Approaches

Takeshi Kawase 著
成 磊 译
刘 庆 校

概 要

按照肿瘤的主体位置，颅底脊索瘤被分成三种类型：鼻咽型、鞍旁型、岩斜型，颅中窝入路一直被认为适用于鞍旁型和岩斜型。脊索瘤通常起源于硬膜外隙，颅中窝入路须在硬膜外操作。颅中窝硬膜外入路（EMFAs）分为三种类型：颧弓入路、岩骨入路、岩－颧入路。近来，随着内镜下经蝶入路的发展，EMFAs 的适应证有所减少，即便如此，为了减少术后血管损伤或者脑脊液漏可能性，对于累及颈内动脉外侧或硬膜下腔的脊索瘤而言，EMFAs 仍是十分必要的。本章拟通过四例病例展示 EMFAs 的手术适应证和技巧。

关键词：脊索瘤，颅中窝，颅底，手术入路

一、概述

脊索瘤发病率低，呈缓慢、浸润性生长，通常于 40—60 岁年龄段发病[1]。脊索瘤占原发性骨肿瘤的 1% ～ 4%，占颅内肿瘤的 0.1% ～ 0.2%[2, 3]。通常认为，脊索瘤源自于骨内原始脊索残留，累及中轴骨，最常发生于颅底、脊柱、骶尾部[4]。尽管脊索瘤呈局部浸润且与骨质界限不清，手术仍是最有效的治疗手段。肿瘤复发风险与切除程度呈负相关。恰当的颅底入路能够获得较好的预后和较长的生存期[5]。脊索瘤预后不良，常常受肿瘤切除程度的影响[6]。

二、颅中窝硬膜外入路的适应证

斜坡脊索瘤主要源自于斜坡骨质，有时延伸至颅中窝颈内动脉侧方、岩骨、颞下窝。目前，应用手术治疗的斜坡脊索瘤中，14.8% 的病例采用颅中窝硬膜外入路（表 18–1），随着内镜下经蝶入路手术（ETs）的发展，这个比例有所下降。尽管如此，EMFAs 仍被认为适用于以下两种病变类型：①越过颈内动脉向侧方延伸的病变。单纯采用内镜下经蝶入路可能难以完全切除肿瘤，由于无须跨过颈内动脉操作，经颅中窝硬膜外入路可能更为安全。②明显向硬膜下延伸的病变。这类病变可能累及血管、

表 18-1 斜坡脊索瘤手术入路

入 路	手术例数
额底	57（11.8%）
颅中窝	71（14.8%）
枕下	34（7.1%）
经蝶	129（26.8%）
经面、经口	80（16.8%）
其他、未知	111（21.7%）
总量	482（100%）

引自 Co-operative sudy in Japan，2005，未发表资料

残留较大的硬膜缺损，两步手术可能减少血管损伤和脑脊液漏的风险，因而更为安全。第一步采用 ETs 切除肿瘤硬膜外部分并重建硬膜，第二步采用 EMFA 切除肿瘤硬膜下部分。

三、手术技术

按照肿瘤的位置，我们展示三种类型的 EMFAs：颧弓入路、岩骨入路、岩－颧入路。

（一）颧弓入路（病例 1）

此入路适用于明显向侧方延伸至颈内动脉（图 18-1A）或者向下方延伸至颞下窝的鞍旁型肿瘤。

患者取仰卧位，垫肩，头向侧方旋转，头后仰。上身抬高 20° 以减少静脉出血。头侧位对于辨识颞骨的解剖十分重要。在铺敷料之前，将耳郭向前折起以覆盖耳朵。采用耳前的问号型切口，以保护面神经。翻开皮瓣，触及颧弓，将附着于颧弓的颞肌筋膜剥离，进而使用铣刀切断颧弓。沿着颞线剥离颞肌的上缘，翻向下方（图 18-1B）。

钻三孔，于下颌关节上方形成骨窗，下缘平颅中窝底。抬起颅中窝底的硬膜直至辨识圆孔和卵圆孔。硬膜外静脉出血可以采用 Surgicel（ETHICON，速即纱，译者注）或者氧化纤维素棉球处理。电凝脑膜中动脉并将其自棘孔剥离。岩大神经（GSPN）自硬膜外附着点（面神经裂孔）行至棘孔的后方。岩大神经在岩锥处与面神经相连，需仔细操作，不要过分牵拉。在岩锥表面，可以观察到两个骨性结构：弓状隆起和三叉神经压迹。膝状神经节位于岩大神经的延长线与内耳门、外耳孔连线交点处。沿着 GSPN 和卵圆孔之间将硬脑膜外层切开，显露三叉神经上颌支和下颌支（图 18-1C）。

通过此步骤可以切除位于海绵窦内的肿瘤而无须显露颞叶[7]。颈内动脉，通常被推挤到海绵窦上方，必须使用多普勒探头确定位置。通过磨除岩尖可以切除位于岩锥的肿瘤。少量的颅后窝肿瘤可在切除肿瘤的硬膜外部分之后，通过硬膜缺口得以切除（图 18-1D）。

对于一例向颞下窝延伸的肿瘤，切开颅中窝底为进入颞下窝提供通道[8-10]。行颅中窝切开术，打开邻近肿瘤的圆孔或者卵圆孔，颅外腔隙通过切开硬脑膜外骨膜面得以显露，后者覆盖颅中窝肿瘤。在关颅时，回置颧弓，并使用小钛片将其固定。

（二）岩骨入路（病例 2）

此入路，如同描述的岩前入路[10-13]，适用于累及岩斜区的脊索瘤（图 18-2A）。对于颅内空间狭小的青年患者，术前腰椎穿刺置管引流可以减少对颞叶的牵拉。面、听监测仅仅用于肿瘤侵入内听道的患者。患者体位同断颧弓 EMFA 相同。在耳郭上缘做一 U 形皮瓣。将颞肌筋膜自肌肉剥离，于下方保留一个蒂，肌肉被牵向前方以显露颧弓根。于颧弓下方、星点前方、颞骨鳞部骨缝处分别钻孔，形成一个以外耳孔上方为中心的 5cm 大小骨窗。大致沿着颞骨鳞缝外缘走行。显露乙状窦并非必需。为充分显露颅中窝底，需将颧骨内侧的骨窗边缘

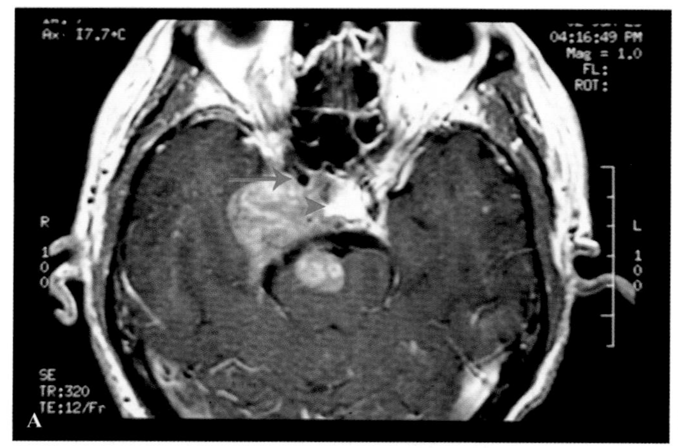

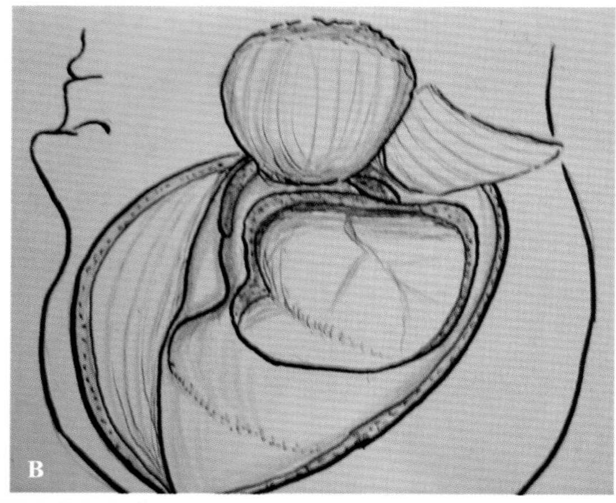

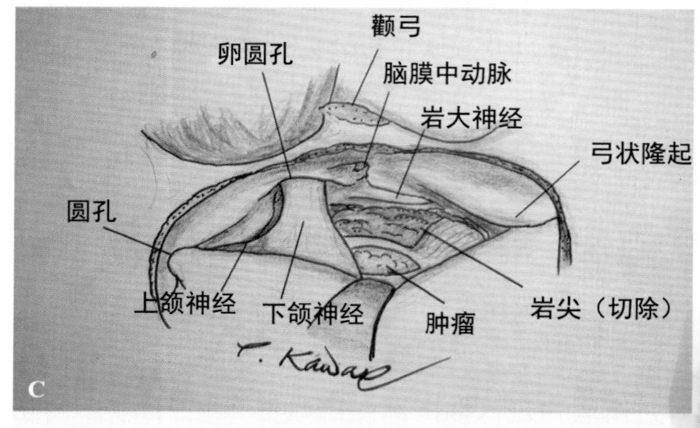

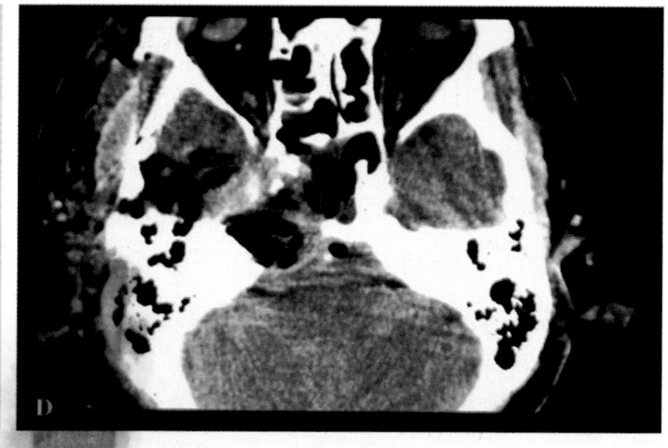

▲ 图 18-1 **病例 1，58 岁老年男性，视物重影（右侧外展神经麻痹）**

A. 术前 MRI 显示右侧鞍旁累及右侧海绵窦颈内动脉侧方（箭）及岩尖病变，侵入颅后窝硬膜下腔。肿瘤内侧部分已通过经蝶入路切除（箭头）。B. 经颧弓 EMFA 再次手术，切除残余肿瘤。绘图展示断颧弓开颅 EMFA。由于切断颧弓，能够将颞肌较常规颅中窝入路牵向更下方，提供更方便的硬膜外颞下通道而无须过多牵拉颞叶。C. 鞍旁硬膜外显露的显微手术视图。显露岩尖与海绵窦后部肿瘤。D. EMFA 后强化 CT，肿瘤（包括颅后窝部分）完整切除。术后针对斜坡区域行碳离子放射治疗，未见肿瘤复发

磨除，尽可能不要开放乳突气房。剥离颅中窝的硬膜并使用一个钩状的牵开器将其自颞骨抬起，直至确认岩骨边缘。CSF 引流对于显露是必需的。

采用与断颧弓 EMFA 相同的方式分离脑膜中动脉及确认 GSPN。岩骨前部侧缘的标志之一是岩大神经沟。GSPN 在蝶岩裂和面神经裂隙之间走行在岩骨表面。GSPN 被包裹在一束软组织中。在某些情况下，为了防止在分离硬膜时损伤面神经，不得不将其切断。另一个手术标志，弓状隆起，位于外耳门的内侧，切勿伤及，以保留听力。首先，辨认位于颅中窝底的棘孔，然后电凝并切断 MMA。之后，切开黏附于 GSPN 的脑膜，以保护神经。沿着下颌神经进行硬膜间分离，减少硬膜张力，三叉神经压迹可以在岩尖部被观察到。

调整显微镜的视线向前方以俯眺岩尖。想象内听道的解剖位置，它位于外耳道的内侧，GSPN 与弓状隆起之间。它常常位于弓状隆起的稍前方，骨表面深处 7mm 的地方。弓状隆起的高度因人而异，术前需进行岩骨 CT 扫描。岩锥前部骨质通常较内耳骨质软，这对切除岩锥具有重要指导意义。岩锥切除的程度依赖于肿瘤对岩锥的侵蚀程度。为避免面神经损伤，

不要磨除内听道基底上方的骨质，因为面神经在骨质下方的浅表走行。磨除三叉神经压迹的外侧，超声骨刀有助于切除深部骨赘。在一例肿瘤包裹颈内动脉岩骨段的病例，GSPN 被切断，随着肿瘤切除，颈内动脉岩骨段被逐渐显露出来[11, 14]。

朝向岩上窦（SPS），将颅中窝底的硬膜向内切开 2cm。切口沿着岩上窦呈“T”型延伸，显露小脑幕。切开颅后窝的硬膜之后，在骨性切除部分的最后方，双结扎 SPS。使用剪刀朝向小脑幕切迹分离 SPS 和小脑幕。岩静脉的汇入岩上窦处被留于后部，以保护静脉回流。仔细操作，不要损伤到位于小脑幕游离缘的滑车神经。

在切除位于斜坡的肿瘤时，必须留意外展神经的位置，因为它位于三叉神经压迹的内侧几毫米的地方。外展神经内侧受累的斜坡骨质最好采用 ETs 或者放疗。对于累及颅后窝硬膜下的病例，采用与岩前入路相同的方式，将颅中窝硬膜和小脑幕切开，以切除肿瘤的硬膜下部分（图 18-2 B）。在这例患者，通过填塞腹部脂肪、将筋膜瓣与硬膜缝合、表面涂纤维蛋白胶的方式，将硬膜下腔封闭。取腹部脂肪覆盖磨开的岩尖和开放的乳突气房，并敷以纤维蛋白胶。将硬膜与颞肌筋膜缝合在一起，覆盖脂肪和颅底，以防止脑脊液在皮瓣下集聚。使用钛片固定骨瓣，不一定使用人工骨。留置几

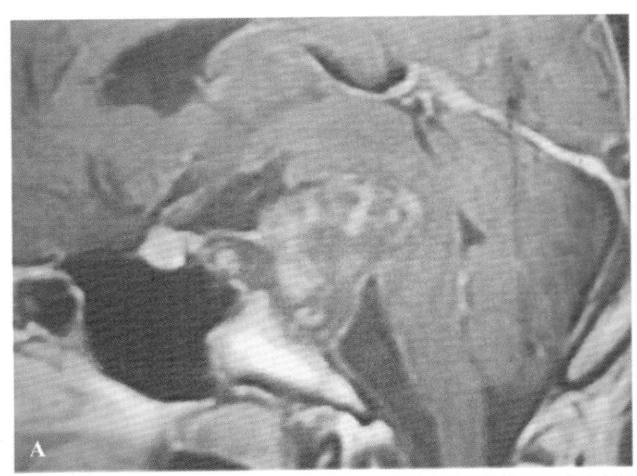

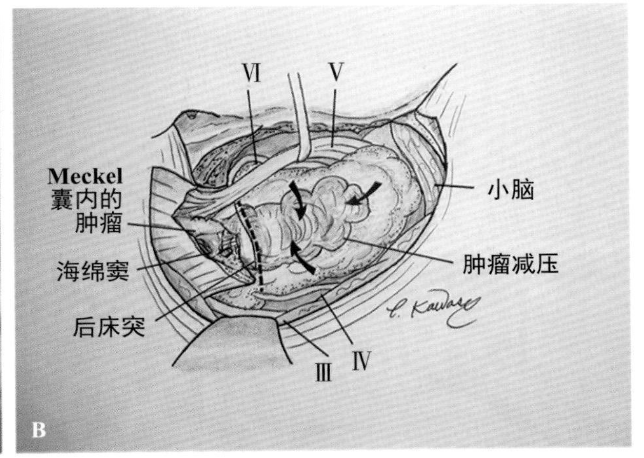

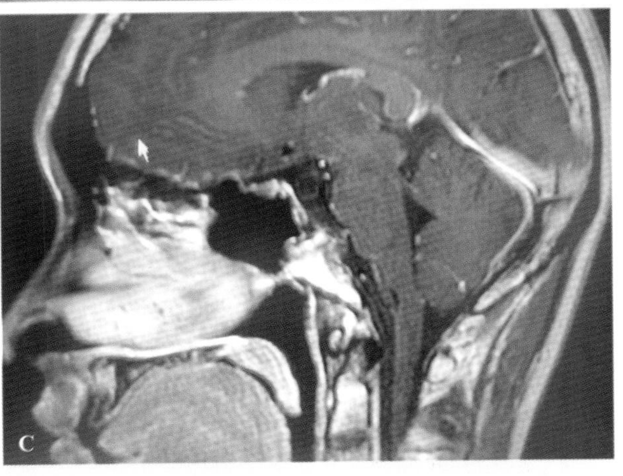

▲ 图 18-2 **病例 2，14 岁，男性，头痛，未见神经功能缺失**

A. 矢状位 MRI 提示累及硬膜下的巨大肿瘤，指向脑干。B. 手术示意图示岩骨切除和天幕切开。虚线显示斜坡。肿瘤经囊内减压后切除，保护第Ⅲ～Ⅵ对脑神经（箭）。C. 岩前入路之后，硬膜下肿瘤全切。肿瘤累及的斜坡骨质应用质子束放射治疗，肿瘤完全消失。患者无神经功能缺失，术后 12 年无复发

天腰大池引流，但并不开放引流。如果发生脑脊液漏，则开放引流 1 或 2 周。

（三）岩 – 颧入路（病例 3）

此入路 [15] 是颧弓入路和岩骨入路的联合，适用于自鞍旁向颅后窝延伸的哑铃状的肿瘤（图 18–3A）。采用较经颧入路稍大的问号型皮瓣以覆盖乳突上方区域。自颞肌筋膜的后半部做一个与耳郭上方骨膜相连续的皮瓣。铣刀切断颧弓，将颞肌翻向下方。自肌肉分离颞肌筋膜，留作肿瘤切除之后的硬膜缝合。骨窗大小几乎和颞骨鳞部相同，骨缘沿着颞骨鳞部骨缝。

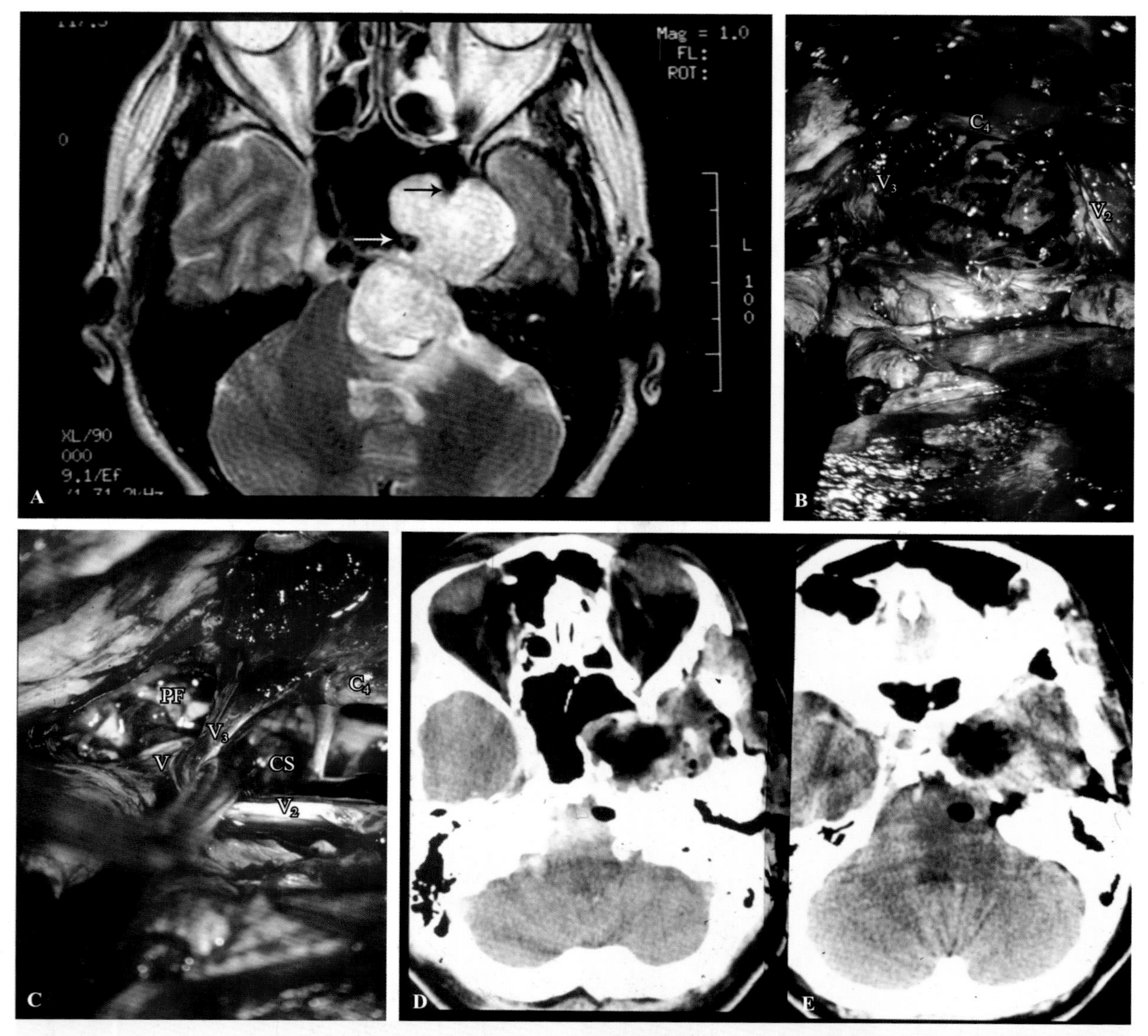

▲ 图 18–3 **病例 3，50 岁，女性，左侧动眼神经麻痹。患者因鞍区占位于外院应用伽马刀治疗。尽管如此，肿瘤呈哑铃样再生，侵入颅后窝**

A. 肿瘤通过海绵窦侵入蝶窦，通过 Meckel 囊进入颅后窝，颈内动脉被推向内侧（箭头）。B. 左侧经颧弓岩骨入路术中照片。海绵窦内肿瘤可见位于上颌神经（V_2）与下颌神经（V_3）之间。颈内动脉（C_4）被推向下内。C. 切除岩尖之后，肿瘤的硬膜外部分被从颅后窝切除（PF）。肿瘤通过硬膜破口侵及硬膜下，通过此硬膜缺口切除肿瘤。V. 三叉神经主干；CS. 海绵窦。D. 术后强化 CT 示，肿瘤近乎全切，此患者 2 年前有放疗史，因此未能接受额外的放疗，2 年后肿瘤复发，再次手术，患者死于肿瘤复发自圆孔至弓状隆起广泛抬起硬膜，分离 MMA。自卵圆孔和圆孔处切开硬膜的骨膜层，三叉神经和肿瘤位于海绵窦的部分得以显露（图 18-3 B）。使用多普勒超声探头确认颈内动脉的位置后，经 V_2 和 V_3 之间切除肿瘤。V_3 后方、岩尖位置，有时会被肿瘤侵蚀，需磨除以显露颅后窝肿瘤。岩尖处肿瘤硬膜外侵蚀时可能无须切开硬膜。在累及硬膜下的病例，可以观察到硬膜缺口，肿瘤的硬膜下部分可通过此缺口切除而无须新的硬膜切口。肿瘤切除之后，可以获取自海绵窦到颅后窝的广泛视野，三叉神经主干位于中心（图 18-3 C 和 D）。采用腹部脂肪和颞肌筋膜修复硬膜缺损，以防止脑脊液漏。回纳骨瓣和颧弓，以钛片固定。

（四）联合使用 ETs 和 EMFA 的优势（病例 4）

在鼻咽型肿瘤合并明显的硬膜下侵犯至脑干的病例，联合 ETs 和 EMFA 的两步手术较之单一手术非常有效且安全（图 18-4）。第一步，ETs 手术，有意残留硬膜下部分，以鼻中隔黏膜瓣修补硬膜缺损。通过这种方法，术者无须面对为显露硬膜下肿瘤所致的脑脊液漏，并且易于修补硬脑膜缺损。第二步，EMFA 手术，由于缺血性肿瘤坏死，切除硬膜下肿瘤可能变得容易，可以自重建的硬膜处分离肿瘤源头。

四、术后管理

由于脊索瘤具有较高的生物学活性，对于那些侵及海绵窦或者广泛累及斜坡骨质的病例倾向于术后辅以高能放疗，如质子束或者碳离子[16, 17]，以阻止肿瘤复发或者再生。在病例 1 和病例 2 中，残留在斜坡的肿瘤分别采用碳离子或者质子束治疗，未见肿瘤复发。尽管如此，病例 3 死于肿瘤再生，因患者术前有过伽马刀治疗史而未采取放疗。

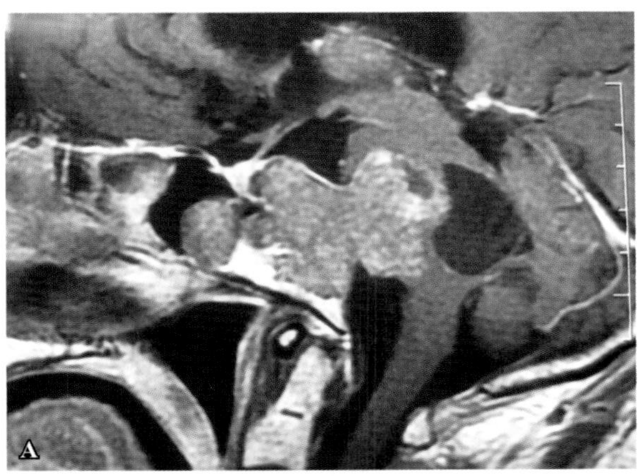

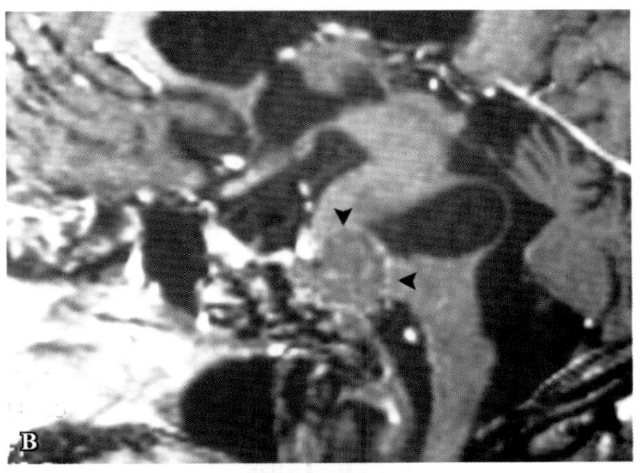

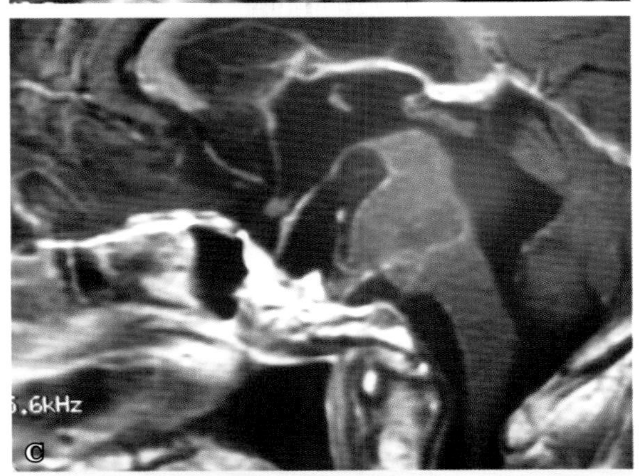

▲ 图 18-4 **病例 4，59 岁，老年女性，轮椅入院，具有严重的共济失调和左侧偏瘫，患者有伽马刀治疗史**

A. 增强磁共振矢状位图像显示肿瘤囊性部分累及脑干；B. ETS 之后，为减少脑干损伤与脑脊液漏可能，遗留肿瘤硬膜下部分（箭头），囊仍残留；C. ETS 治疗 4 个月之后行 EMFA（经岩入路），肿瘤完全切除，脑干囊性部分消失，患者偏瘫与共济失调恢复，6 个月后独立行走

参考文献

[1] McMaster ML, Goldstein AM, Bromley CM, Ishibe N, Parry DM. Chordoma: incidence and survival patterns in the United States, 1973–1995. Cancer Causes Control. 2001; 12(1):1–11
[2] Salisbury JR. The pathology of the human notochord. J Pathol. 1993; 171(4): 253–255
[3] Feigl GC, Bundschuh O, Gharabaghi A, et al. Evaluation of a new concept for the management of skull base chordomas and chondrosarcomas. J Neurosurg. 2005; 102 Suppl:165–170
[4] Sciubba DM, Chi JH, Rhines LD, Gokaslan ZL. Chordoma of the spinal column. Neurosurg Clin N Am. 2008; 19(1):5–15
[5] Gagliardi F, Boari N, Riva P, Mortini P. Current therapeutic options and novel molecular markers in skull base chordomas. Neurosurg Rev. 2012; 35(1):1–13, discussion 13–14
[6] Stacchiotti S, Casali PG. Systemic therapy options for unresectable and metastatic chordomas. Curr Oncol Rep. 2011; 13(4):323–330
[7] Kawase T, van Loveren H, Keller JT, Tew JM. Meningeal architecture of the cavernous sinus: clinical and surgical implications. Neurosurgery. 1996; 39(3):527–534, discussion 534–536
[8] Yoshida K, Kawase T, Tomita T, et al. Surgical strategy for tumors located in or extending from the intracranial space to the infratemporal fossa—advantages of the transcranial approach (zygomatic infratemporal fossa approach) and the indications for a combined transcranial and transcervical approach–. Neurol Med Chir (Tokyo). 2009; 49(12):580–586
[9] Kawase T, Shiobara R, Toya S. Anterior transpetrosal–transtentorial approach for sphenopetroclival meningiomas: surgical method and results in 10 patients. Neurosurgery. 1991; 28(6):869–875, discussion 875–876
[10] Kawase T. Technique of anterior transpetrosal approach. Oper Tech Neurosurg. 1999; 2:10–17
[11] Sen C, Triana AI, Berglind N, Godbold J, Shrivastava RK. Clival chordomas: clinical management, results, and complications in 71 patients. J Neurosurg. 2010; 113(5): 1059–1071
[12] Blevins NH, Jackler RK, Kaplan MJ, Gutin PH. Combined transpetrosal–subtemporal craniotomy for clival tumors with extension into the posterior fossa. Laryngoscope. 1995; 105(9 Pt 1):975–982
[13] Masui K, Kawai S, Yonezawa T, Fujimoto K, Nishi N. Intradural retroclival chordoma without bone involvement—case report. Neurol Med Chir (Tokyo). 2006; 46(11): 552–555
[14] Guinto G, Abello J, Molina A, et al. Zygomatic–transmandibular approach for giant tumors of the infratemporal fossa and parapharyngeal space. Neurosurgery. 1999; 45(6):1385–1398
[15] Yoshida K, Kawase T. Trigeminal neurinomas extending into multiple fossae: surgical methods and review of the literature. J Neurosurg. 1999; 91(2):202–211
[16] Schulz–Ertner D, Karger CP, Feuerhake A, et al. Effectiveness of carbon ion radiotherapy in the treatment of skull–base chordomas. Int J Radiat Oncol Biol Phys. 2007; 68(2): 449–457
[17] Takahashi S, Kawase T, Yoshida K, Hasegawa A, Mizoe JE. Skull base chordomas: efficacy of surgery followed by carbon ion radiotherapy. Acta Neurochir (Wien). 2009; 151(7): 759–769

第 19 章　经岩骨扩大颅中窝入路

The Extended Petrosal Middle Fossa Approach

Paulo Abdo do Seixo Kadri, Denildo C. A. Verissimo, Marcio S. Rassi, Luis A. B. Borba　著
蔡　理　译
刘　庆　校

概　要

在某些情况下，解剖结构往往是制约手术入路的主要因素。经岩骨扩大颅中窝入路，通过广泛的岩骨磨除，得到宽广的暴露空间，有利于保护正常的神经血管。本章将讨论该入路的主要适应证、限制条件和手术技巧。

关键词：脑肿瘤，脊索瘤，颅底入路，颅底肿瘤，手术入路

一、概述

颅中窝入路是颅底手术最通用的入路之一，遵循颅底手术的最重要原则：避免脑牵拉，选择最短的操作距离，通过磨除骨质来扩大视野。20 世纪初，就有人通过颞下开颅到达内听道，当时并未引起重视[1]。直到 House 和 Cabtree 重新引入颅中窝经迷路达到岩尖和暴露颈内动脉来治疗内听道内听神经瘤，达到了保留听力，显露面神经和前庭神经的目的[2-4]。这种硬膜外入路安全性高，致死率较低，促使外科医师对病变容易累及的颞下窝、蝶腭窝、颞窝、眼眶和海绵窦等颅底解剖区域进行进一步探索[5-9, 10-13]。而后 Kawase、MacDonald、Liu、Cho 和 Al-Mefty 及其同事不断开拓，功不可没。特别是岩尖的磨除、断颧弓、V_3 松解前移、岩上窦切断及联合岩骨磨除等技术的发展，使对位于海绵窦及斜坡等“处女地”部位的病变进行手术成为可能，并且更加安全。此文讨论的几种颅中窝入路都通过不同程度的骨质磨除，以达到显露相应区域的目的。

二、颅中窝入路的优势[5-8]

扩展颅中窝（断颧骨）入路进入颅底有以下几个优点。

1. 可根据需要自由变通到达颅中窝、颅后窝、颞下窝、翼腭窝和咽部等区域。
2. 硬膜外操作。
3. 避免颞叶过度牵拉。
4. 避免移位重要的动脉和脑神经结构。
5. 通过颞骨或颞下窝进一步解剖增加暴露范围。
6. 应用带血管组织进行颅底重建。

三、解剖

为了更好地理解颅中窝解剖，必须先辨识一些重要的解剖标志（图 19-1，图 19-2）。脑膜中动脉是颅中窝最恒定的解剖标志。有下颌神经通过的卵圆孔位于棘孔的前内侧，卵圆孔和棘孔均位于岩骨内颈内动脉管前端[14]。Paullus 等详细报道了颞骨解剖及其在颅中窝部分的内容物[15]。棘孔距离卵圆孔平均 3.2mm，距颈内动脉管平均 4.7mm。卵圆孔位于颈动脉管的前外侧平均 4.4mm 处。岩浅大神经（GSPN）为颈内动脉（ICA）在颅中窝中的定位提供了可靠的标志。GSPN 起源于膝状神经节，通过破裂孔，走行于蝶窦沟，与来自交感神经颈动脉丛的岩深神经一起形成翼管神经。最后通过翼管到达翼腭神经节。它通常紧贴 ICA 水平段的前缘之上。在 GSPN 的外侧并嵌入硬脑膜外层的岩浅小神经，同样起源于膝状神经节的分支，通向视神经节。膝状神经节通常通过一层骨质与颅中窝底隔开，平均厚度为 1.2mm，在 16% 的病例中，膝状神经节上没有骨质覆盖。膝状神经节位于颈内动脉外环后外侧，后方和外侧的比例分别为 58%、26% 和 16%。颈内动脉后曲与膝状神经节之间的平均距离为 6.5 mm。耳蜗位于中窝底部下方，其表面覆盖骨密质，距离颈内动脉侧曲的后上方，平均距离为 2.1mm。咽鼓管和鼓室张肌位于颈内动脉岩骨断前端并与之平行。鼓室张肌 72% 位于咽鼓管上方，20% 位于前方，8% 位于后方。鼓膜张肌与 ICA 之间有骨性间隔分开（平均 1.3mm）。鼓室 63% 位于 ICA 后曲的后外侧，20% 位于外侧，17% 位于后方。弓状隆起被认为是上半规管（SSC）的骨性标志，然而，SSC 的确切位置经常存在变异。SSC 与岩骨垂直、岩浅大神经形成 120° 夹角。它位于膝状神经节后内侧约平均 4.6mm。在 84% 的病例中，三叉神经外侧边下方的 ICA 裸露无骨质覆盖，在 38% 的病例中，颈内动脉管上方可见不同程度的缺损。这也是最常用的确认 ICA 的显著标志。颈动脉管上方骨质缺损区由岩蝶韧带覆盖。一旦确认颈内动脉，可使用磨钻向后延伸，以暴露整个 ICA 的水平段，其平均长度为 10.2mm。

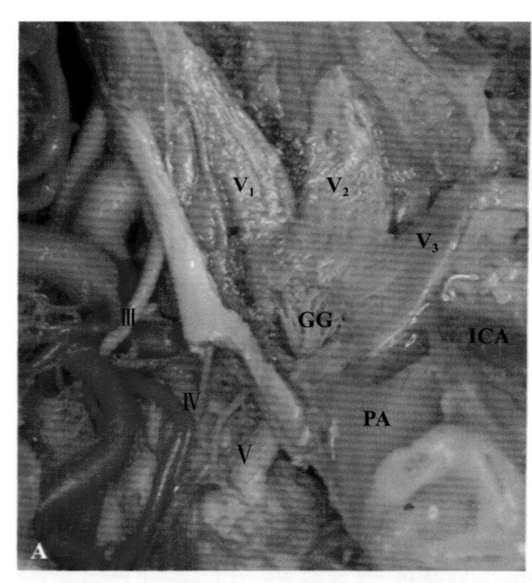

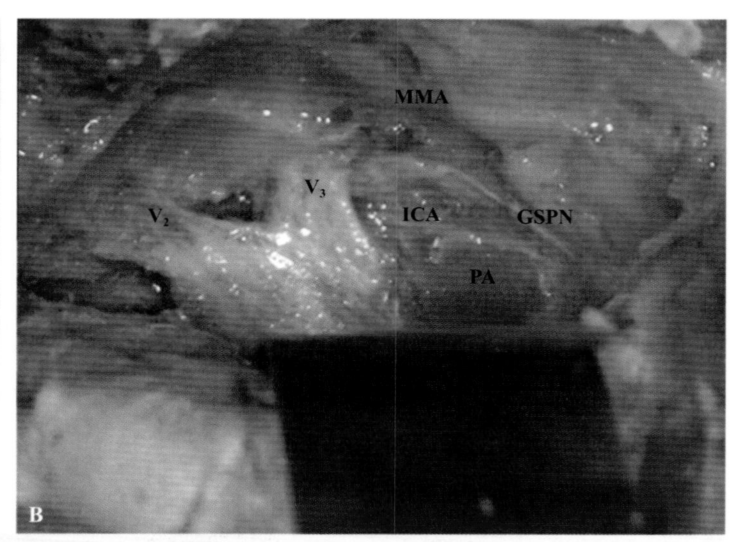

▲ 图 19-1 解剖标志

V_1. 三叉神经第一支；V_2. 三叉神经第二支；V_3. 三叉神经第三支；GG. 膝状神经节；Ⅲ. 动眼神经；Ⅳ. 滑车神经；Ⅴ. 三叉神经；ICA. 颈内动脉；MMA. 脑膜中动脉；GSPN. 岩浅大神经；PA. 岩尖

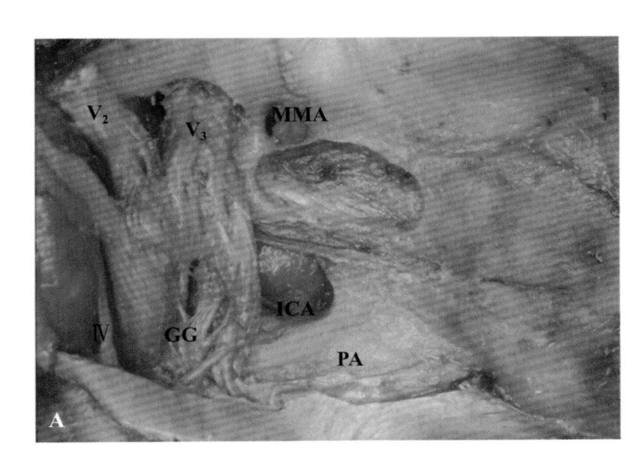

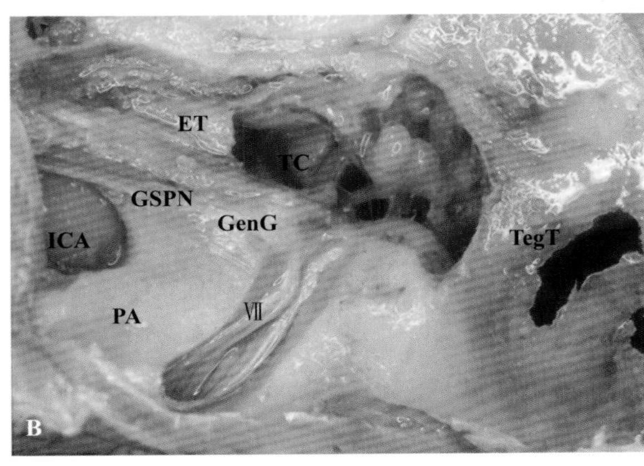

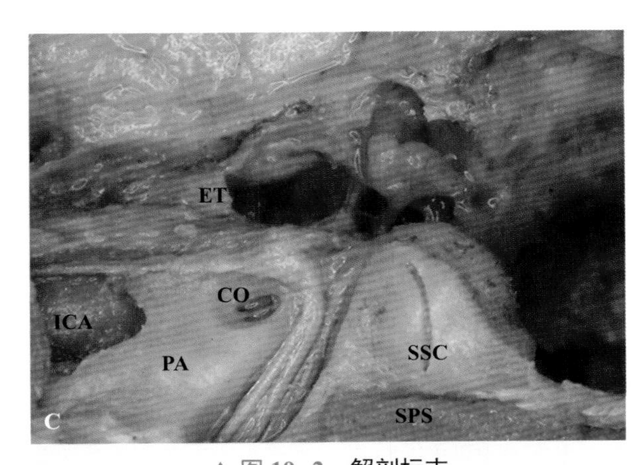

▲ 图 19-2　解剖标志

V_2. 三叉神经第二支；V_3. 三叉神经的第三支；GG. 膝状神经节；Ⅳ. 滑车神经；ICA. 颈内动脉；MMA. 脑膜中动脉；PA. 岩尖；ET. 咽鼓管；GenG. 膝状神经节；Ⅶ. 面神经；TC. 鼓室；TegT. 鼓室盖；CO. 耳蜗；SPS. 上岩窦；SSC. 上半规管

四、手术技巧

（一）患者体位

为了达到最佳的手术视角，减轻颞叶重力的影响，颅中窝底应与地面垂直，颧弓通常处于水平位。因此，患者体位是仰卧，头旋向手术对侧。为避免颈部过伸，抬高术侧肩部。如果因重建需要取阔筋膜、皮下脂肪、大隐静脉或腓肠神经等移植物，则需暴露一侧下肢。少数情况下，游离腹直肌瓣进行重建时，也需要暴露腹部。

（二）术中监测

根据需要监测体感诱发电位、脑电图、脑干听觉诱发电位和脑神经监测。通过将微针电极插入咬肌（Ⅴ神经）、眼轮匝肌、眼眶（Ⅶ神经）、内直肌、上斜肌和外直肌（Ⅲ、Ⅳ和Ⅵ神经）等来监测脑神经功能。

（三）皮肤切口和软组织

皮肤切口可根据手术所需空间灵活延伸（图 19-3）。切口起于颞上线上方，沿发迹内，止于耳屏前，如果需要扩展，则可沿着下颌骨上方后拐。如果切口上下延伸，即可完整暴露颞浅动脉。分离皮下组织，保护肌肉完整，锐性推开帽状腱膜，随皮瓣翻向前方，骨膜层予以保留。切断颞浅动脉前支以利于皮瓣前翻。如果切口需要下延，则需分离腮腺表面。为了保护面神经额支，剪刀在颞浅筋膜与颞深筋膜之间剥开 1 ～ 2mm，平行于颧弓，直至分离后方的颧弓后根，前方的颧弓前根和眶外缘，如此便可充分分离颞肌与颧弓。如需要颅内动脉近端控制，可向颈部延伸切口。

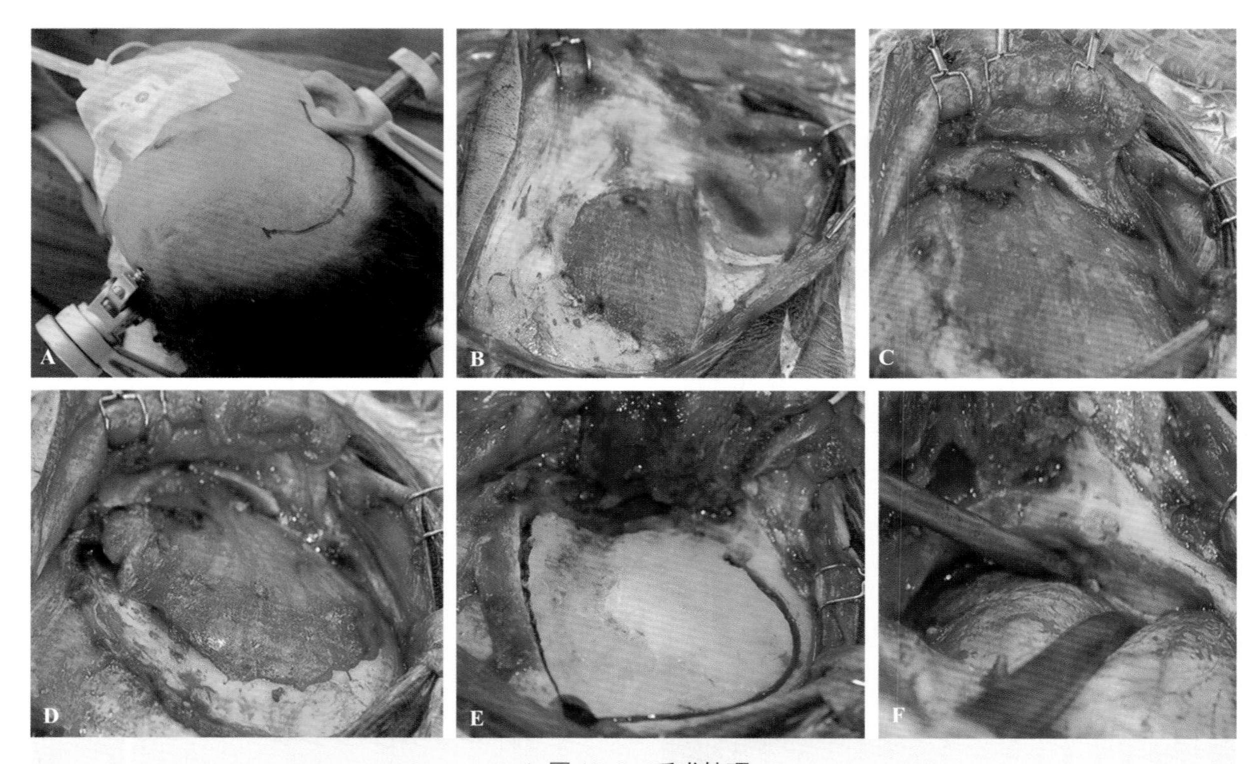

▲ 图 19-3 手术技巧

A. 体位和皮肤切口；B. 颞肌筋膜下分离；C. 暴露颧骨；D. 断颧弓，分离颞肌；E. 翻转颞肌，额颞开颅；F. 识别脑膜中动脉硬膜外分离

（四）断颧弓

断颧弓不仅可以减轻对大脑的牵拉，获得良好的视野，也可避免过度牵拉颞肌损伤颞肌纤维、血管与神经。具体方法是穿过颧弓分别沿颧弓前根和颧弓后根倾斜铣开。这样颧弓能复位良好，并且颞肌也可自然翻转。

（五）牵开颞肌

颞肌可以向上或向下牵开。为保护颞深动脉和神经，从颧弓后根行骨膜下自下往上、由后向前分离颞肌，直至彻底分离至颞上线。肌瓣还可用于蝶窦或鼻腔开放后的颅底重建。将颞肌从冠状突根部切断，可以往上牵开，获得良好的暴露，但将导致神经血管受损，颞肌萎缩[16]。

（六）开颅

根据病变的类型及其扩展，可以使用 3 种开颅术中的任何一种。

1. 颅中窝底部钻孔并扩大，硬膜外暴露圆孔、卵圆孔和棘孔。

2. 颞下开颅，获得更大颅内暴露。

3. 单额眶骨瓣开颅。

（七）颅中窝分离

在颞部的硬脑膜上循着脑膜中动脉，往下找到棘孔，这是颅中窝最恒定的定位标志。将脑膜中动脉切断，电凝，从其出棘孔开口处开始剥离颅中窝硬膜。处于中部的下颌神经位于颅中窝底部，其穿过的卵圆孔即处于棘孔前中部。棘孔后内侧或弓形隆起前内侧的颅中窝底可找到 GSPN。应避免牵拉 GSPN，防止出现面神经麻痹或延迟性面部疼痛[17]。沿岩骨嵴由外向内剥离即可看到弓形隆起。往前继续暴露经卵圆孔的下颌神经、经圆孔的上颌神经。往内侧可暴露海绵窦外侧壁及麦克囊。膝状神经节位于颈内动脉水平段后弯外侧。位于膝状神经节内侧与颈内动脉后弯之间，沿颅中窝底磨除，可见密质骨，即耳蜗。GSPN的外侧的咽鼓管，由一层骨质覆盖，是中耳与鼻窦连通引流的管道。咽鼓管的上内侧覆盖鼓室张肌。咽鼓管和鼓室张肌几乎平行于岩骨颈动脉的水平段，之间通过骨性隔膜与颈内动脉管分开。颈内动脉管位于岩骨和蝶骨之间，内含颈内动脉水平段及其附着的交感神经纤维。GSPN是寻找岩骨内颈内动脉的关键。必要时，使用高速金刚钻进一步磨开岩骨，可更好地暴露颈内动脉水平段。根据手术需要，可磨开颈内动脉管（通常为1～1.5 cm）表面骨质，以放置临时阻断夹或作为搭桥受体。在颈内动脉管内剥开一小间隙，将Fogarty球囊导管置入到管内，球囊充气压迫颈内动脉，可作为近端阻断的替代方案[18]。当然亦可颈部颈内动脉阻断。有时，颈内动脉侧壁开放咽鼓管后可能会成为脑脊液漏的来源。因此术后，填入一块筋膜或者脂肪与纤维蛋白胶密封。为了避免由鼓室积液引起的并发症，术后可行鼓膜切开。往内侧进一步剥离，可暴露解剖暴露麦克囊和海绵窦外侧壁。继续往前可磨开眶上裂，暴露通过眶上裂内的神经结构。

（八）解剖颞下窝、翼腭窝和蝶窦

一旦确定了海绵窦的侧壁、眶上裂、圆孔和卵圆孔，就可以磨开颅中窝底。在眶上裂和圆孔之间或圆孔与卵圆孔之间磨除颅中窝底骨质即可进入蝶窦。在棘孔、卵圆孔和圆孔侧面磨除颅中窝骨质，即可进入颞下窝。颞下窝前达上颌窦后外侧壁，后可达颞骨鼓室部和茎突，外侧是下颌骨髁支，内侧是翼外板。翼腭窝外侧与颞下窝相通。在 V_2 和 V_3 之间磨开翼外板向外扩展，咽旁间隙、上颌骨外侧和眶外侧均可以得到暴露。

（九）磨除岩尖并打开硬膜

岩尖骨质磨除范围前受限于颈内动脉岩骨段，后边是耳蜗，内侧是内听道，往下是岩下窦和颈静脉球。在颈内动脉岩骨段与耳蜗之间开始磨除，直达三叉神经下方。外展神经走行于岩斜裂Dorello管内，容易误伤。岩上窦在三叉神经上方走行，电凝后切断，翻向三叉神经后方。当切开天幕时，避免损伤滑车神经。硬膜一直切至岩尖，从而到达颅后窝。

（十）进入海绵窦的途径

肿瘤的特征及其起源决定了进入海绵窦的入口。首先移除的是海绵窦外的肿瘤，然后循着残留部分进入海绵窦内。描述海绵窦内硬脑膜、骨质、神经和血管的解剖关系，可概括为十个解剖三角，分三组。根据肿瘤性质、位置、大小和解剖学变形，任何一个解剖三角都可进入海绵窦。本章描述几个常用入路：通过海绵窦外侧壁的外侧入路，沿着颈内动脉岩骨段的后下入路，磨除前床突的经前入路，通过上壁的上方入路，通过蝶窦的内下入路。上方和外侧依然是最主要的入路。从颅中窝入路，通过各三角的扩展和组合，可以在直视下暴露经过的海绵窦神经和颈内动脉。

（十一）进入海绵窦

从颅中窝通过各种解剖三角可从外侧进入海绵窦内。以滑车神经为上内侧边，以三叉神经第一支眼神经为下界的帕金森三角是传统的海绵窦入路。可以更好地暴露海绵窦内颈内动脉水平段和后曲侧面，因此可作为海绵窦内肿瘤切除的常规入路。将海绵窦内的颈内动脉水平段压向外侧可以暴露垂体。在窦内走行的动眼神经在外侧壁的投影处做一切口，将海绵窦外侧壁外层向后翻向麦克腔，由此可辨认三叉神经的三个分支，然后可沿滑车神经与 V_1 间、V_1 与 V_2 间、V_2 与 V_3 间进一步解剖。

（十二）并发症

除了与其他开颅手术相关的并发症外，这种入路还易发生如下并发症。有三处可能引起面神经损伤。第一处发生在颞浅筋膜翻转时，其中颞肌筋膜下剥离技术可大大降低面神经受伤风险。第二处，在颅中窝底剥离或磨岩骨时，膝状神经节可能非常表浅甚至因骨质覆盖而极易受伤。需要特别注意的第三处是，在剥离 GSPN 期间，牵拉造成膝状神经节张力的增加可引起面神经麻痹。因为切断 GSPN 引起眼部干涩，我们不建议常规切断 GSPN，但是如果牵拉不可避免，只能切断 GSPN[5, 7]。另外一个需要考虑的并发症是出血，也需注意三点。第一点，在进入海绵窦期间，在切断脑膜中动脉后，剥离两层硬脑膜可能损伤海绵窦侧壁的内层，导致出血，良好的体位可以促进静脉回流，以及使用止血剂来减少出血。第二点，在岩尖磨除时，特别注意其下界的颈内动脉。第三点，岩上窦结扎不完全也可导致术中明显出血。发生脑脊液漏的风险不仅是颅中窝硬膜平行切开，还有岩尖磨除时咽鼓管磨开或者岩尖气房打开均可导致脑脊液漏。术后严密封闭是防止脑脊液漏的关键。在岩尖磨除时还可能引起的另一种并发症是其后下方内听道内神经受损，尤其是靠前的面神经及蜗神经。

五、图解病例

见图 19-4 至图 19-6。

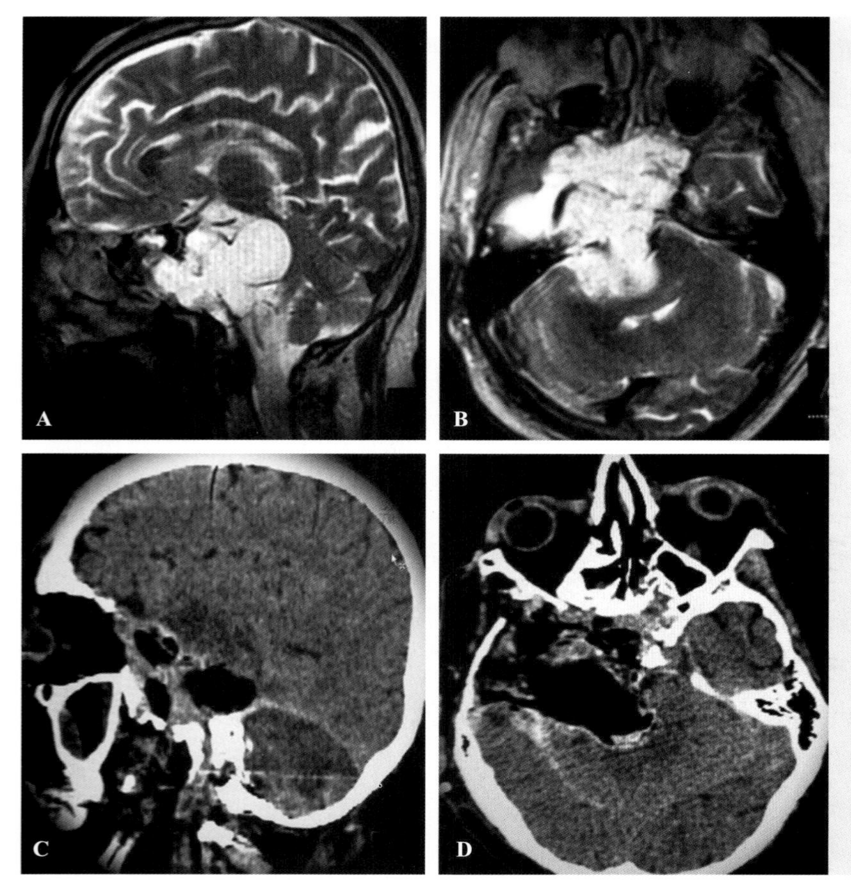

◀图 19-4　手术病例
A. T_2 加权磁共振的术前矢状位影像，显示斜坡上的高信号扩张性病变；B. 同一病例的轴位影像；C. 术后计算机断层扫描显示手术入路及影像学全切除情况；D. 同一病变的轴位影像

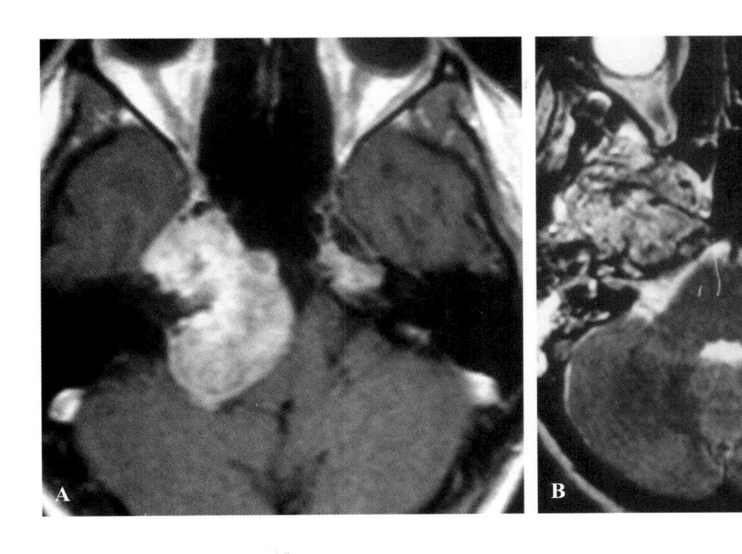

◀图 19-5　手术病例
A. 术前 T_1 加权增强磁共振（MR）轴位影像，显示了一个蝶岩斜区病变；B. 术后 T_2 加权 MR 影像显示肿瘤全切除

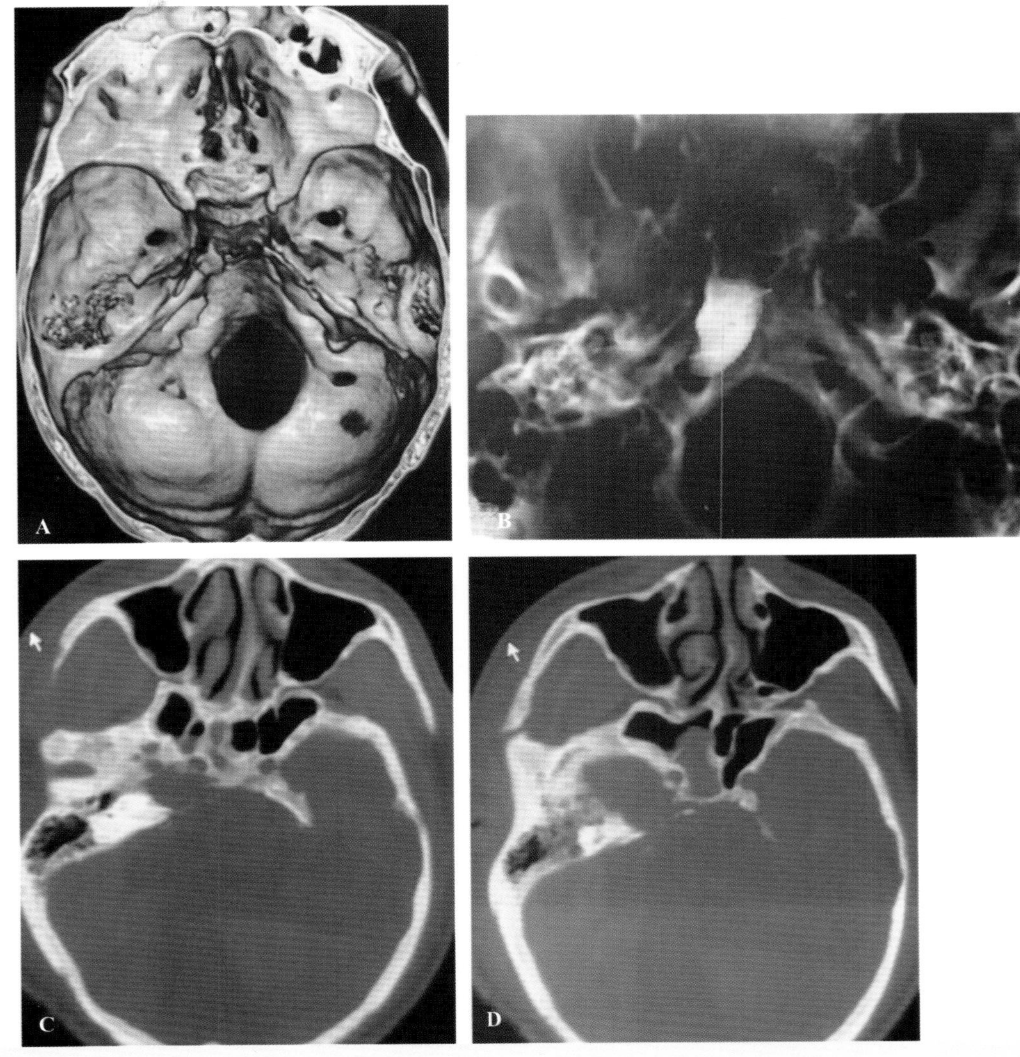

▲图 19-6　手术病例
A. 术前轴向三维重建计算机断层扫描（CT）显示颈静脉孔病变的投影（黄色）；B. 骨窗中的病变投影；C 和 D. 术后轴向骨窗 CT 扫描显示肿瘤切除的手术入路

参考文献

[1] Pait TG, Harris FS, Paullus WS, Rhoton AL, Jr. Microsurgical anatomy and dissection of the temporal bone. Surg Neurol. 1977; 8(5):363–391

[2] Zhao JC, Liu JK. Transzygomatic extended middle fossa approach for upper petroclival skull base lesions. Neurosurg Focus. 2008; 25(6):E5–, discussion E5

[3] House WF. Middle cranial fossa approach to the petrous pyramid. Report of 50 cases. Arch Otolaryngol. 1963; 78:460–469

[4] House WF. Surgical exposure of the internal auditory canal and its contents through the middle, cranial fossa. Laryngoscope. 1961; 71:1363–1385

[5] Al–Mefty O. Operative Atlas of Meningiomas. Philadelphia, PA: Lippincott–Raven; 1998

[6] Al–Mefty O, Anand VK. Zygomatic approach to skull–base lesions. J Neurosurg. 1990; 73(5):668–673

[7] Al–Mefty O, Ayoubi S, Smith RR. The petrosal approach: indications, technique, and results. Acta Neurochir Suppl (Wien). 1991; 53:166–170

[8] Day JD, Fukushima T, Giannotta SL. Microanatomical study of the extradural middle fossa approach to the petroclival and posterior cavernous sinus region: description of the rhomboid construct. Neurosurgery. 1994; 34(6): 1009–1016, discussion 1016

[9] Hakuba A, Nishimura S, Inoue Y. Transpetrosal–transtentorial approach and its application in the therapy of retrochiasmatic craniopharyngiomas. Surg Neurol. 1985; 24(4):405–415

[10] Kawase T, Shiobara R, Toya S. Anterior transpetrosal–transtentorial approach for sphenopetroclival meningiomas: surgical method and results in 10 patients. Neurosurgery. 1991; 28(6):869–875, discussion 875–876

[11] Kawase T, Toya S, Shiobara R, Mine T. Transpetrosal approach for aneurysms of the lower basilar artery. J Neurosurg. 1985; 63(6):857–861

[12] Harsh GR, IV, Sekhar LN. The subtemporal, transcavernous, anterior transpetrosal approach to the upper brain stem and clivus. J Neurosurg. 1992; 77(5):709–717

[13] Sekhar LN, Janecka IP, Jones NF. Subtemporal–infratemporal and basal subfrontal approach to extensive cranial base tumours. Acta Neurochir (Wien). 1988; 92(1–4):83–92

[14] Borba LA, Colli BO, Al–Mefty O. Skull base chordomas. Neurosurg Q. 2001; 11(2):124–139

[15] Paullus WS, Pait TG, Rhoton AI, Jr. Microsurgical exposure of the petrous portion of the carotid artery. J Neurosurg. 1977; 47(5):713–726

[16] Kadri PA, Al–Mefty O. The anatomical basis for surgical preservation of temporal muscle. J Neurosurg. 2004; 100(3):517–522

[17] Day JD, Fukushima T, Giannotta SL, Giannotta ST. Microanatomical study of the extradural middle fossa approach to the petroclival and posterior cavernous sinus region: description of the rhomboid construct. Neurosurgery. 1994; 34(6):1009–1016, discussion 1016

[18] Wascher TM, Spetzler RF, Zabramski JM. Improved transdural exposure and temporary occlusion of the petrous internal carotid artery for cavernous sinus surgery. Technical note. J Neurosurg. 1993; 78(5):834–837

第 20 章　经髁达斜坡入路

The Transcondylar Approach to the Clivus

Marcio S. Rassi, Luis A. B. Borba, Ossama Al-Mefty　著
凌　敏　译
刘　庆　校

概　要

与其他几种颅底入路一样，经髁入路是一种简单却很讲究的技术，其可以通过学习特定的解剖学知识和外科手术训练得以掌握。本章将阐述几个解剖标志，对它们的认知是运用这种手术入路的基础。我们也将讨论这种手术技术的适应证和局限性。

关键词： 脑瘤，脊索瘤，颅底入路，颅底肿瘤，手术入路

一、概述

（一）起源和发生

颅椎交界处和斜坡是肿瘤、血管性疾病和退行性疾病的高发部位，通常需要手术治疗 [1-7]。脊索瘤为罕见肿瘤，占颅内肿瘤的 0.1% ～ 0.7%。它们起源于脊索残留组织 [8]，正因为如此，它们可以在神经轴的任何地方出现，然而，他们最常见的部位是骶骨（50%）和颅底（36%）[8]。第一篇与脊索瘤相关的文献是 Virchow 在 1846 年发表的，但直到 1925 年，Coenen 才报道了 68 例脊索瘤的大宗病例回顾 [8, 9]。

（二）大体观

正如 Borba 等在 2001 年所描述的那样，脊索瘤是柔软的、凝胶状的，色灰白至微红，并且通常是分叶状的乏血管肿瘤，也可能表现为干酪样，并伴有小的肿瘤岛。这些性质可使肿瘤在颅骨内阻力较小的部位浸润性生长，使得正常的骨质与被浸润的骨质不可能分开 [8]。

（三）临床方面

脊索瘤是一种生长缓慢的病变，因为它们早期不会产生任何病理症状，导致其可能较晚才被诊断。与其他颅内肿瘤一样，其临床表现将直接与邻近结构受损相关 [8, 10, 11]。最常见的症状和体征是眼球运动障碍、头痛和舌下神经麻痹 [10-12]。

（四）入路的选择

由于脊索瘤在颅底的位置深在和生长方式，

术中接近这些病灶甚至对于最优秀的外科医师来说都极具挑战。病变的位置和在颅底的浸润范围将是选择最合适入路的决定性因素[11-14]。自后外侧－颅底交界入路得到应用以来，此入路经过多次改良，旨在减少对神经血管结构的牵拉并最大限度地显露术区[1, 4, 15]。这些手术入路的改良以远外侧入路的变化为主，因其不需要切除枕髁，Wen 等于 1997 年发布的研究报告中很好地阐述了该入路的解剖学特点[13]。因其良好的适用性，多年以来许多研究者均应用了远外侧入路及其衍生方法。最终的结果是，即使术区获得广泛的显露，也可能需要多次干预才能实现最大化的肿瘤切除。再次手术的适应证是根据术前肿瘤的浸润程度，以及第一次手术后病灶残余量来决定的[10-12]。Al-Mefty 和 Borba 于 1997 年对 1990—1996 年间的 23 名颅底脊索瘤患者进行了一系列的报道，其中 17 人进行了一次手术，6 人进行了两次手术[11]。最常用的是颅眶颧入路（6 例）和扩大经蝶入路（5 例）。4 例采用经髁入路。其中全切 10 例（43.5%），次全切 11 例（47.8%），部分切除 2 例（8.7%）。随后 Sen 在 2010 年报道了 1991—2007 年间的 29 例颅底脊索瘤病例，其中 19 人进行了一次手术，10 人进行了第二次联合入路手术[12]。最常用的入路是经极外侧髁上（19 例）、经鼻内镜（5 例）和经颌上入路（4 例）。其中全切除 17 例（58.6%），次全切 11 例（34.4%），部分切除 2 例（6.8%）。

二、适应证及局限性

经髁入路可切除斜坡下 1/3 处的脊索瘤，无论其是否向外侧延伸到颅颈交界处或颈椎上部[11-15]。经髁入路向前可达鼻咽部，后达脊延髓结合处，上达颈静脉球和Ⅻ脑神经水平（图 20-1）。该入路下界可因人而异，因为皮肤切口可根据需要下延[14]。这种入路的主要优点是神经轴前方空间的安全显露和可在同一平面切除病灶。此外，手术通路短且宽、无菌、稳定，可充分显露病变。在这一章中，我们介绍了经髁入路治疗斜坡脊索瘤的技术和其主要的解剖学原理，以及它的适应证、局限性和可能的并发症。

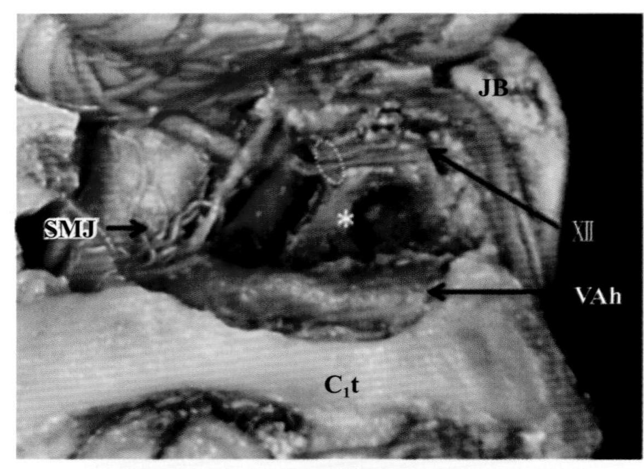

▲ **图 20-1　经髁入路的解剖学界限**

脊颈交汇处 (SMJ)、舌下神经 (Ⅻ) 和颈静脉球 (JB)。枕髁部分切除 (白星号)，显露舌下神经管 (白色虚线圈)。还要注意 C_1 横突 (C_1t) 和椎动脉水平段 (VAh)

三、术前评估

术前可通过计算机断层扫描技术（CT）来研究骨性结构，并且可以使用磁共振成像（MRI）对患者进行屈、伸位置的动态扫描。在手术前，连接用于术中监测的电极，包括双侧体感诱发电位、双侧脑干听觉诱发反应和第Ⅹ、第Ⅺ、第Ⅻ对脑神经监测。神经导航同样也很实用。

四、手术技巧

（一）患者体位

患者取侧卧位，头部用 Mayfield 头架固定，与地面平行。靠垫放置在对侧腋窝下及双膝间，以保护臂丛神经和减少双膝间的接触压力。对侧手臂位于手术台外、下方需弯曲约 30°，以保持该侧肢体的静脉回流（图 20–2A）。同侧肩胛骨略微向下移位（注意不要损伤臂丛神经）（图 20–2B）。在手术开始前同侧大腿应消毒，以备取阔筋膜和脂肪。

（二）软组织及肌肉解剖

皮肤切口中点位于乳突尖后 3cm，自外耳最高点水平后 2cm 处向下后方延伸至其中点，然后向前下延伸至 C_4 水平，到达胸锁乳突肌前缘（图 20–2C）。皮瓣牵向前方，显露颈外静脉、耳大神经和胸锁乳突肌（图 20–3A）。然后以胸锁乳突肌前缘为解剖平面，将胸锁乳突肌、头夹肌、头最长肌作为一层自乳突剥离并向内下方牵拉。副神经必须在进入胸锁乳突肌中 1/3 处被识别出并予保留。二腹肌后腹需保持在原位以保护出茎乳孔的面神经。清晰地显露浅层肌和深层肌之间的解剖平面（图 20–3B）。在深层肌下显露枕下三角，其内界为头后大直肌和小直肌，上界为上斜肌，外侧界为下斜肌。枕下三角的外侧顶点是 C_1 的横突。在枕下三角内可见椎动脉和 C_1 神经根（图 20–3C）。在这个手术阶段，对于椎动脉的控制将至关重要。C_2 神经根可以向外侧延伸越过椎动脉，其垂直部分位于 C_1 和 C_2 椎体之间。C_2 神经根需要保留。将上斜肌和下斜肌在 C_1 横突处离断，并分别向上下牵拉，必要时也可予以切除。完成这些手术操作之后，可以清晰地显露出从 C_2 横突孔到硬脑膜入口处的椎动脉。通过保护动脉周围的空泡组织避免出血，其中包含有一个密集的静脉丛，即 Arnautović 在 1997 年的文献中描述的枕下海绵窦 [11, 16]（图 20–3D）。

（三）骨性结构

使用金刚钻磨开有椎动脉穿过的 C_1 横突孔，分离孔内血管并向下固定，此刻 C_1 神经根可能被切断（图 20–4A 和 B）。磨除乳突尖以便更好地显露枕髁和颈静脉球，广泛显露枕髁。全切或部分切除枕髁以进入下斜坡和咽后壁区域 [12]。需辨认出舌下神经并予以保留 [12]（图 20–4C），在其上方可以见到位于双侧颈静脉球之间的斜坡。改变显微镜角度可以提供更高的视野，并且可以将颈静脉球水平以上的斜坡移除几个毫米。

（四）肿瘤切除

脊索瘤是位于骨内的肿瘤，因此需要通过广泛磨除受累骨质以尽可能达到肿瘤全切除（图 20–5A）。即使在切除了明显的受累组织且可辨认出正常骨质后，如果继续磨除正常骨质，仍可能在其中发现多个肿瘤岛（图 20–5B）。如果肿瘤向硬膜下延伸，可以通过肿瘤在硬膜上的突破口或适当切开硬膜来到达病灶位置。切除了硬膜下的肿瘤后，置入 30° 或 45° 内镜检查术区边缘是否有残余病灶（图 20–6，图 20–7）。

（五）颅颈交界的固定

在广泛颅骨磨除的情况下，因枕髁切除以及相关韧带的损伤可致关节不稳，需进行枕颈融合术。在此种情况下，需仔细清除 C_2 椎弓根附近的软组织，并确定其内侧和外侧边界。可将钛缆置入 C_2 椎板下，接下来在枕骨与 C_2、C_3 的关节块之间放置小而柔韧的钛板。需将此块钛板仔细地塑形，使其符合患者的枕下解剖结构的轮廓，并避免其弯折。从 C_2 椎板背侧、显露的椎弓根中点处打入螺钉（术前 CT 可显示椎弓根的大小、形状和角度）。从矢状位平面开始钻孔，并穿过 C_2 椎板和椎弓根。在这种情况下，14 ～ 16mm 长的螺丝较为合适。对于骨密度较低的患者，可以通过在 C_1 或 C_2 的椎板下置入钛缆来提高手术安全度。在枕骨鳞部钻孔，置入合适的短螺钉或者钛缆（图 20–8）。然后从髂前嵴或下肋骨取下足量的皮松质骨移

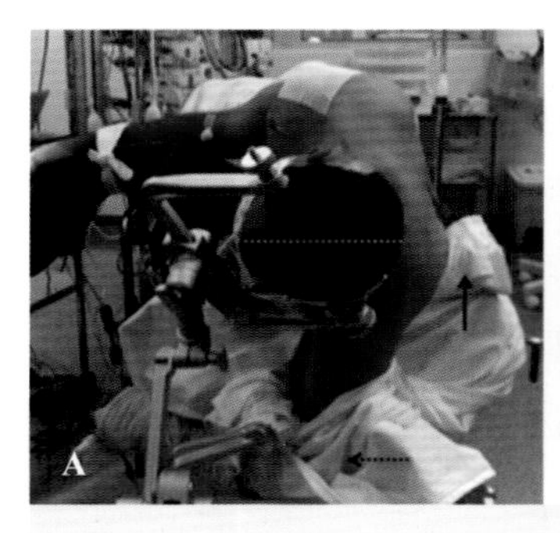

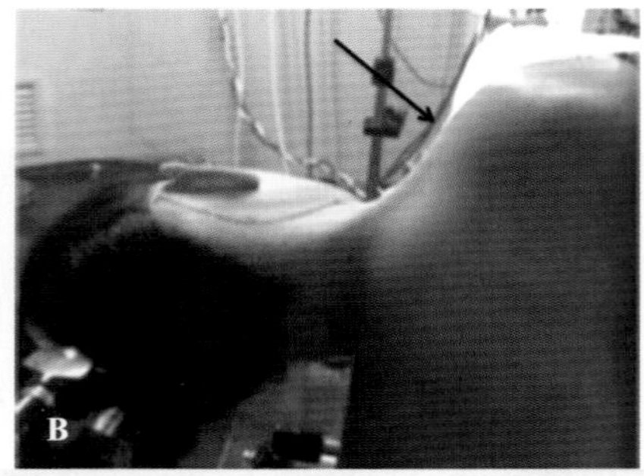

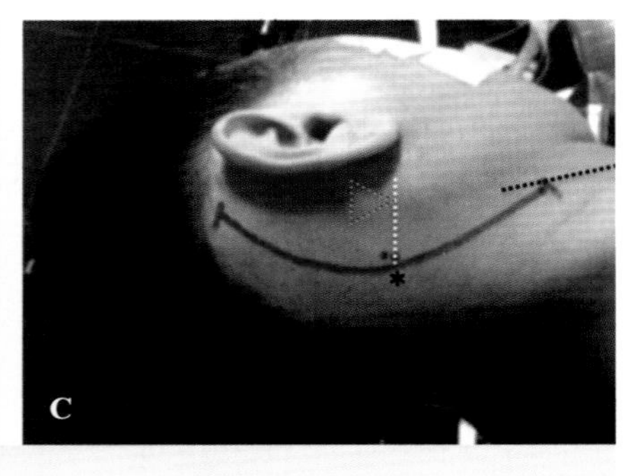

▲ 图 20-2　患者体位与皮肤切口

A. 患者取侧卧位。对侧腋窝下方的靠垫（黑色箭），该靠垫位于手术台下方，可弯曲 30°（黑虚箭）；请注意该手臂放置方式以防止接触任何手术台及头部固定装置的金属部件。头部平行于地面（红虚线）；B. 同侧肩胛略向下移位（黑箭）；C. 皮肤切口中心（黑星号）与乳突尖（红虚线三角形）平行（白虚线）。切口延伸至胸锁乳突肌前缘（黑虚线）

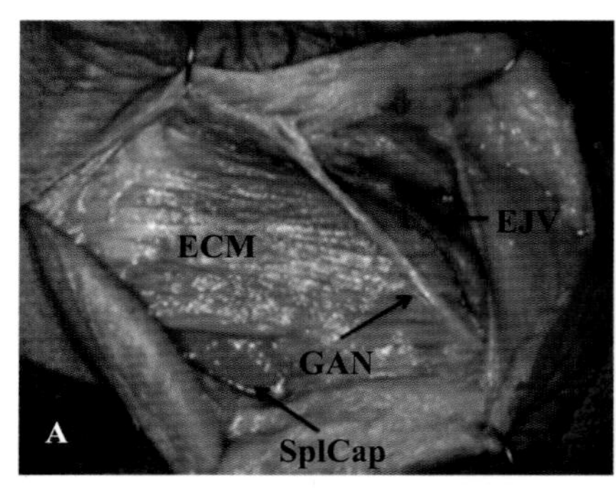

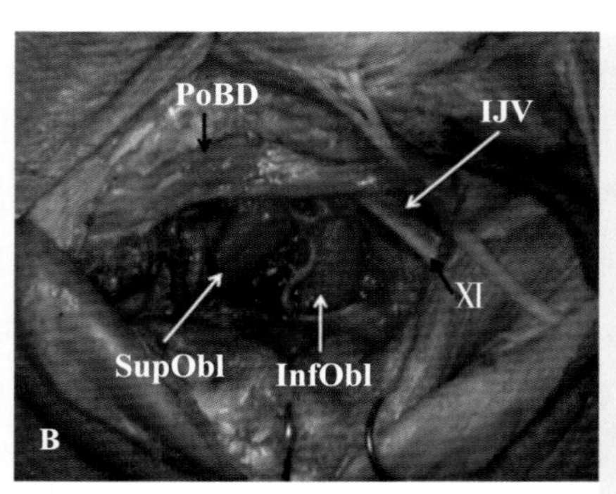

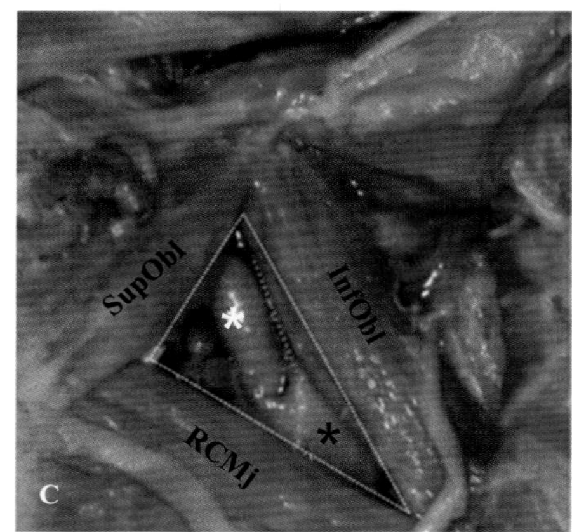

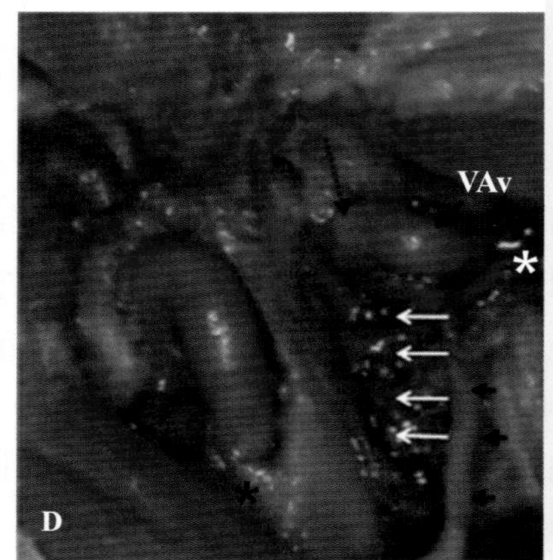

◀ 图 20-3　软组织与肌肉解剖

A. 牵开皮瓣，显露胸锁乳突肌（ECM）和头夹肌（SplCap），颈外静脉（EJV）和耳大神经（GAN）；B. 在牵开浅表层肌肉后，确定深层结构：上斜肌（SupObl）、下斜肌（InfObl）、二腹肌后腹部（PoBD）；颈内静脉（IJV）和副神经（XI）；C. 枕下三角（白色虚线三角形），由上斜肌（SupObl），直肌头（RCMj），下斜肌（InfObl）肌肉和 C_1（黑星号）的横突构成，其中包含椎动脉水平段（白星号）和 C_1 神经根（红虚线）；D. C_2 神经根（黑箭）越过（黑虚线箭）椎动脉的垂直段（VAv），C_2 的横突孔（白星号），以及椎动脉进入硬脑膜的位置（黑星号）。注意包绕椎动脉的密集静脉丛（白箭）

植物，同时剥离 C_1 椎弓根的剩余部分以及 C_2 的椎板。将移植物置入钛板内侧，用穿过钛板和移植物的钛缆绕行固定。从枕骨至 C_2 的去皮质表面放置松质骨移植物。手术结束后，患者需佩戴 Philadelphia 颈圈或定制矫形器 3 ～ 4 个月。或者，可以使用内外侧技术进行后路枕颈内固定，避免术后需要使用矫形器或颈圈 [8, 14, 17]。

（六）关闭颅腔

在确定没有脑脊液（CSF）漏的迹象后，开始关闭颅腔。如果硬脑膜被打开或意外破损，应尽一切可能来严密关闭硬脑膜。如果不能缝合，可用阔筋膜、脂肪、肌肉和硬膜密封剂来修补硬膜缺损。然后将肌肉松解复原至其解剖位置。必须注意不要在肌肉层之间留下死腔，

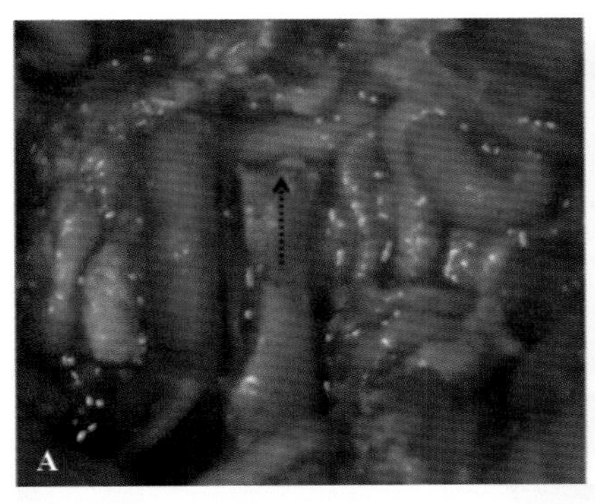

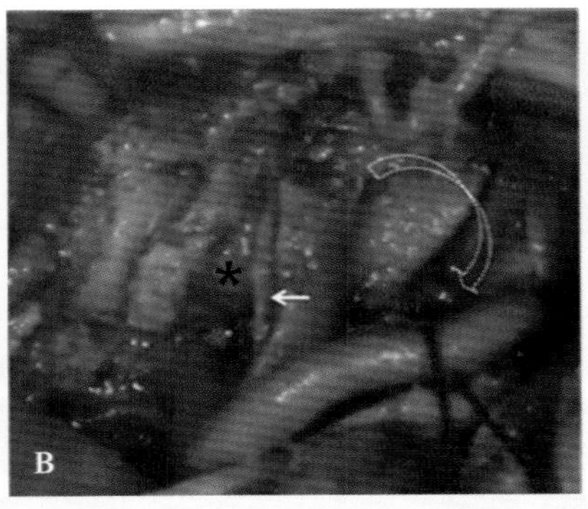

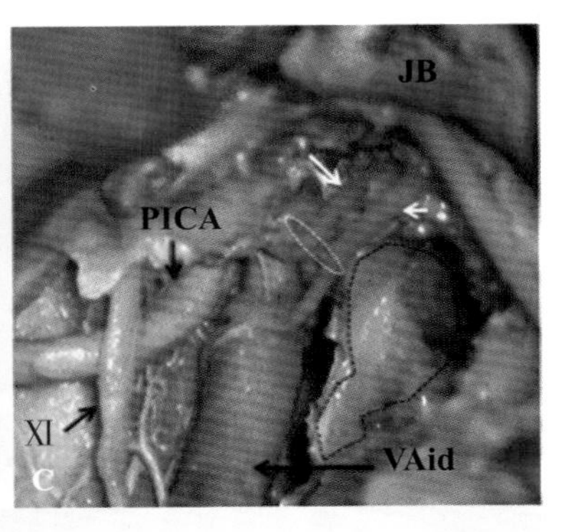

▲ 图 20-4　骨性结构解剖

A. 打开 C_1 的横突孔，可见位于其中的椎动脉(黑虚箭); B. 椎动脉的下内侧移位(白虚箭); C_1 神经根(白箭); 枕髁(黑星号); C. 部分切除枕髁，显示舌下神经管（白虚线圆圈），神经（白箭）及颈静脉球（JB）; 必须磨除枕髁的剩余部分（黑虚线区域）才能到达斜坡。出于解剖学目的移除硬脑膜，显示椎动脉（VAid）、副神经（XI）和小脑后下动脉（PICA）的硬膜内节段

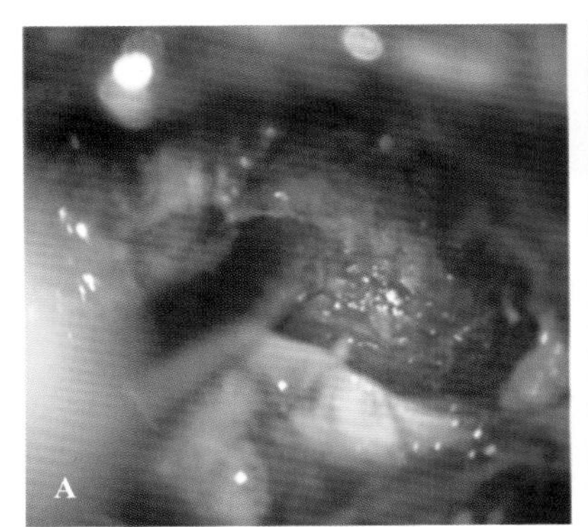

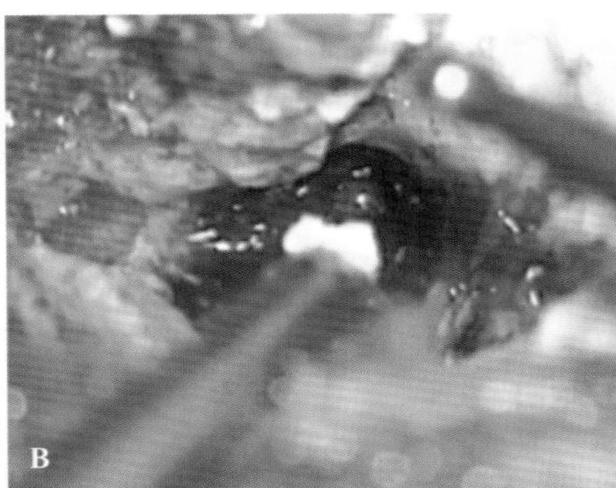

◀ 图 20-5　肿瘤切除

A. 显示是正常的骨组织; B. 进一步的磨除显示出多个肿瘤岛

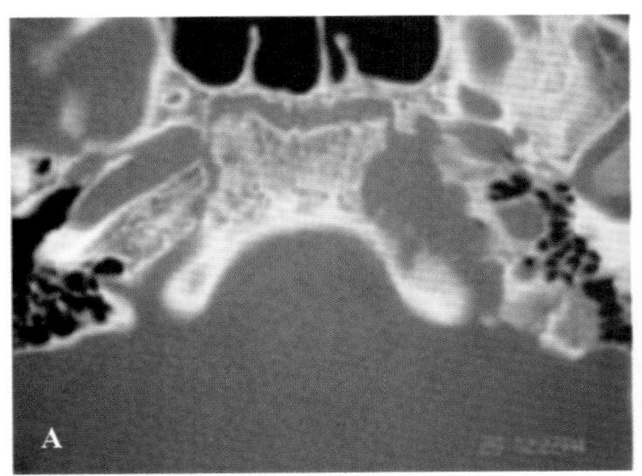

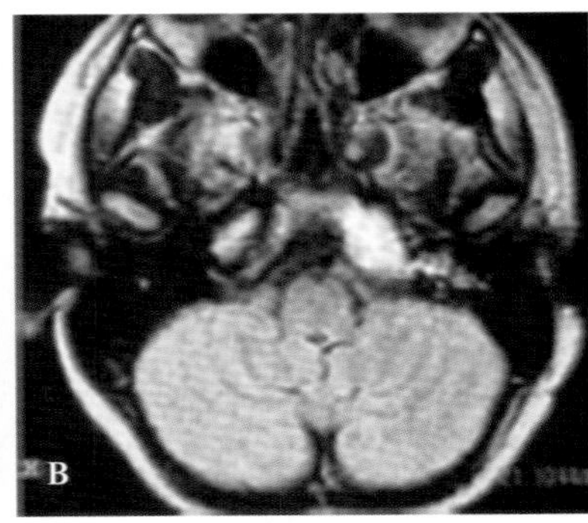

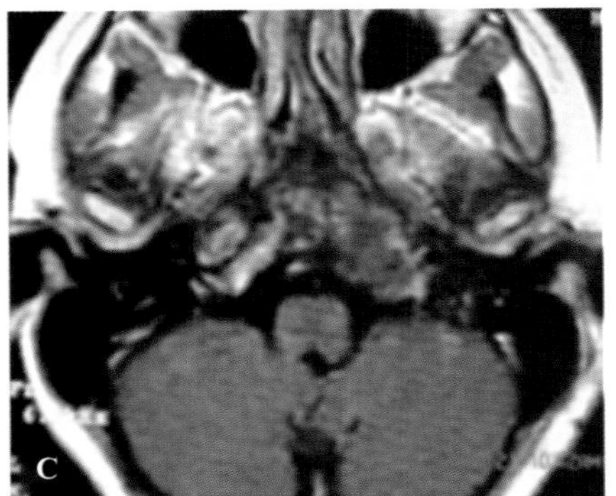

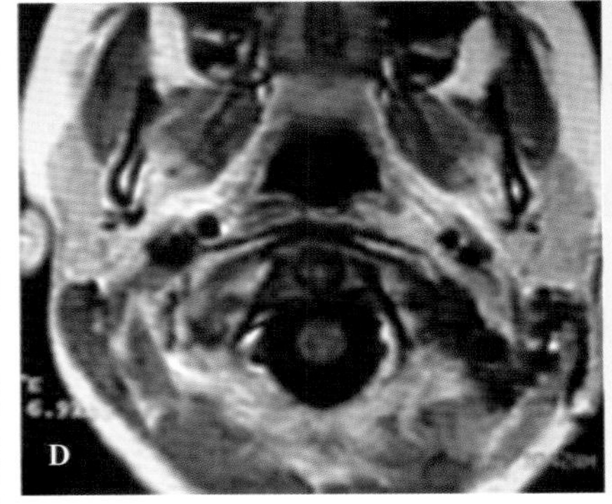

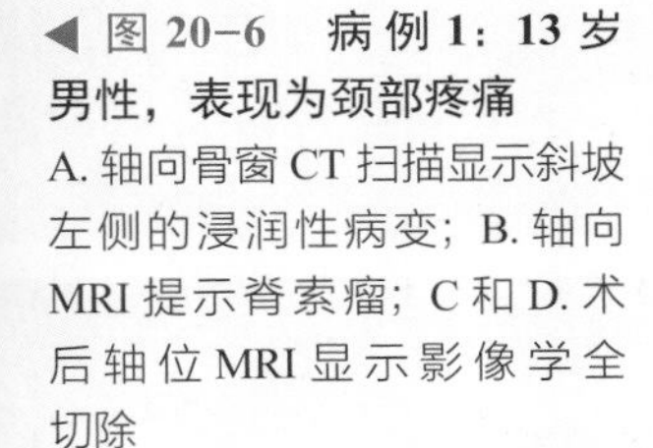

◀ 图 20-6　病例 1：13 岁男性，表现为颈部疼痛

A. 轴向骨窗 CT 扫描显示斜坡左侧的浸润性病变; B. 轴向 MRI 提示脊索瘤; C 和 D. 术后轴位 MRI 显示影像学全切除

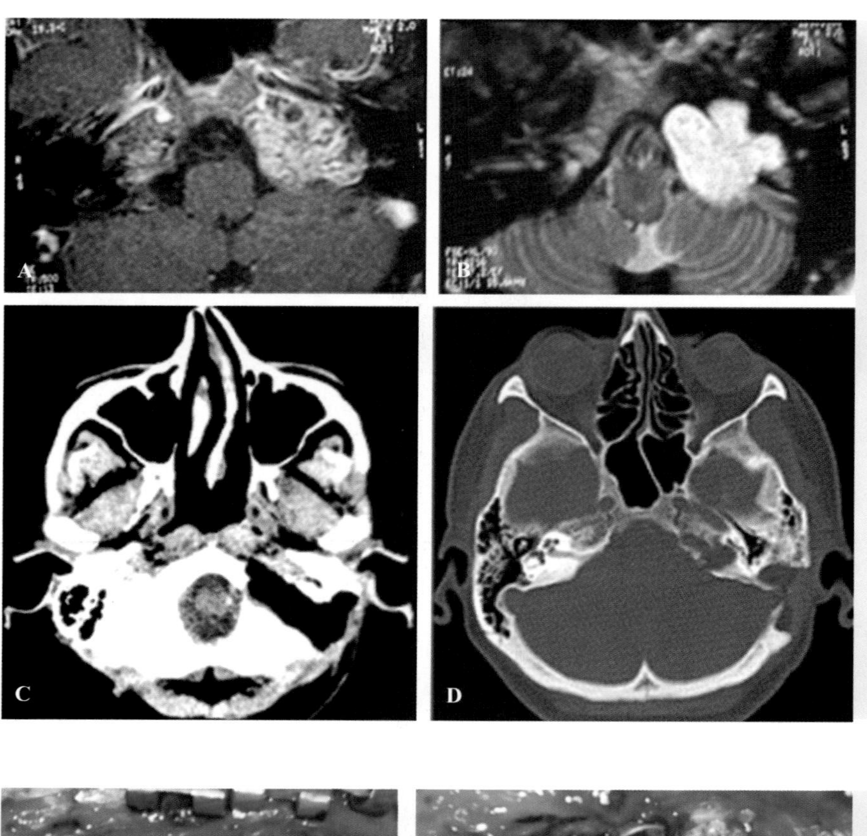

◀ **图 20-7　病例 2，53 岁男性，表现为颈痛和舌下神经麻痹**
A 和 B. 轴向 MRI 显示左侧的扩张性病变，提示脊索瘤；C 和 D. 轴向 CT 扫描显示病灶影像学全切除

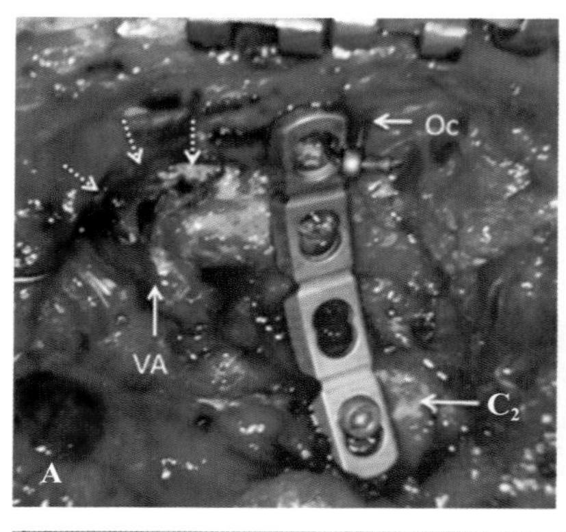

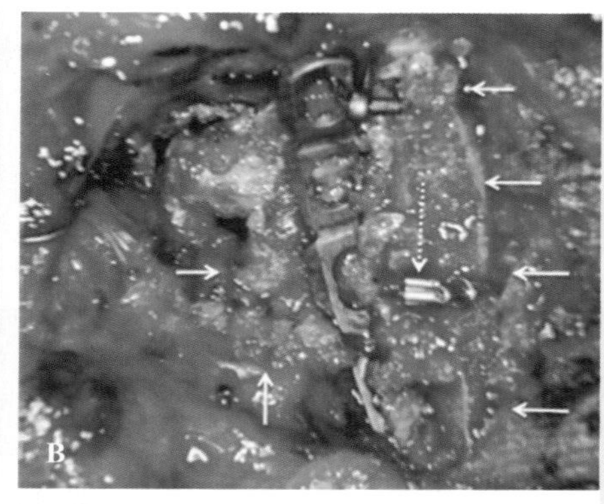

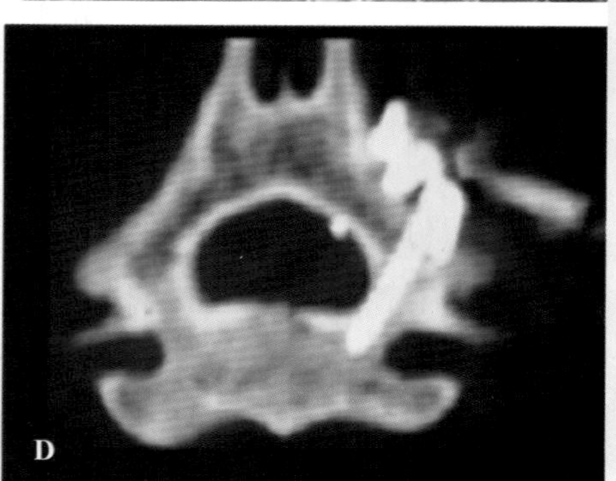

◀ **图 20-8　颅颈交界的固定**
A. 用钛缆（Oc）将钛板固定在枕骨上，用螺钉（C_2）将 C_2 固定在枕骨上；注意椎动脉（VA）复位至其解剖位置和剩余的枕骨髁（白虚箭）；B. 固定在椎板上的皮质骨移植物（白虚箭）和围绕它的松质骨骨块（白箭）；C. 术后冠状位 CT 扫描显示钛板如何弯曲以适应患者的解剖结构；D. 术后轴向 CT 扫描显示 C_2 螺钉

避免形成积液[18]。

五、并发症

尽管经髁入路与其他侧向入路相比有诸多优势，但它仍可能导致并发症的发生。根据我们的经验，最常见的是脑脊液漏，可以通过之前介绍的封堵技术来减少这种情况的发生。如果存在脑脊液漏，通过限制液体摄入和加压包扎，大多数病例脑脊液漏可以自行停止。少数病例需行腰大池引流 3 ～ 5 天。由于乳突气房的开放，需预防性使用抗生素 5 天（以切皮前的第一次剂量为准），以防止局部感染和脑膜炎。在没有进行颅骨固定的情况下，患者可能出现颈椎不稳，需进行枕颈融合。椎动脉损伤是一种罕见的并发症，当接近血管，特别将其自横突孔内松解的时候可能发生，可以通过长期的外科训练和细致的术中操作来避免。

参考文献

[1] Bertalanffy H, Seeger W. The dorsolateral, suboccipital, transcondylar approach to the lower clivus and anterior portion of the craniocervical junction. Neurosurgery. 1991; 29(6):815–821

[2] Fox JL. Obliteration of midline vertebral artery aneurysm via basilar craniectomy. J Neurosurg. 1967; 26(4):406–412

[3] Hakuba A, Komiyama M, Tsujimoto T, et al. Transuncodiscal approach to dumbbell tumors of the cervical spinal canal. J Neurosurg. 1984; 61(6):1100–1106

[4] Heros RC. Lateral suboccipital approach for vertebral and vertebrobasilar artery lesions. J Neurosurg. 1986; 64(4): 559–562

[5] Menezes AH, VanGilder JC. Transoral–transpharyngeal approach to the anterior craniocervical junction. Ten–year experience with 72 patients. J Neurosurg. 1988; 69(6): 895–903

[6] Menezes AH, VanGilder JC, Clark CR, el–Khoury G. Odontoid upward migration in rheumatoid arthritis. An analysis of 45 patients with “cranial settling”. J Neurosurg. 1985; 63(4):500–509

[7] Miller JD, al–Mefty O, Middleton TH, III. Synovial cyst at the craniovertebral junction. Surg Neurol. 1989; 31(3): 239–242

[8] Borba LAB, Colli BO, Al–Mefty O. Skull base chordomas. Neurosurg Q. 2001; 11(2):124–139

[9] Krayenbulhl H, Yasargil MG. Cranial chordomas. Prog Neurol Surg. 1975; 6:380–434

[10] Colli B, Al–Mefty O. Chordomas of the craniocervical junction: follow–up review and prognostic factors. J Neurosurg. 2001; 95(6):933–943

[11] Al–Mefty O, Borba LAB. Skull base chordomas: a management challenge. J Neurosurg. 1997; 86(2):182–189

[12] Sen C, Shrivastava R, Anwar S, Triana A. Lateral transcondylar approach for tumors at the anterior aspect of the craniovertebral junction. Neurosurgery. 2010; 66(3) Suppl:104–112

[13] Wen HT, Rhoton AL, Jr, Katsuta T, de Oliveira E. Microsurgical anatomy of the transcondylar, supracondylar, and paracondylar extensions of the far–lateral approach. J Neurosurg. 1997; 87(4):555–585

[14] Al–Mefty O, Borba LAB, Aoki N, Angtuaco E, Pait TG. The transcondylar approach to extradural nonneoplastic lesions of the craniovertebral junction. J Neurosurg. 1996; 84(1):1–6

[15] Sen CN, Sekhar LN. An extreme lateral approach to intradural lesions of the cervical spine and foramen magnum. Neurosurgery. 1990; 27(2):197–204

[16] Arnautović KI, al–Mefty O, Pait TG, Krisht AF, Husain MM. The suboccipital cavernous sinus. J Neurosurg. 1997; 86(2): 252–262

[17] Pait TG, Al–Mefty O, Boop FA, Arnautovic KI, Rahman S, Ceola W. Inside–outside technique for posterior occipitocervical spine instrumentation and stabilization: preliminary results. J Neurosurg. 1999; 90(1) Suppl:1–7

[18] Borba LAB, Guimarães RMR, Moro MS, et al. Meningioma da região do forame magno. J Bras Neurocirurg. 2004; 15(3):112–118

第21章 脊索瘤切除术后的颅颈重建

Craniovertebral Reconstruction after Chordoma Resection

Thomas Kosztowski，Jay W. Rhee，Mohamad Bydon，Benjamin D. Elder，Ziya L. Gokaslan 著
黄 鹤 译
刘 庆 校

概 要

颅颈交界区包括从颅底和枕骨大孔到 C_1 和 C_2（即寰椎和枢椎）的区域。该区域脊索瘤可通过多种手术入路显露。颅颈交界区的生物力学是非常复杂的。该区域的重建取决于手术骨质切除的范围和由此导致的不稳定程度。我们在采取固定时必须牢记，该区域在生理状态下运动幅度较大，枕颈关节骨质改变和固定时，其运动将受到明显限制。

关键词：颅颈交界，齿状突，枕髁，枕颈固定，经口经咽入路

一、概述

颅颈交界区是指从颅底枕骨大孔至 C_1、C_2（即寰椎、枢椎）的神经轴区域。该区域骨质围绕的神经结构包括延髓、延颈交界及上颈髓。

颅底蝶枕区是脊索瘤的第二好发区域，事实上，约35%的脊索瘤发生在斜坡[1-5]。尽管脊索瘤中，性别比为2∶1，男性占优势，但位于颅颈交界区的脊索瘤的性别比例则更为均等。骶骨脊索瘤最常发生在60—70岁的患者，而颅颈交界区脊索瘤以40—60岁为发病高峰[6]。

起初颅颈交界区脊索瘤只做单纯的后路减压融合，因此患者的预后很差[7]。直到后来才开始采取广泛切除作为该区域脊索瘤的治疗方法[7, 8]。我们将在本章中介绍颅颈交界区的手术入路及相关固定技术。

二、临床表现

颅颈交界区脊索瘤的患者可出现脑干、脑神经、颈髓及其神经根、血管受压的表现。脊索瘤隐匿且生长缓慢，通常首发症状表现为颈部疼痛[7]。颅颈交界区肿瘤可引起颅颈骨质失稳，导致颅底凹陷、寰枕及寰枢椎不稳。生长缓慢的肿瘤，如脊索瘤，可以具有典型的顺时针运动受累表现，先累及同侧上肢，然后累及同侧下肢，继而累及对侧下肢，最后累及对侧上肢[9]。然而此种典型表现并不十分常见，患

者更容易出现其他症状，如颈部僵硬/疼痛、后组脑神经功能障碍、上肢肌肉萎缩无力、共济失调、辨距不良、步态紊乱(如痉挛性步态)、锥体束征和四肢感觉异常[10]。患者可出现 C_2 皮节及枕下区疼痛。由痉挛状态引起的无力和手部僵硬是最常见的运动症状[11]。在一组病例中，多达90%的患者出现了脊髓受累的症状和体征[12]。部分延颈交界区肿瘤患者可出现颈部疼痛、手部肌肉萎缩无力、下肢僵硬的一组综合征[13]。膀胱性尿失禁不常见，但患者可出现尿急。部分患者可出现呼吸骤停而导致病情急剧恶化甚至死亡[14]。

三、手术入路

颅颈交界区手术入路有五种：后方、前方、前外侧、侧方、后外侧。后正中入路可以直接显露颅颈交界区后方，并可以在整块切除脊索瘤导致脊柱不稳之前行后路内固定。前方和前外侧入路也被大量使用，因为脊柱的前方椎体及附件常被脊索瘤浸润，而从脊髓腹侧整块切除肿瘤更有利于保护脊髓。前方入路包括经口入路及其改良入路。前外侧入路包括咽外经颈和下颌骨旋转经颈入路。后外侧入路包括远/极外侧经髁入路。侧方入路可直接到达椎动脉。

(一)后正中入路

后正中入路是神经外科最常用的手术入路之一，因此这里需要对其做一点简要的解释。它可以显露枕骨大孔后缘和颈椎的后部及外侧部。后方入路可以对神经组织进行后方减压，还可以用于切除不完全包绕椎管的肿瘤。这种入路适合后方结构受累的病变，但不适合前方累及较多的病变，因为它会导致脑干和颈髓的过度牵拉。无论脊索瘤是否累及后方结构，后路都是非常重要的手术入路，因为必要时它可以为后路枕颈固定和融合提供良好的暴露。

后正中入路中，患者采取俯卧位 Mayfield 头架固定头部，头部不宜过度屈曲，术中如果需要内固定，宜采用中立位，否则会影响患者术后维持正常的生理头位。切口线从枕外隆突至上颈椎，应严格沿项韧带分离肌肉以减少出血。将枕骨鳞部、枕骨大孔后缘及上颈椎棘突椎板切除，以便全切肿瘤。由于脊髓通常位于肿瘤的后方，不建议采用后方入路切除肿瘤，以免损伤脊髓。但是后方的骨质减压及内固定可以采用此入路进行。

(二)前方入路

前外侧入路和前方入路常用于切除颅颈交界区脊索瘤。经口咽入路提供了颅颈交界区从斜坡下1/3到 C_2 椎体的腹侧暴露[15]，尤其适用于起源于脑干及上颈髓腹侧脊索瘤的切除。经口咽入路由于椎动脉和咽鼓管的阻挡，外侧显露困难。病变内侧或前方的血管结构，可以影响该手术入路的暴露，且不容易控制术中出血。

自从麻醉过程中应用柔性气管导管以来，术中已经很少需要进行气管切开[16]。手术显微镜、McGarver 和 Crockard 牵开器的使用，更有利于该入路的应用。图像引导立体定向导航[17-19]、术中磁共振成像[20]、内镜[21]等其他技术的发展，可以显著改善手术视野，且减少骨质切除的范围。将显露的范围扩大到 C_4 水平而不切开舌肌[16]，可以减少相关并发症，是该入路的另一进步。

前方入路的手术并发症发生率很高，但多年来一直在改善[15, 16, 22]。在进入脊柱腹侧前，该入路必须经过一个固有的污染区域，因此有必要对患者的鼻咽部进行常规的感染筛查，否则术后感染的风险可能很高。对于硬膜下病变，应避免使用经口咽入路，因为多数情况下难以实现硬膜的不露水严密缝合[23-28]，且术后脑膜炎的发生概率非常高，尤其在硬膜下病变及硬膜受累时[29-31]。此外，对于张口宽度小于2.5cm或严重的咬合不正，不能使用该入路。腭切除可改善显露，但可能导致术后严重的口腭功能障碍。

颅颈交界区脊索瘤切除术后脊柱失稳十分常见[32]，超过2/3者需要后路固定融合[16, 33]。关于选择一期固定还是二期固定，文献中还存在争议[33]。不论如何，如果在致失稳操作之前即有脊柱不稳，则应引起重视。

经口咽入路切除颅颈交界区脊索瘤时，采用仰卧位，颈部稍后伸。术中将气管插管移位，同时可以通过经鼻腔至咽部的橡胶管将软腭抬起，以获得更好的显露。自动牵开器撑开口腔，并经常检查软组织，以免造成过度牵拉。

C_1前弓可以通过咽后壁触诊定位，还可以通过喉镜再次确认。定位后，在中线处切开咽后壁，骨膜下剥离黏膜及椎前肌，形成黏膜–骨膜层。软腭可以在正中分开以便向上或向下显露。剥离颈长肌显露下斜坡、C_1前弓及齿状突，以便切除该区域内脊索瘤，骨切除的范围也可延伸至C_2水平。在肿瘤切除过程中，应避免损伤后组脑神经、颈内动脉和颈内静脉。肿瘤切除后用脂肪填充术腔，黏膜和咽后组织用可吸收线间断缝合。

1. 经口经唇下颌经咽入路

经口经唇下颌经咽入路显露范围更低，从下1/3斜坡直至上颈部。经口入路可以通过切开下颌骨，向下暴露更大的范围[11, 34-40]。经口经唇下颌经咽入路与经口咽入路适应证一致，但是感染风险增高。由于术后咽部及喉头水肿，术前宜留置胃管及行气管切开。同时该入路还增加咬合不正、舌功能障碍、吞咽障碍、发声困难及感染等风险。

术中患者取仰卧位，颈部微伸，颌部、上颈部和咽部消毒准备，在下唇牙槽处切开黏膜，骨膜下分离，将下颌骨显露至颏孔。梯形截骨切开下颌骨，如果显露仍不够充分，舌肌可以在中线做较低的分离，使显露低至杓状软骨水平，最后打开咽后壁，按照前述方法进行手术。

肿瘤切除后，对咽后壁、舌肌和下颌骨复位，下唇牙槽处用可吸收线缝合，复位唇部，尤其是唇红缘。术后软组织肿胀可影响气道，因此常需要气管切开，同时有必要行肠内营养。

2. 经口咽扩大上颌骨切开入路

正如下颌骨切开可以增加下方的暴露，上颌骨切开同样可以突破经口咽向上暴露的极限，显露的范围可扩展至斜坡的大部[11, 35-37, 39, 41-43]。有三种类型的颌骨切开方式。Le Fort Ⅰ型截骨术需要将上颌骨和硬腭整体移向口腔，但是该截骨方式中下颌骨切开向下，导致牙齿闭合，有可能会遮挡术野，同时有较高的口腭并发症。另一种方法是Le Fort Ⅰ型截骨术联合中线截骨并软、硬腭分离，继而将双侧上颌骨向下外侧移位。第三种方法是Le Fort Ⅰ型截骨术联合硬腭中线截骨，单侧上颌骨切开向下外侧移位但是附着在完整软腭上。需要指出的是，第三种方法的优点是单侧截骨，保留软腭，术后口腭功能恢复较快，因此应作为首选。

与其他经口咽入路相比，经口咽上颌骨切开入路的缺点是伤口感染风险更高，同时可能导致吞咽困难和言语困难，尤其是在软腭分离时。

术中患者采用仰卧位，颈部微伸，面部、颌部、上颈部和口咽消毒准备。在上唇沿着牙槽及上颌结节边缘处切开黏膜，然后在骨膜下将牙槽撑至鼻腔开口的程度。同时沿中线将硬腭表面黏膜切开，抬起黏膜。单侧Le Fort Ⅰ型截骨术还在切牙和硬腭间作中线矢状方向截骨，上颌骨从翼突上分离向下外侧移位，但是仍附着在完整的软腭上，继而显露后鼻咽。如果还需更多的暴露，方可去除鼻中隔。接下来，就可以打开咽后壁，按照之前描述的方法进行显露。肿瘤切除后，咽后壁缝合，鼻中隔、上颌骨复位，可吸收线缝合硬腭和唇部黏膜。

术后确保口腔、鼻腔黏膜愈合良好。可能需要气管切开直至咽部肿胀消退，同样需要进行肠内营养。

（三）前外侧入路

1. 下颌骨移位经颈入路

尽管前方经口咽入路为切除腹侧脊索瘤提供了直接显露，但是其显露范围有限且并发症发生率较高。前外侧入路采用经颈入路，通过颈部组织显露颅颈交界区。下颌骨移位经颈入路通过上颈部皮肌瓣，分离下颌骨并向外侧移位，显露的范围上方至颞下窝，下方至上颈椎椎体，提供进入迷路下、下斜坡、C_1 前外侧、齿状突和上颈椎的通路[44]。该入路有着出色的血管控制能力，下颌骨移位经颈入路适合过大或者偏外侧的脊索瘤，与标准经口入路不同，该入路也可用于累及血管结构的脊索瘤。该入路术中可以做到整块切除肿瘤，同时行前路固定融合。

下颌骨移位经颈入路技术难度大且有很多潜在并发症，包括舌咽神经及咽鼓管损伤、牙齿咬合不正、口咽功能障碍、言语障碍，术后可能需要临时行气管切开术及胃造瘘术。

术中患者采取仰卧位，颈部微伸，颈部、口咽部消毒准备。手术切口从下唇中线向下延伸至舌骨水平，继而横向外侧至胸锁乳突肌前缘，再沿胸锁乳突肌前缘至乳突。切开颈阔肌，解剖显露下颌下腺，通过横向牵拉胸锁乳突肌，暴露颈动脉鞘。分离二腹肌，继而将下颌舌骨肌与舌骨分离，同时将颏舌骨肌与下颌骨分离。注意避免舌下神经损伤。骨膜下分离显露下颌骨，对下颌骨进行阶梯式截骨，分开下颌骨后，在舌下方中线处开始围绕舌至扁桃体切开，最后将一侧下颌骨连同皮肌瓣向外侧牵开，从而使口咽和上颈咽部相通。下颌骨移位常被腭肌和咽鼓管影响，如果影响暴露，颈外动脉分支可以予以结扎并离断，也可以剥离茎突附着肌肉。后组脑神经必须仔细辨认并加以保护。咽鼓管、软腭和腭肌应尽量予以保护。切开咽后壁同时牵开颈前肌，即可显露斜坡和上颈椎，继而切除肿瘤。肿瘤切除后，咽部结构以及分开的下颌舌骨肌和二腹肌予以解剖复位，下颌骨用连接板重新连接，口腔黏膜和唇部用可吸收线缝合，同样颈部颈阔肌复位，皮肤缝合。

2. 前外侧咽后经颈入路

经口咽入路的感染风险和术后并发症，促使了前外侧咽后经颈入路的发展。通过前外侧咽后经颈途径，可以避免经过口咽。该入路可以暴露下斜坡、C_1 前外侧部、齿状突和上颈椎。

前外侧咽后经颈入路可以经颈内动脉鞘内侧[45–49]或外侧[46, 50–52]进入。经内侧可以更直接显露脊柱，但需要暴露颈内动脉、舌下神经、喉部血管神经，易造成这些结构损伤。经颈内动脉外侧仅需要解剖副神经，但是因切线到达脊柱前区，采取外侧入路更为合适。

前外侧咽后经颈入路最常见的并发症包括咽部肿胀、面神经下颌缘支损伤[53]。该入路经过的重要结构有颈内动脉、椎动脉、颈内静脉、后组脑神经和咽鼓管等。

术中患者采取仰卧位，颈部微伸，头部向对侧旋转 30°。皮肤切口从下颌骨下方中线位置开始水平向外，沿下颌骨体部下缘达乳突，继而向下沿胸锁乳突肌后缘至锁骨。颈阔肌打开后，通过解剖下颌下三角，将颈内动脉鞘牵至外侧，气管食管鞘牵至内侧。显露过程中，应注意保护下颌下腺及面神经下颌缘支。同时注意保护经过茎突舌骨肌和二腹肌下方的舌下神经。为了增加显露，可能需要结扎或分离部分颈外动脉分支。喉上神经通常位于颈内动脉深部。通过触摸 C_1 前弓进行定位，沿中线至咽后层面，将咽部黏膜和颈长肌牵向内侧，即可显露肿瘤。术后行前路关节融合术以便在腹侧重建脊柱稳定性，继而复位颈部肌肉同时缝合皮肤。

（四）外侧经颈入路

外侧经颈入路可以显露下斜坡、枕骨大孔外侧及 C_1 和上颈部外侧区域。为显露斜坡可能需要广泛切除岩骨，以便暴露位于脑干及上颈髓腹侧及腹外侧区域的颅颈交界区脊索瘤。该入路可以显露椎动脉，以便更好地控制术中出血。尤其适合切除向外侧累及椎动脉的肿瘤。该入路通过最短的路径，提供了广泛的手术显露，同时减少了对脊髓的影响。如果椎体、椎间盘和对侧侧块关节保留，这种入路也可以避免产生脊柱不稳，因为单纯切除肿瘤同侧骨质通常不会显著影响脊柱稳定性[52, 54, 55]。术中同时行融合手术可能很困难，但当后路融合失败或不合适时，也可行寰枢椎融合术[56]。

术中患者采取侧卧位，颈部过伸，切口线沿胸锁乳突肌前缘从环状软骨至乳突，继而沿颅底向后方延伸约 8cm。切开颈阔肌，分开胸锁乳突肌，将颈阔肌、胸锁乳突肌和头夹肌向后牵拉，并分离副神经以避免其损伤。轻轻牵开颈内静脉和颈深肌，触摸确定 C_1 和 C_2 横突后，打开表面覆盖筋膜，并骨膜下分离附着肌肉，尤其注意保护椎动脉。骨质显露范围从枕骨大孔直至 C_3 水平。肿瘤切除后，复位肌肉并缝合皮肤。

（五）后外侧入路

后外侧入路能提供枕骨大孔腹外侧和上颈椎水平的显露。如果肿瘤切除导致不稳，该入路可同时行枕颈融合。病变位于脑干或颈髓正腹侧，则不应采用该入路，因为为了全切肿瘤可能会对其造成过度牵拉。

（六）远 / 极外侧经髁入路

远外侧经髁入路提供斜坡下 1/3、延髓脑桥交界、枕骨大孔前外侧的显露。还能提供脑干前外侧的广泛侧向暴露[23, 57–59]。极外侧入路则可以提供枕骨大孔正前方及对侧寰枕关节及下斜坡的显露。也可以用于切除前方中线甚至向对侧生长的脊索瘤。远 / 极外侧经髁入路通过轻微的脑干牵拉，即能达到椎动脉和后组脑神经的良好显露。

远外侧经髁入路和极外侧经髁入路主要区别在于肌肉解剖分离的范围不同。可将其与其他入路相结合，进一步增加颅后窝显露[60, 61]。这些入路本身并不会造成颅颈交界区不稳，但是如果切除了额外的脊柱结构导致不稳，则可以考虑枕颈融合[62]。术中可以切除齿状突[62]。此外在磨除枕髁时应注意位于前 1/3 和上半部的舌下神经。枕髁后 2/3 可以安全切除，但是过多的枕髁切除会导致寰枕关节失稳，通常少于 1/3 的枕髁切除，不会影响稳定性。

四、颅颈交界区生物力学

颅颈交界区由枕骨（O）、寰椎（C_1）和枢椎（C_2）及其韧带和关节组成。总的来说，这些结构具有独特的生物力学特性，比颈椎的其他任何部分具有更大的活动性[63]。

枕髁位于枕骨大孔外侧、寰椎侧块上关节面上方，与寰椎侧块共同形成寰枕关节。枕骨包括中线上从枕外隆突至枕骨大孔的枕外棘，该结构较厚，可以提供较稳定的骨质固定。寰椎没有椎体结构，因为其胚胎残余形成枢椎齿状突，但是有两个由前后弓连接的侧块，形成环形结构。寰椎侧块向上向下分别形成寰枕关节和寰枢关节，前弓和枢椎的齿状突形成寰齿关节，共同构成颅颈交界区五个滑膜关节。

枢椎有由齿状突构成的椎体，其位于寰椎前弓背侧，与其形成寰齿关节。枢椎侧块包含上下关节突，分别与寰椎和 C_3 形成关节面。侧块外侧中心形成横突孔，内有椎动脉穿行，在行枢椎固定时应注意避免其损伤。

颅颈交界区韧带能够为其提供更强的稳定性，包括囊韧带、齿突尖韧带、翼状韧带、十字韧带、覆膜、寰枢椎附件韧带和前后寰枕筋膜[64]。

囊韧带维持正确的关节面对合，其内包含滑液。十字韧带由垂直部和水平部构成，在齿状突后方交叉。水平部或者称为横韧带在齿状突后方横向延伸，连接寰椎侧块内侧面骨性凸起，其将齿状突固定在寰椎前弓关节面上，对于寰枢椎稳定性至关重要。十字韧带垂直部上方韧带附着在覆膜和齿状突韧带之间的斜坡上，而下部则附着在枢椎椎体上。十字韧带允许寰枢椎轴向旋转和侧向屈曲，同时限制其前屈。

翼状韧带是成对结构，从齿状突向寰椎侧块和枕髁延伸，其可以在头部轴向旋转、侧屈、前屈–后伸运动中提供稳定支持。覆膜是后纵韧带向上的延伸，逐渐与硬脑膜融合。之前的研究推测覆膜在颅颈交界区稳定性中起着重要作用，最近的证据表明，其不一定限制颈椎的屈曲运动，而主要是防止齿状突向椎管内移位[65]。寰枢椎附件韧带附着于枢椎椎体和寰椎侧块，主要作用是与翼状韧带一起维持旋转稳定性。

寰枕前筋膜附着于枕骨大孔前缘和前弓之间，而寰枕后筋膜附着于枕骨大孔后缘和后弓之间，齿突尖韧带从齿突尖至枕骨基底部，三者共同维持颅颈交界区的边缘稳定性。

五、颅颈交界区重建

在计划行颅颈交界区内固定时，首先要考虑到该区域存在广泛的关节活动，改变这些关节结构或行内固定后，必将会对其活动范围产生显著影响。如果手术对颅颈交界区稳定性影响不大，可采取术后随访观察，尽量不固定。但是如果已经存在明显不稳或术后不稳定且产生了相应症状，应予以内固定。颅颈交界区内固定融合术通常采用的是后正中入路，但是如果肿瘤切除过程中采用的是枕下远外侧入路或后外侧入路，同样可以实施内固定融合。

固定材料包括螺钉、连接杆、固定板、钢丝及线圈。局部植骨可以促进骨融合，从而提供长期的稳定性。尽管内固定技术在不断进步，颅颈交界区固定融合失败率仍在 5% ～ 30% 之间[66]。植骨材料可以采用局部自体骨（椎板切除术后）、髂嵴、肋骨和腓骨，此外还可以采用同种异体骨。

后正中入路采用枕外隆突至上颈椎直切口，沿斜方肌和颈部肌中线无血管平面分离进入，可以避免出血和肌纤维热灼伤。骨膜下分离显露枕骨、枕骨大孔边缘、上颈椎棘突及椎板。如果采用线缆技术进行固定，则应在枕骨中线两侧各钻一孔，且与颈椎固定线缆或螺钉对齐，从而固定枕颈棒、骨移植物或成型环。

螺钉固定的枕骨板可以作为枕骨线缆的替代品，通常枕外棘中线处较厚，平均 10 ～ 18mm，向两侧则变薄[67]。如果 C_1 侧块保留，可以置入 22mm 侧块螺钉；如果 C_2 椎弓根保留，可以置入 26 ～ 28mm 椎弓根螺钉。对于下颈椎，可以采用标准的侧块螺钉内固定技术。枕骨板与上颈椎螺钉通过连接杆连接，从而为颅颈提供稳定性支持。

除了后路固定融合技术，还有前路重建技术，包括固定板、钛笼及骨移植物，这些技术同样可以用于下颈椎前路内固定中。

内固定术后应考虑佩戴颈椎外固定支具以提高骨性融合率。

六、典型病例

31 岁女性在外院诊断为 C_2 骨折不愈合，采用 Halo 环治疗，颈部疼痛进行性加重。体查神经功能正常。影像资料（图 21–1 至图 21–3）和 CT 引导下穿刺活检支持颈脊索瘤。

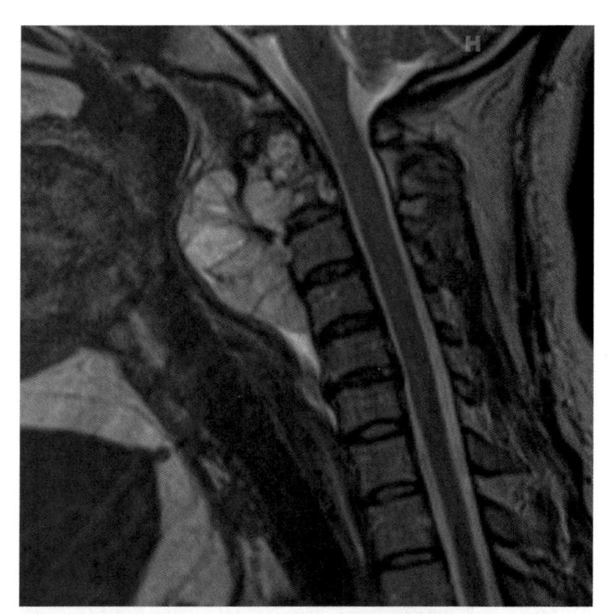

▲ **图 21-1　T_2 加权像显示病变呈高信号，侵犯 C_2 椎体和椎间隙**

椎体前方受累至 C_4/C_5 椎间盘水平，病变无强化。手术实施的 4 个步骤。①切除 C_1 ~ C_5 背侧硬脊膜囊和椎动脉周围骨质，切断双侧 C_2、C_3 神经根。使用枕骨板和 T_1 ~ T_4 椎弓根螺钉内固定（图 21-2）。②扩大鼻内镜入路行中下斜坡切除、双侧枕髁内侧切除、C_1 前弓切除和颅颈韧带切除。③ C_1 ~ C_4 椎体和上 2/3 C_5 椎体整块切除。④枕颈胸内固定并行腓骨植骨（图 21-3）

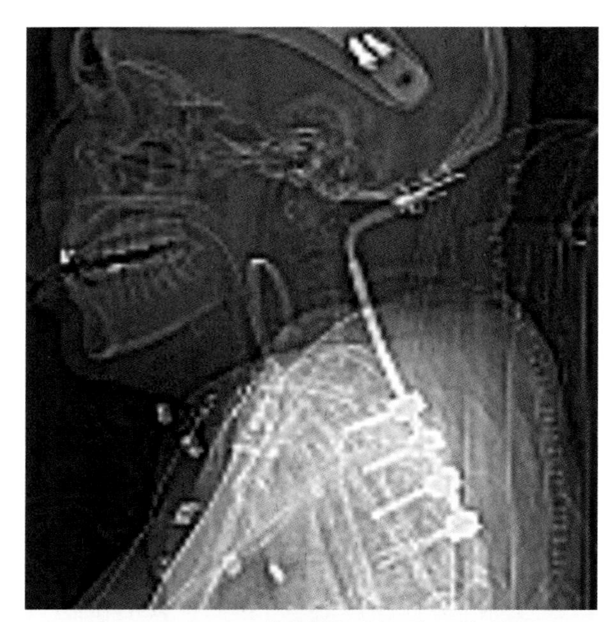

▲ **图 21-2　C_1–C_5 背侧骨质切除、枕骨板和 T_1 ～ T_4 椎弓根螺钉内固定术后侧位 X 线片**

围手术期至术后 6 月佩戴 Halo 环

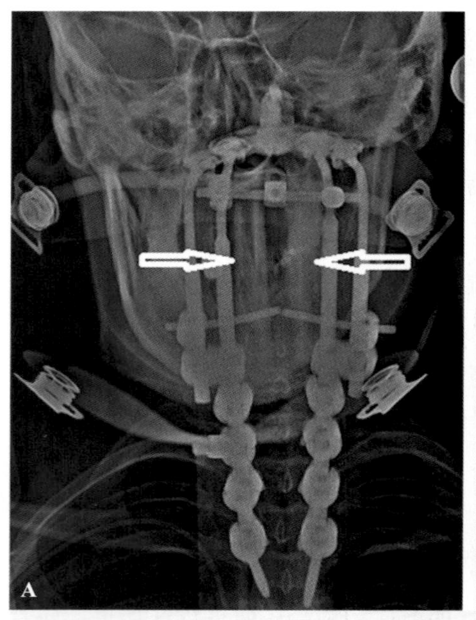

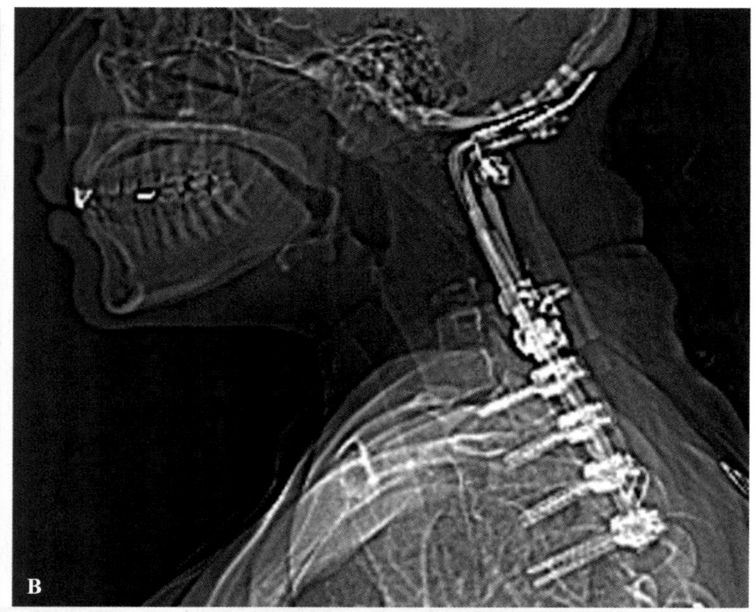

▲ **图 21-3　术后正位片（A）和术后侧位片（B）示两个枕骨板垂直重叠，通过 4 根钛棒连接到 T_1 ～ T_4 椎弓根螺钉。侧棒与 T_1 椎弓根螺钉内侧棒通过连接杆相连。双侧植入腓骨（箭头）上方连接枕骨基底，下方嵌入 C_7 椎板和 T_1 椎弓根之间**

七、结论

颅颈交界区脊索瘤手术切除难度较大，手术入路的选择主要取决于肿瘤的位置和毗邻的组织结构关系。不管哪一种手术入路均有较高的并发症发生率和致残率。术后导致该区域不稳定，有必要同时行内固定融合术。充分掌握各种内固定融合技术，方能胜任颅颈交界区脊索瘤的切除。

参考文献

[1] Sundaresan N, Galicich JH, Chu FC, Huvos AG. Spinal chordomas. J Neurosurg. 1979; 50(3):312–319
[2] Beaugié JM, Mann CV, Butler EC. Sacrococcygeal chordoma. Br J Surg. 1969; 56(8):586–588
[3] Chugh R, Tawbi H, Lucas DR, Biermann JS, Schuetze SM, Baker LH. Chordoma: the nonsarcoma primary bone tumor. Oncologist. 2007; 12(11):1344–1350
[4] Fourney DR, Gokaslan ZL. Current management of sacral chordoma. Neurosurg Focus. 2003; 15(2):E9
[5] Amendola BE, Amendola MA, Oliver E, McClatchey KD. Chordoma: role of radiation therapy. Radiology. 1986; 158(3):839–843
[6] Kalsi P. Craniovertebral junction chordomas. DC. In: F S, ed. Explicative Cases of Controversial Issues in Neurosurgery. Rijeka, Croatia: InTech; 2012.
[7] Ryu SI, Kim DH. Surgical approaches for decompression and fixation of the craniovertebral junction. In: Dickman C, Fehlings MG, Gokaslan ZL, eds. Spinal Cord and Spinal Column Tumors: Principles and Practice. New York, NY: Thieme; 2006420–436.
[8] Sciubba DM, Molina CA, Gokaslan ZL, Wolinsky J.–P. Primary osseous and metastatic neoplasms of bone at the craniovertebral junction. In: Bambakidis NC, Dickman CA, Spetzler RF, Sonntag VKH, eds. Surgery of the Craniovertebral Junction, second edition. New York, NY: Thieme; 2013:141–153
[9] Symonds CP, Meadows SP, Julian T.. Compression of the spinal cord in the neighborhood of the foramen magnum. Brain. 1937; 6:52–84
[10] Rhoton AL, Jr. The foramen magnum. Neurosurgery. 2000; 47(3) Suppl:S155–S193
[11] Menezes AH, Traynelis VC, Gantz BJ. Surgical approaches to the craniovertebral junction. Clin Neurosurg. 1994; 41:187–203
[12] Menezes AH, VanGilder JC, Graf CJ, McDonnell DE. Craniocervical abnormalities. A comprehensive surgical approach. J Neurosurg. 1980; 53(4):444–455
[13] Crockard HA, Heilman AE, Stevens JM. Progressive myelopathy secondary to odontoid fractures: clinical, radiological, and surgical features. J Neurosurg. 1993; 78(4):579–586
[14] VanGilder JC. AH M. Craniovertebral abnormalities and their neurosurgical management. In: HH S, WH S, eds. Operative Techniques in Neurosurgery. Philadelphia, PA: WB Saunders; 1998:1934–1946
[15] Menezes AH, VanGilder JC. Transoral–transpharyngeal approach to the anterior craniocervical junction. Ten–year experience with 72 patients. J Neurosurg. 1988; 69(6):895–903
[16] Hadley MN, Spetzler RF, Sonntag VK. The transoral approach to the superior cervical spine. A review of 53 cases of extradural cervicomedullary compression. J Neurosurg. 1989; 71(1):16–23
[17] Welch WC, Subach BR, Pollack IF, Jacobs GB. Frameless stereotactic guidance for surgery of the upper cervical spine. Neurosurgery. 1997; 40(5):958–963, discussion 963–964
[18] Vougioukas VI, Hubbe U, Schipper J, Spetzger U. Navigated transoral approach to the cranial base and the craniocervical junction: technical note. Neurosurgery. 2003; 52(1):247–250, discussion 251
[19] Veres R, Bagó A, Fedorcsák I. Early experiences with image–guided transoral surgery for the pathologies of the upper cervical spine. Spine. 2001; 26(12):1385–1388
[20] Kaibara T, Hurlbert RJ, Sutherland GR. Transoral resection of axial lesions augmented by intraoperative magnetic resonance imaging. Report of three cases. J Neurosurg. 2001; 95(2) Suppl:239–242
[21] Frempong–Boadu AK, Faunce WA, Fessler RG. Endoscopically assisted transoral–transpharyngeal approach to the craniovertebral junction. Neurosurgery. 2002; 51(5) Suppl: S60–S66
[22] Enepekides DJ, Donald PJ. Transoral approaches to the clivus and nasopharynx. Otolaryngol Clin North Am. 2001; 34(6): 1105–1121, ix
[23] Arnautović KI, Al–Mefty O, Husain M. Ventral foramen magnum meningiomas. J Neurosurg. 2000; 92(1) Suppl:71–80
[24] Crockard HA, Sen CN. The transoral approach for the management of intradural lesions at the craniovertebral junction: review of 7 cases. Neurosurgery. 1991; 28(1):88–97, discussion 97–98
[25] Guidetti B, Spallone A. Benign extramedullary tumors of the foramen magnum. Adv Tech Stand Neurosurg. 1988; 16:83–120
[26] Pásztor E, Vajda J, Piffkó P, Horváth M, Gádor I. Transoral surgery for craniocervical space–occupying processes. J Neurosurg. 1984; 60(2):276–281
[27] Goel A. Transoral approach for removal of intradural lesions at the craniocervical junction. Neurosurgery. 1991; 29(1): 155–156
[28] Apuzzo ML, Weiss MH, Heiden JS. Transoral exposure of the atlantoaxial region. Neurosurgery. 1978; 3(2):201–207
[29] Yamaura A, Makino H, Isobe K, Takashima T, Nakamura T, Takemiya S. Repair of cerebrospinal fluid fistula following

transoral transclival approach to a basilar aneurysm. Technical note. J Neurosurg. 1979; 50(6):834–838
[30] Hayakawa T, Kamikawa K, Ohnishi T, Yoshimine T. Prevention of postoperative complications after a transoral transclival approach to basilar aneurysms. Technical note. J Neurosurg. 1981; 54(5):699–703
[31] Guity A, Young PH. A new technique for closure of the dura following transsphenoidal and transclival operations. Technical note. J Neurosurg. 1990; 72(5):824–828
[32] Dickman CA, Apostolides PJ. FF M. Transoral approaches to the craniocervical junction. In: TA Z, ed. Anterior Approaches to the Spine. Vols. 1–13. Quality Medical Publishing; 1999
[33] Crockard HA, Pozo JL, Ransford AO, Stevens JM, Kendall BE, Essigman WK. Transoral decompression and posterior fusion for rheumatoid atlanto–axial subluxation. J Bone Joint Surg Br. 1986; 68(3):350–356
[34] Wood BG, Sadar ES, Levine HL, Dohn DF, Tucker HM. Surgical problems of the base of the skull. An interdisciplinary approach. Arch Otolaryngol. 1980; 106(1):1–5
[35] Honma G, Murota K, Shiba R, Kondo H. Mandible and tongue–splitting approach for giant cell tumor of axis. Spine. 1989; 14(11):1204–1210
[36] Menezes, AH. Transoral approaches to the clivus and upper cervical spine. In: Menezes AH, Sonntag VK, eds. Principles of Spine Surgery. New York, NY: McGraw–Hill; 1996: 1241–1251
[37] Arbit E, Patterson RH, Jr. Combined transoral and median labiomandibular glossotomy approach to the upper cervical spine. Neurosurgery. 1981; 8(6):672–674
[38] Uttley D, Moore A, Archer DJ. Surgical management of midline skull–base tumors: a new approach. J Neurosurg. 1989; 71(5 Pt 1):705–710
[39] Ammirati M, Bernardo A. Analytical evaluation of complex anterior approaches to the cranial base: an anatomic study. Neurosurgery. 1998; 43(6):1398–1407, discussion 1407–1408
[40] Beals SP, Joganic EF, Hamilton MG, Spetzler RF. Posterior skull base transfacial approaches. Clin Plast Surg. 1995; 22(3):491–511
[41] Sandor GK, Charles DA, Lawson VG, Tator CH. Trans oral approach to the nasopharynx and clivus using the Le Fort I osteotomy with midpalatal split. Int J Oral Maxillofac Surg. 1990; 19(6):352–355
[42] Bhangoo RS, Crockard HA. Transmaxillary anterior decompressions in patients with severe basilar impression. Clin Orthop Relat Res. 1999(359):115–125
[43] Brown DH. The Le Fort I maxillary osteotomy approach to surgery of the skull base. J Otolaryngol. 1989; 18(6):289–292
[44] Ammirati M, Ma J, Cheatham ML, Mei ZT, Bloch J, Becker DP. The mandibular swing–transcervical approach to the skull base: anatomical study. Technical note. J Neurosurg. 1993; 78(4):673–681
[45] Bailey RW, Badgley CE. Stabilization of the cervical spine by anterior fusion. J Bone Joint Surg Am. 1960; 42–A:565–594
[46] Laus M, Pignatti G, Malaguti MC, Alfonso C, Zappoli FA, Giunti A. Anterior extraoral surgery to the upper cervical spine. Spine. 1996; 21(14):1687–1693
[47] McAfee PC, Bohlman HH, Riley LH, Jr, Robinson RA, Southwick WO, Nachlas NE. The anterior retropharyngeal approach to the upper part of the cervical spine. J Bone Joint Surg Am. 1987; 69(9):1371–1383
[48] Cloward RB. The anterior approach for removal of ruptured cervical disks. 1958. J Neurosurg Spine. 2007; 6(5):496–511
[49] Lesoin F, Jomin M, Pellerin P, et al. Transclival transcervical approach to the upper cervical spine and clivus. Acta Neurochir (Wien). 1986; 80(3–4):100–104
[50] Whitesides TE, Jr, McDonald AP. Lateral retropharyngeal approach to the upper cervical spine. Orthop Clin North Am. 1978; 9(4):1115–1127
[51] Stevenson GC, Stoney RJ, Perkins RK, Adams JE. A transcervical transclival approach to the ventral surface of the brain stem for removal of a clivus chordoma. J Neurosurg. 1966; 24(2):544–551
[52] Shucart WA, Koeleveld R. Lateral Approaches to the Cervical Spine. Baltimore, MD: William and Wilkins; 1992
[53] de Andrade JR, Macnab I. Anterior occipito–cervical fusion using an extrapharyngeal exposure. J Bone Joint Surg Am. 1969; 51(8):1621–1626
[54] Sen C, Eisenberg M, Casden AM, Sundaresan N, Catalano PJ. Management of the vertebral artery in excision of extradural tumors of the cervical spine. Neurosurgery. 1995; 36(1):106–115, discussion 115–116
[55] Tedeschi H, Rhoton AL, Jr. Lateral approaches to the petroclival region. Surg Neurol. 1994; 41(3):180–216
[56] Shucart WA, Borden JA. Lateral Approaches to the Cervical Spine. Vol 2. New York, NY: McGraw–Hill; 1995
[57] Spetzler RF, Daspit CP, Pappas CT. The combined supra– and infratentorial approach for lesions of the petrous and clival regions: experience with 46 cases. J Neurosurg. 1992; 76(4): 588–599
[58] Kratimenos GP, Crockard HA. The far lateral approach for ventrally placed foramen magnum and upper cervical spine tumours. Br J Neurosurg. 1993; 7(2):129–140
[59] Sen CN, Sekhar LN. An extreme lateral approach to intradural lesions of the cervical spine and foramen magnum. Neurosurgery. 1990; 27(2):197–204
[60] Wanebo JE, Chicoine MR. Quantitative analysis of the transcondylar approach to the foramen magnum. Neurosurgery. 2001; 49(4):934–941, discussion 941–943
[61] Dowd GC, Zeiller S, Awasthi D. Far lateral transcondylar approach: dimensional anatomy. Neurosurgery. 1999; 45(1): 95–99, discussion 99–100
[62] Türe U, Pamir MN. Extreme lateral–transatlas approach for resection of the dens of the axis. J Neurosurg. 2002; 96(1) Suppl:73–82
[63] Clark JG, Abdullah KG, Steinmetz MP, Benzel EC, Mroz TE. Minimally invasive versus open cervical foraminotomy: a systematic review. Global Spine J. 2011; 1(1):9–14
[64] Debernardi A, D'Aliberti G, Talamonti G, Villa F, Piparo M, Collice M. The craniovertebral junction area and the role of the ligaments and membranes. Neurosurgery. 2011; 68(2):291–301
[65] Tubbs RS, Kelly DR, Humphrey ER, et al. The tectorial membrane: anatomical, biomechanical, and histological analysis. Clin Anat. 2007; 20(4):382–386
[66] Apostiolides PJ A., Sonntag VK, Dickman CA. Occipitocervical Wiring Techniques. New York, NY: Thieme; 1998
[67] Grob D, Dvorak J, Panjabi MM, Antinnes JA. The role of plate and screw fixation in occipitocervical fusion in rheumatoid arthritis. Spine. 1994; 19(22):2545–2551

第22章 脊柱脊索瘤的手术治疗

Surgery for Spinal Chordomas

Thomas Kosztowski, Mohamad Bydon, C. Rory Goodwin, Ziya L. Gokaslan 著
肖 遥 译
潘亚文 校

概 要

脊柱脊索瘤是罕见的脊柱原发肿瘤，最常见于颅底蝶-枕区和脊柱骶尾部，但脊柱全程任何部位均可发生。肿瘤常表现为局部侵袭性，较少发生远处转移。整块切除肿瘤至无瘤边缘至关重要，为患者无病生存提供了机会。本章概述了脊柱各部位脊索瘤的手术治疗。除手术之外，多种有效的辅助治疗方式也一并进行了讨论。

关键词：整块切除，骶骨切除，脊柱脊索瘤，脊椎切除

一、概述

脊索瘤是起源于脊索（胚胎时期中轴骨骼的前体）残余组织的罕见肿瘤，可发生于脊柱轴系的任何部位[1]，为相对罕见的原发骨肿瘤，年发病率低于百万分之一[2]。在美国，每年约有250人被诊断为脊索瘤[2-5]。脊索瘤占所有原发恶性骨肿瘤的1%～4%，并占人体所有骨肿瘤的4%[4-7]。该肿瘤一般好发于中老年及老年患者[8, 9]，发病的中位年龄为60岁[4, 10]。患脊索瘤的男女比例为2：1[3, 5, 11, 12]。

尽管脊索瘤可发生于脊柱全程任何部位，大多数肿瘤更倾向于生长在神经轴的头、尾两端，即相应地好发于颅底蝶-枕区及骶尾部。事实上，35%的脊索瘤生长于斜坡，50%发生于骶尾部，10%起源于颈椎，5%起源于胸椎[1, 3, 4, 13, 14]。

尽管脊索瘤在组织学上为良性肿瘤，且生长缓慢，但却表现出局部的侵袭性，为治疗带来挑战[3, 13, 15, 16]。当影像学检查发现脊索瘤时，其往往已呈浸润性生长并累及了大部分椎体[9]。该肿瘤具有破坏性，缓慢侵入骨松质，却很少累及椎间盘[5, 9, 10]。脊索瘤病程缓慢可达多年，局部扩张所致相关并发症是其致死的主要原因[9]。除此以外，肿瘤未充分处理，即未整块切除至无瘤边缘时常常局部复发[16]。脊索瘤常局部复发和晚期转移，可转移至肝、肺、其他骨骼、软组织、脑，甚至皮肤[9, 17]。尽管远处转移实际上并不对生存期产生明显影响，文献报道中，脊索瘤转移的发生率仍达5%～43%[3, 8, 18, 19]。在尸检中发现，脊索瘤的转移率高达65%[9, 20]。

局部肿瘤复发是最重要的死亡预测因子，并常常与初次手术切除范围相关[13, 21, 22, 23]。已经证实，局部肿瘤复发与转移风险的增加和肿瘤所致死亡有密切关系。实际上，局部复发与初次手术肿瘤边缘的侵袭程度相关，术中所见瘤周受侵犯的患者中，肿瘤局部复发率为64%[13, 24]。在接受根治性手术的患者中，手术至复发的时间大约为2.27年，而接受次全切除术的患者，该时间为8个月。医生应该牢记，次全切除或瘤内切除将导致局部复发，复发肿瘤常常更具侵袭性，手术入路更困难，大部分患者仅可行姑息治疗，最终导致患者死亡[5, 11]。脊索瘤对标准放射治疗不敏感，并且化疗无效。因此，治疗方式包括整块切除、手术切除辅助高强度放疗以及姑息性放疗。整块扩大切除或根治性瘤外切除为该疾病的完全治愈提供了可能性（图22–1）[5, 11, 21, 25–29]。

二、适应证与禁忌证

考虑到整块扩大切除可使这种侵袭性的肿瘤获得最好的预后，因此诊断为脊索瘤的患者最好在发生远处转移和疾病进展导致死亡之前选择合适的治疗方式[30–32]。诊断脊索瘤的同时，应为患者提供治疗方案，包括手术切除以及可能的辅助放疗。如果患者无法承受手术带来的生理压力或疾病已达晚期，至少应行姑息治疗。

治疗的目的是达到全切除并给予患者最大的治愈机会。然而，手术的效果很大程度上受到肿瘤大小及部位的影响[9, 12]。脊索瘤一般被认为是局部侵袭性肿瘤，导致骨质破坏，并累及邻近软组织[14, 33]。因肿瘤邻近血管、神经及内脏结构，对整块扩大切除带来很大挑战[30]。对于是否可整块切除肿瘤来说，肿瘤的范围是一个负面影响因素[15]。脊索瘤的病程可能非常隐匿，甚至无法被发现，直到长到很大，并开始侵袭周围重要结构，在这些病例中，整块切除会更加复杂。

肿瘤体积巨大可能是一个禁忌证，特别是已经开始向邻近重要结构浸润者。这些情况都需要仔细、如实地评估，以决定整块切除的可行性。如果仅能行瘤内切除，医师必须在施行手术前慎重考虑手术的风险–收益比[15]。对于这些患者，姑息性放疗可能是最好的选择，肿

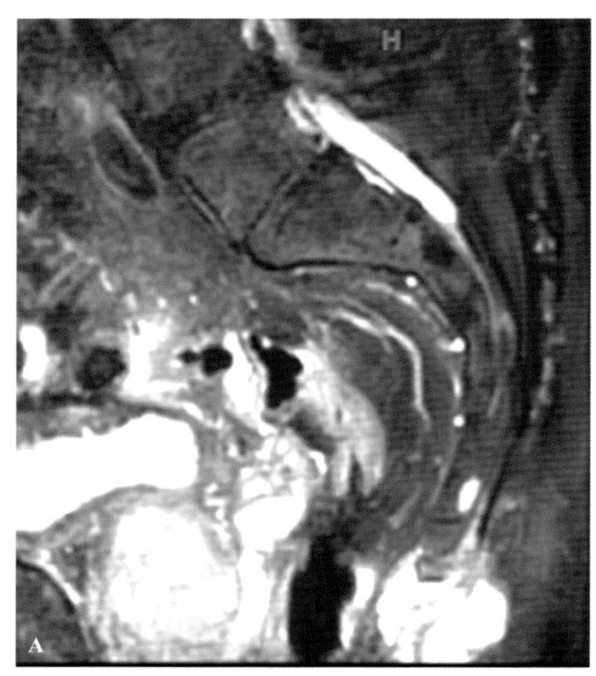

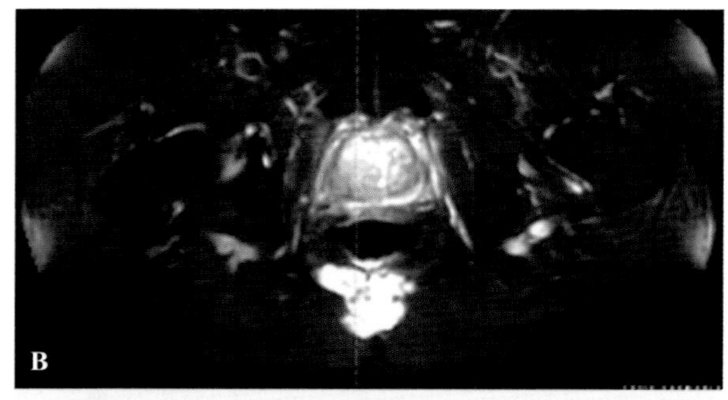

▲图22–1 **77岁男性患者，表现为进展性的骶部疼痛，检查发现一大小约4.2cm×5.9cm×8.7cm，由S_4起始的起源于骶尾部的脊索瘤**
图示病变MRI T_2加权像的矢状位（A）和轴位（B）影像。肿块的前缘邻近直肠的后缘。患者无腿部麻木无力。膀胱和肠道功能也无改变。活检提示为脊索瘤后，患者接受了经后入路高位骶骨整块切除，获得无瘤边缘。考虑到肿瘤在骶骨的下部，无须固定。肿瘤没有复发

瘤团队也可考虑减瘤手术与高能量放射联合治疗（如质子射线治疗），这种治疗方式已被应用于复发肿瘤或不适合行整块切除的肿瘤。

对肿瘤复发的患者进行评估时，整块切除很明显要更困难，因为肿瘤边缘已经受累，始终在无瘤边缘进行整块切除是不可能的（图22-2）。除此之外，切除平面因瘢痕形成无法分辨，导致手术非常复杂[15]。在这些患者中，手术的相关风险常超过获益，对这种初次手术切除后复发的情况，瘤内切除联合高剂量放疗可能是最好的治疗选择。

三、术前评估

全面的术前评估至关重要。传统上，诊断性检查一般从脊柱病变区域 X 线平片开始。这些影像学资料可以发现以钙化、骨样硬化及可能有软组织成分的骨破坏等为特征的病变[14]。计算机断层扫描（CT）目前已经很大程度上取代了 X 线平片，成为病变的首选诊断方法。脊索瘤在CT上常表现为骨松质的低密度病灶。这些病变也可证明骨的破坏或者软组织受累[14, 15]。钙化出现在 30% ～ 70% 的脊索瘤中[13, 34]。CT 脊髓成像偶尔也可被用于观察硬膜外梗阻或者肿瘤所致的脊髓受压[14]。术前在计划肿瘤切除后脊柱重建所需器械时，CT 也有着重要价值。

磁共振成像（MRI）可以显示 X 线平片和 CT 阴性的脊索瘤[15]。在 MRI 上，病变表现为 T_1WI 等或低信号和 T_2WI 高信号[9, 13, 34]。术前 MRI 需要仔细研究，以判断肿瘤是否已侵犯邻近器官及血管结构。这将为决定手术采用前入路、后入路还是联合入路提供依据。

骨扫描表现为摄入同位素减少或者正常的同位素分布，这与大多数其他骨肿瘤不同[13, 35]。脊索瘤是相对缺乏血管的病变，但仍能在血管造影中见到肿瘤轻微染色，从而对其进行分辨[3]。血管造影在颈段脊索瘤患者的评估中非常重要，可确定哪一侧为优势椎动脉。如果颈段脊索瘤有椎动脉供血，则可行球囊闭塞试验以判定患者是否可耐受供血椎动脉的结扎。

尽管影像学诊断方法的进步使得更微小的肿瘤在病程早期得以被发现，但活检通常仍是诊断所必需的[13]。细针抽吸活检是一种精确诊断脊索瘤的微创技术[13]。理想情况下，活检应由切除肿瘤的外科医师操作，或者至少对活检过程进行指导[13]。这一阶段选择正确的治疗方式非常重要，因为计划不充分的切开活检和不完全的减瘤手术都会增加局部复发和远处转移的风险[13, 22]。最后，脊索瘤应做包括穿刺路径在内的扩大边缘的切除。在一些有资料记载的病例中，因为穿刺轨迹不详，肿瘤切除时没有切除穿刺路径内的组织，患者仍可能获得长期生存[5, 29, 36]。然而这是不明智的，因为脊索瘤在瘤内活检或活检污染后有很高的复发趋势，有伤口或硬膜内种植的风险[15, 22, 37, 38]。因此，一旦影像学检查怀疑脊索瘤，患者应被转入肿瘤中心进行活检、手术及术后辅助治疗等综合治疗。

医师应该仔细向患者说明术后可能出现的神经功能缺失。为了保证肿瘤的整块切除，神经结构的损伤可能无法避免。因此，为了达到潜在的肿瘤治疗效果可能换来永久的神经功能障碍。患者必须在接受和进行手术前充分知晓上述风险。单神经根的损伤可能不会产生新的或加重神经功能障碍，特别是原来就有功能缺损者。然而，多神经根的联合损伤会导致显著的功能障碍。由脊柱的头端开始，C_1 和 C_2 神经根损伤无明显异常。C_3、C_4、C_5 神经根的损伤可能引起膈肌瘫痪，但是单一神经根损伤不一定对膈肌功能产生明显作用。C_5、C_6、C_7、C_8、T_1 神经根损伤导致上肢肌群的瘫痪，而 T_2 ～ T_{12} 神经根损伤所致的运动障碍则不明显，可能仅产生胸腹部带状分布的麻木区。L_1 或 L_2 神经根损伤可能导致

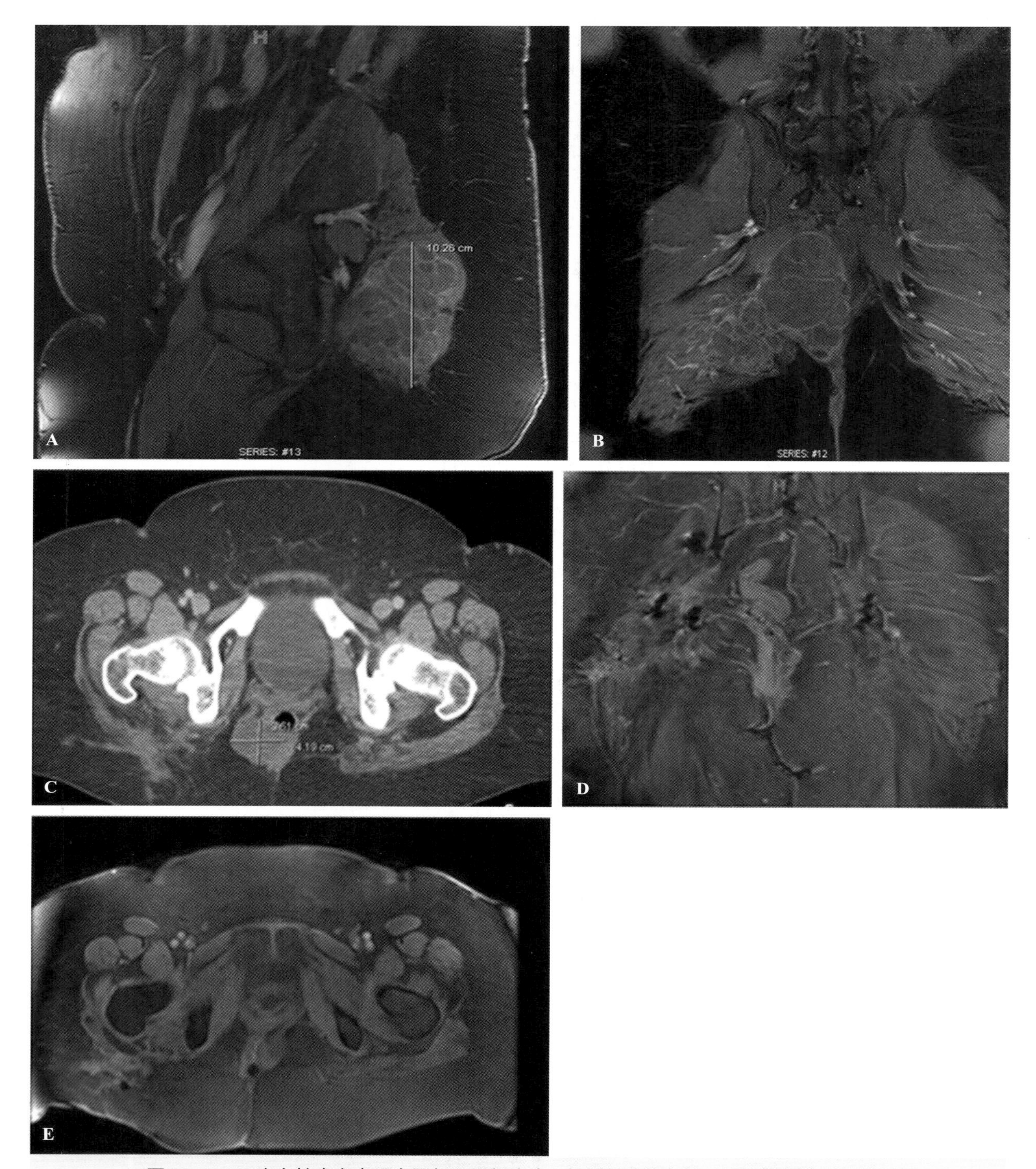

▲ 图 22-2　**42 岁女性患者表现为骶部和臀部疼痛，但神经功能完整，最初行高位骶骨截断术**

尽管手术顺利，似乎肿瘤完整切除，但最终还是复发。两年后，她来到我们医院，对广泛累及骶骨和坐骨切迹的复发肿瘤进行评估（A 和 B）。患者接受了肿瘤整块切除以及复杂的整形外科缝合，随后进行放疗。两年后，右侧坐骨切迹处肿瘤再次复发。肿瘤再次被切除并行术后放疗。当时她已经对复发的肿瘤进行了五次不同的手术（C）。四年以后，患者再次因肿瘤复发于直肠周围及会阴部入院（D 和 E）。我们建议患者切除直肠周围的肿瘤。肿瘤由直肠上切除下来，一并切下部分受累肠壁。肿瘤切除后，普外科进行直肠壁重建，随后整形外科进行切口闭合术后臀肌无力，但多数患者经过一段时间后可代偿。L_3 或 L_4 神经根损伤导致股四头肌瘫痪。值得注意的是，L_4 损伤会导致膝关节的本体感觉缺失，因为缺乏本体感觉，患者会感到膝部无力，并诉行走时膝关节无法屈曲。L_5 神经根损伤导致足下垂。S_1 损伤导致腓肠肌瘫痪和足尖站立困难，但一般可以接受。双侧的 S_2、S_3 神经根损伤导致膀胱、肠道功能和性功能障碍。在 2/3 的患者中，保留至少一根 S_3 神经根即可保留膀胱和肠道功能 [39, 40]。类似的情况也出现在性功能的保留上，单侧的骶骨切除仍可保留全部性功能，但损伤侧会有麻木感 [41]。手术可能对肠道、膀胱和性功能产生明显的影响，因此向患者进行宣教是非常重要的，特别是诊断为骶骨脊索瘤的患者 [25, 41–43]。最后，S_4 和 S_5 神经根的损伤不引起明显的功能缺失。

四、手术治疗

脊柱脊索瘤的主要治疗方法是：外科手术切除、手术联合放疗以及单独放疗 [1, 15, 22, 44, 45]。如果可能，应尝试整块切除，因为该术式可使患者获得长期生存和更长的无病生存期 [8, 9, 14, 33, 44, 46]。事实上，多个研究表明，整块切除肿瘤且切缘无肿瘤细胞是脊索瘤局部复发和生存期的重要预测因子 [13, 21, 30, 42, 47, 48]。因此，理想的手术目标是整块切除肿瘤、神经结构减压以及固定和重建脊柱 [5, 15]。

对于新诊断的脊索瘤，整块切除是最佳治疗方式。病灶以及肿瘤周围正常组织边缘一并切除被称为广泛切除。肿瘤及边缘的假包膜切除则称为边缘切除。瘤囊的切除或切缘内可见瘤细胞称为污染手术或瘤内切除 [30]。首选的治疗方式是广泛边缘切除并术后放疗。病灶内切除，甚至边缘切除都会导致局部复发 [9, 16]。然而，即便边缘切除已经是可实现的最佳结果，研究表明，广泛或边缘整块切除骶骨脊索瘤，可明显延长无病生存期，围术期的致残率也在可接受范围 [30]。

（一）手术技术概述

在探讨脊柱不同区域手术差别之前，我们首先对脊索瘤整块切除的一般手术原则进行概述。一般来说，大部分脊索瘤可通过后入路切除，特别是胸段或者下骶部区域肿瘤。患者俯卧于 Jackson 手术台。切口以病变水平为中心，理想情况下，保留穿刺活检通道，以连同肿瘤组织一起整块切除。在病灶平面，同时也是固定平面进行骨膜下分离，显露肿瘤以将其周缘进行分离，最好保留较宽的无肿瘤组织边缘。对于尝试保留正常组织袖，标准全脊椎切除技术常认为最为合适。应用骨刀或 Tomita 锯进行内侧椎骨关节面切除，离断与椎体相连的蒂。椎骨切除时，椎间盘的头、尾侧需要切除。如果肿瘤累及广泛或者为了给整块的肿瘤标本移出提供空间，神经根可能需要被切断。如果切断，则要使用双线进行结扎。椎骨完全切开后，肿瘤标本即可整块移除。

某些情况下，通过后入路不能以安全的方式整块切除脊索瘤，此时，仔细研究术前影像以了解肿瘤局部侵袭的范围是非常重要的。如果肿瘤侵入或包绕重要脏器或血管结构，则制订手术计划时需考虑前入路，以完整移除肿瘤，这样医师在手术时更容易显露肿瘤并获得更佳的视野。应该注意的是，如果医师能够从周围骨质和软组织结构上分离肿瘤周边，累及腹部血管或脏器结构的脊索瘤仍然可以仅通过后入路进行切除 [30]。一旦术中出现复杂情况，则前入路对结构的观察和术中操作都会变得更加困难。此外，如果肿瘤生长区域是神经根切除后会导致严重神经功能障碍的部位（如臂丛或腰骶神经根），则可能有必要采用前入路手术，避免切除肿瘤时损伤更多神经根，但并不绝对。最后，如果肿瘤限制在椎体内，也可以选择前入路。

在制定手术计划时，应该考虑到脊柱重建的问题，因为整块切除肿瘤会导致脊柱不稳定[9]。如果进行了椎骨切除，则前柱重建和三维平衡非常重要[15]。有一个例外是，在切除低于骶髂关节的骶骨远端的脊索瘤时，不一定要进行固定。切除 S_1 椎体远端的肿瘤时，经常不需要重建，因为超过 50% 的骶髂关节得以保留，就可维持骨盆环的稳定性。

下面我们将简要对全脊椎切除术的手术技术进行回顾，由胸椎开始，然后依次介绍腰椎、骶椎和颈椎的切除。

（二）胸椎手术技术

T_2 ～ T_{12} 脊索瘤切除特别的优势在于切除神经根却仅产生很小的并发症。神经根切除后产生的空间使得后路手术的计划更易执行。患者置于 Jackson 手术台，在肿瘤水平采用标准中线骨膜下切开，并多出 2 ～ 3 个椎体以便使用器械。两侧方应分别沿肋骨暴露出至少 6 ～ 12cm。肋横突关节侧方 6 ～ 12cm 处切开肋骨，并移除切开的肋骨，以便医师分离出肿瘤所累及椎体的前缘和侧缘。在切除肋骨时，要注意尽量避免损伤胸膜并保留血管神经束。肋骨的首尾两端也用相似方式切下，在未受肿瘤侵及时可作为骨桥用于后续重建。

在做椎体切除时，医师会遇到由主动脉发出，引流入下腔静脉的节段性血管。这些血管需要游离并追溯到神经孔处。在肿瘤显露和移除时，多节段滋养血管也可以结扎，此时脊髓缺血的风险很小。事实上，Kato 等发现在犬模型中，在四个或以上连续平面离断双侧节段性动脉，包括 Adamkiewicz 动脉，有产生缺血性脊髓功能障碍的风险[49]。尽管犬类脊髓模型的血管吻合网与人类脊髓有很多相似之处，人类脊髓的相关研究仍然缺乏。以我们的经验，我们曾在五个平面切除椎体时离断双侧超过 6 根节段性动脉，未造成脊髓缺血[50]。

当医师处理至椎体侧缘并开始处理腹侧缘时，建立一个清晰的界面非常重要，以分隔椎体和主动脉、下腔静脉、奇静脉和胸膜。一旦该界面建立，则可用硅胶片包裹椎体前面，来保护前方的重要结构。

除了肿瘤头端到尾端各平面，未受累及的椎体后结构也要切除。理想情况是，用骨刀或 Tomita 锯跨过瘤蒂切开。后份需要充分切除以建立一个空间使得在椎体切除术中可整块移除肿瘤而不接触脊髓。后份移除后，在邻近背根神经节处结扎并离断必要的神经根。重点是邻近背根神经节操作以避免术后的神经性疼痛。在椎管内，分离硬脊膜外平面，形成一个肿瘤所累及椎骨和脊髓之间的分界。

Tomita 锯环绕病变平面在脊柱头端至尾端区间进行组装，在用 Tomita 锯完成最后的截骨之前，医师必须保持脊柱的稳定，因为整块切除肿瘤会导致脊柱显著失稳，导致灾难性后果。因此，应将脊柱 2 ～ 3 个椎体水平固定于引导平面，并在肿瘤切除位置的对侧放置连接杆。固定装置建立后，则进行最后的截骨，之后从移除肋骨所形成的空间中整块移除肿瘤标本。

随后，腹侧的缺损可通过多种方法进行重建，包括可扩张钛笼、骨桥，或者其他方法。

如果胸椎脊索瘤累及胸膜，则需要前 – 后联合的手术策略。此时，前入路需要充分分离胸膜，并将被肿瘤侵及的部分胸膜与肿瘤标本一同移除，以获得无瘤边缘。该入路可通过传统开胸术和胸腔镜进行。

当脊索瘤侵及硬脊膜时，医师必须仔细权衡风险 – 收益比。切除肿瘤但未切除受累硬膜只达到瘤内切除，患者局部复发风险很高[16]。

扩大切除包含在椎体切除基础上，切除受侵袭的硬脊膜，但患者脑脊液漏和潜在的硬脊膜内肿瘤播散种植的风险增高[16]。肿瘤和硬脊膜被切除后，用双层冻干牛心包膜或其他硬脊膜替代物进行包裹，以形成一圆柱形防水结构[16]。大多数情况硬脊膜不会受累，在侵及硬脊膜外隙的病例中，即便不切除硬脊膜也可得到一个分离界面[10]。

（三）腰椎手术技术

因为腰骶丛支配下肢、胃肠道、膀胱的运动以及性功能，腰椎手术中的神经根不可损伤。这种情况下，前－后联合入路切除肿瘤可能是最佳选择（图 22–3）。对于后入路，脊柱后部结构通过与胸椎手术相似的方法移除，行脊柱固定以保持其稳定性。前入路中，腹侧腹膜后/经腹膜入路或者侧方腹膜后入路可将肿瘤从硬脊膜囊中整块切除。有些医师倾向于先由普外科医师或血管外科医师来进行暴露和大血管的处理。高于 L_5 的病变可经侧方腹膜后入路到达，通常由肿瘤起源一侧进入。不过中线入路也可用于高于 L_5 病变的切除，特别是肿瘤无明显一侧较多时。对于 L_5 水平的病变，可采用中线腹膜后入路或经腹膜入路。

（四）骶椎手术技术

骶椎的大部分脊索瘤仅采用后入路即可以处理。应用前入路的情况见于大型的扩展至高于 L_5 ～ S_1 椎间隙的骶前脊索瘤，或可能侵及直肠的肿瘤，需行直肠切除者[30]。

与脊柱其他节段不同，多数骶骨脊索瘤不需要切除后进行固定。S_1 远端的脊索瘤切除后不需要重建。只要超过 50% 的骶髂关节得以保留，其稳定性就不会受到严重影响。也就是说，只要保留 S_1 在骶髂关节中的作用，该关节就有足够的稳定性而不需要装置固定。如果肿瘤切除破坏骶髂关节稳定性则需要更加复杂的重建，如改良的 Galveston 技术[51–54]。重建的目的在

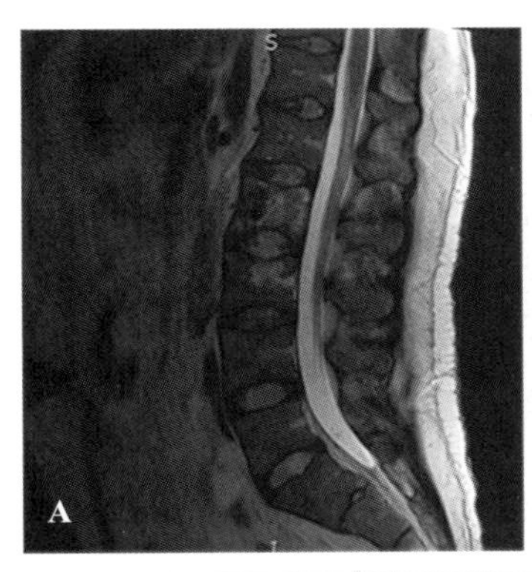

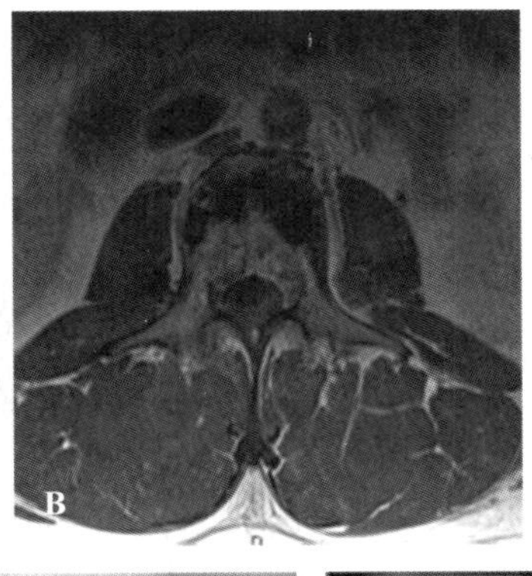

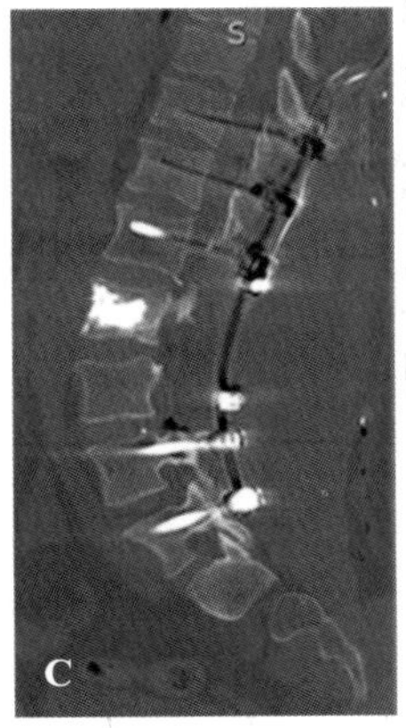

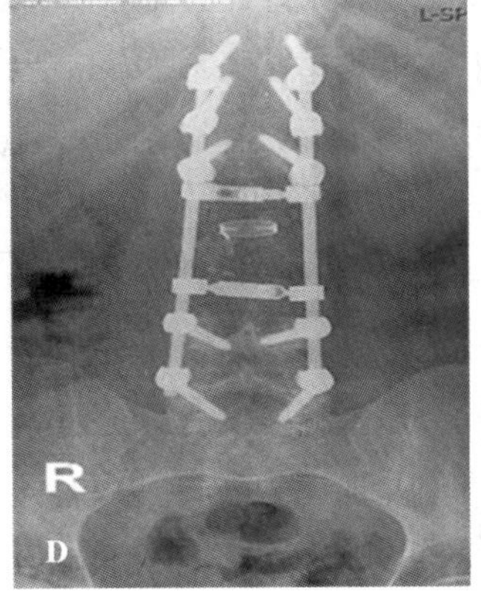

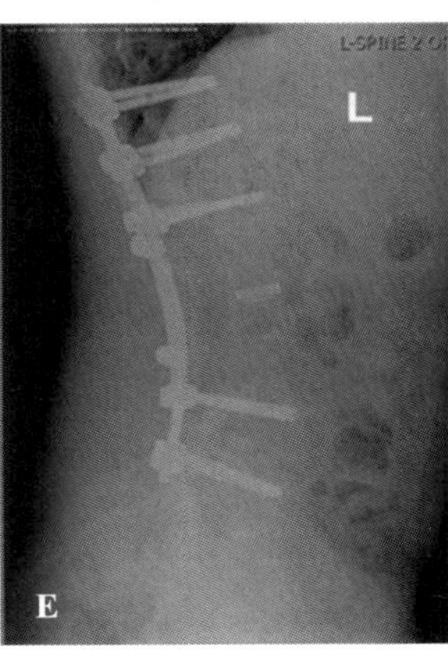

◀**图 22–3 31 岁男性患者，因背部疼痛并放射至左腿起病。最终发现 L_2 ～ L_3 区病变。最初考虑为血管瘤，但 CT 引导的穿刺活检提示病变为脊索瘤。在活检以前，患者曾行 L_2 椎体后凸成形术。随后转入我院治疗。患者已行质子束照射治疗，并为达整块切除肿瘤进行了两期手术。一期手术经后入路，行 L_1 ～ L_4 椎板切除、T_{11} ～ L_5 固定、腰丛移位以及放置 Tomita 锯。二期手术经左侧腹膜后入路，整块切除 L_2 ～ L_3 椎骨，并于 2 天后行腰椎重建（2012 年 11 月 27 日）。肿瘤全切除术后患者恢复良好。数年后未见残余肿瘤示影像学全切除**

于修复骨盆环，以承担由脊柱向骨盆传导的轴向负重。

最后在骶骨脊索瘤切除过程中，骶神经根或硬脊膜囊可能需要结扎以确保肿瘤的整块切除。多个研究显示，保留一侧而非双侧 S_3 神经根仍可以保留肠道、膀胱以及性功能 [22, 24, 41, 43]。事实上，有些研究中，2/3 的病例已证实保留至少一侧 S_3 神经根可以保留肠道或膀胱的功能（表 22–1）[39, 40]。但是，如果脊索瘤的切除必须切断双侧 S_2 神经根，则肠道和膀胱功能失禁仍可能发生 [4]。在一些病例中，骶骨肿瘤可以生长到很大体积并侵犯双侧阴部神经。即便保留了所有骶神经根，切除双侧阴部神经也可使肠道、膀胱和性功能受到影响 [25]。

一项用于骶骨脊索瘤手术的新技术中使用腹直肌的肌皮瓣促进切口愈合。腹直肌瓣被证实可以显著减少骶骨脊索瘤手术的切口并发症 [25]。

（五）颈椎手术技术

颈椎和颈胸交界区结构复杂，因为臂丛神经根以及复杂的局部解剖可显著影响根据病变高度和患者解剖结构所做出的手术入路选择。以下对此进行简要讨论。

只有在其未累及双侧椎动脉以及保留的椎动脉（如果一侧椎动脉必须闭塞）血流足以供应颅后窝时，整块切除颈椎脊索瘤才是可行的，且要在术前早期讨论中就做出决定。

颈椎肿瘤通常选择前 – 后联合入路。为进行后固定，先由后入路行预手术，松解脊柱后方结构，结扎必要的神经根。神经根的腹侧为椎动脉。椎动脉周围有丰富的静脉丛，因此要注意仔细分离椎动脉。静脉丛出血可用凝血酶及明胶海绵来控制。将肿瘤头尾两端之间的椎动脉游离出来。如果一侧椎动脉需要闭塞，建议首先放置临时阻断夹并在结扎椎动脉之前监测 15 ～ 20min（脑干诱发电位和脑电图）。如果信号有改变，则应放弃闭塞椎动脉，考虑行椎动脉搭桥。随后由前方将整块切除的肿瘤标本从脊髓移除。对于偏一侧的肿瘤，为了将其整块切除，中线旁截骨术全脊椎切除是一个可行的选择 [45]。这一技术符合肿瘤的边缘切除原则，并且可以获得多椎体的整块切除，而不致手术时间过长及增加多节段脊椎切除的可能性 [45]。

随后行前入路手术来整块移除肿瘤，充分暴露颈前部，通常需要做与胸锁乳突肌内侧缘平行的颈动脉内膜剥脱术切口。对于 C_1 ～ C_3 的肿瘤，采用高位颈部入路或考虑经口经下颌环舌入路。但是不能盲目行此入路，需考虑到其严重并发症，如果术后应用高剂量辅助放疗，则可能出现切口裂开、咽部裂开、上颌假性关节以及切口感染等。

（六）外科并发症

脊索瘤术后可出现多种并发症，术后精心

表 22–1　骶椎切除对肠道及膀胱功能的影响 [39]

切除范围及保留平面	膀胱功能正常比例（%）	肠道功能正常比例（%）
切除双侧 S_2 ～ S_5，保留双侧 S_1	0	0
切除双侧 S_3 ～ S_5，保留双侧 S_2	25	40
切除双侧 S_4 ～ S_5，保留双侧 S_3	69	100
保留单侧 S_3 神经根	60	67
切除单侧 S_1 ～ S_5，保留对侧 S_1 ～ S_5	89	87

护理尤为重要。严重的呼吸衰竭可能发生于上颈段脊索瘤切除术后，同样地，胸段脊索瘤切除后也可出现多种肺部并发症[15]。因为手术时间长，并且术中有大量的失血，所以弥漫性血管内凝血发生风险也较高[15]。心脏并发症，如心肌梗死和心律失常，也可发生。因为手术患者多为老年人，骨质疏松发生率高，因此术后晚期疏松骨质内的螺丝松脱将导致固定失败。因手术时间长，切口感染发生亦随之增多。

五、预后

尽管所有的风险都与手术相关，整块切除脊索瘤至无瘤边缘仍是最佳的可行治疗方案，可明显改善5年生存率以及无病生存期[11, 13, 30, 32]。

手术预后很大程度上取决于肿瘤生长部位及体积[4]。可以实施根治性手术切除的椎体脊索瘤要少于发生在骶尾部的脊索瘤[3]。事实上，研究表明，肿瘤部位越低，预后越好[5, 55]。腰椎脊索瘤的死亡率要低于颈椎及胸椎肿瘤[5, 55]。Schwab等[25]对42名接受手术治疗的骶椎脊索瘤患者进行研究后发现，不论是否接受冷冻外科治疗及辅助放疗，肿瘤切除术后的五年生存率为59%，十年生存率为35%。

肿瘤局部进展较远处转移对患者生存的影响更大[9, 44]。在包含28名患者的一系列研究中，Penă等[56]发现，肿瘤远处转移后，中位生存时间低于12个月，预示远处转移对预后不利。此外，椎体的脊索瘤相比起源于斜坡和骶骨的肿瘤，恶性的可能性更高，因为80%的椎体脊索瘤会发生转移，而脊索瘤的总体转移率为43%[8, 44]。多个研究证实，整块切除肿瘤达到无瘤边缘，是治疗的金标准[11, 13, 30, 32]，但是往往不易做到。大型肿瘤紧邻重要结构常常阻碍无瘤边缘性切除。这种情况下，治疗方法只有减压及减瘤手术[4, 57, 58]。不幸的是，整块切除是目前最有效的脊索瘤治疗方法，因为该肿瘤对化疗和传统放疗敏感性较低[11, 13, 30–32]。

脊索瘤治疗最大的挑战是局部肿瘤的控制[15]。肿瘤持续生长是导致患者死亡的最常见原因[15]。肿瘤所致死亡常因神经功能缺失引起，而后者则由于肿瘤压迫局部神经结构导致[3]。如泌尿系统感染、肺炎以及截瘫引起的脓毒症。影响患者预后的主要因素是不能获得无瘤边缘，这也是肿瘤种植的常见原因[15, 22, 37]。广泛或边缘性整块切除骶骨脊索瘤明显改善无病生存期[30]。事实上，切除达到无瘤边缘是肿瘤复发和长期生存最重要的独立预测因子[4, 13, 30, 31]。Boriani等报道了一系列治疗超过50年的脊索瘤患者，发现仅行放疗或行瘤内切除的患者，100%在17～20个月内复发[15]。瘤内切除，甚至传统放疗后，肿瘤的局部复发率较整块切除至适当边缘者更高，且复发时间更早[15]。另一方面，如果达到整块切除，那么患者在56～94个月之间的局部复发率只有20%[4, 15]。

尽管没有发现患者从化疗和传统放疗中明显获益[11, 13, 30–32]，高剂量的照射可以使局部肿瘤得到不同程度的控制[8, 14]。高剂量放疗已被有效应用于肿瘤不完全切除或姑息治疗患者[5, 12, 57]。应积极考虑将高剂量放疗作为脊索瘤手术的辅助治疗方法。肿瘤复发或未整块切除的患者被证实在姑息性或减瘤手术联合高能量放射治疗中仍可获益[4, 24, 59, 60]。Park等[61]在21名骶骨脊索瘤患者的研究中发现，手术联合高剂量质子/光子束照射可使86%原发病灶和14%复发病灶中的肿瘤得到局部控制。虽然放疗的方案不尽相同，质子束治疗仍具有多种优势[9, 46, 62]。与传统放疗相比，质子束治疗具有更好的剂量分布，并可提高无病生存率至76%，降低局部复发率至82%[5, 63]。该疗法允许更高剂量的射线作用于更多的肿瘤组织[5, 64]。质子束高剂量放疗也被证实对污染性的瘤内切除或已成功行扩大切除、边缘切除的脊索瘤患者有益[30]。但是，即便质子束放疗有效，扩大或边缘整块切除肿瘤仍是最佳选择。行污染性瘤内切除的患者，其无病生存期较行扩大或边缘切除术的患者明显缩短[30]。需要强调的是，即使补充性的放疗对外科手术来说是一种有效的辅助，但其尚不足以作为独立治疗来应用[13, 20, 21]。York 等[21]通过 40 年以上的观察发现，放疗作为一种辅助治疗显著提升肿瘤次全切除患者的无病生存期，由 8 个月延长至 2.12 年[13]。

六、结论

脊索瘤是一种原发骨肿瘤，如果未整块切除则具有明显的局部复发倾向。虽然已知该肿瘤还具有远处转移的能力，肿瘤所致的死亡更常见于局部疾病的进展[3]。因此，脊索瘤的早期发现为完整切除肿瘤和可能的肿瘤学治愈提供机会。有大量的证据支持，扩大切除肿瘤可延长无病生存期及总体生存期[15]。这也是目前唯一确定的可以获得长期无病生存期的治疗方法[15]。

参考文献

[1] Beaugié JM, Mann CV, Butler EC. Sacrococcygeal chordoma. Br J Surg. 1969; 56(8):586–588
[2] Jemal A, Siegel R, Ward E, Murray T, Xu J, Thun MJ. Cancer statistics, 2007. CA Cancer J Clin. 2007; 57(1):43–66
[3] Sundaresan N, Galicich JH, Chu FC, Huvos AG. Spinal chordomas. J Neurosurg. 1979; 50(3):312–319
[4] Chugh R, Tawbi H, Lucas DR, Biermann JS, Schuetze SM, Baker LH. Chordoma: the nonsarcoma primary bone tumor. Oncologist. 2007; 12(11):1344–1350
[5] Bosma JJ, Pigott TJ, Pennie BH, Jaffray DC. En bloc removal of the lower lumbar vertebral body for chordoma. Report of two cases. J Neurosurg. 2001; 94(2) Suppl:284–291
[6] McMaster ML, Goldstein AM, Bromley CM, Ishibe N, Parry DM. Chordoma: incidence and survival patterns in the United States, 1973–1995. Cancer Causes Control. 2001; 12(1):1–11
[7] Healey JH, Lane JM. Chordoma: a critical review of diagnosis and treatment. Orthop Clin North Am. 1989; 20(3):417–426
[8] Higinbotham NL, Phillips RF, Farr HW, Hustu HO. Chordoma. Thirty–five–year study at Memorial Hospital. Cancer. 1967; 20(11):1841–1850
[9] Boriani S, Chevalley F, Weinstein JN, et al. Chordoma of the spine above the sacrum. Treatment and outcome in 21 cases. Spine. 1996; 21(13):1569–1577
[10] McClendon J Jr, Ames CP, Acosta FL Jr. Chordoma. In: Ames CP, Boriani S, Jandial R, eds. Spine and Spinal Cord Tumors Advanced Management and Operative Techniques. St. Louis, MO: QMP/CRC; 2014:175–200.
[11] Sundaresan N. Chordomas. Clin Orthop Relat Res. 1986(204): 135–142
[12] Dahlin DC. Bone Tumors. General Aspects and Data on 8,542 Cases. Springfield, IL: Charles C. Thomas Pub Ltd; 1986
[13] Fourney DR, Gokaslan ZL. Current management of sacral chordoma. Neurosurg Focus. 2003; 15(2):E9
[14] Amendola BE, Amendola MA, Oliver E, McClatchey KD. Chordoma: role of radiation therapy. Radiology. 1986; 158(3):839–843
[15] Boriani S, Bandiera S, Biagini R, et al. Chordoma of the mobile spine: fifty years of experience. Spine. 2006; 31(4): 493–503
[16] Biagini R, Casadei R, Boriani S, et al. En bloc vertebrectomy and dural resection for chordoma: a case report. Spine. 2003; 28(18):E368–E372
[17] Mirra JM. Bone Tumors: Diagnosis and Treatment. Philadelphia, PA: JB Lippincott; 1980.
[18] Dahlin DC, MacCarty CS. Chordoma. Cancer. 1952; 5(6): 1170–1178
[19] Faust DB, Gilmore Jr HR, Mudgett CS Chordomata: a review of the literature with report of a saccrococcygeal case. Ann Intern Med. 1944; 1944(21):678–698
[20] Catton C, O'Sullivan B, Bell R, et al. Chordoma: long–term follow–up after radical photon irradiation. Radiother Oncol. 1996; 41(1):67–72
[21] York JE, Kaczaraj A, Abi–Said D, et al. Sacral chordoma: 40–year experience at a major cancer center. Neurosurgery. 1999; 44(1):74–79, discussion 79–80
[22] Bergh P, Kindblom LG, Gunterberg B, Remotti F, Ryd W, Meis–Kindblom JM. Prognostic factors in chordoma of the sacrum and mobile spine: a study of 39 patients. Cancer. 2000; 88(9):2122–2134
[23] Azzarelli A, Quagliuolo V, Cerasoli S, et al. Chordoma: natural history and treatment results in 33 cases. J Surg Oncol. 1988; 37(3):185–191
[24] Logroscino CA, Astolfi S, Sacchettoni G. Chordoma: long–term evaluation of 15 cases treated surgically. Chir Organi Mov. 1998; 83(1–2):87–103
[25] Schwab JH, Healey JH, Rose P, Casas–Ganem J, Boland PJ. The surgical management of sacral chordomas. Spine. 2009; 34(24):2700–2704
[26] Cheng EY, Ozerdemoglu RA, Transfeldt EE, Thompson RC, Jr. Lumbosacral chordoma. Prognostic factors and treatment. Spine. 1999; 24(16):1639–1645
[27] Samson IR, Springfield DS, Suit HD, Mankin HJ. Operative treatment of sacrococcygeal chordoma. A review of twenty–one cases. J Bone Joint Surg Am. 1993; 75(10):1476–1484

[28] Sundaresan N, Huvos AG, Krol G, Lane JM, Brennan M. Surgical treatment of spinal chordomas. Arch Surg. 1987; 122(12):1479–1482
[29] Stener B. Complete removal of vertebrae for extirpation of tumors. A 20–year experience. Clin Orthop Relat Res. 1989(245): 72–82
[30] Hsieh PC, Xu R, Sciubba DM, et al. Long–term clinical outcomes following en bloc resections for sacral chordomas and chondrosarcomas: a series of twenty consecutive patients. Spine. 2009; 34(20):2233–2239
[31] Sciubba DM, Chi JH, Rhines LD, Gokaslan ZL. Chordoma of the spinal column. Neurosurg Clin N Am. 2008; 19(1):5–15
[32] McLoughlin GS, Sciubba DM, Wolinsky JP. Chondroma/chondrosarcoma of the spine. Neurosurg Clin N Am. 2008; 19(1):57–63
[33] Mindell ER. Chordoma. J Bone Joint Surg Am. 1981; 63(3):501–505
[34] Llauger J, Palmer J, Amores S, Bagué S, Camins A. Primary tumors of the sacrum: diagnostic imaging. AJR Am J Roentgenol. 2000; 174(2):417–424
[35] Rossleigh MA, Smith J, Yeh SD. Scintigraphic features of primary sacral tumors. J Nucl Med. 1986; 27(5):627–630
[36] Benoit J, Videcoq P, Hardy P, Durigon M. [Spinal chordoma. A case report on chordoma of the L3 vertebra]. Rev Rhum Mal Osteoartic. 1990; 57(7–8):557–561
[37] Arnautović KI, Al–Mefty O. Surgical seeding of chordomas. Neurosurg Focus. 2001; 10(3):E7
[38] Kirshenbaum AH, Yang WC. Cervical chordoma with intradural invasion. A case report. Bull Hosp Jt Dis Orthop Inst. 1983; 43(1):38–48
[39] Todd LT, Jr, Yaszemski MJ, Currier BL, Fuchs B, Kim CW, Sim FH. Bowel and bladder function after major sacral resection. Clin Orthop Relat Res. 2002(397):36–39
[40] Guo Y, Palmer JL, Shen L, et al. Bowel and bladder continence, wound healing, and functional outcomes in patients who underwent sacrectomy. J Neurosurg Spine. 2005; 3(2):106–110
[41] Gunterberg B, Petersén I. Sexual function after major resections of the sacrum with bilateral or unilateral sacrifice of sacral nerves. Fertil Steril. 1976; 27(10):1146–1153
[42] Hulen CA, Temple HT, Fox WP, Sama AA, Green BA, Eismont FJ. Oncologic and functional outcome following sacrectomy for sacral chordoma. J Bone Joint Surg Am. 2006; 88(7):1532–1539
[43] Gunterberg B, Kewenter J, Petersén I, Stener B. Anorectal function after major resections of the sacrum with bilateral or unilateral sacrifice of sacral nerves. Br J Surg. 1976; 63(7): 546–554
[44] Hsu KY, Zucherman JF, Mortensen N, Johnston JO, Gartland J. Follow–up evaluation of resected lumbar vertebral chordoma over 11 years: a case report. Spine. 2000; 25(19):2537–2540
[45] Chou D, Acosta F, Jr, Cloyd JM, Ames CP. Parasagittal osteotomy for en bloc resection of multilevel cervical chordomas. J Neurosurg Spine. 2009; 10(5):397–403
[46] Cummings BJ, Hodson DI, Bush RS. Chordoma: the results of megavoltage radiation therapy. Int J Radiat Oncol Biol Phys. 1983; 9(5):633–642
[47] Fuchs B, Dickey ID, Yaszemski MJ, Inwards CY, Sim FH. Operative management of sacral chordoma. J Bone Joint Surg Am. 2005; 87(10):2211–2216
[48] Fourney DR, Rhines LD, Hentschel SJ, et al. En bloc resection of primary sacral tumors: classification of surgical approaches and outcome. J Neurosurg Spine. 2005; 3(2):111–122
[49] Kato S, Kawahara N, Tomita K, Murakami H, Demura S, Fujimaki Y. Effects on spinal cord blood flow and neurologic function secondary to interruption of bilateral segmental arteries which supply the artery of Adamkiewicz: an experimental study using a dog model. Spine. 2008; 33(14):1533–1541
[50] Sciubba DM, Gokaslan ZL, Black JH, III, et al. 5–Level spondylectomy for en bloc resection of thoracic chordoma: case report. Neurosurgery. 2011; 69(2) Suppl Operative:E248–E255, discussion E255–E256
[51] Gokaslan ZL, Romsdahl MM, Kroll SS, et al. Total sacrectomy and Galveston Lrod reconstruction for malignant neoplasms. Technical note. J Neurosurg. 1997; 87(5):781–787
[52] Jackson RJ, Gokaslan ZL. Spinal–pelvic fixation in patients with lumbosacral neoplasms. J Neurosurg. 2000; 92(1) Suppl:61–70
[53] Dickey ID, Hugate RR, Jr, Fuchs B, Yaszemski MJ, Sim FH. Reconstruction after total sacrectomy: early experience with a new surgical technique. Clin Orthop Relat Res. 2005; 438(438):42–50
[54] Gallia GL, Suk I, Witham TF, et al. Lumbopelvic reconstruction after combined L5 spondylectomy and total sacrectomy for en bloc resection of a malignant fibrous histiocytoma. Neurosurgery. 2010; 67(2):E498–E502
[55] Wellinger C. [Spinal chordoma. II. Review of the literature since 1960]. Rev Rhum Mal Osteoartic. 1975; 42(3):195–204
[56] Peña CE, Horvat BL, Fisher ER. The ultrastructure of chordoma. Am J Clin Pathol. 1970; 53(4):544–551
[57] Rich TA, Schiller A, Suit HD, Mankin HJ. Clinical and pathologic review of 48 cases of chordoma. Cancer. 1985; 56(1):182–187
[58] Keisch ME, Garcia DM, Shibuya RB. Retrospective long–term follow–up analysis in 21 patients with chordomas of various sites treated at a single institution. J Neurosurg. 1991; 75(3):374–377
[59] Bilsky MH, Yamada Y, Yenice KM, et al. Intensity–modulated stereotactic radiotherapy of paraspinal tumors: a preliminary report. Neurosurgery. 2004; 54(4):823–830, discussion 830–831
[60] Noël G, Habrand JL, Jauffret E, et al. Radiation therapy for chordoma and chondrosarcoma of the skull base and the cervical spine. Prognostic factors and patterns of failure. Strahlenther Onkol. 2003; 179(4):241–248
[61] Park L, Delaney TF, Liebsch NJ, et al. Sacral chordomas: impact of high–dose proton/photon–beam radiation therapy combined with or without surgery for primary versus recurrent tumor. Int J Radiat Oncol Biol Phys. 2006; 65(5):1514–1521
[62] Suit HD, Goitein M, Munzenrider J, et al. Definitive radiation therapy for chordoma and chondrosarcoma of base of skull and cervical spine. J Neurosurg. 1982; 56(3):377–385
[63] Suit HD, Goitein M, Munzenrider J, et al. Increased efficacy of radiation therapy by use of proton beam. Strahlenther Onkol. 1990; 166(1):40–44
[64] Tatsuzaki H, Urie MM. Importance of precise positioning for proton beam therapy in the base of skull and cervical spine. Int J Radiat Oncol Biol Phys. 1991; 21(3):757–765

第23章　脊索瘤手术术中辅助技术

Intraoperative Assistive Technologies for Chordoma Surgery

M. Necmettin Pamir, Koray Özduman, Geysu Karlıkaya　著
张　超　译
潘亚文　校

概　要

数十年的经验表明，手术切除脊索瘤效果显著，其治愈率与切除的程度成正比。因为会导致对其他治疗方案产生抵抗，当今组织活检已逐渐不再被使用。目前普遍认为，扩大切除和术后高剂量放疗可有效控制脊索瘤，但由于颅底解剖结构复杂，手术切除脊索瘤的难度非常大。尽管先进的颅底手术技术被广泛引入，通常还是仅能做到部分切除。术中辅助技术，包括术中MRI、神经导航、内镜、神经电生理定位及监测技术，这些技术有助于在最大限度地保障患者安全性的前提下扩大手术切除范围。脊索瘤手术中最大的挑战是肿瘤的解剖定位，残留肿瘤的定位，以及重要的神经血管结构的定位和保护，所有这些难题都可以通过术中辅助技术的综合应用得到解决。

关键词：术中MRI，术中神经监测，术中绘图，神经导航，颅底内镜

一、概述

脊索瘤是一种位于颅底中线区域复杂解剖结构内、呈浸润性生长的肿瘤。目前，根治性手术被公认为是最优治疗方法，如果术后没有肿瘤残留，预后通常较为理想。然而，脊索瘤侵犯骨质的隐匿性生长模式，使得肿瘤直到体积巨大才被发现，这使得脊索瘤的早期临床诊断非常困难[1-3]。由于单一手术入路常常存在肿瘤显露不充分的局限性，术后影像学检查总能发现非预期的、术中未被发现的肿瘤残余[4]。同样地，扩大手术切除范围也会危及邻近的神经血管结构，因此需要使用术中辅助技术，这些技术可以帮助外科医师：①定位肿瘤；②确定肿瘤的解剖边界；③保护邻近的重要神经血管结构。在脊索瘤手术时运用到的多种技术中，神经导航术、术中磁共振成像（MRI）、神经内镜技术和术中神经监测这四种技术尤为突出。上述技术将在本章中分别做讨论。

二、脊索瘤切除范围的影响及肿瘤生物学

所有术中辅助技术都是为了增加手术切除范围和提高手术安全性而开发的。大家或许对扩大切除范围是否合理，以及以组织活检为基础的保守治疗方法是否有效存有疑问。由于脊索瘤是一种罕见肿瘤，前瞻性的临床试验是非常困难的。尽管如此，多年以来有充分证据表明，扩大切除对患者大有好处，这在颅底、脊柱和骶骨脊索瘤患者中尤为显著。这一发现并不出人意料，因为手术切除可以显著改变诸如脑膜瘤和低级别胶质瘤等生长缓慢的肿瘤的临床病程。手术切除对于颅内良性肿瘤，如脑膜瘤和神经鞘瘤，非常有效。在颅底、脊柱和骶骨内肿瘤，包括软骨肉瘤、尤文肉瘤和骨肉瘤的患者中，外科手术可以显著增加患者生存期[5, 6]。除了手术本身的有效性外，其他技术效果欠佳更凸显出外科手术治疗的重要性。一系列研究表明，除非脊索瘤体积很小，否则放射治疗的效果非常有限，而且化疗对脊索瘤无效。这些发现表明，外科手术是治疗大体积脊索瘤的唯一有效手段。自20世纪80年代颅底手术普及以来，一系列病例表明，手术对患者的生存有积极的影响。早期的病例研究对颅底脊索瘤的可行性、安全性和有效性进行了探讨[4, 7, 8–26]，并针对这些研究中的发现进行了规律性回顾和批判性分析[23, 27–30]。然而，由于这一疾病的罕见性，上述所有研究纳入的患者数量均小于100人。为了克服患者数量少的局限性，多个团队应用Meta分析、回顾性分析公共数据库数据等不同的研究策略，得出“扩大手术切除范围对脊索瘤患者生存有很重大影响”这一相同结论。1999—2011年间，Di Maio等在23项研究中对807名患者进行了符合入选标准的Meta分析，作者的结论是：次全切除的脊索瘤患者，术后复发及5年后死于疾病进展的可能性分别是全切除患者的3.83倍（95%置信区间CI:1.63～9.00）与5.85倍（95% CI:1.40～24.5）[27]。同时，相关研究还比较了304名全切除患者和222名不完全切除患者的5年生存率，并得出结论：肿瘤完全切除患者的5年生存率比其他患者高20.74%。使用卡普兰–迈耶分析，同样观察到5年生存率的显著性差异[27]。在对脊索瘤数据库数据进行分析时也发现了类似的结果。独立的研究小组使用美国疾病监测、流行病学及预后数据库（SEER）分析了脊索瘤患者的治疗结果并得出结论：接受手术切除的患者比那些没有接受手术的患者存活的时间更长，与患者是否接受其他治疗方法无关[2, 3, 6, 31]。

我们必须时刻认识到手术可以减小肿瘤的体积，但不会影响肿瘤的生长速度。因此，相对于手术切除的程度来说，术后肿瘤残留体积是一个更重要的决定因素。相反，术后残余肿瘤体积与原始肿瘤体积比率、肿瘤侵袭性、手术效率（切除范围）对患者的生存有直接影响[32]。初期的一些分割放疗的失败案例使得外科医师对残余脊索瘤进行放射治疗并不是太积极。但是，对脊索瘤生物学的进一步研究成果告诉我们，实际上脊索瘤对放射线敏感，但需要高剂量才可达到治疗效果，只要肿瘤不超过临界体积，就可以通过光子或强子放疗得到有效控制。Eid等[33]对“完全切除”“次全切除”或“非手术”治疗的30名患者的治疗结果进行了统计并得出结论：如果辅以放射治疗，完全切除和次全切除的治疗效果无明显差异。手术扩大切除结合高剂量精准放疗治疗体积较小的残余肿瘤的方案已被外科医师和放射治疗团体所接受。但是残余肿瘤的体积是决定脊索瘤手术成功的关键因素。目前，外科治疗的目的是彻底切除病变（小体积肿瘤），或者将其限制在局部

范围，再通过高剂量的放疗治愈疾病。通过总结放射治疗、放射外科和带电粒子放疗在肿瘤切除手术后的治疗效果，人们发现：残余肿瘤的体积对于放疗的效果非常重要[34-47]。局部治疗失败在体积较大的肿瘤中更为常见，这一现象不受诸如分割放射治疗、强化放射治疗（IMRT）、放射手术或带电粒子放射治疗等不同放射治疗形式的影响。高边缘剂量（最小 15 ～ 16Gy）对于通过放射治疗局部控制脊索瘤来说是必需的，而处方剂量的主要限制因素是肿瘤体积和临近的对放射敏感的重要神经血管结构[34, 37, 38]。有关分割放射治疗（包括 IMRT）的报告也指出，术后残留肿瘤体积是控制局部肿瘤的决定因素[48-51]。Potluri 等[50]分析了 19 例手术后接受放射治疗的病例，并得出结论：术后残留量是决定预后的最重要因素，小体积残留可以通过分割放射治疗得到有效的控制。

然而，通过手术广泛切除脊索瘤并非易事。脊索瘤的生长通常不会引起患者注意，在此过程中脊索瘤会广泛地侵入解剖结构复杂的颅底中线区域。初始肿瘤体积及其侵犯模式对于手术效果和患者术后生存率有很大的影响。如肿瘤侵犯临近组织，手术效果会大打折扣，如侵入海绵窦，那么肿瘤是不可能完全切除的[52]。阿尔梅夫特和博尔巴[4]根据脊索瘤的大小和解剖位置将其分为三类，以便于术前评估肿瘤的可切除程度。不幸的是，大多数脊索瘤已发展至体积较大时才会引起患者注意。诸多著名的临床研究显示，脊索瘤的切除率为 0% ～ 80%[12, 13, 15, 16, 18-21, 40, 53]，这一巨大的变异表明，脊索瘤切除手术不能普遍推广。更重要的是，手术的成功率并没有随着时间的推移而得到显著提高。Di Maio 等[11]比较了 1988—1999 年的 56 名患者和 2000—2011 年的 39 名患者的治疗结果，得出的结论是，肿瘤的切除率没有显著变化（68%：74%），仅仅降低了手术并发症的发生率。在这些发现的基础上，很多术中辅助技术被采纳，以便于术者能最大限度并安全地切除肿瘤。

三、脊索瘤切除术中的技术挑战

脊索瘤手术面临的最大挑战是肿瘤的解剖定位、残余肿瘤的定位以及重要神经血管的定位及保护。术中影像技术，如 X 线透视、CT 和术中 MRI，是对术中可视化技术，如内镜和影像引导系统，如神经导航等的补充，这些技术的综合运用增加了脊索瘤手术的安全性和有效性[17, 54-57]。

肿瘤的定位是斜坡区脊索瘤手术的首要挑战。一般情况下，利用 X 线透视可以达到定位效果，而对于一些复杂肿瘤，在磨除斜坡区肿瘤时需神经导航和术中 MRI 的辅助。一旦手术入路与术前预计的入路有偏差，就有可能损伤重要的神经血管结构，如岩骨段或海绵窦段颈内动脉。使用这些辅助技术可以提高手术安全性。

如上所述，在脊索瘤手术中，对肿瘤残留的鉴别和定位非常具有挑战性。在大多数情况下，术者会因为可视化设备（如显微镜或内镜）的局限性，不敢切除靠近重要神经血管结构的肿瘤。最新的术中 MRI 技术可以帮助术者安全地切除肿瘤。内镜、神经导航同术中 MRI 一样都可对重要神经血管结构和肿瘤残余的定位提供帮助。残余肿瘤的解剖部位并不是随机的，肿瘤经常会在原位复发。在手术过程中使用内镜和术中 MRI 技术可以探查到绝大多数部位的病变。通过对 50 个颅底脊索瘤数据进行统计，Jahangiri 等[7]发现脊索瘤极少发生在斜坡的下 1/3，而肿瘤残留则有很大概率位于斜坡的下 1/3（发生于上、中、下斜坡的概率分别为 33%、38% 和 63%）。对于发生于蝶鞍后方上 1/3

斜坡脊索瘤的骨性侵犯，很难通过前方入路发现，但可以通过内镜或术中MRI进行充分显露。关于侵袭性垂体腺瘤的研究发现，术中MRI在识别鞍后肿瘤残留方面是非常可靠的[54, 58, 59]。当使用前方入路时，如果肿瘤朝着侧面扩展则手术难度很大，因为采用前方入路时术中向侧方的延伸度非常有限，使用内镜和术中MRI可以很好地解决这一难题[60, 61]。最后，脊索瘤的肿瘤特性是导致其容易残留的内在因素。在大多数情况下，脊索瘤是一种乏血管、质地软的肿瘤，可以通过吸引完全清除。然而，脊索瘤经常侵犯周围骨质。与脑膜瘤的以单一中心生长方式不同的是，脊索瘤会通过不规则的、不可预测的方式浸润周围的骨组织[28]。这种生长模式导致了肿瘤异质性的形成，即在外观正常的骨组织内可存在与肿瘤主体间隔的肿瘤岛。尽管对肿瘤边界的骨质进行广泛磨除已成为共识，但使用术中MRI可以更精确地定位肿瘤边界，在手术过程中很有实用价值[4, 17]。

脊索瘤手术面临的另一个挑战是如何鉴别广泛侵犯颅底的脊索瘤周边重要的神经血管结构。虽然脊索瘤在斜坡生长，但其通常会包绕重要的神经血管结构，如颈动脉、基底动脉和脑神经。在生长过程中，大体积脊索瘤会推挤基底动脉，并使硬脑膜和脑干向后侧及外侧移位。基于此种病理解剖学特点，前正中入路是暴露肿瘤的最佳途径。一般硬脑膜也会被肿瘤侵犯。在肿瘤切除过程中，由于这些重要的解剖结构（如基底动脉和脑干）位于肿瘤的后方，使得术中对这些结构的保护困难，神经导航和术中MRI的使用可以解决这些难题。

四、神经导航

神经导航系统是早期立体定向手术的产物。早期技术如神经臂等为当今更精细复杂系统的出现铺平了道路[62]。从本质上说，这些系统是将笛卡尔坐标系统应用到术前术中神经放射影像。这些系统在神经外科手术中会受到脑组织移位的影响，但这些系统在颅底骨性结构中的导航非常可靠，对脊索瘤手术非常有帮助[60, 63–66]。手术器械，包括内镜，都可以应用到导航系统中。最新的导航系统可运用术中MRI的实时更新特点在术中明确肿瘤的实时位置，这些图像的质量和空间畸变程度几乎与术前MRI图像完全相同。在手术过程中，神经导航可以通过电脑屏幕投影，也可以直接投射到术者显微镜中。这种增强实时成像系统可以将立体定位信息和成像结果整合到可视化设备中，如显微镜或内镜[67]。不论简单还是复杂的肿瘤，神经导航系统已经成为脊索瘤手术的必需部分[17, 64, 68, 69]。

五、术中MRI

术中MRI可以在脊索瘤切除术中指引术者确定肿瘤切除范围，明确手术入路中可能发生肿瘤残留的解剖位置。这对于像脊索瘤这样的广泛浸润性生长的肿瘤尤其重要。

推动术中MRI技术发展的主要动力是最大限度地切除神经肿瘤，该技术在低级别胶质瘤手术和经蝶手术这两类手术中尤为适用。这项技术已经被证明是有效的，最近的研究也表明，术中MRI显著地改变了疾病的转归。

1994年，第一个术中MRI单元被安装在波士顿的布莱根妇女医院。这台扫描仪最初是由哈佛大学的Ferenc Jolesz和Peter Black教授与通用电气公司合作开发的，该设备提供了一个带有0.5T磁场强度的双线圈设计（SIGNA SP，通用电气医疗系统，密尔沃基，WI）[70, 71]。这一设备在初始设计时具有包括实时神经导航系统等独有特点，但这些设计特点在后续产品中没有被采用[71]。这一设备的主要不足是操作空间小（因为操作区域位于台架内），并且所需的非铁磁仪器价格昂贵[71]。1995年6月，第一例术中 MRI 引导下的立体定向活检得以实施，1996 年 6 月，第一例术中 MRI 引导下的肿瘤切除在波士顿的布莱根妇女医院进行[71-73]。

在世界范围内，很多其他系统被快速引进，包括 Erlangen[74] 和多伦多西门子低场系统（磁共振成像 OPEN; 西门子医疗系统，德国埃朗根）和 Hitachi[75] 系统（Fonar，梅尔维尔，纽约；日立医疗公司，特温斯堡，OH）。这些第一代设备证明了术中 MRI 的可行性和实用性，第二代术中 MRI 系统拥有了更高的磁场和信噪比，以及更好的图像质量和先进的成像技术，如弥散加权成像（DWI）、弥散张量成像（DTI）、磁共振波谱（MRS）和功能性磁共振。在所有这些改进中，最重要的是对 T_2 加权图像质量的改进，由于在术中使用对比材料，许多单位使用高分辨率的 T_2 加权图像作为标准的术中 MRI 序列。这种高磁场系统是由几个不同的公司研究出来的，被世界各地的各种学术和私人机构采用，包括 Minesota 大学的飞利浦系统[76]、Erlangen 大学和加州大学的西门子系统[77]，还有加拿大 Calgary 的 IMRIS 系统[78]。不久之后，有科学报告对该磁场的可行性和实用性做了报道[78, 79]。

另一种术中 MRI 设计方法是减小扫描仪的尺寸以适应常规的手术室。磁铁为强度降低到 0.12T 的直径为 40cm 的永久磁铁，彼此之间相距 25cm（北极星 N20 系统；美敦力导航，路易斯维尔，CO）[80]。在 1.5-T 高场单元之后，3-T 超高场系统被手术室采用，这一改进进一步提高了信噪比和图像质量。这些系统的几个原始模型包括明尼苏达大学（美国）的 3-T 飞利浦系统[76]，Acibadem 大学（土耳其）的 3-T 西门子系统[81] 和卢万大学（比利时）、圣卢克大学的飞利浦系统[82]。3-T 术中 MRI 系统已成功地应用于脊索瘤手术，但截至目前，尚未有系统的病例分析报告[81, 83, 84]。

自从该设备于 2004 年投入使用以来，阿西巴姆大学的 3-T 术中 MRI 单元已在脊索瘤手术中被广泛采纳[81]（图 23-1，图 23-2）。这个设备是双室设计，在术中，患者通过浮动床转移到 MRI 舱里面。这种双室设计可以使用所有标准的铁磁仪器和设备，如显微镜、神经导航、内镜、钻孔系统、多普勒、超声和透视，这些都是脊索瘤手术中必不可少的仪器。MRI 可以在必要时多次扫描，但一般情况下只需要一到两次。术中 MRI 可以提供关于手术范围、肿瘤残留、与肿瘤临近的重要神经血管结构的位置

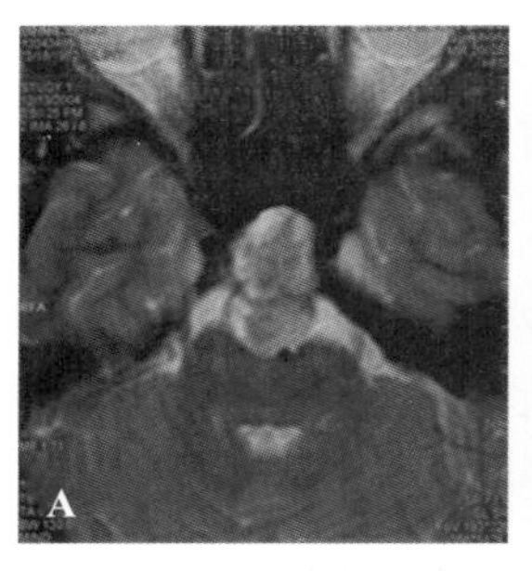
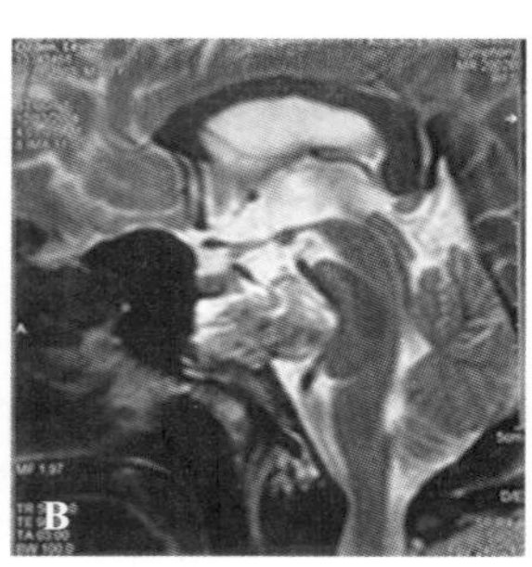
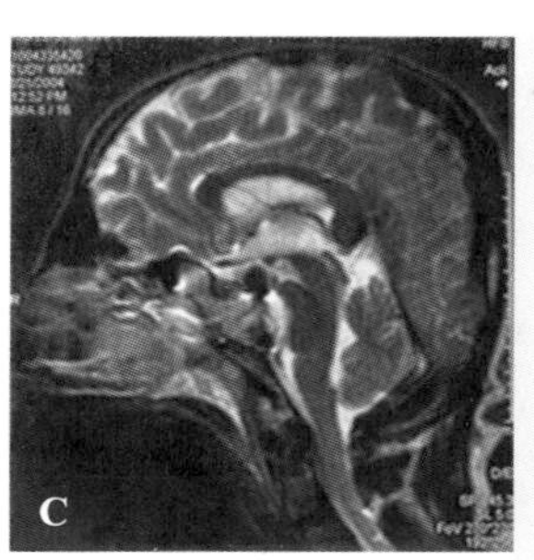
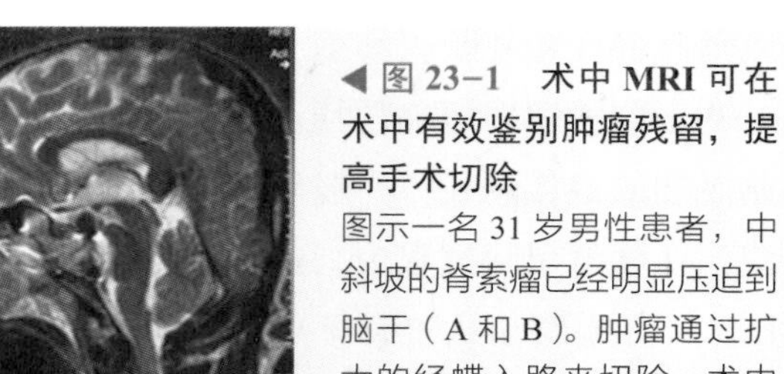
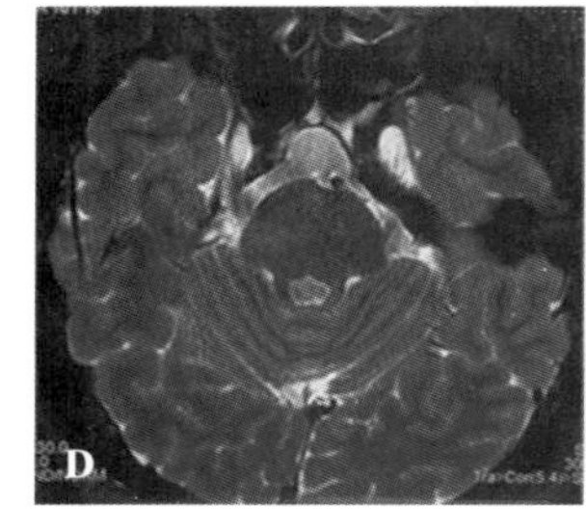
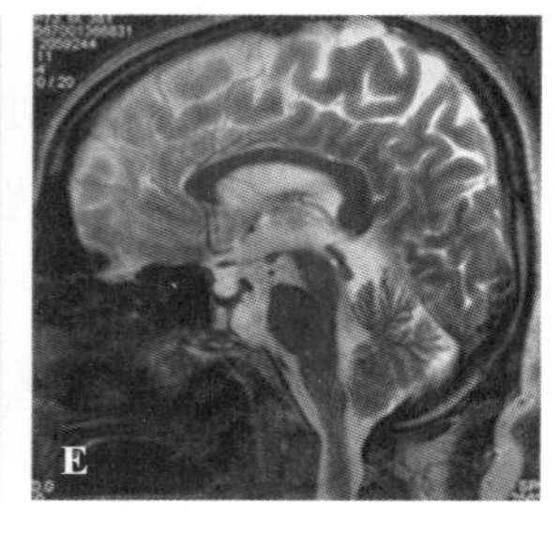

◀图 23-1　**术中 MRI 可在术中有效鉴别肿瘤残留，提高手术切除**

图示一名 31 岁男性患者，中斜坡的脊索瘤已经明显压迫到脑干（A 和 B）。肿瘤通过扩大的经蝶入路来切除。术中 MRI 显示几乎完全切除（C）。术后 7 年随访 MRI 未见复发（D 和 E）

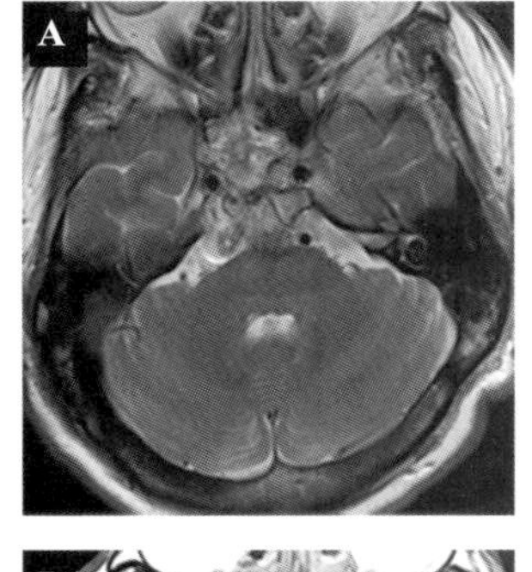

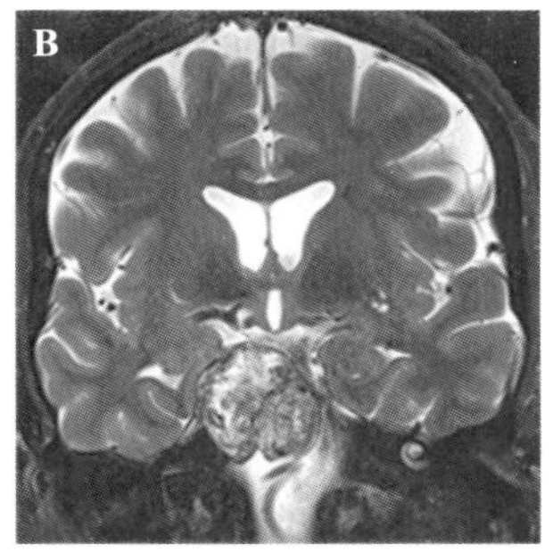

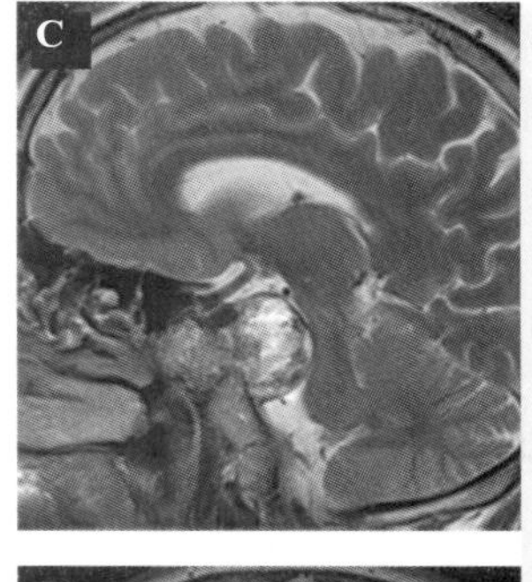

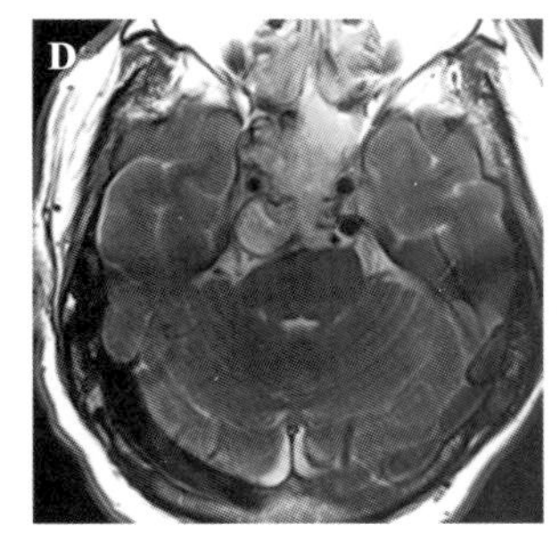

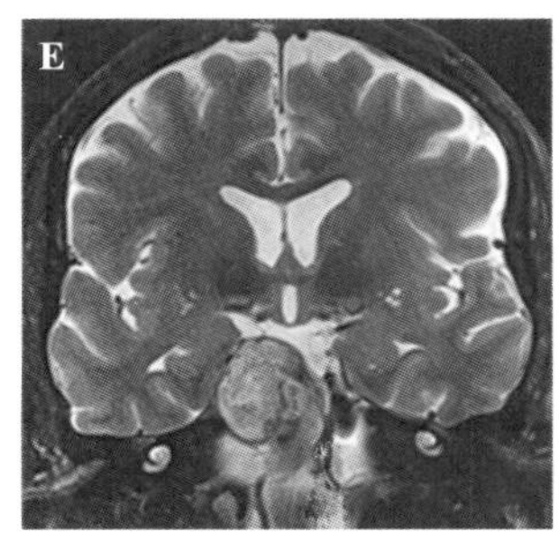

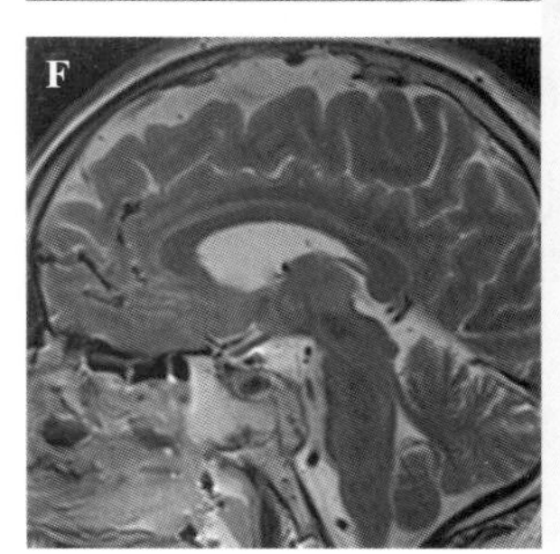

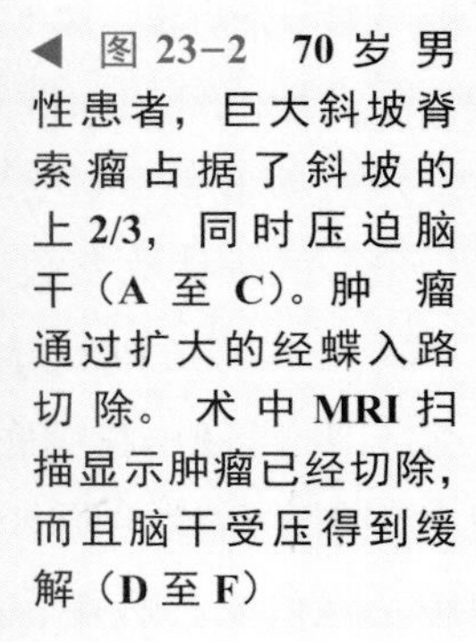

◀ 图 23-2 70 岁男性患者，巨大斜坡脊索瘤占据了斜坡的上 2/3，同时压迫脑干（A 至 C）。肿瘤通过扩大的经蝶入路切除。术中 MRI 扫描显示肿瘤已经切除，而且脑干受压得到缓解（D 至 F）

信息，以及术中可能出现的并发症，如出血和直接的神经或血管损伤。大多数的斜坡脊索瘤都是通过前入路治疗的，改良的经蝶入路弥补了前入路的不足。经蝶手术是术中 MRI 的重要适应证。有几个单位报告了术中 MRI 对侵袭性巨大垂体腺瘤和颅咽管瘤手术的作用，并且有很多记录在册的经验[54, 58, 59, 73, 81, 84–99]。高场强术中 MRI 系统能够清楚地显示出意外的肿瘤残留，从而对经蝶垂体腺瘤手术产生积极的影响。

六、神经内镜

内镜技术已经成为颅底手术的重要组成部分。内镜可以直接把视野及照明延伸到肿瘤附近，利用带角度光学镜头来改变视角，极大地促进了复杂的颅底解剖结构的可视化程度，从而增加了手术的成功率。内镜可以与神经导航和显微技术完美结合，增加了视野，对颅底手术非常有用[17, 54–57, 65, 100, 101]。相关仪器和技术已经得到了广泛的推广。

七、术中神经监测

如上所述，脊索瘤经常在颅底中线区域生长，包绕重要的神经血管，如颈内动脉、海绵窦、基底动脉、脑神经和脑干。在脊柱和骶骨脊索瘤中，这种侵袭性也很常见，肿瘤会包绕脊髓、神经根和脉管系统。脊索瘤这种与重要神经血管紧密毗连的特性使得手术风险及并发症发生率相当高[102, 103]。在颅底中线区域或脊柱脊索瘤手术中，上行和下行通路、脑神经和核团、呼吸和心血管中枢，以及控制吞咽、咳嗽和眼球运动等基本功能的神经网极易受累。脊柱外科手术中，神经束、运动神经根和括约肌功能的受损风险也很大，术中保护非常重要。随着神经生理学的发展，各种各样的标测和监测技术得到开发，提高了手术成功率，同时降低了术后神经功能永久损伤的风险[104–106]。术中神经监测（IONM）包括两种独立的技术：标测技术和监测技术。标测技术被用于鉴别特定的神经结构（运动皮质、脑神经、核团、皮质脊髓束），因为这些结构可能被扭曲、移位、浸润，因此难以辨认[105, 107]。标测技术是术者的向导，有助于术者找到安全的手术入路，以便在切除肿瘤的同时保持与重要神经的安全距离。另一方面，监测技术可以实时评估神经系统的功能完整性。为了在术中神经监测过程中最大限度地降低假阳性和更危险的假阴性结果，在使用标测和监测技术时，医生应该创建一个基于患者的个体化参数。

这一节将分别讨论监测技术和标测技术。表 23-1 中已列出在颅底和脊柱外科手术神经监测中可用的方法。所有的手术过程中患者要接地线。在监测过程中，神经生理学家可能会对术者发出警告，要减少或增强对脑 / 脊柱神经的刺激。在收到警告的情况下，术者应采用预防措施对神经加以保护，如用热的生理盐水冲洗、使用血管活性药物、换一个部位进行分离，或等待，甚至停止手术，这取决于警报的严重程度和手术的类型。术中神经监测的目的是帮助外科手术团队获得更大的肿瘤切除范围，同时避免永久性的神经功能障碍。为手术团队提供更多的实时解剖信息，并告知术者神经的实时功能变化，这样可以使术者及时改变手术方案以避免永久性的神经损伤。

成功的术中神经监测，需要神经生理学家、术者和麻醉师的默契配合，并根据肿瘤的定位、术前神经学检查结果和术前神经生理学的报告，对每个患者制定个体化的监测方案。

（一）标测技术

1. 触发肌电图（t-EMG）、诱发肌电图（e-EMG）、刺激肌电图

刺激诱发反应可用于鉴别和保护脑 / 脊髓神经和核团 [106]。用手持刺激探针进行电刺激，并记录由各自的脑神经 / 根神经支配的肌肉的反应 [105]。术者需从无神经反应的区域开始手术从而逐步安全切除肿瘤 [105, 108-111]。

对于电刺激，可以选择双相或单相刺激电极。双相刺激提供了更多的空间选择性，并防止了不必要的电流传播，而单相刺激则更倾向于扫描大面积区域。安全起见，在手术开始的时候，用单极确定手术范围，然后切换到双极以找到附近神经的精确定位。如果使用适当的

表 23-1　用于脑干和脊髓手术的监测和标测技术

监测技术	标测技术
自发肌电图（s-EMG） • 脑神经 • 脊神经	触发 EMG (t-EMG、e-EMG) • 脑神经 • 脊神经
脑干听觉诱发电位（BAEPs） • 前庭窝神经功能 • 脑干完整性	皮质脊髓束定位
躯体感觉诱发电位（SEPs） • 脑干完整性 • 皮质灌注 • 后束功能 • 定位损伤	
运动诱发电位（MEPs） • 从运动皮质到肌肉的运动通路的完整性	
皮质延髓运动诱发电位（c-MEPs） • 脑神经的完整性	
球海绵体反射 • 骶反射弧的完整性	

刺激设置（刺激强度、持续时间），当神经位于电极附近时，将会记录到一个复合肌肉动作电位（CMAP）[105, 109, 112]（图 23-3）。

对于脑神经的刺激参数是刺激强度在 0 ～ 3mA，持续时间 0.2ms，频率 2 ～ 4Hz[105, 109, 112]。对脊神经来说，刺激参数是一样的，只是刺激强度最高可以达到 20mA，尤其是对于损伤的神经[106, 109, 113]。

复合肌肉动作电位（CMAP）的反应可以作为鉴定神经功能“全”或“无”的标准。然而，大家对此提出了不同的标准，大多数经验来自于对面神经监测的研究。用低于 0.05 ～ 0.1mA 的刺激阈值，如果绝对振幅高于 0.5mV，近端到远端的振幅比超过 30% ～ 50%，说明面神经功能没有受损[104]。通常用低刺激阈值刺激神经近端来确定脑神经的完整性，如果刺激近端 CAMP 消失，但是远端 CAKP 正常，说明神经受到损伤[109, 114]。

这种标测技术可用在第四脑室底部鉴别运动核团和第Ⅶ、第Ⅸ～Ⅹ、第Ⅺ和第Ⅻ对脑神经。由于在眼外肌中放置电极难度大，通常不监测第Ⅲ、第Ⅳ和第Ⅵ对脑神经[105]。用于标测 / 监测的脑 – 脊神经的肌肉在表 23-2 中列出。

2. 皮质脊髓束标测

皮质脊髓束可以在大脑脚水平利用与脑神经标测同样的刺激参数来鉴别，通过上肢肌肉或者硬膜外间隙可以记录到神经反应[107, 115, 116]。

（二）监测技术

上述的标测技术对于定位特定的神经结构有重要作用，此外监测技术在手术过程中可以向术者提供有关神经系统功能完整性的动态信息[104, 106, 116]。这些包括静息肌电图、皮质延髓运动诱导电位、脑干听觉诱导电位、运动诱发电位、躯体感觉诱发电位，以及反射研究。

1. 静息肌电图（自发肌电图）

静息肌电图是由放置在脑神经 / 运动根控制的肌肉中成对的针式或钩式电极持续监测得到的。通常肌肉中是没有自发肌电图的，但代谢的变化、电刺激，或神经的机械损伤，如牵引、刺激或压缩将产生不同类型的，可以看到或听到的电位，从而给术者提供即时的神经位置或损伤的信息[105, 108, 109]。

在不同类型的放电中，脉冲模式在电刺激中很容易被观察到。在持续的 EMG 监控中，最常见的是突发电位，持续时间较短（最多几百毫秒），它们是一种相对同步的运动电位的爆发，是神经对机械、温度、缺血或代谢刺激的反应[117, 118]。这些电位的出现表明在切除的肿瘤附近有神经，可以作为对术者的警报。如果在视野中看不到神经，那么要用电刺激标测技术来定位神经[108]。鉴别好神经之后，在操作过程中也可以看到短时间突发电位类型的 EMG，然而，如果在手术操作之后依然有持续数分钟的频繁的高振幅 EMG，那么意味着可能有神经损

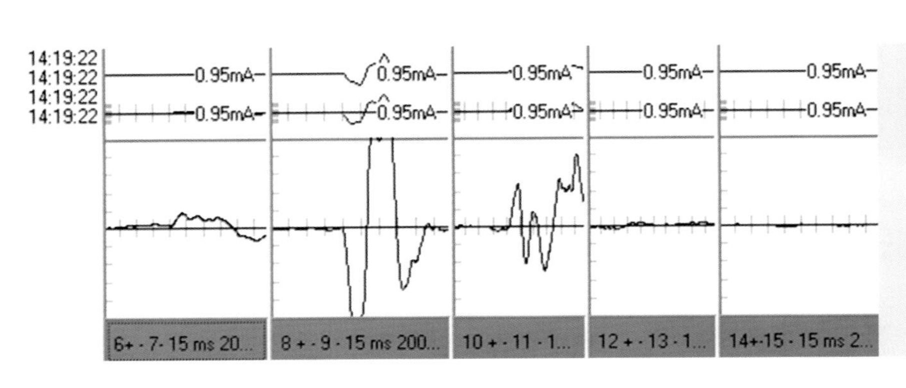

◀ 图 23-3 从眼轮匝肌和口轮匝肌记录到的面神经 CMAP 反应

表 23-2　术中 EMG 监测 / 标测常用的记录肌肉

神　经	记录肌肉
动眼神经	内直肌
滑车神经	上斜肌
三叉神经	咀嚼肌、颞肌
外展神经	外直肌
面神经	口轮匝肌、眼轮匝肌
舌咽神经	咽后壁
迷走神经	声带
副神经	斜方肌
舌下神经	舌头侧面
L_2 ～ L_3	髂腰肌、股外侧肌、股内侧肌、股四头肌
L_4	股外侧肌、股内侧肌、股四头肌、胫骨前肌
L_5	胫骨前肌、拇长伸肌、腓骨长肌
S_1	拇长伸肌、腓肠肌、拇外展肌
S_2 ～ S_4	肛门括约肌

伤，应该及时向术者报告[104, 105, 117, 118]（图 23-4）。

在术中神经监测过程中，对手术操作的观察是很重要的。电凝止血会导致高频放电，而用冷的生理盐水冲洗可能会导致持续几秒钟或几分钟轻微的放电。这些放电不会造成任何神经功能障碍，因此不要与神经损伤的放电混淆。然而，在长时间的放电时，必须告知手术团队神经监测的技术盲区[109]。如果神经被横断，可能不会产生任何放电，所以看起来没有异常的

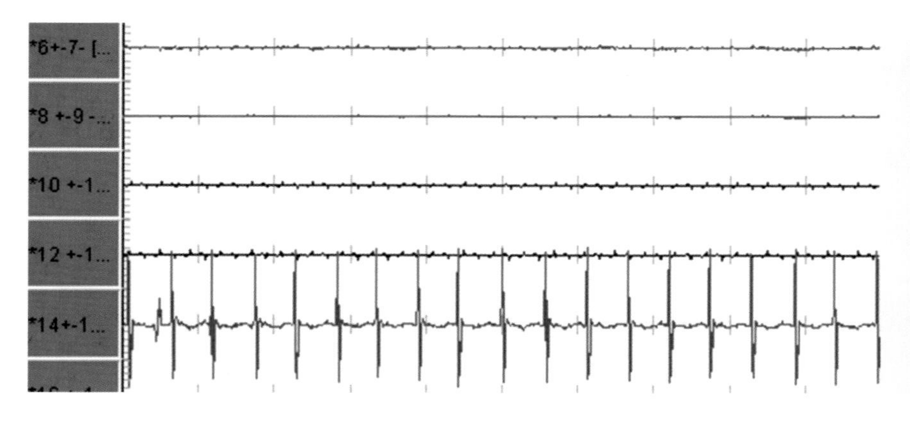

◀ 图 23-4　颅后窝手术中从斜方肌上记录到的神经牵拉放电

EMG 有时候也意味着神经已经严重损伤，已经不可能诱发放电[104, 109]。

2. 脑干听觉诱发电位（BAEPs）

在脑干周围的手术中，BAEP 监测被用来保护听觉功能，此外，它对手术操作和脑干缺血非常敏感[105]。在脑干手术过程中，BAEP 的改变可能比心血管的体征更早地表现出来，而且比较一致[105]。

基线反应在开始运行时记录，并在此后持续记录，最近的反应会与基线反应比较。

刺激：听觉刺激是通过耳内微型耳机，强度为 80 ～ 105dB/ 持续时间 100μs，重复频率为每秒 10 ～ 40 次脉冲（pps），同时捂住对侧耳朵来测试。记录时，活动电极的针或表面放在身体对侧的乳突或耳垂上（A1 ～ A2），参考电极放在头顶（Cz），使用国际 10–20 系统[105]。

由于振幅较小，必须平均有1200～1500放大倍数才能获得可靠的回应。在手术过程中，可以监测到峰值振幅、第Ⅴ峰的延迟和罕见的第Ⅲ峰[105]。

3. 躯体感觉诱发电位（SEPs）

自20世纪70年代以来，SEP通过监测感觉通路被用于监测脊髓功能[105]。这是一种检测脊髓缺血或机械压力变化的敏感方法。同时，它对监测皮质或脊柱灌注、脑干完整性，或在手术过程中探测损伤位置也很敏感[105]。

用刺激强度为20～40mA，持续时间0.2～0.3ms频率4.1～4.7Hz的体表或皮下电极刺激周围神经（通常是正中神经或者胫神经）[105]。最好留一个额外的SEP监测通道（如在腰骶手术中监测正中神经），作为控制变量用于排除技术、麻醉或者代谢变化引起的电位。使用特殊的皮片进行电刺激可以得到皮节区SEP，但是目前使用较少。

皮质SEP反应是使用10–20系统，从对侧顶叶记录。刺激正中神经，从C3'/C4'–Cz记录皮质N20反应，刺激胫神经，从Cz–Fz记录皮质P40反应，所有这些都是通过表皮电极、皮下电极或者螺旋电极记录得到的[105]（图23–5）。

与BAEP监测类似，SEP监测的振幅很小，需要平均，所以会导致延迟。在操作过程中要持续进行基线记录。如果振幅降低50%～60%或延迟增加10%或2ms就达到警报标准了。

4. 运动诱发电位（MEPs）

在报告了SEP的不足之后，MEP的研究被纳入到神经监测中用于评估术后运动损伤程度。MEP反应可以经颅电刺激（TES）运动皮质或脊髓产生，并且通过肌肉（肌源性MEPs）、脊髓（D波）来记录，可以用于评估运动皮质、皮质脊髓束、α运动神经元、周围神经和神经肌肉接点的功能完整性[119]。

对于TES来说，螺旋电极放置在C～C_2/C_3～C_4/C_3～C_z或C_4～C_z中，在记录点的对侧放置正极。刺激模式为3～7个持续时间为0.5ms、刺激间隔为2～5ms的方波刺激，其强度为200～400V，频率为1～2Hz[119–121]。TES可能引起患者的抽搐，因此，在刺激前一定要告知术者，特别是在显微外科手术中。据报道，患者咬伤的发生率为0.2%，是由于下颌肌肉痉挛引起的，因此，术前应该在患者口内放入一个牙垫。在TES–MEP之后还没有心律失常的报道[120]。

肌肉MEP反应是通过在拇外展肌和背侧骨间肌放置针状电极来记录的，下肢MEP反应是通过在趾外展肌和胫骨前肌放置针状电极来记录的（图23–6）。导管电极放置在硬膜外来记录D波。

运动皮质或皮质脊髓束损伤、神经根或周围神经损伤、牵张、缺血，或受压都可能导致异常MEP[104]。在不同的MEP警报标准

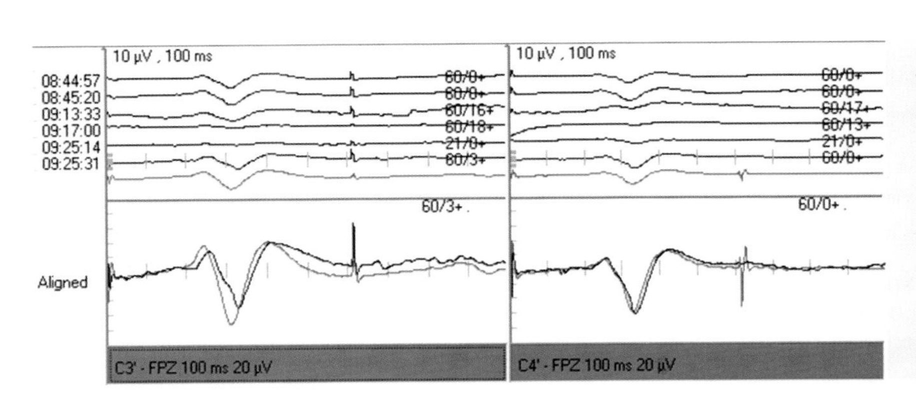

◀ 图23–5 刺激双侧正中神经持续监测N20反应

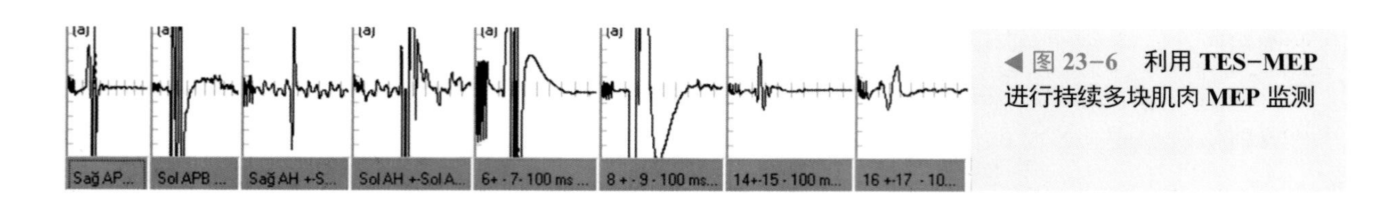

◀ 图 23-6 利用 TES-MEP 进行持续多块肌肉 MEP 监测

中，包括全或无反应，阈值提升或振幅下降 50% ～ 80%，最常用的警报标准是 D 波振幅下降 30% ～ 50%。

5. 皮质延髓运动诱发电位

这些电位跟肌原性 MEPs 一样，都是通过脑神经控制的肌肉来记录的，用来监测脑神经的完整性。在手术过程中，这些电位反应会与基线结果相比较，如果振幅下降超过 50%，那么说明预后可能不好 [122]。值得注意的是，如果用单脉冲刺激来确认外周神经电传导刺激消失时，不会检测到 MEP 反应，这就造成了一个假阴性结果 [122]。

6. 球海绵体反射（BCR）

BCR 被用来评估 S_2 ～ S_4 脊髓段和运动 - 感觉骶神经根的功能完整性。刺激的时候，对于表皮电极，检测电极放在阴蒂 / 阴茎的背侧，参考电极放置在附近（大阴唇 / 阴茎远端）。针状电极则放置在肛门括约肌外侧进行记录 [123]。刺激参数是 4 个串脉冲，持续时间 500ms，间隔 3ms，刺激强度 5 ～ 50mA。

（三）神经监测中的麻醉注意事项

禁止使用吸入剂或神经肌肉阻断药（除了插管时的短效肌松药）。推荐使用含有丙泊酚和瑞芬太尼的麻醉剂。当进行 EMG 和 MEP 监测时，如果使用肌松药，那么必须用“4 个成串刺激”技术监测，需保证至少有 2/4 的反应。肌松药不影响 SEP 监测，所以如果没有监测运动系统的计划可以使用肌松药。

八、结论

脊索瘤在治疗上非常具有挑战性，如果生长在较深的颅底中线区域，其复杂的解剖结构使得脊索瘤的手术治疗非常困难。成功手术的标志是术后肿瘤残留体积小，这样即可通过高剂量放疗有效地控制肿瘤生长。但是实际情况中很难达到肿瘤全切。术中辅助技术，包括术中 MRI、神经导航、内镜技术以及神经电生理定位和监测技术，有助于扩大手术切除程度，同时最大限度地保障了患者的安全。

参考文献

[1] Bohman LE, Koch M, Bailey RL, Alonso-Basanta M, Lee JY. Skull base chordoma and chondrosarcoma: influence of clinical and demographic factors on prognosis: a SEER analysis.World Neurosurg. 2014; 82(5):806–814

[2] Jones PS, Aghi MK, Muzikansky A, Shih HA, Barker FG, II, Curry WTJ, Jr. Outcomes and patterns of care in adult skull base chordomas from the Surveillance, Epidemiology, and End Results (SEER) database. J Clin Neurosci. 2014; 21(9): 1490–1496

[3] Chambers KJ, Lin DT, Meier J, Remenschneider A, Herr M, Gray ST. Incidence and survival patterns of cranial chordoma in the United States. Laryngoscope. 2014; 124(5):1097–1102

[4] Al-Mefty O, Borba LA. Skull base chordomas: a management challenge. J Neurosurg. 1997; 86(2):182–189

[5] Chaichana KL, Parker SL, Mukherjee D, Cheng JS, Gokaslan ZL, McGirt MJ. Assessment of the extent of surgical resection as a predictor of survival in patients with primary osseous spinal neoplasms. Clin Neurosurg. 2011; 58:117–121

[6] Jawad MU, Scully SP. Surgery significantly improves survival in patients with chordoma. Spine. 2010; 35(1):117–123

[7] Jahangiri A, Chin AT, Wagner JR, et al. Factors predicting recurrence after resection of clival chordoma using variable surgical approaches and radiation modalities. Neurosurgery. 2015; 76(2):179–185, discussion 185–186

[8] Ahmed R, Sheybani A, Menezes AH, Buatti JM, Hitchon PW. Disease outcomes for skull base and spinal chordomas: a single

center experience. Clin Neurol Neurosurg. 2015; 130:67–73
[9] Rachinger W, Eigenbrod S, Dützmann S, et al. Male sex as a risk factor for the clinical course of skull base chordomas. J Neurosurg. 2014; 120(6):1313–1320
[10] Ouyang T, Zhang N, Zhang Y, et al. Clinical characteristics, immunohistochemistry, and outcomes of 77 patients with skull base chordomas. World Neurosurg. 2014; 81(5–6): 790–797
[11] Di Maio S, Rostomily R, Sekhar LN. Current surgical outcomes for cranial base chordomas: cohort study of 95 patients. Neurosurgery. 2012; 70(6):1355–1360, discussion 1360
[12] Ito E, Saito K, Okada T, Nagatani T, Nagasaka T. Long–term control of clival chordoma with initial aggressive surgical resection and gamma knife radiosurgery for recurrence. Acta Neurochir (Wien). 2010; 152(1):57–67, discussion 67
[13] Sen C, Shrivastava R, Anwar S, Triana A. Lateral transcondylar approach for tumors at the anterior aspect of the craniovertebral junction. Neurosurgery. 2010; 66(3) Suppl:104–112
[14] Fraser JF, Nyquist GG, Moore N, Anand VK, Schwartz TH. Endoscopic endonasal transclival resection of chordomas: operative technique, clinical outcome, and review of the literature. J Neurosurg. 2010; 112(5):1061–1069
[15] Takahashi S, Kawase T, Yoshida K, Hasegawa A, Mizoe JE. Skull base chordomas: efficacy of surgery followed by carbon ion radiotherapy. Acta Neurochir (Wien). 2009; 151(7): 759–769
[16] Cho YH, Kim JH, Khang SK, Lee JK, Kim CJ. Chordomas and chondrosarcomas of the skull base: comparative analysis of clinical results in 30 patients. Neurosurg Rev. 2008; 31(1):35–43, discussion 43
[17] Al–Mefty O, Kadri PA, Hasan DM, Isolan GR, Pravdenkova S. Anterior clivectomy: surgical technique and clinical applications. J Neurosurg. 2008; 109(5):783–793
[18] Samii A, Gerganov VM, Herold C, et al. Chordomas of the skull base: surgical management and outcome. J Neurosurg. 2007; 107(2):319–324
[19] Almefty K, Pravdenkova S, Colli BO, Al–Mefty O, Gokden M. Chordoma and chondrosarcoma: similar, but quite different, skull base tumors. Cancer. 2007; 110(11):2457–2467
[20] Stüer C, Schramm J, Schaller C. Skull base chordomas: management and results. Neurol Med Chir (Tokyo). 2006; 46(3):118–124, discussion 124–125
[21] Pamir MN, Kiliç T, Türe U, Ozek MM. Multimodality management of 26 skull–base chordomas with 4–year mean follow–up: experience at a single institution. Acta Neurochir (Wien). 2004; 146(4):343–354, 354
[22] Pallini R, Maira G, Pierconti F, et al. Chordoma of the skull base: predictors of tumor recurrence. J Neurosurg. 2003; 98(4):812–822
[23] Lanzino G, Dumont AS, Lopes MB, Laws ERJ, Jr. Skull base chordomas: overview of disease, management options, and outcome. Neurosurg Focus. 2001; 10(3):E12
[24] Sekhar LN, Pranatartiharan R, Chanda A, Wright DC. Chordomas and chondrosarcomas of the skull base: results and complications of surgical management. Neurosurg Focus. 2001; 10(3):E2
[25] Crockard A. Chordomas and chondrosarcomas of the cranial base: results and follow–up of 60 patients. Neurosurgery. 1996; 38(2):420
[26] Lawton MT, Hamilton MG, Beals SP, Joganic EF, Spetzler RF. Radical resection of anterior skull base tumors. Clin Neurosurg. 1995; 42:43–70
[27] Di Maio S, Temkin N, Ramanathan D, Sekhar LN. Current comprehensive management of cranial base chordomas: 10–year meta–analysis of observational studies. J Neurosurg. 2011; 115(6):1094–1105
[28] Pamir MN, Ozduman K. Tumor–biology and current treatment of skull–base chordomas. Adv Tech Stand Neurosurg. 2008; 33:35–129
[29] Erdem E, Angtuaco EC, Van Hemert R, Park JS, Al–Mefty O. Comprehensive review of intracranial chordoma. Radiographics. 2003; 23(4):995–1009
[30] Colli B, Al–Mefty O. Chordomas of the craniocervical junction: follow–up review and prognostic factors. J Neurosurg. 2001; 95(6):933–943
[31] Mukherjee D, Chaichana KL, Parker SL, Gokaslan ZL, McGirt MJ. Association of surgical resection and survival in patients with malignant primary osseous spinal neoplasms from the Surveillance, Epidemiology, and End Results (SEER) database. Eur Spine J. 2013; 22(6):1375–1382
[32] Mukherjee D, Chaichana KL, Adogwa O, et al. Association of extent of local tumor invasion and survival in patients with malignant primary osseous spinal neoplasms from the surveillance, epidemiology, and end results (SEER) database. World Neurosurg. 2011; 76(6):580–585
[33] Eid AS, Chang UK, Lee SY, Jeon DG. The treatment outcome depending on the extent of resection in skull base and spinal chordomas. Acta Neurochir (Wien). 2011; 153(3):509–516
[34] Kim JH, Jung HH, Chang JH, Chang JW, Park YG, Chang WS. Gamma Knife surgery for intracranial chordoma and chondrosarcoma: radiosurgical perspectives and treatment outcomes. J Neurosurg. 2014; 121 Suppl:188–197
[35] Zorlu F, Gultekin M, Cengiz M, et al. Fractionated stereotactic radiosurgery treatment results for skull base chordomas. Technol Cancer Res Treat. 2014; 13(1):11–19
[36] Jiang B, Veeravagu A, Lee M, et al. Management of intracranial and extracranial chordomas with CyberKnife stereotactic radiosurgery. J Clin Neurosci. 2012; 19(8): 1101–1106
[37] Kano H, Iqbal FO, Sheehan J, et al. Stereotactic radiosurgery for chordoma: a report from the North American Gamma Knife Consortium. Neurosurgery. 2011; 68(2):379–389
[38] Koga T, Shin M, Saito N. Treatment with high marginal dose is mandatory to achieve long–term control of skull base chordomas and chondrosarcomas by means of stereotactic radiosurgery. J Neurooncol. 2010; 98(2):233–238
[39] Liu AL, Wang ZC, Sun SB, Wang MH, Luo B, Liu P. Gamma knife radiosurgery for residual skull base chordomas. Neurol Res. 2008; 30(6):557–561
[40] Yoneoka Y, Tsumanuma I, Fukuda M, et al. Cranial base chordoma—long term outcome and review of the literature. Acta Neurochir (Wien). 2008; 150(8):773–778, discussion 778
[41] Martin JJ, Niranjan A, Kondziolka D, Flickinger JC, Lozanne KA, Lunsford LD. Radiosurgery for chordomas and

chondrosarcomas of the skull base. J Neurosurg. 2007; 107(4):758–764
[42] Hasegawa T, Ishii D, Kida Y, Yoshimoto M, Koike J, Iizuka H. Gamma Knife surgery for skull base chordomas and chondrosarcomas. J Neurosurg. 2007; 107(4):752–757
[43] Chang SD, Martin DP, Lee E, Adler JRJ, Jr. Stereotactic radiosurgery and hypofractionated stereotactic radiotherapy for residual or recurrent cranial base and cervical chordomas. Neurosurg Focus. 2001; 10(3):E5
[44] Hug EB, Slater JD. Proton radiation therapy for chordomas and chondrosarcomas of the skull base. Neurosurg Clin N Am. 2000; 11(4):627–638
[45] Muthukumar N, Kondziolka D, Lunsford LD, Flickinger JC. Stereotactic radiosurgery for chordoma and chondrosarcoma: further experiences. Int J Radiat Oncol Biol Phys. 1998; 41(2):387–392
[46] Kocher M, Voges J, Staar S, Treuer H, Sturm V, Mueller RP. Linear accelerator radiosurgery for recurrent malignant tumors of the skull base. Am J Clin Oncol. 1998; 21(1): 18–22
[47] Kondziolka D, Lunsford LD, Flickinger JC. The role of radiosurgery in the management of chordoma and chondrosarcoma of the cranial base. Neurosurgery. 1991; 29(1):38–45, discussion 45–46
[48] Sahgal A, Chan MW, Atenafu EG, et al. Image–guided, intensity–modulated radiation therapy (IG–IMRT) for skull base chordoma and chondrosarcoma: preliminary outcomes. Neuro–oncol. 2015; 17(6):889–894
[49] Hauptman JS, Barkhoudarian G, Safaee M, et al. Challenges in linear accelerator radiotherapy for chordomas and chondrosarcomas of the skull base: focus on complications. Int J Radiat Oncol Biol Phys. 2012; 83(2):542–551
[50] Potluri S, Jefferies SJ, Jena R, et al. Residual postoperative tumour volume predicts outcome after high–dose radiotherapy for chordoma and chondrosarcoma of the skull base and spine. Clin Oncol (R Coll Radiol). 2011; 23(3):199–208
[51] Zorlu F, Gürkaynak M, Yildiz F, Oge K, Atahan IL. Conventional external radiotherapy in the management of clivus chordomas with overt residual disease. Neurol Sci. 2000; 21(4):203–207
[52] Pamir MN, Kilic T, Ozek MM, Ozduman K, Türe U. Non–meningeal tumours of the cavernous sinus: a surgical analysis. J Clin Neurosci. 2006; 13(6):626–635
[53] Tamaki N, Nagashima T, Ehara K, Motooka Y, Barua KK. Surgical approaches and strategies for skull base chordomas. Neurosurg Focus. 2001; 10(3):E9
[54] Berkmann S, Schlaffer S, Nimsky C, Fahlbusch R, Buchfelder M. Follow–up and long–term outcome of nonfunctioning pituitary adenoma operated by transsphenoidal surgery with intraoperative high–field magnetic resonance imaging. Acta Neurochir (Wien). 2014; 156(12):2233–2243, discussion 2243
[55] Komotar RJ, Starke RM, Raper DM, Anand VK, Schwartz TH. The endoscopeassisted ventral approach compared with open microscope–assisted surgery for clival chordomas. World Neurosurg. 2011; 76(3–4):318–327, discussion 259–262
[56] Schwartz TH, Stieg PE, Anand VK. Endoscopic transsphenoidal pituitary surgery with intraoperative magnetic resonance imaging. Neurosurgery. 2006; 58(1) Suppl:ONS44–ONS51, discussion ONS44–ONS51
[57] Sylvester PT, Evans JA, Zipfel GJ, et al. Combined high–field intraoperative magnetic resonance imaging and endoscopy increase extent of resection and progression–free survival for pituitary adenomas. Pituitary. 2015; 18(1):72–85
[58] Berkmann S, Schlaffer S, Nimsky C, Fahlbusch R, Buchfelder M. Intraoperative high–field MRI for transsphenoidal reoperations of nonfunctioning pituitary adenoma. J Neurosurg. 2014; 121(5):1166–1175
[59] Netuka D, Masopust V, Belšán T, Kramář F, Beneš V. One year experience with 3.0 T intraoperative MRI in pituitary surgery. Acta Neurochir Suppl (Wien). 2011; 109:157–159
[60] Bootz F, Keiner S, Schulz T, Scheffler B, Seifert V. Magnetic resonance imaging—guided biopsies of the petrous apex and petroclival region. Otol Neurotol. 2001; 22(3):383–388
[61] Taniguchi M, Kohmura E. Endoscopic endonasal removal of laterally extended clival chordoma using side–viewing scopes. Acta Neurochir (Wien). 2012; 154(4):627–632
[62] Schul C, Wassmann H, Skopp GB, et al. Surgical management of intraosseous skull base tumors with aid of Operating Arm System. Comput Aided Surg. 1998; 3(6):312–319
[63] Vougioukas VI, Hubbe U, Schipper J, Spetzger U. Navigated transoral approach to the cranial base and the craniocervical junction: technical note. Neurosurgery. 2003; 52(1):247–250, discussion 251
[64] Nakamura M, Stöver T, Rodt T, et al. Neuronavigational guidance in craniofacial approaches for large (para)nasal tumors involving the anterior skull base and upper clival lesions. Eur J Surg Oncol. 2009; 35(6):666–672
[65] McLaughlin N, Carrau RL, Kassam AB, Kelly DF. Neuronavigation in endonasal pituitary and skull base surgery using an autoregistration mask without head fixation: an assessment of accuracy and practicality. J Neurol Surg A Cent Eur Neurosurg. 2012; 73(6):351–357
[66] Guppy KH, Chakrabarti I, Banerjee A. The use of intraoperative navigation for complex upper cervical spine surgery. Neurosurg Focus. 2014; 36(3):E5
[67] Cabrilo I, Sarrafzadeh A, Bijlenga P, Landis BN, Schaller K. Augmented reality–assisted skull base surgery. Neurochirurgie. 2014; 60(6):304–306
[68] Hwang PY, Ho CL. Neuronavigation using an image–guided endoscopic transnasal–sphenoethmoidal approach to clival chordomas. Neurosurgery. 2007; 61(5) Suppl 2:212–217, discussion 217–218
[69] Anik I, Koc K, Cabuk B, Ceylan S. Endoscopic transphenoidal approach for fibrous dysplasia of clivus, tuberculum sellae and sphenoid sinus; report of three cases. Turk Neurosurg. 2012; 22(5):662–666
[70] Claus EB, Horlacher A, Hsu L, et al. Survival rates in patients with low–grade glioma after intraoperative magnetic resonance image guidance. Cancer. 2005; 103(6):1227–1233
[71] Schwartz RB, Hsu L, Wong TZ, et al. Intraoperative MR imaging guidance for intracranial neurosurgery: experience with the first 200 cases. Radiology. 1999; 211(2):477–488
[72] Black PM, Alexander E, III, Martin C, et al. Craniotomy for tumor treatment in an intraoperative magnetic resonance

imaging unit. Neurosurgery. 1999; 45(3):423–431, discussion 431–433
[73] Martin CH, Schwartz R, Jolesz F, Black PM. Transsphenoidal resection of pituitary adenomas in an intraoperative MRI unit. Pituitary. 1999; 2(2):155–162
[74] Steinmeier R, Fahlbusch R, Ganslandt O, et al. Intraoperative magnetic resonance imaging with the magnetom open scanner: concepts, neurosurgical indications, and procedures: a preliminary report. Neurosurgery. 1998; 43(4):739–747, discussion 747–748
[75] Bohinski RJ, Kokkino AK, Warnick RE, et al. Glioma resection in a sharedresource magnetic resonance operating room after optimal image–guided frameless stereotactic resection. Neurosurgery. 2001; 48(4):731–742, discussion 742–744
[76] Hall WA, Liu H, Martin AJ, Pozza CH, Maxwell RE, Truwit CL. Safety, efficacy, and functionality of high–field strength interventional magnetic resonance imaging for neurosurgery. Neurosurgery. 2000; 46(3):632–641, discussion 641–642
[77] Senft C, Seifert V, Hermann E, Franz K, Gasser T. Usefulness of intraoperative ultra low–field magnetic resonance imaging in glioma surgery. Neurosurgery. 2008; 63(4) Suppl 2:257–266, discussion 266–267
[78] Kaibara T, Saunders JK, Sutherland GR. Advances in mobile intraoperative magnetic resonance imaging. Neurosurgery. 2000; 47(1):131–137, discussion 137–138
[79] Hatiboglu MA, Weinberg JS, Suki D, et al. Impact of intraoperative high–field magnetic resonance imaging guidance on glioma surgery: a prospective volumetric analysis. Neurosurgery. 2009; 64(6):1073–1081, discussion 1081
[80] Hadani M, Spiegelman R, Feldman Z, Berkenstadt H, Ram Z. Novel, compact, intraoperative magnetic resonance imaging–guided system for conventional neurosurgical operating rooms. Neurosurgery. 2001; 48(4):799–807, discussion 807–809
[81] Pamir MN, Peker S, Ozek MM, Dinçer A. Intraoperative MR imaging: preliminary results with 3 tesla MR system. Acta Neurochir Suppl (Wien). 2006; 98:97–100
[82] Jankovski A, Francotte F, Vaz G, et al. Intraoperative magnetic resonance imaging at 3–T using a dual independent operating room–magnetic resonance imaging suite: development, feasibility, safety, and preliminary experience. Neurosurgery. 2008; 63(3):412–424, discussion 424–426
[83] Kaibara T, Spetzler RF. Skull base surgery and interaoperative magnetic resonance imaging. In: Hall W, Nimsky C, eds. Intraoperative MRI–Guided Neurosurgery. New York, NY: Thieme; 2011:178–185
[84] Pamir MN. 3 T ioMRI: the Istanbul experience. Acta Neurochir Suppl (Wien). 2011; 109:131–137
[85] Bellut D, Hlavica M, Muroi C, Woernle CM, Schmid C, Bernays RL. Impact of intraoperative MRI–guided transsphenoidal surgery on endocrine function and hormone substitution therapy in patients with pituitary adenoma. Swiss Med Wkly. 2012; 142:w13699
[86] Berkmann S, Fandino J, Müller B, Remonda L, Landolt H. Intraoperative MRI and endocrinological outcome of transsphenoidal surgery for non–functioning pituitary adenoma. Acta Neurochir (Wien). 2012; 154(4):639–647
[87] Boellis A, Espagnet MC, Romano A, et al. Dynamic intraoperative MRI in transsphenoidal resection of pituitary macroadenomas: a quantitative analysis. J Magn Reson Imaging. 2014; 40(3):668–673
[88] Coburger J, König R, Seitz K, Bäzner U, Wirtz CR, Hlavac M. Determining the utility of intraoperative magnetic resonance imaging for transsphenoidal surgery: a retrospective study. J Neurosurg. 2014; 120(2):346–356
[89] Fahlbusch R, Keller Bv, Ganslandt O, Kreutzer J, Nimsky C. Transsphenoidal surgery in acromegaly investigated by intraoperative high–field magnetic resonance imaging. Eur J Endocrinol. 2005; 153(2):239–248
[90] Fomekong E, Duprez T, Docquier MA, Ntsambi G, Maiter D, Raftopoulos C. Intraoperative 3 T MRI for pituitary macroadenoma resection: initial experience in 73 consecutive patients. Clin Neurol Neurosurg. 2014; 126:143–149
[91] Gerlach R, du Mesnil de Rochemont R, Gasser T, et al. Feasibility of Polestar N20, an ultra–low–field intraoperative magnetic resonance imaging system in resection control of pituitary macroadenomas: lessons learned from the first 40 cases. Neurosurgery. 2008; 63(2):272–284, discussion 284–285
[92] Gerlach R, de Rochemont RduM, Gasser T, Marquardt G, Imoehl L, Seifert V. Implementation of the ultra low field intraoperative MRI PoleStar N20 during resection control of pituitary adenomas. Acta Neurochir Suppl (Wien). 2011; 109:73–79
[93] Hadani M. Development and design of low field compact intraoperative MRI for standard operating room. Acta Neurochir Suppl (Wien). 2011; 109:29–33
[94] Hlavica M, Bellut D, Lemm D, Schmid C, Bernays RL. Impact of ultra–low–field intraoperative magnetic resonance imaging on extent of resection and frequency of tumor recurrence in 104 surgically treated nonfunctioning pituitary adenomas.World Neurosurg. 2013; 79(1):99–109
[95] Nimsky C, von Keller B, Ganslandt O, Fahlbusch R. Intraoperative high–field magnetic resonance imaging in transsphenoidal surgery of hormonally inactive pituitary macroadenomas. Neurosurgery. 2006; 59(1):105–114, discussion 105–114
[96] Paterno' V, Fahlbusch R. High–Field iMRI in transsphenoidal pituitary adenoma surgery with special respect to typical localization of residual tumor. Acta Neurochir (Wien). 2014; 156(3):463–474, discussion 474
[97] Schulder M, Sernas TJ, Carmel PW. Cranial surgery and navigation with a compact intraoperative MRI system. Acta Neurochir Suppl (Wien). 2003; 85:79–86
[98] Vitaz TW, Inkabi KE, Carrubba CJ. Intraoperative MRI for transphenoidal procedures: short–term outcome for 100 consecutive cases. Clin Neurol Neurosurg. 2011; 113(9): 731–735
[99] Wu JS, Shou XF, Yao CJ, et al. Transsphenoidal pituitary macroadenomas resection guided by PoleStar N20 low–field intraoperative magnetic resonance imaging: comparison with early postoperative high–field magnetic resonance imaging. Neurosurgery. 2009; 65(1):63–70, discussion 70–71
[100] Koutourousiou M, Gardner PA, Tormenti MJ, et al.

Endoscopic endonasal approach for resection of cranial base chordomas: outcomes and learning curve. Neurosurgery. 2012; 71(3):614–624, discussion 624–625
[101] Stippler M, Gardner PA, Snyderman CH, Carrau RL, Prevedello DM, Kassam AB. Endoscopic endonasal approach for clival chordomas. Neurosurgery. 2009; 64(2):268–277, discussion 277–278
[102] Sciubba DM, Cheng JJ, Petteys RJ, Weber KL, Frassica DA, Gokaslan ZL. Chordoma of the sacrum and vertebral bodies. J Am Acad Orthop Surg. 2009; 17(11):708–717
[103] Tzortzidis F, Elahi F, Wright D, Natarajan SK, Sekhar LN. Patient outcome at long–term follow–up after aggressive microsurgical resection of cranial base chordomas. Neurosurgery. 2006; 59(2):230–237, discussion 230–237
[104] Acioly MA, Liebsch M, de Aguiar PH, Tatagiba M. Facial nerve monitoring during cerebellopontine angle and skull base tumor surgery: a systematic review from description to current success on function prediction. World Neurosurg. 2013; 80(6):e271–e300
[105] Moller AR. Intraoperative Neurophysiological Monitoring. Totowa, NJ: Humana Press; 2006
[106] Sala F, Manganotti P, Tramontano V, Bricolo A, Gerosa M. Monitoring of motor pathways during brain stem surgery: what we have achieved and what we still miss? Neurophysiol Clin. 2007; 37(6):399–406
[107] Deletis V, Shils JL. Surgery of brainstem lesions. In: Deletis V, ed. Neurophysiology in Neurosurgery: A Modern Intraoperative Approach. Amsterdam, The Netherlands: Academic Press; 2002:267–289
[108] Holdefer RN, Kinney GA, Robinson LR, Slimp JC. Alternative sites for intraoperative monitoring of cranial nerves X and XII during intracranial surgeries. J Clin Neurophysiol. 2013; 30(3):275–279
[109] Holland NR. Intraoperative electromyography. J Clin Neurophysiol. 2002; 19(5):444–453
[110] Leppanen RE. Intraoperative monitoring of segmental spinal nerve root function with free–run and electrically–triggered electromyography and spinal cord function with reflexes and F–responses. A position statement by the American Society of Neurophysiological Monitoring. J Clin Monit Comput. 2005; 19(6):437–461
[111] Morota N, Deletis V, Epstein FJ. Brainstem mapping. In: Deletis V, ed. Neurophysiology in Neurosurgery: A Modern Intraoperative Approach. Amsterdam, The Netherlands: Academic Press; 2002:319–335
[112] Karlikaya G, Citçi B, Güçlü B, Türe H, Türe U, Bingöl CA. Spinal accessory nerve monitoring in posterior fossa surgery. J Clin Neurophysiol. 2008; 25(6):346–350
[113] Toleikis RJ. Neurophysiological monitoring during pedicle screw placement. In: Deletis V, ed. Neurophysiology in Neurosurgery: A Modern Intraoperative Approach. Amsterdam, The Netherlands: Academic Press; 2002:231–264
[114] Goldbrunner RH, Schlake HP, Milewski C, Tonn JC, Helms J, Roosen K. Quantitative parameters of intraoperative electromyography predict facial nerve outcomes for vestibular schwannoma surgery. Neurosurgery. 2000; 46(5): 1140–1146, discussion 1146–1148
[115] Karakis I. Brainstem mapping. J Clin Neurophysiol. 2013; 30(6):597–603
[116] Sala F, Tramontano V, Squintani G, et al. Neurophysiology of complex spinal cord untethering. J Clin Neurophysiol. 2014; 31(4):326–336
[117] Husain AM, Wright DR, Stolp BW, Friedman AH, Keifer JC. Neurophysiological intraoperative monitoring of the glossopharyngeal nerve: technical case report. Neurosurgery. 2008; 63(4) Suppl 2:277–278, discussion 278
[118] Kombos T, Suess O, Kern BC, Funk T, Pietilä T, Brock M. Can continuous intraoperative facial electromyography predict facial nerve function following cerebellopontine angle surgery? Neurol Med Chir (Tokyo). 2000; 40(10): 501–505, discussion 506–507
[119] Zouridakis G, Papanicolaou AC. A Concise Guide To Intraoperative Monitoring. Boca Raton, FL: CRC Press; 2001
[120] Macdonald DB, Skinner S, Shils J, Yingling C, American Society of Neurophysiological Monitoring. Intraoperative motor evoked potential monitoring—a position statement by the American Society of Neurophysiological Monitoring. Clin Neurophysiol. 2013; 124(12):2291–2316
[121] Szelényi A, Kothbauer KF, Deletis V. Transcranial electric stimulation for intraoperative motor evoked potential monitoring: stimulation parameters and electrode montages. Clin Neurophysiol. 2007; 118(7):1586–1595
[122] Akagami R, Dong CC, Westerberg BD. Localized transcranial electrical motor evoked potentials for monitoring cranial nerves in cranial base surgery. Neurosurgery. 2005; 57(1) Suppl:78–85, discussion 78–85
[123] Skinner S, Chiri CA, Wroblewski J, Transfeldt EE. Enhancement of the bulbocavernosus reflex during intraoperative neurophysiological monitoring through the use of double train stimulation: a pilot study. J Clin Monit Comput. 2007; 21(1):31–40

第四篇
脊索瘤的专题讨论

第 24 章　关于脊索瘤的个人观点

Chordomas: A Personal Perspective

Ossama Al-Mefty，Rami Almefty　著
伍　明　肖　群　译
潘亚文　校

概　要

资深作者回顾了其超过 30 年处理和研究颅底脊索瘤的经验，并强调了他们所关注的关键方面。脊索瘤并非良性病变，其呈侵袭性生长，有着高的原位复发、转移、手术种植的概率。已证实脊索瘤“肿瘤进展”系通过不断累积的基因突变导致其恶性程度增高，一旦复发则预后不佳。综上原因，脊索瘤需要更为激进的治疗。在开始这种治疗之前，准确的诊断是必不可少的，这需要细胞角蛋白免疫组织化学染色阳性。一旦确诊，就需要进行激进的治疗，不仅要对软组织肿块进行根治性切除，还包括脊索瘤附着的颅底骨质。手术治疗常需运用多种手术入路，掌握各种颅底手术入路对于处理这些患者十分必要。根治性切除术后，仍需要采用大剂量放射治疗对显微镜难以观察到术野的病灶进行灭活处理。通过以上策略，可以提高长期无病生存率。

关键词：脊索瘤，细胞角蛋白，免疫组化，质子束，放疗，根治性切除，颅底，肿瘤

一、概述

1909 年，库欣在手术中没有意识到的脊索瘤病例，被 Bailey 和 Bagdasar 在之后的病理诊断中所证实 [1]。即使今天我们在治疗脊索瘤时仍然面临许多问题，如缺乏足够的组织病理学依据、复发倾向、手术入路的选择、手术并发症、部分切除后预后不佳。

脊索瘤这种多年来被认为很怪异的疾病依旧令神经外科医师感到困惑和充满挑战。尽管相关研究数量激增以及影像学和手术技术不断进步，对于脊索瘤的一些错误观念及治疗过程中的不可预测性仍然困扰着外科医师。今天相关治疗的意见和方法仍然多种多样，相互冲突，并且同时在进行倡导和推广。使得这些不幸的患者不仅饱受疾病折磨，而且还在选择治疗方案时充满焦虑和困惑。由于其罕见性，脊索瘤的研究和治疗经验非常有限。Heffelfinger 等在他

们里程碑式的文章中列出了他们中心在60年间接诊55名脊索瘤患者[2]。30年前我Ossama Al-Mefty就明白了，长期随访对于确定患者预后和提供有效治疗建议十分关键。在过去的30年中，我一直很荣幸能够治疗近300名脊索瘤患者并坚持不懈地对他们进行随访。我随时了解最新文献和研究成果，并总结、分析和报道自己的经验。目的是为了精准定义脊索瘤这种被新老谬论所环绕的疾病。虽然本卷书籍中囊括了对脊索瘤百科全书式的描述，但我们仍然很高兴有机会在本章中介绍我们自己的研究和经验。

二、只有真正的脊索瘤才是脊索瘤

由于临床和放射学特征、部位、治疗方法，有时甚至组织形态学极为类似，颅底脊索瘤与低级别的软骨肉瘤很容易混淆，迄今为止两者经常被混为一谈。然而，它们是完全不同的疾病，有着不同的结局。我很高兴这本书专门介绍脊索瘤。我认为只有在上皮起源标记物（细胞角蛋白、上皮膜抗原和Brachyury蛋白）免疫组织化学染色阳性时才能下脊索瘤的诊断[3]。一旦免疫组织化学染色结果为阳性，就意味着软骨样脊索瘤这种组织学亚型预后不良[4]（图24–1）。

三、脊索瘤并非是一种良性疾病

脊索瘤经常被描述为一种良性、生长缓慢的疾病，这完全与其自然病史和结局相矛盾。这种错误印象可能导致对体积小的、偶然发现的、无症状的病变进行观察，但我认为它应该在被发现的时候就如同其他恶性肿瘤一样进行彻底切除（图24–2）。脊索瘤可以通过脑脊液（CSF）播散[5, 6]和手术种植转移[7]（图24–3，图24–4），强调早期治疗减少远处转移发生概率，硬膜外入路可避免肿瘤通过脑脊液播散，以及预防肿瘤术野种植。换言之，应该按照恶

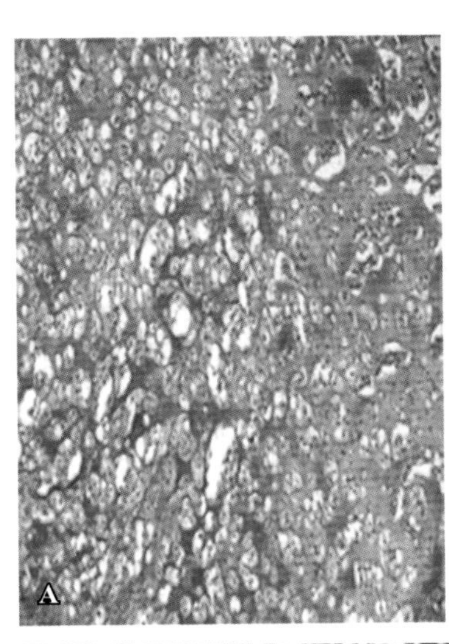

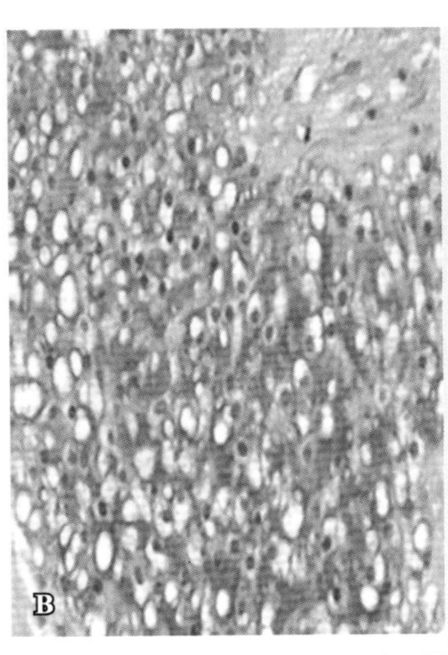

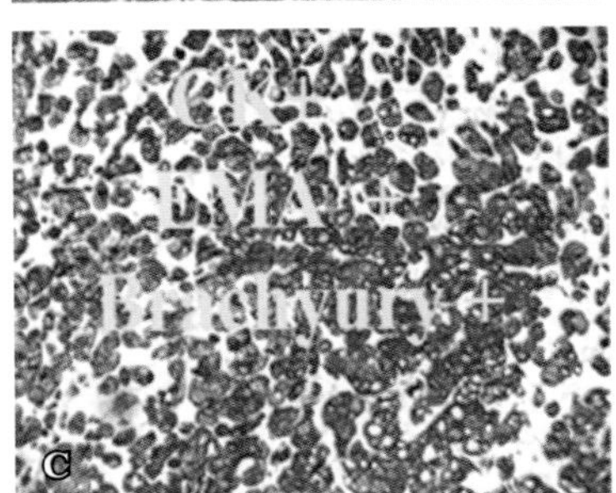

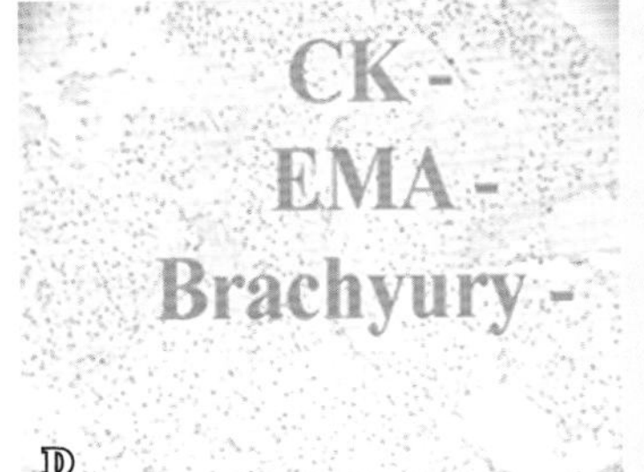

◀图24–1 软骨样脊索瘤（A）可以在组织学上类似软骨肉瘤（B），只有通过上皮起源标记物免疫组化染色来明确诊断：脊索瘤中细胞角蛋白阳性（C）和软骨肉瘤中细胞角蛋白阴性（D）

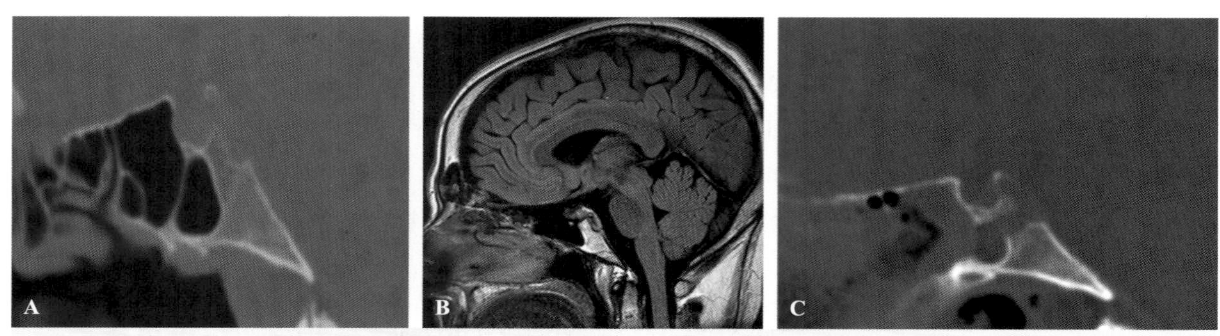

▲ 图 24-2 上斜坡部位的一个偶然发现的小病变，由于侵蚀后方皮质而被怀疑为脊索瘤，立即行手术切除
术前矢状位 CT（A）、MRI（B）及术后 CT（C）扫描显示通过斜坡前入路全切除病变

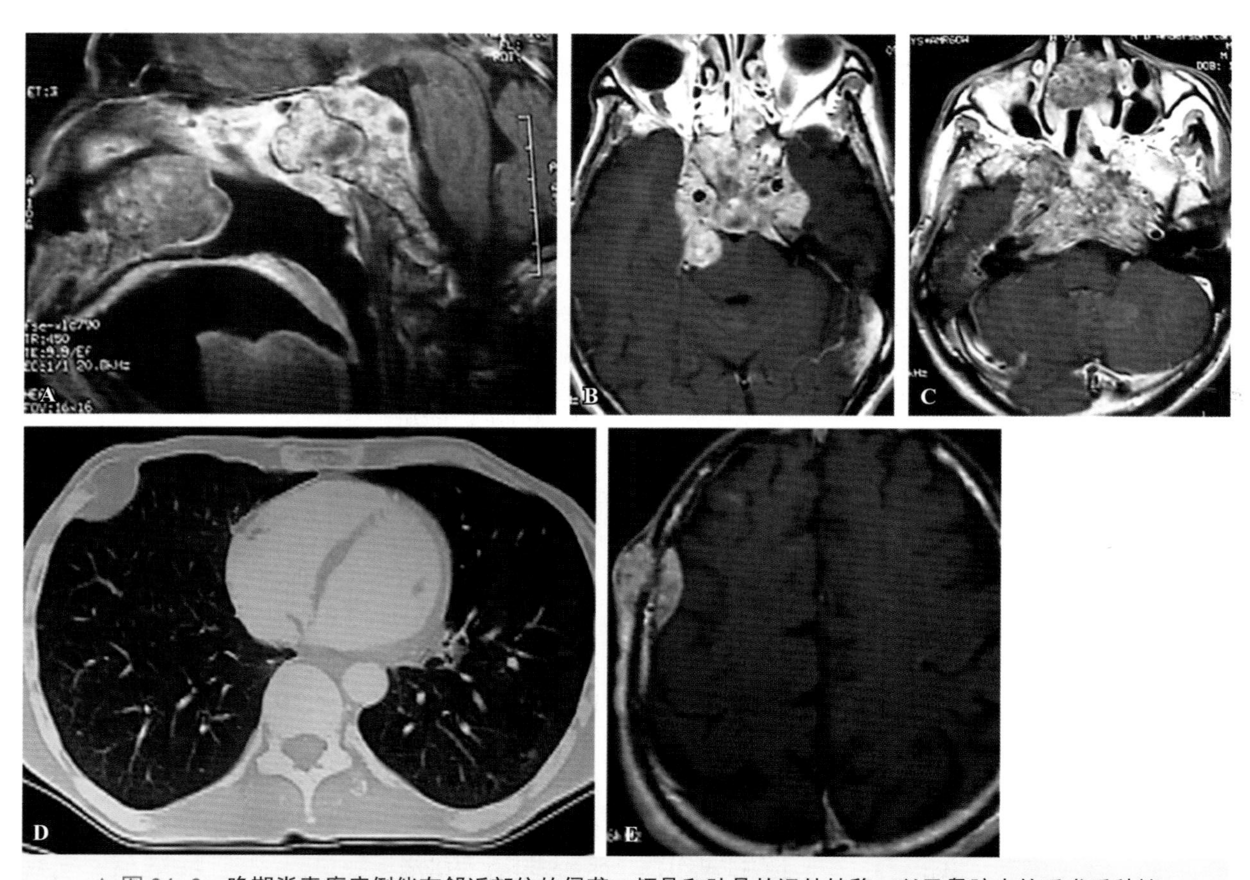

▲ 图 24-3 晚期脊索瘤病例伴有邻近部位的侵袭，颅骨和肋骨的远处转移，以及鼻腔内的手术后种植
A. 矢状位；B. 轴位 MRI 显示周边侵袭；C. 轴位 MRI 显示鼻腔内的手术后种植；D. 胸部的轴位 CT 扫描显示肋骨转移；E. 轴向位 MRI 显示颅骨转移

性肿瘤的标准来处理脊索瘤。

四、脊索瘤的肿瘤进展

脊索瘤起源于胚胎期残留的脊索组织[8]（图 24-5），经常观察到脊索瘤具有不同的生长模式。既往与之相关的肿瘤生物学和遗传学方面的研究很少，但对该学科的兴趣已经开始激增。然而，是什么原因导致了良性的残余脊索进展至具有高度侵袭性的脊索瘤，这个问题已得到满意解答，脊索瘤是肿瘤学中关于肿瘤进展的

一个很好的例子，肿瘤之所以变得更具侵袭性，是因为它们积累了更多的遗传畸变[9]。已经证实，具有正常核型的脊索瘤拥有更好的预后和更长的无病生存期[10]。进一步证据显示，脊索瘤可出现不断变化的遗传畸变，涉及多条染色体，这种遗传学不稳定性与肿瘤生长速度加快及短时间内临床复发相关（图 24–6）。此外，这种进展最终可以导致去分化的高度恶性肉瘤的发生。这些发现再次让我们认识到脊索瘤初始治疗阶段即需尽可能清除原发肿瘤细胞，减少其复发并进展为更具侵袭性肿瘤的可能。像其他持续突变的高度恶性肿瘤一样，目前很难找到有效的靶向治疗药物。

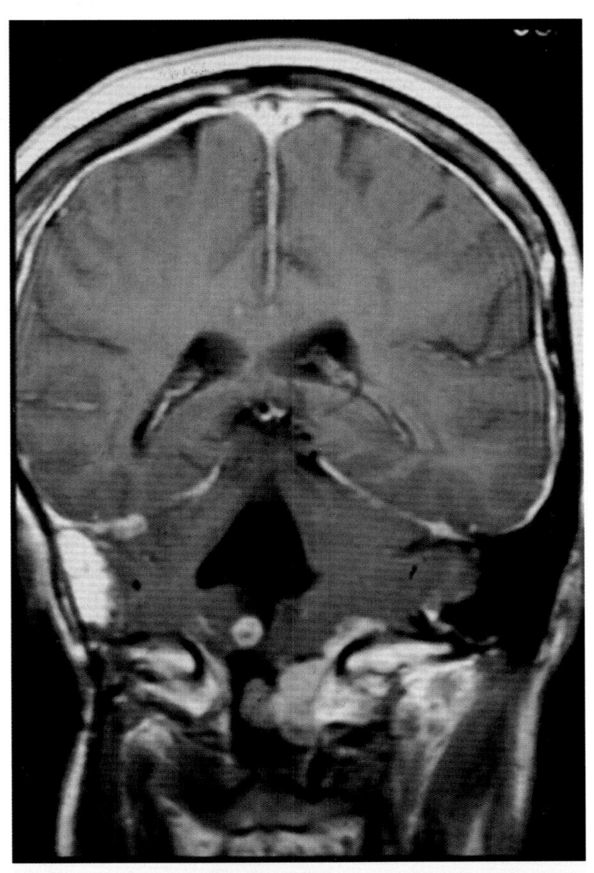

▲ 图 24–4　冠状位 MRI 显示肿瘤通过脑脊液播散到第四脑室和上段颈椎管内

五、一旦复发，它将会永远存在

即使接受最好的治疗，脊索瘤仍然具有非常高的复发率。很多姑息性的治疗方案并不可取[11–14]（图 24–7），在脊索瘤的初始治疗阶段如果采取姑息性方案，就注定会反复复发需反复干预，伴随持续进展的功能缺陷、风险和并发症，这些既来自肿瘤也来自反复的干预。因此，脊索瘤应一开始就采用最激进的方法进行治疗，以实现更长的无病生存期。

六、成功治疗的先决条件

已经报道的长期存活的病例，一经确诊，在初始治疗阶段就进行肿瘤根治性切除，继而对瘤床进行高剂量放射治疗。缺少任何一样都会导致更高的复发率。复发脊索瘤预后不良，3 年和 5 年生存率分别为 43% 和 7%。因此，在脊索瘤的初始治疗阶段就必须采取积极措施来控制疾病进展。

手术切除的程度与无肿瘤复发生存期之间的正相关已得到很好的证实[5, 11, 13–16]。颅底和

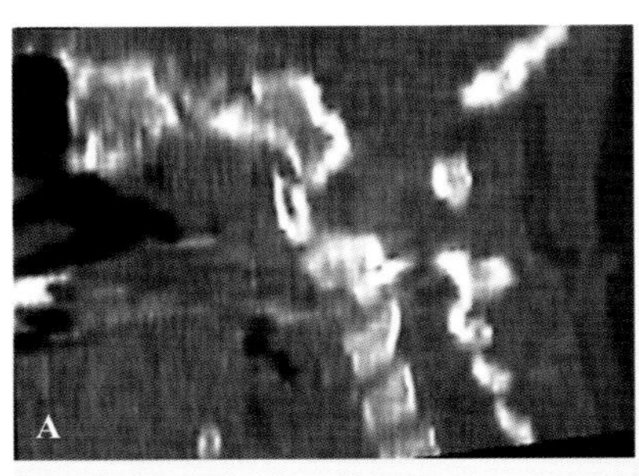

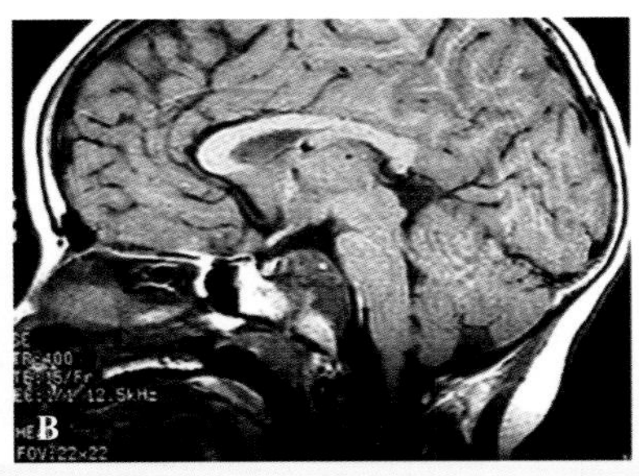

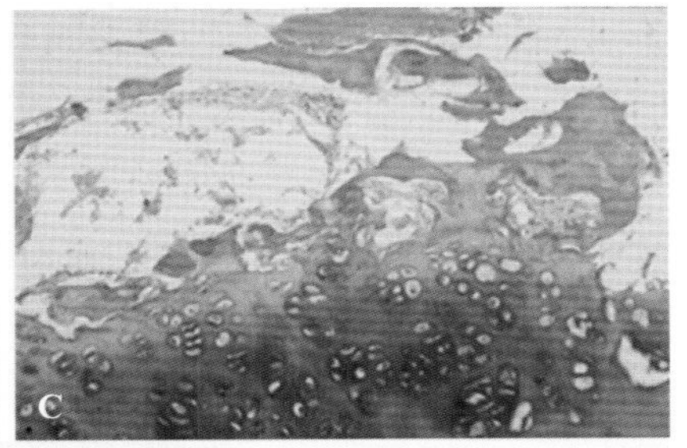

▲ 图 24–5　矢状位（A）CT 和（B）MRI 显示起源于蝶枕软骨结合处的脊索瘤，以及（C）组织切片显示从正常的蝶枕软骨到肿瘤细胞的过渡

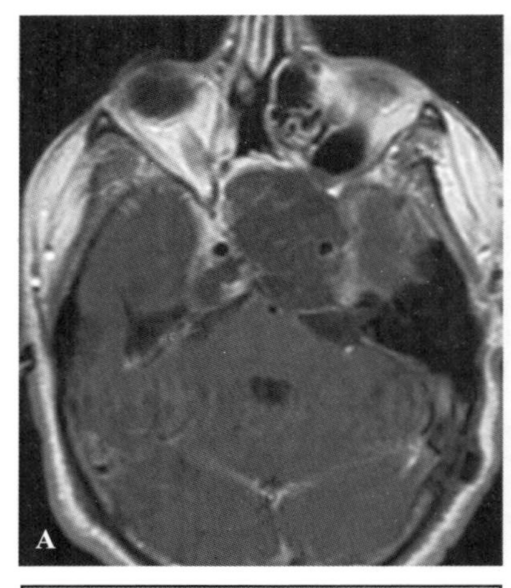

TU37 44-45, XY, t (2;14) (p23;q11), ?t (3;12) (p21; p13),del (4) (q?23), -5, -6, der (11)t(6;11) (q11;p12) [2]; / 46, XY, t (11;19) (q21;p13.3) [1]/ 46, XY [50]

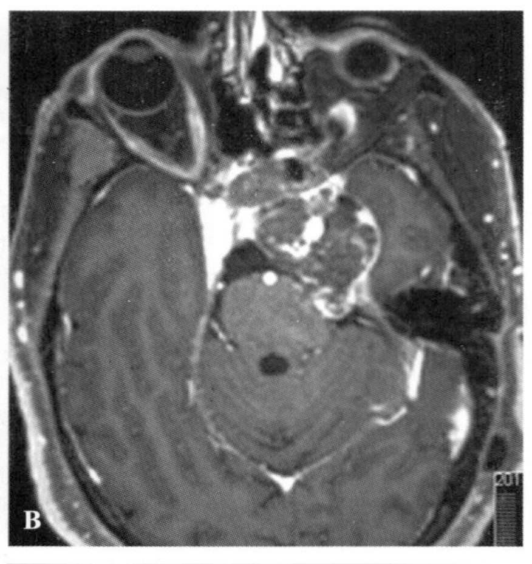

36~43,Y,add(X)(p22.1),del(3)(p21),+add(6)(p23), add(7)(q?36),add(12)(p13),add(13)(p11.2), del(15)(q24),add(16)(q22),add(17)(p11.1),add(21)(q22),inc[cp8]/~72,idemx2[5]/39~46,XY, ?t(1;4)(q43;q32),t(5;18)(q15;q21),del(6)(q25),del(7)(q?21.2q32),del(11)(q21),add(16)(p13.1)[cp3]/45,X,?der(Y;19)(q10;q10),t(1;11)(p31;p13),?inv(4)(q27q34),?inv(5)(p15.3q31),t(5;11)(q13;p15), ?t(7;16)(p15;q12.1),?t(9;12)(q34;q24.1),del(13)(q12q22),?inv(15)(q15q24)[1]

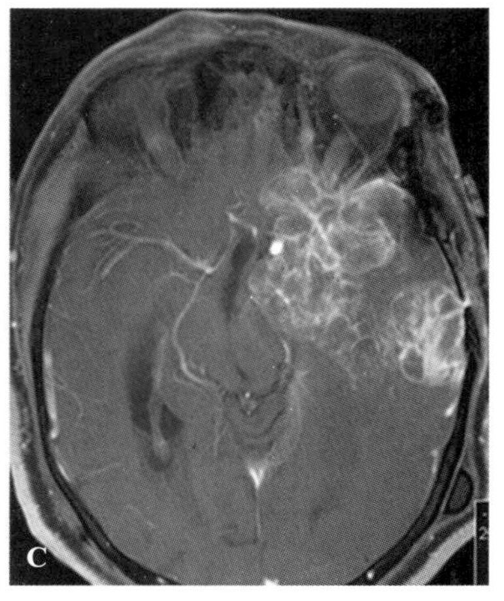

46,XY,add(12)(q24.3),del(13)(q12q22),del(14)(q?21q?31),?t(17;21)(q21;q21),add(22)(q13)[cp5]/46,XY,del(2)(p11.1),der(3;6)(p10;p10)add(6)(p25),del(4)(p14),+add(6)(p11),t(6;9)(p25;q22),del(7)(q31q32),add(9)(q34),add(11)(p?14), add(11)(q22),del(12)(q21q23),13,add(14)(q24), add(17)(q21),+mar1,+mar2[cp4]/45,Y,der(X)t(X;1)(q28;q11~12),add(1)(q21),der(2;4)(p10;q10),del(5)(q12),del(7)(q31q32),add(10)(p15), add(11)(p?15),inv(12)(p13q15),del(15)(q22), add(17)(p11.1)[cp3]/64~65,XY,del(3)(p13),+r1, +r2,inc[cp3]/46,XY,del(1)(q12),add(6)(p25), 15[cp2]/47,XY,add(16)(p13.1),add(22)(q11.2), +mar[cp2]/46,XY,t(2;18)(p10;q10),del(11)(q23), add(12)(q24.3)[1]

▲ 图 24-6　一例明显出现"肿瘤进展"的脊索瘤病例，其中伴随着遗传畸变累积的肿瘤复发导致了更为恶性的组织学行为和侵袭性生长过程

A. 复发性脊索瘤，病理诊断为软骨样脊索瘤；B. 软骨样脊索瘤，对上皮膜抗原具有中度免疫反应性，对细胞角蛋白具有强免疫反应性，Ki-67 指数 8%；C. 脊索瘤具有显著的细胞异型性和零散的有丝分裂象，Ki-67 指数 25%

显微外科手术的进步使颅底脊索瘤根治性切除的安全性得到了保障。在讨论脊索瘤的手术切除时，有几个必须考虑的因素，其中的最为关键是脊索瘤在周边颅底骨质中如海岛一般的散点存在，而不仅仅是清晰可见的软组织肿块。因此，为了实现根治性切除，除了完全去除软组织块之外，还必须对周边颅底骨质进行广泛的磨除。因为脊索瘤有向整个颅底扩散的趋势，术前必须进行计算机断层扫描（CT）成像检查，以彻底了解颅底骨质受累情况，设计相应的手术方案（图 24-8）。在计划手术入路时，要考虑到能向多个方向扩展，事实上，时常需要联合多个颅底手术入路方能根治切除脊索瘤，从而实现长时间控制肿瘤无进展的目的（图 24-9）。令我感到沮丧的是，仍可见到有人提倡优先使用某种常规单一入路而不是联合入路。然而致力于脊索瘤治疗的医疗团队理所当然应掌握所有手术入路并依据每个患者病情特点应用它们。

所有能到达脊索瘤累及区域的手术入路均可纳入治疗计划，但考虑到脊索瘤为始于硬膜外的肿瘤，故应采用硬膜外入路。如肿瘤尚未扩散至硬膜下，则应尽一切努力使手术保持在硬膜外操作。如果肿瘤延伸至硬膜下，那么仍可采用硬膜外入路继而进入硬膜下。鉴于海绵窦常受累及，脊索瘤的根治性切除亦包括切除海绵窦部分。

根据需要，所有的现代先进技术皆可用于脊索瘤手术，其中包括导航、内镜技术、显微镜技术，以及如有必要救急时的血管内介入技术（图 24-10）。

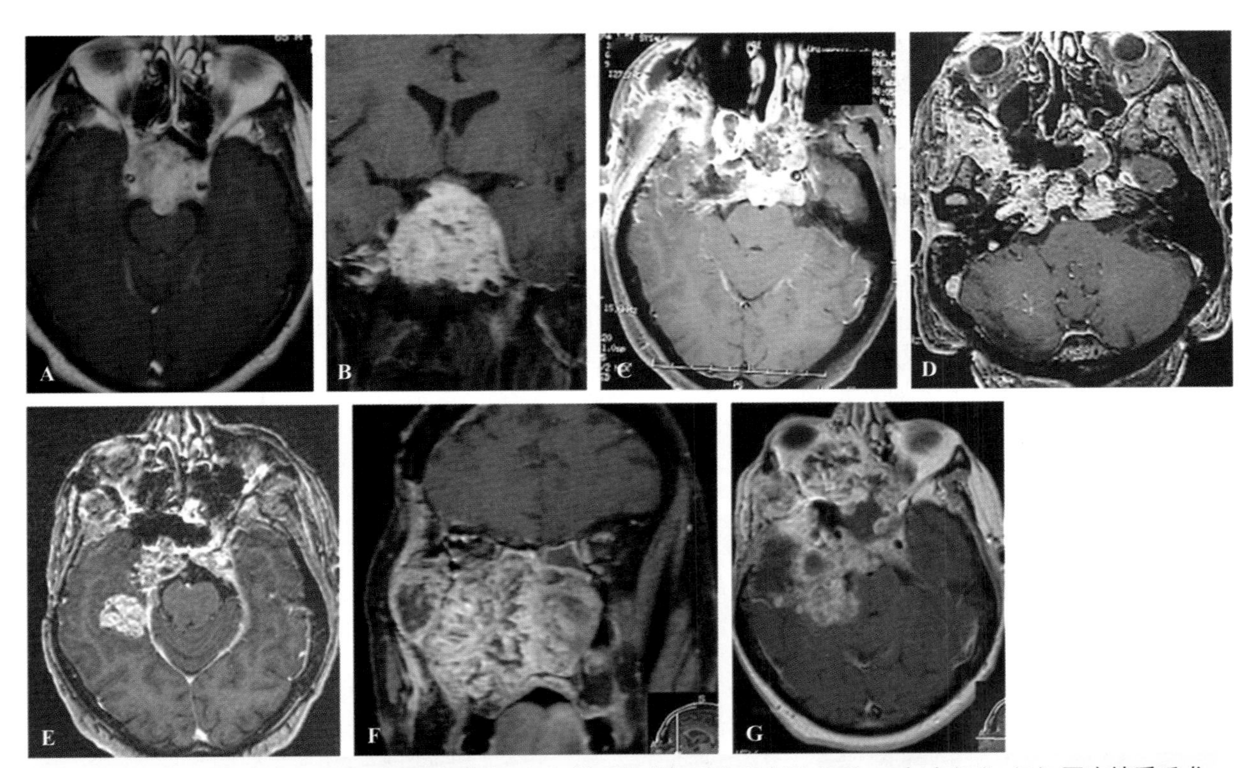

▲ 图 24-7 一例患有原发性脊索瘤的患者（A）接受部分切除和放射治疗后；2 年内复发（B）再次接受手术治疗。然而 2 年后又再次复发（C），这次他接受放射外科治疗（D）。在 2 年内再次复发（E）并且单用一种手术入路部分切除肿瘤，导致 2 年后出现无法控制的复发（F 和 G），最终患者死亡

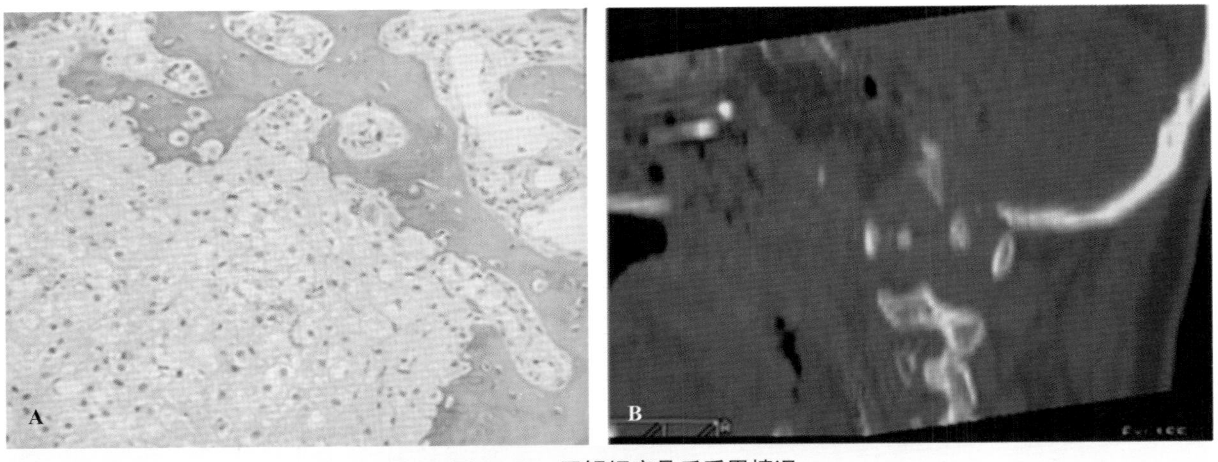

▲ 图 24-8 了解颅底骨质受累情况

A. HE 染色显示脊索瘤与正常骨组织混合；B. 矢状位 CT 扫描显示脊索瘤的弥漫性骨质侵蚀已经广泛累及颅底

鉴于根治性切除极为重要，我们应采取一切可能的措施，以确保实现最大可能的全切除。作为该策略的一部分，我们认为，术中成像是必不可少的。我们倾向于在最先进的高级多模态图像引导操作（AMIGO）系统辅助下进行所有的脊索瘤切除术。该套件配备有术中磁共振（MRI）、CT、正电子发射断层扫描（PET）/CT、超声和血管造影，确保离开手术室前，知

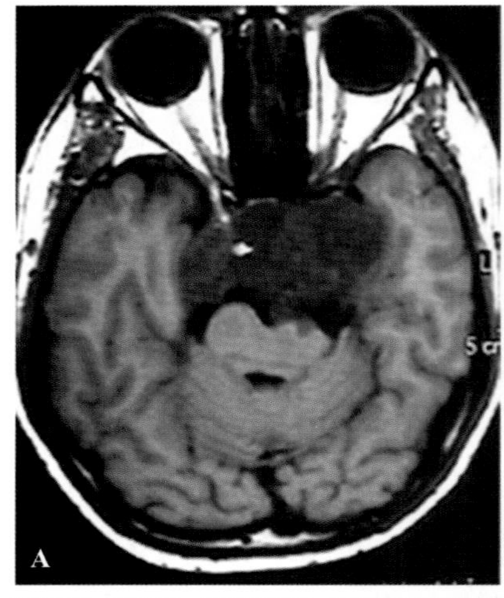

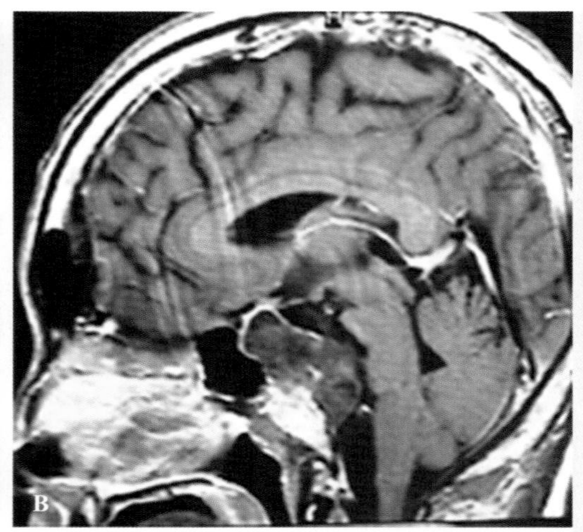

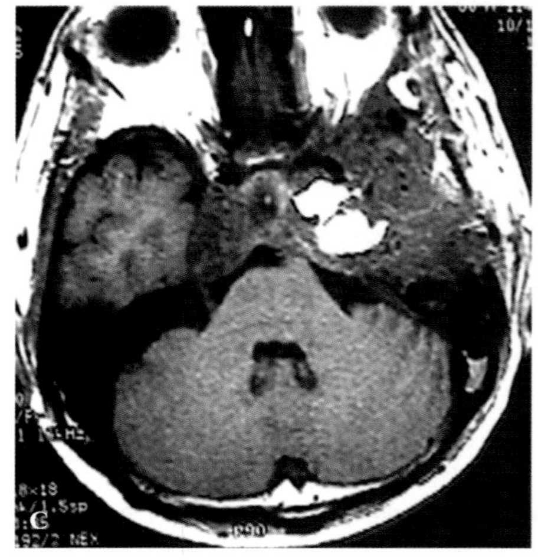

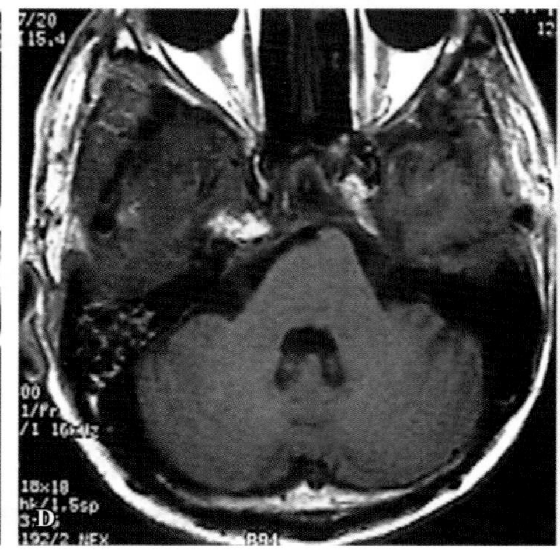

◀ **图 24-9 图示病例展示了通常需要联合多种手术入路实现脊索瘤的根治性切除**

术前 (A) 轴位和 (B) 矢状位 MRI 显示了向双侧海绵窦延伸的一例巨大斜坡脊索瘤；(C) 术后 MRI 显示通过中线入路及左侧经颧弓颅中窝底入路切除中线区域及左侧海绵窦内的肿瘤，术后运用自体脂肪进行颅底重建，右侧海绵窦仍有肿瘤残余；(D) 轴位 MRI 显示通过右侧经颧弓颅中窝底入路根治性切除肿瘤，双侧都可见填塞脂肪

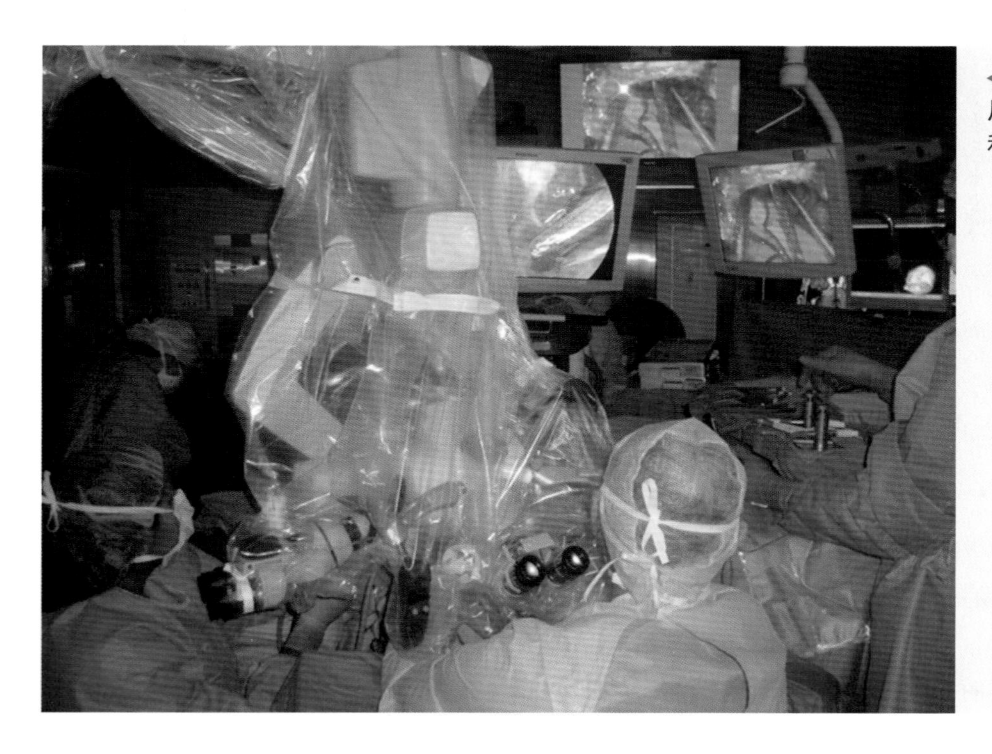

◀ **图 24-10 术中照片展示联合运用内镜和显微镜技术**

晓所有可能的肿瘤均已被切除（图 24–11）。

依据脊索瘤系恶性肿瘤的观点，且复发会带来令人沮丧的预后，长期控制的最佳机会就是在发病时进行最大限度的治疗。因此，根治性切除术后应进行大剂量的放射治疗。脊索瘤是相对放疗不敏感的肿瘤，然而高剂量放射治疗方法，如粒子放疗，已被证实可以提高肿瘤的局部控制和存活率[17–21]。放疗的目标是对瘤床中显微镜不可见的肿瘤巢进行杀灭。因此，定向放射外科手术不是最佳的放疗方式，因为它只是针对小的、可见的目标，然而对于反复复发的肿瘤当不再选择手术治疗时，也可将其作为治疗选择。需要指出的是，增加放射剂量需要付出沉重的代价，尽管现有的技术很先进，仍可能出现很高概率的并发症，且很多都相当严重[19, 22, 23]（图 24–12）。

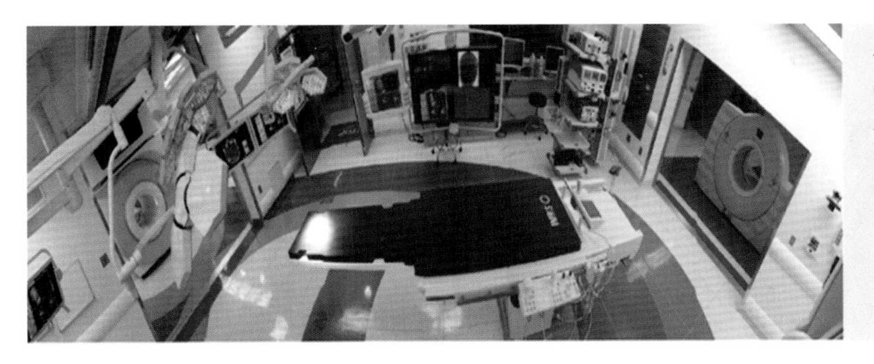

图 24–11　配备有术中 MRI、CT、PET、超声和透视的 AMIGO 操作系统的手术室照片

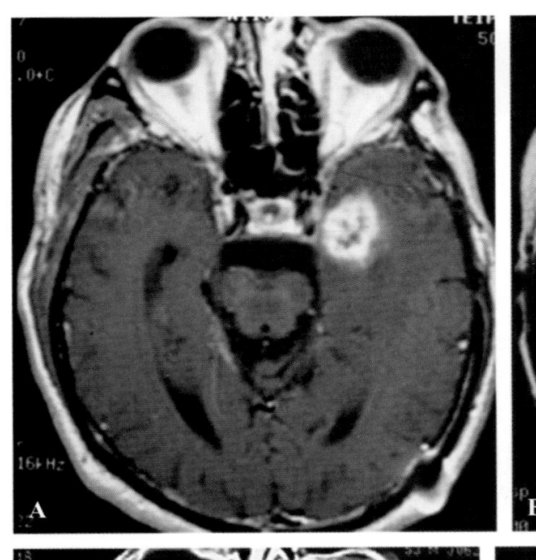
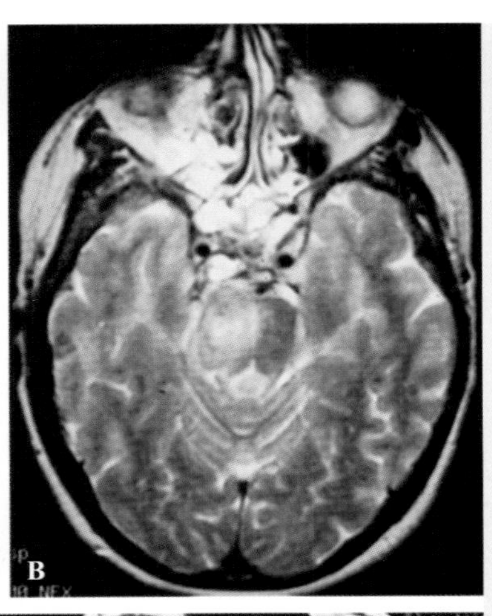
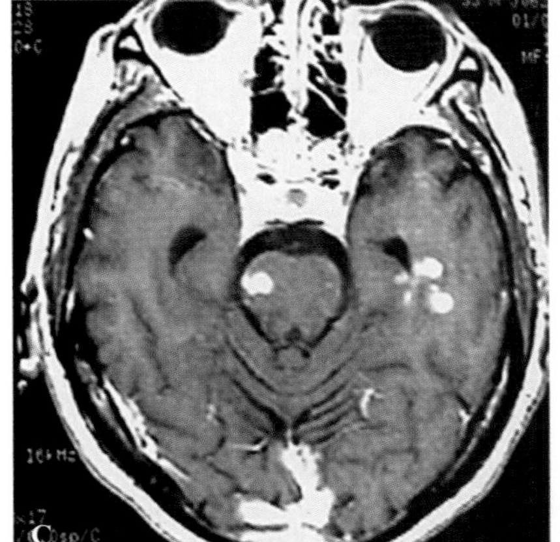
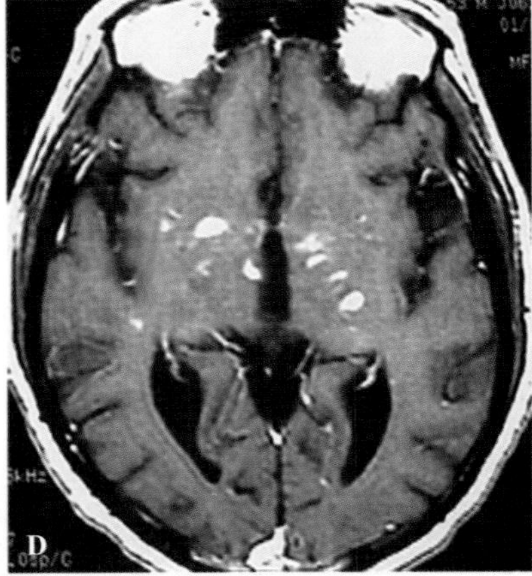

图 24–12　脊索瘤治疗中放射性损伤的实例

A. 轴位 MRI 显示右颞叶的放射损伤；B. 轴位 MRI 显示不同患者的脑干放射性损伤；C 和 D. 第三位患者的轴位磁共振成像，脑干和双侧丘脑受到放射性损伤

七、儿童脊索瘤

儿童脊索瘤非常罕见，早期被认为预后不良。在 Chambers 等的综述中，他们在 594 例脊索瘤病例中找到了 56 例 20 岁以下的脊索瘤病例 [24]。儿童脊索瘤的治疗需要特殊对待，儿童颅骨的尺寸小且尚在发育之中，其更具挑战性。术后的神经功能缺失以及外观容貌缺损，可能对儿童的身心发展有潜在的不利影响，因此，更加要求必须使用精细的手术技术。尽管如此，儿童脊索瘤的安全、彻底切除也经常可顺利完成，并辅以大剂量放射治疗为长期无病生存提供了最佳保障。虽然这些做法对儿童会有某些已知的风险和长期并发症，包括认知、内分泌，和放射诱发的肿瘤 [17, 25–28]（图 24–13）。5 岁以下的儿童中，由于肿瘤细胞非典型性而出现侵袭性行为，且经常转移的脊索瘤比例高。尽管如此，在普通儿童病患人群中，我们很高兴地看到许多采用根治性切除加大剂量粒子放疗策略治疗的患者已经生存了 20 年。

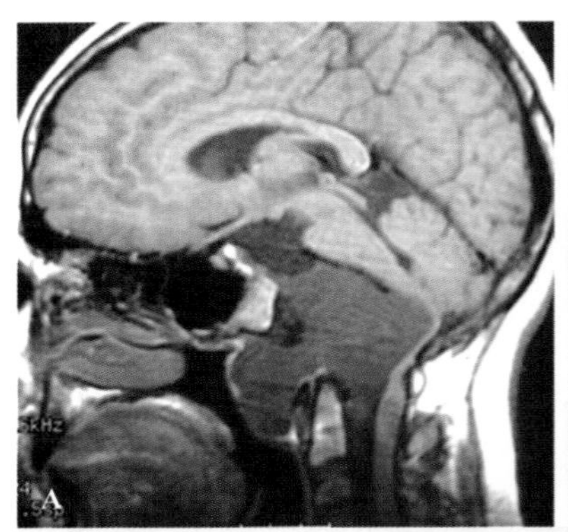

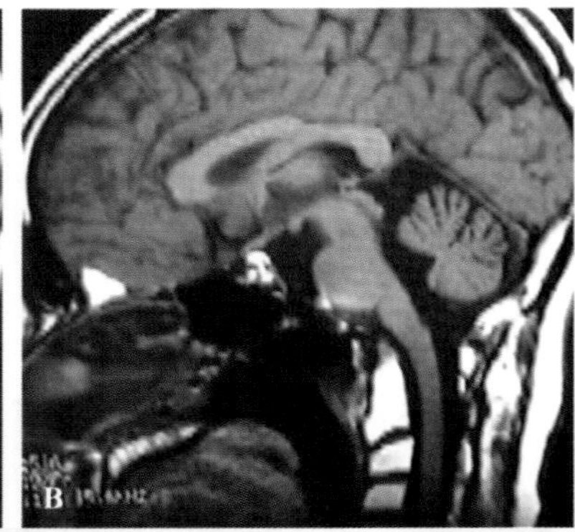

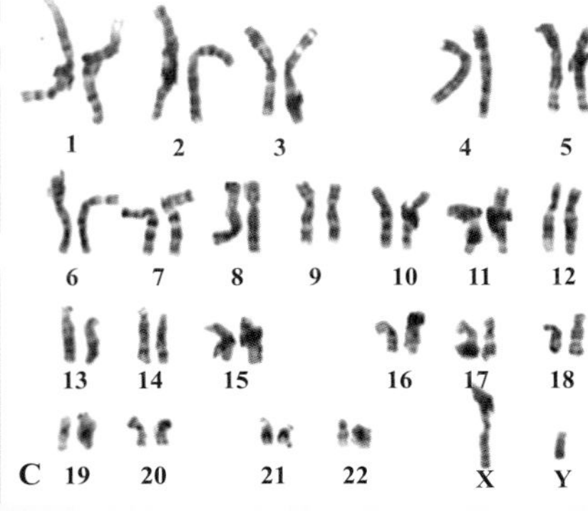

▲ 图 24–13 一例采用联合入路根治性切除合并大剂量放射治疗后长期存活的小儿患者的病例
A. 术前矢状位 MRI 显示广泛性斜坡脊索瘤；B. 7 年后的 MRI 显示没有疾病复发，患者在 20 年后仍然没肿瘤复发；C. 患者肿瘤的正常核型预示着良好的预后

参考文献

[1] Bailey P, Bagdasar D. Intracranial Chordoblastoma. Am J Pathol. 1929; 5(5):439–450.5

[2] Heffelfinger MJ, Dahlin DC, MacCarty CS, Beabout JW. Chordomas and cartilaginous tumors at the skull base. Cancer. 1973; 32(2):410–420

[3] Salisbury JR. Demonstration of cytokeratins and an epithelial membrane antigen in chondroid chordoma. J Pathol. 1987; 153(1):37–40

[4] Almefty K, Pravdenkova S, Colli BO, Al–Mefty O, Gokden M. Chordoma and chondrosarcoma: similar, but quite different, skull base tumors. Cancer. 2007; 110(11):2457–2467

[5] Fagundes MA, Hug EB, Liebsch NJ, Daly W, Efird J, Munzenrider JE. Radiation therapy for chordomas of the base of skull and cervical spine: patterns of failure and outcome after relapse. Int J Radiat Oncol Biol Phys. 1995; 33(3):579–584

[6] Markwalder TM, Markwalder RV, Robert JL, Krneta A. Metastatic chordoma. Surg Neurol. 1979; 12(6):473–478

[7] Arnautović KI, Al–Mefty O. Surgical seeding of chordomas. Neurosurg Focus. 2001; 10(3):E7

[8] Ribbert H. Ueber die expeimentefle Erzeugung Einer Ecchondrosis physalifora. Verhaud. d. Koxg.f. ism. Med. 1895

[9] Nowell PC. Tumors as clonal proliferation. Virchows Arch B Cell Pathol Incl Mol Pathol. 1978; 29(1–2):145–150

[10] Almefty KK, Pravdenkova S, Sawyer J, Al–Mefty O. Impact of cytogenetic abnormalities on the management of skull base chordomas. J Neurosurg. 2009; 110(4):715–724

[11] al–Mefty O, Borba LA. Skull base chordomas: a management challenge. J Neurosurg. 1997; 86(2):182–189

[12] Ammirati M, Bernardo A. Management of skull base chordoma. Crit Rev Neurosurg. 1999; 9(2):63–69

[13] Forsyth PA, Cascino TL, Shaw EG, et al. Intracranial chordomas: a clinicopathological and prognostic study of 51 cases. J Neurosurg. 1993; 78(5):741–747

[14] Gay E, Sekhar LN, Rubinstein E, et al. Chordomas and chondrosarcomas of the cranial base: results and follow–up of

60 patients. Neurosurgery. 1995; 36(5): 887–896, discussion 896–897

[15] Colli B, Al–Mefty O. Chordomas of the craniocervical junction: follow–up review and prognostic factors. J Neurosurg. 2001; 95(6):933–943

[16] Tamura T, Sato T, Kishida Y, et al. Outcome of clival chordomas after skull base surgeries with mean follow–up of 10 years. Fukushima J Med Sci. 2015; 61(2):131–140

[17] Hug EB, Loredo LN, Slater JD, et al. Proton radiation therapy for chordomas and chondrosarcomas of the skull base. J Neurosurg. 1999; 91(3):432–439

[18] Igaki H, Tokuuye K, Okumura T, et al. Clinical results of proton beam therapy for skull base chordoma. Int J Radiat Oncol Biol Phys. 2004; 60(4):1120–1126

[19] Munzenrider JE, Liebsch NJ. Proton therapy for tumors of the skull base. Strahlenther Onkol. 1999; 175 Suppl 2:57–63

[20] Noël G, Feuvret L, Calugaru V, et al. Chordomas of the base of the skull and upper cervical spine. One hundred patients irradiated by a 3D conformal technique combining photon and proton beams. Acta Oncol. 2005; 44(7):700–708

[21] Weber DC, Rutz HP, Pedroni ES, et al. Results of spot–scanning proton radiation therapy for chordoma and chondrosarcoma of the skull base: the Paul Scherrer Institut experience. Int J Radiat Oncol Biol Phys. 2005; 63(2):401–409

[22] Roda RH, Gallia GL, Eberhart CG,Weingart JD, Laterra J. Epilepsy and temporal lobe injury after skull base proton beam therapy. J Clin Neurosci. 2009; 16(9):1220–1221

[23] Santoni R, Liebsch N, Finkelstein DM, et al. Temporal lobe (TL) damage following surgery and high–dose photon and proton irradiation in 96 patients affected by chordomas and chondrosarcomas of the base of the skull. Int J Radiat Oncol Biol Phys. 1998; 41(1):59–68

[24] Chambers KJ, Lin DT, Meier J, Remenschneider A, Herr M, Gray ST. Incidence and survival patterns of cranial chordoma in the United States. Laryngoscope. 2014; 124(5):1097–1102

[25] Borba LA, Al–Mefty O, Mrak RE, Suen J. Cranial chordomas in children and adolescents. J Neurosurg. 1996; 84(4):584–591

[26] Di Maio S, Temkin N, Ramanathan D, Sekhar LN. Current comprehensive management of cranial base chordomas: 10–year meta–analysis of observational studies. J Neurosurg. 2011; 115(6):1094–1105

[27] Hoch BL, Nielsen GP, Liebsch NJ, Rosenberg AE. Base of skull chordomas in children and adolescents: a clinicopathologic study of 73 cases. Am J Surg Pathol. 2006; 30(7):811–818

[28] Wu Z, Zhang J, Zhang L, et al. Prognostic factors for long–term outcome of patients with surgical resection of skull base chordomas—106 cases review in one institution. Neurosurg Rev. 2010; 33(4):451–456

第 25 章　脊索瘤的放射治疗

Radiation Treatment for Chordomas

Banu Atalar, Enis Özyar, Robert C. Miller　著
秦超影　译
刘　庆　校

概　要

当今的文献中，对于脊索瘤的治疗并没有明确的指南，手术治疗是首选。在术后残留病灶、肿瘤复发或肿瘤无法切除而导致脊索瘤无法根治的情况下，放射治疗作为经典的治疗方法曾被广泛使用。已发表的一系列研究表明，基于单纯手术治疗所致的高复发率，不论手术是否行扩大切除，辅助放疗均被认为是颅底脊索瘤术后的常规治疗手段。放射治疗过程中，诸如视束、脑干、海绵窦以及其中的脑神经等剂量限制性器官拥有非常接近的放疗最佳剂量，以最佳放射剂量向颅底脊索瘤进行照射也充满了挑战。然而，先进技术的使用，使放疗相较于过去达到了更加精确的剂量分布。例如影像引导放射治疗、计算机优化及强度调控的剂量分布、机器人定位技术等均可提升靶器官相对于重要正常器官放疗剂量的投射比率。适形调强放射治疗（IMRT）以及躯体立体定向放射治疗（SBRT）、放射外科以及带电粒子治疗等立体定向放射治疗（SRT）是目前最常用的放疗技术。对于斜坡脊索瘤，理想的治疗方案是通过大幅度剂量梯度达到最大化对肿瘤、最小化对周围重要结构的放射剂量，因而任何达到这样输出效果的放射治疗方案均可以用于治疗斜坡脊索瘤。尽管上述技术彼此间的优越性尚未被阐明，高剂量放射治疗仍然可能导致长期放疗不良反应。

关键词：斜坡脊索瘤，强度调控放射治疗，放射治疗，立体定向放射治疗

一、概述

脊索瘤是脊索残余部分起源的少见肿瘤，常见于颅底、高位脊椎或是骶骨。颅底脊索瘤是以局部浸润模式缓慢生长的肿瘤，这样的生长模式使得肿瘤全切除在大多数病例中很难实现[1-3]。绝大多数对于斜坡脊索瘤的最优处理的共识是基于回顾性研究与 Meta 分析，因为缺少有力的证据支持，颅底脊索瘤最佳治疗策略的相关指南仍十分不足[3-7]。手术切除被认定为脊索瘤处理的基石。放射治疗并不用于手术全切后的脊索瘤治疗，但当术后肿瘤组织残留、肿

瘤复发或肿瘤已无法手术切除时，放射治疗被广泛应用于临床[8-10]。基于斜坡脊索瘤毗邻脑干、脑神经及主要颅内血管等重要神经血管结构，扩大外科切除富有挑战性并具有造成其他功能损伤的风险，这些因素制约了肿瘤的外科全切除，宏观及微观残余病灶也在多数病例中出现。2014 年发表的一项针对美国疾病监测、流行病学及预后（SEER）数据库的病例分析，此项分析认证了 394 名组织学确诊的斜坡脊索瘤患者，其中近半数的患者（45%）接受了术后放射治疗[8]。一项同样发表于 2014 年来自以色列的 Meta 分析显示，467 例颅底脊索瘤病例中有 84% 的患者接受放射治疗作为治疗策略的一部分[11]。当今手术技术的进步使得更安全、更彻底的肿瘤切除成为可能，然而，辅助放疗对这些患者的作用仍然很大。对于次全切除的肿瘤，局部复发进展是必然的，并且会引起严重功能障碍并最终导致死亡，放疗在这些肿瘤的多样化治疗中扮演着极为重要的角色。因为单纯手术治疗存在较高的局部残留发生率，在许多医疗机构中，不论是否对肿瘤行扩大切除，辅助放射治疗均被作为颅底脊索瘤术后的标准化治疗手段[12]。

起初辅助放射治疗（剂量区间在 45 ～ 60Gy）的高失败率引发了被广泛接受的“脊索瘤是对放射耐受的肿瘤”这一概念，然而大量研究证实，有效的高剂量放射治疗可以控制肿瘤生长。就像外科手术一样，对这些肿瘤进行高剂量的放射治疗同样很有挑战性，因为它们非常接近剂量限制性器官，如视神经束、脑干和海绵窦以及其中的脑神经。接受放射治疗的历史病例中，使用平均分布于 25 个分割剂量组分中约 50Gy 的温和剂量，20% ～ 40%[3, 4] 的低肿瘤控制率及低并发症发生率被报道，然而，这主要是由于顾忌因更高放射剂量向周边重要结构传递可能导致的严重并发症，而不得不使用相对低效的低剂量放疗。但是最近越来越多的医疗组采用 70 ～ 75Gy 范围的更高放射剂量，并且报道了更为理想的局部控制率（LC）以及更低的并发症发生率[13]。在放射剂量低于 50Gy 时，并发症的发生率处于高水平，这是由于相较于保证肿瘤得到控制所需的剂量，其他重要颅内结构对放疗剂量具有更低的耐受性，幸运的是，适形调强放射治疗（IMRT）、立体定向放射治疗（SRS）技术及带电粒子放疗技术已经蓬勃发展，这些创新使放疗剂量向可能残留肿瘤区域的传递更加精准，同时降低其向周边重要正常结构的传递。这一章内容将专注于伽马射线和 X 线放疗的技术特征、当代外部照射放射治疗及立体定向放疗对于斜坡脊索瘤的治疗。带电粒子治疗是第 26 章的主题。

二、常规外部光束放射治疗

历史上，放射治疗每次分割剂量为 1.8 ～ 2.0Gy/ 天，每周 5 次，45 ～ 50Gy 总剂量以兆伏级光子束对超微疾病进行治疗。对大体积残留疾病，还需辅以 10 ～ 16Gy 的更高剂量。因为这些肿瘤被认为具有相对放射耐受性，需高剂量放射来降低局部复发的风险并提升无病生存期（DFS）及总生存期（OS）[14, 15]。然而，因没有针对这一问题的随机研究，最优放射剂量仍未有定论。迄今的医学文献主要包含针对小数量经不同方法治疗患者的少量回顾性研究，因这类肿瘤的稀少而导致难以建立大规模随机控制试验，基于斜坡脊索瘤的“惰性”及“迟复发”的生长规律，需要进行长期随访研究才可作出有关疗效与安全性治疗的结论，而目前文献报道的研究都存在随访时间过短的缺陷。据我们所知，各项报道中不存在Ⅰ级证据支持任何一种对于脊索瘤的最佳放射剂量，且对于这一问题似乎短期都难以取得共识，在此，我们会着眼于相关研究及综述以期从中获取证据

（表 25-1）[2, 4, 12, 16-26]。

在 48 例颅内及脊柱脊索瘤中，通过对 13 例颅底脊索瘤的研究，Catton 等证实，使用 40 ～ 60Gy 的剂量进行放疗，局部控制率为 8%（1/13），中位生存期为 62 个月，且无严重并发症 [4]。然而，也有人提出小于 40Gy 的剂量是不够的，需要大于 70Gy 的剂量来控制肿瘤 [17]。1952—1981 年，来自 Royal Marsden 医院的 Fuller 和 Bloom 对 13 名颅底脊索瘤患者进行了常规放射治疗，这些患者接受了次全切除或活检，随访时间超过 5 年，放射治疗的总剂量范围为 45 ～ 65Gy（中位数为 55Gy），分割剂量为每次 1.5 ～ 1.7Gy。这 13 名患者中有 9 名在 2 ～ 85 个月内死于局部复发肿瘤。作者报道，放疗前的次全切除对生存率并无有利影响 [2]。在德国，统计报道了 37 名脊索瘤患者术后分割立体定向放疗（SRT）的结果，均伴有肉眼可见的残余肿瘤，以中位放射治疗剂量 66.6Gy、分割至平均每日 1.8Gy，分割 SRT 是首选方案，因为需要保留周围正常组织的大幅剂量梯度。但对于体积巨大的肿瘤（中位数为 55ml），放射治疗不能实施，研究发现 5 年无进展生存率（PFS）和总体生存率（OS）分别为 50% 和 82%，然而，这项研究的随访时间相对较短，仅有 27 个月 [23]。另一项研究报道了 18 名次全切除后行常规放射治疗的脊索瘤患者 [24]，中位剂量为 60Gy，平均随访 43 个月，尽管报道的剂量超过 60Gy，但效果比其他大多数使用相近剂量的研究更差，5 年无进展生存率（PFS）和总体生存率（OS）分别为 23% 和 35%[24]。

由于传统放射治疗的结果令人失望，带电粒子以其独特的物理和生物学特性被用于治疗斜坡脊索瘤 [27]。在放射治疗的照射计划制订中，人们尝试将治疗效率最大化，即尽可能提高肿瘤所接受的剂量以达到控制肿瘤，但同时使得这一剂量对正常组织的损伤风险足够低，然而，尽管带电粒子在理论上具有优势，但没有明确报道说明其效果优于当代的外部光束放疗 [5, 6, 28, 29]。

自 20 世纪中期以来，线性加速器技术已经得到了极大的改进，可以提供高度精密、计算机调制的光束。与过去的光子治疗计划相比，这种光束产生了高效的剂量分布，在肿瘤边缘的剂量急剧下降。此外，当治疗恶性肿瘤组织时，影像引导放射治疗（IGRT）技术可以减少正常组织边缘的放射损伤。Sahgal 等发表了影像引导下颅底脊索瘤和软骨肉瘤的治疗结果 [12]。他们将肿瘤边缘体积（GTV）定义为影像学和术后临床可见的所有边缘病灶，除此之外，他们在 GTV 之外扩展了 0.5cm 的边缘以创建临床靶体积（CTV）。通过固定技术规划目标体积（PTV）可超过 CTV 边缘 0.2 ～ 0.3cm，他们的目标是以中位数为 76Gy（范围：60 ～ 78Gy）的总剂量而达到 90% ～ 95% 的覆盖率，作者报道了大剂量光子直线加速器引导下影像放疗对软骨肉瘤和脊索瘤前期发生率的控制都有良好效果，在脊索瘤患者中粗略局部控制率为 67%，在软骨肉瘤患者中为 88%，脊索瘤患者的 5 年精确局部控制率及总体生存率分别达到 65.3% 和 88.1%。作者由此得出结论，他们的结果与质子治疗的预期效果一致 [30]，放射治疗会诱发听力丧失、垂体功能减退、前庭神经损伤、第Ⅳ对脑神经损伤，46 名患者中有 6 名出现复视及继发恶性肿瘤 [12]。

鉴于技术进步提高了治疗效果，Gil 等学者于 2012 年评估前颅底肿瘤患者的生存期趋势的综述显示，1996 年以后接受治疗的患者与 1996 年以前接受治疗的患者相比，生存率有统计学上的提高（66%）（55%）（$P = 0.02$）[31]。有趣的是，辅助放疗是提升总体生存期的预后因素（$P = 0.02$），但它并不是特异性的重要生存预测因子，Jian 等学者对 560 名颅内脊索瘤患者进

表 25-1　立体定向放疗在颅底脊索瘤治疗中的治疗特点及效果

作者，发表时间（参考文献）	病例数量	年龄，年（区间）	性别（女/男）	放射光束	总剂量（Gy-rad）	分割剂量	局部控制（%）	总体生存（%）	随访（月）
Higinbotham 等，1967[16]	46; 5（颅侧）	N/A	1/4	光子	N/A	N/A	N/A	43	N/A
Pearlman 等，1970[17]	15; 5（颅侧）	34.8 平均（15～55）	1/4	光子	4200～8000 rads	N/A	N/A	N/A	N/A
Reddy 等，1981[18]	10（8，部分放疗）	40.5 平均（14～73）	3/7	光子	4000～8000 rads/4～8 周	N/A	N/A	33	N/A
Cumming 等，1983[19]	24/10（颅侧）	40.3 平均（2～73）	4/3	光子	4000～5500 rads	N/A	N/A	62	N/A
Fuller 和 Bloom，1988[2]	13	46.3 平均（28～63）	5/8	光子	44～55（中位数：55）	1.5～1.7	15	44	＞5 年
Magrini 等，1992[20]	13	54 平均（15～82）	6/7	光子	48～60（中位数：58）	2	25	58	6 个月中位数（1～25）
Forsyth 等，1993[21]	51	46 中位数	23/28	光子	22.93～67.42（中位数：50）	1.8	39	51	72 个月中位数（67～348）
Romero 等，1993[22]	18; 8（颅侧）	52 平均（26～74）	7/11	光子	29.9～64.8（平均：50.1）	N/A	50（4/8）	38	4.5 年
Catnon 等，1996[4]	48; 13（颅侧）	60 中位数（23～29）	N/A	光子	50 Gy/25 次 /5 周 40 Gy/ 44 次 /14 天	8（1/33）	54	＞2 年	
Debus 等，2000[23]	8 CS; 37C	49 中位数（15～84）	18/19	光子	66.5 中位数	1.8	50	82	27 个月平均（1～95）
Zorlu 等，2000[24]	18	32 中位数（9～54）	5/13	光子	50～64（中位数：60）	1.8～2	23	35	43.2 个月平均（12～96）
Ares 等，2009[25]	22CS；42C	44.4 中位数（15～77）	18/24	光子	67～74（中位数：73.5）	1.8～2	81	62	38 个月中位数（14～92）
Bugoci 等，2012[26]	12	55 中位数（10～79）	6/6	光子	48.6～68.4（中位数：66.6）	2	38	76.4	41 中位数个月（1～81）
Sahgal 等，2015[12]	24	46 中位数（21～76）	8/16	光子－（IG-IMRT）	60～78（中位数：76）	2	65.3	85.6	36 个月中位数（3～90）

C. 脊索瘤；CS. 软骨肉瘤；IG-IMRT. 影响引导调强放疗；N/A. 无法获得

行了综合分析[7]，共210名患者行单纯手术治疗，190名患者接受手术治疗同时行辅助放疗，56名患者以放疗作为唯一治疗，单纯手术组与手术加放疗组5年生存率差异不显著（54% vs. 56%；$P = 0.8$），没有关于常规手术、SRS和分割剂量SRS组之间差异的报道，影响总体生存期的唯一因素是低龄（＜5岁），作者推断，辅助放疗可能不会提升此组患者的生存率，对于儿科患者，是否推荐辅助放疗与低龄患儿发生继发性癌症的风险具有相关性。

评估颅底脊索瘤放疗结果的两项大型Meta分析分别于2011年和2014年[6, 11]发表，两项分析均纳入采用多种放射技术进行治疗的患者。第一项Meta分析的目的是评估完全切除和辅助放疗类型，以及5年无进展生存期和总体生存期之间的关系，总体生存率在5年达70%，10年达63%。辅助放射治疗采用分割光子和质子放疗、伽马刀（GK）和碳离子放疗技术，在很多研究中，不止一种辅助放疗手段被人们使用，但不同的放疗技术的5年无进展生存率或总体生存率未显示具有显著差异。在517名患者中，不同类型辅助放疗的5年总体生存率无显著差异。伽马刀手术平均5年PFS低于碳离子放疗（$P = 0.04$），然而，对比质子束放疗、碳离子放疗和分割剂量放疗之间没有显著差异，只有58名患者（22名采用辅助放疗，36名患者未采用）被作为样本，对手术全切后行辅助放疗对5年无进展生存及总体生存率的影响进行比较，但并未被证明有显著差异[6]。这项Meta分析的结果显示，不完全切除的患者5年复发风险是完全切除的患者的3.83倍（95%可信区间CI：1.62～9.00），而在大多数的研究中，放疗最初主要被用于次全切除组，在历史上，行次全切除的患者预后普遍较差。Meta分析及综述性研究的局限性主要是由于个体研究的内在异质性和颅底脊索瘤的独特之处，许多研究中纳入的病例数过少，随访时间过短，此外，放疗的细节，如剂量、肿瘤体积、毗邻重要结构、治疗毒性、手术并发症、术后功能和生活质量都没有被纳入到这项Meta分析中[6]。

2014年，以色列的Amit团队发表了第二篇Meta分析。他们评估了不同的手术入路和辅助放疗对颅底脊索瘤的治疗效果[11]，整个队列由467名患者组成，与其他Meta分析一样，放疗组患者接受常规放疗、SRT及质子束联合放疗，接受手术后辅助放疗的患者5年OS率为87%，而单纯接受手术治疗的患者5年OS率为69%（$P = 0.12$），应用碳离子放疗、质子束放疗、SRT等辅助放疗的患者5年OS和DFS率无统计学差异。行全切除患者中，接受或不接受辅助放疗对5年OS和DFS率没有显著差异。但对于行部分切除加辅助放疗的患者，5年OS和DFS率明显高于未行辅助治疗的患者（$P < 0.001$，$P = 0.01$）[11]。尽管Amit等的Meta分析中数据的异质性和不完整性限制了其价值，但他们的研究证明辅助放射治疗可以提高部分患者的生存率。

考虑到这些肿瘤毗连对辐射敏感的重要正常结构，所有的放射治疗技术在保护关键正常组织的同时保持放疗作用的难度都很大（表25-2），因此，高剂量的放射治疗可能导致长期毒性，特别是对神经血管结构。在文献中，很少有关于放疗长期毒性的数据[6, 11]，大多数Meta分析和综述主要关注局部控制和生存率，而不是毒性，毒性来源于手术还是放疗也难以区分，然而，突破剂量限制或患者固有的放射敏感性可能导致严重的并发症，如视觉功能障碍、脑神经功能障碍、脑干损伤、垂体内分泌疾病和颞叶梗死。据我们所知，唯一关注放疗并发症的临床试验由Hauptman等发表[32]，他们的回顾性研究包括13例脊索瘤和2例颅底软骨样软骨肉瘤，使用线性加速－分割（28～42

表 25-2 射波刀在颅底脊索瘤治疗中的治疗特点及效果

作者，发表时间（参考文献）	病例数量	中位数年龄，岁（范围）	性别（女 / 男）	放射光束	边缘剂量（Gy）	分割数	肿瘤平均体积（cm^3）	局部控制率（%）	总体生存率（%）	随访（月）
Chang 等，2001[41]	10; 5	49（30 ～ 73）	N/A	CK	平均 19.4（18 ～ 24）	1	121.5	2 例进展		
Gwak 等，2005[42]	7	42（23 ～ 47）	1/6	CK	平均 35. 3	3 ～ 5	17.7（4.1 ～ 31.5）	87.5（5 年）	N/A	21.8
Henderson 等，2009[43]	18; 7	60（24 ～ 85）	9/9	CK	平均 35（24 ～ 40）	5	128（12 ～ 457）	59.1（5.4 年）	74.3（5.4 年）	46（7 ～ 65）
Jiang 等，2012[40]	20	51.5（10 ～ 78）	8/12	CK	平均 32.5（18 ～ 50）	1 ～ 5	16.1（2.4 ～ 45.9）	55（5 年）	52.5（5 年）	34（2 ～ 131）
Zorlu 等，2014[44]	11	40（17 ～ 60）	4/7	CK	平均 30（20 ～ 50）	3 ～ 5	14.7（3.9 ～ 40.5）	82（2 年）	82（5 年）	42（17 ～ 63）

CK. 射波刀；N/A. 无法获得

分割片段）SRT（frSRT；$n = 10$）或 SRS（$n = 5$）治疗，中位随访 4.5 年后，5 名患者出现长期并发症，在本组中，1 名 frSRT 患者发生内分泌病变，2 名（1 名接受 SRS 治疗，1 名接受 frSRT 治疗）发生脑神经病变，1 名 SRS 患者出现视觉缺陷，另外，1 名复发后 2 年内同时接受 SRS 和 frSRT 治疗的患者经历了短暂的内侧颞叶放射改变后病情得到缓解。虽然这篇论文提供了一些关于治疗毒性的实用信息，但这项研究没有纳入接受低分割 SRT[33] 治疗的患者。

自 20 世纪 90 年代初以来，SRS 被认为是斜坡脊索瘤的一种辅助治疗手段，它能够最大限度地增加对肿瘤的放射剂量，同时通过其大幅度的剂量梯度将达到最小化对周围关键结构的辐射 [34]。SRS 的设计目的是通过在 1 ～ 5 个分割片段中给予高生物有效剂量（BEDs）来达到比传统放疗或影像引导放疗（IMRT）更好的治疗效果。目前的文献表明，对于接受 SRS 的颅底脊索瘤患者 [34–40]，肿瘤控制率为 21% ～ 76%，5 年生存率为 52% ～ 80%。SRS 可通过伽马刀、射波刀或线性加速器系统等不同的治疗平台对病变进行照射。Leksell 伽马刀（Electa Inc., Norcross, GA）是一种放射外科手术，在刚性框架的固定下通过 ^{60}Co 放射源衰变产生的交叉发射光子进行照射。伽马刀因其独特的设计，具有良好的适形性，能够对小肿瘤进行高效照射，大多数以伽马刀治疗的肿瘤体积都较小，这导致了对伽马刀放射治疗结果评价发生选择性偏移，此外，由于经伽马刀治疗的肿瘤体积小，其治疗毒性也很小。然而，使用射波刀（Accuray, Sunnyvale, CA）、机器人系统和其他基于线性加速器的系统提供了额外的优势，即无框架、允许多组分传输、可针对颅内和颅外病变，除此之外还可用于治疗大尺寸肿瘤。历史上，大多数数据都来自使用伽马刀治疗的机构，然而，近年来在伽马刀治疗方面富有经验的研究团队报告了他们的结果 [40–44]。Henderson 等报道了 18 名接受伽马刀治疗的脊索瘤患者，其中 7 例（39%）肿瘤位于颅底，随访 65 个月的局部控制率为 59.1%，总体生存率为 74.3%。斯坦福大学的另一项研究也报道了 20 名接受 SRS 伽马刀治疗的脊柱脊索瘤（7/20）和斜坡脊索瘤（13/20）患者，肿瘤平均体积为 16cm^3，平均边缘辐射剂量为 32.5Gy（1 ～ 5 个分割）。这些脊索瘤大多具有侵袭性，难以进行多次手术切除和放射治疗，以伽马刀作为主要辅助治疗的患者中，82%（9/11）有稳定或改善的效果，但复发患者中只有 28.6% 有改善。初期伽马刀治疗 5 年后总生存率为 52.5%，作者以此得出结论：应向有肿瘤残留或复发的患者提供辅助放疗，相比于其他形式的放疗，SRS 有效地控制了肿瘤侵袭 [40]。最近有关于 11 名患者接受伽马刀治疗量的报道，平均随访 42 个月，2 年的精确 OS 率和 PFS 率分别为 91% 和 82%，有 2 名患者出现放射性脑坏死并使用皮质类固醇治疗，1 名患者出现头晕。

三、结论

虽然目前还没有关于放疗对颅底脊索瘤治疗的随机前瞻性研究，但放疗在手术后或作为单一治疗方式使用可以提高肿瘤局部控制率。对于行肿瘤次全切除的患者，强烈建议使用辅助放射治疗以防止进展，对于不可手术切除的肿瘤，放疗对稳定肿瘤进展和缓解症状具有作用，立体定向放射治疗（SRS）可能是提高肿瘤放疗投射剂量的一个好选择，然而，没有明确的证据支持任何一种放疗技术比其他技术更加优越。

参考文献

[1] McMaster ML, Goldstein AM, Bromley CM, Ishibe N, Parry DM. Chordoma: incidence and survival patterns in the United States, 1973–1995. Cancer Causes Control. 2001; 12(1):1–11

[2] Fuller DB, Bloom JG. Radiotherapy for chordoma. Int J Radiat Oncol Biol Phys. 1988; 15(2):331–339

[3] Mendenhall WM, Mendenhall CM, Lewis SB, Villaret DB, Mendenhall NP. Skull base chordoma. Head Neck. 2005; 27(2):159–165

[4] Catton C, O'Sullivan B, Bell R, et al. Chordoma: long-term follow-up after radical photon irradiation. Radiother Oncol. 1996; 41(1):67–72

[5] Di Maio S, Kong E, Yip S, Rostomily R. Converging paths to progress for skull base chordoma: review of current therapy and future molecular targets. Surg Neurol Int. 2013; 4:72

[6] Di Maio S, Temkin N, Ramanathan D, Sekhar LN. Current comprehensive management of cranial base chordomas: 10-year meta-analysis of observational studies. J Neurosurg. 2011; 115(6):1094–1105

[7] Jian BJ, Bloch OG, Yang I, Han SJ, Aranda D, Parsa AT. A comprehensive analysis of intracranial chordoma and survival: a systematic review. Br J Neurosurg. 2011; 25(4):446–453

[8] Jones PS, Aghi MK, Muzikansky A, Shih HA, Barker FG, II, Curry WT, Jr. Outcomes and patterns of care in adult skull base chordomas from the Surveillance, Epidemiology, and End Results (SEER) database. J Clin Neurosci. 2014; 21(9): 1490–1496

[9] Ito E, Saito K, Okada T, Nagatani T, Nagasaka T. Long-term control of clival chordoma with initial aggressive surgical resection and gamma knife radiosurgery for recurrence. Acta Neurochir (Wien). 2010; 152(1):57–67, discussion 67

[10] Ouyang T, Zhang N, Zhang Y, et al. Clinical characteristics, immunohistochemistry, and outcomes of 77 patients with skull base chordomas. World Neurosurg. 2014; 81(5–6): 790–797

[11] Amit M, Na'ara S, Binenbaum Y, et al. Treatment and outcome of patients with skull base chordoma: a meta-analysis. J Neurol Surg B Skull Base. 2014; 75(6):383–390

[12] Sahgal A, Chan MW, Atenafu EG, et al. Image-guided, intensity-modulated radiation therapy (IG-IMRT) for skull base chordoma and chondrosarcoma: preliminary outcomes. Neuro Oncol. 2015; 17(6):889–894

[13] Fernandez-Miranda JC, Gardner PA, Snyderman CH, et al. Clival chordomas: a pathological, surgical, and radiotherapeutic review. Head Neck. 2014; 36(6):892–906

[14] Fagundes MA, Hug EB, Liebsch NJ, Daly W, Efird J, Munzenrider JE. Radiation therapy for chordomas of the base of skull and cervical spine: patterns of failure and outcome after relapse. Int J Radiat Oncol Biol Phys. 1995; 33(3):579–584

[15] Koga T, Shin M, Saito N. Treatment with high marginal dose is mandatory to achieve long-term control of skull base chordomas and chondrosarcomas by means of stereotactic radiosurgery. J Neurooncol. 2010; 98(2):233–238

[16] Higinbotham NL, Phillips RF, Farr HW, Hustu HO. Chordoma. Thirty-five-year study at Memorial Hospital. Cancer. 1967; 20(11):1841–1850

[17] Pearlman AW, Friedman M. Radical radiation therapy of chordoma. Am J Roentgenol Radium Ther Nucl Med. 1970; 108(2):332–341

[18] Reddy EK, Mansfield CM, Hartman GV. Chordoma. Int J Radiat Oncol Biol Phys. 1981; 7(12):1709–1711

[19] Cummings BJ, Hodson DI, Bush RS. Chordoma: the results of megavoltage radiation therapy. Int J Radiat Oncol Biol Phys. 1983; 9(5):633–642

[20] Magrini SM, Papi MG, Marletta F, et al. Chordoma-natural history, treatment and prognosis. The Florence Radiotherapy Department experience (1956–1990) and a critical review of the literature. Acta Oncol. 1992; 31(8):847–851

[21] Forsyth PA, Cascino TL, Shaw EG, et al. Intracranial chordomas: a clinicopathological and prognostic study of 51 cases. J Neurosurg. 1993; 78(5):741–747

[22] Romero J, Cardenes H, la Torre A, et al. Chordoma: results of radiation therapy in eighteen patients. Radiother Oncol. 1993; 29(1):27–32

[23] Debus J, Schulz-Ertner D, Schad L, et al. Stereotactic fractionated radiotherapy for chordomas and chondrosarcomas of the skull base. Int J Radiat Oncol Biol Phys. 2000; 47(3): 591–596

[24] Zorlu F, Gürkaynak M, Yildiz F, Oge K, Atahan IL. Conventional external radiotherapy in the management of clivus chordomas with overt residual disease. Neurol Sci. 2000; 21(4):203–207

[25] Ares C, Hug EB, Lomax AJ, et al. Effectiveness and safety of spot scanning proton radiation therapy for chordomas and chondrosarcomas of the skull base: first long-term report. Int J Radiat Oncol Biol Phys. 2009; 75(4):1111–1118

[26] Bugoci DM, Girvigian MR, Chen JC, Miller MM, Rahimian J. Photon-based fractionated stereotactic radiotherapy for postoperative treatment of skull base chordomas. Am J Clin Oncol. 2013; 36(4):404–410

[27] Amichetti M, Amelio D, Minniti G. Radiosurgery with photons or protons for benign and malignant tumours of the skull base: a review. Radiat Oncol. 2012; 7:210

[28] Torres MA, Chang EL, Mahajan A, et al. Optimal treatment planning for skull base chordoma: photons, protons, or a combination of both? Int J Radiat Oncol Biol Phys. 2009; 74(4):1033–1039

[29] Tai PT, Craighead P, Bagdon F. Optimization of radiotherapy for patients with cranial chordoma. A review of dose-response ratios for photon techniques. Cancer. 1995; 75(3):749–756

[30] Combs SE, Laperriere N, Brada M. Clinical controversies: proton radiation therapy for brain and skull base tumors. Semin Radiat Oncol. 2013; 23(2):120–126

[31] Gil Z, Fliss DM, Cavel O, Shah JP, Kraus DH. Improvement in survival during the past 4 decades among patients with anterior skull base cancer. Head Neck. 2012; 34(9): 1212–1217

[32] Hauptman JS, Barkhoudarian G, Safaee M, et al. Challenges in linear accelerator radiotherapy for chordomas and chondrosarcomas of the skull base: focus on complications.

Int J Radiat Oncol Biol Phys. 2012; 83(2):542–551

[33] Ozyar E, Adler JR, Jr. In regard to Hauptman et al. Re: Challenges in linear accelerator radiotherapy for chordomas and chondrosarcomas of the skull base: focus on complications. Int J Radiat Oncol Biol Phys. 2013; 85(1):12

[34] Kondziolka D, Lunsford LD, Flickinger JC. The role of radiosurgery in the management of chordoma and chondrosarcoma of the cranial base. Neurosurgery. 1991; 29(1):38–45, discussion 45–46

[35] Miller RC, Foote RL, Coffey RJ, et al. The role of stereotactic radiosurgery in the treatment of malignant skull base tumors. Int J Radiat Oncol Biol Phys. 1997; 39(5):977–981

[36] Krishnan S, Foote RL, Brown PD, Pollock BE, Link MJ, Garces YI. Radiosurgery for cranial base chordomas and chondrosarcomas. Neurosurgery. 2005; 56(4):777–784, discussion 777–784

[37] Hasegawa T, Ishii D, Kida Y, Yoshimoto M, Koike J, Iizuka H. Gamma Knife surgery for skull base chordomas and chondrosarcomas. J Neurosurg. 2007; 107(4):752–757

[38] Liu AL, Wang ZC, Sun SB, Wang MH, Luo B, Liu P. Gamma knife radiosurgery for residual skull base chordomas. Neurol Res. 2008; 30(6):557–561

[39] Kano H, Iqbal FO, Sheehan J, et al. Stereotactic radiosurgery for chordoma: a report from the North American Gamma Knife Consortium. Neurosurgery. 2011; 68(2):379–389

[40] Jiang B, Veeravagu A, Lee M, et al. Management of intracranial and extracranial chordomas with CyberKnife stereotactic radiosurgery. J Clin Neurosci. 2012; 19(8):1101–1106

[41] Chang JW, Kim SH, Huh R, Park YG, Chung SS. The effects of stereotactic radiosurgery on secondary facial pain. Stereotact Funct Neurosurg. 1999; 72 Suppl 1:29–37

[42] Gwak HS, Yoo HJ, Youn SM, et al. Hypofractionated stereotactic radiation therapy for skull base and upper cervical chordoma and chondrosarcoma: preliminary results. Stereotact Funct Neurosurg. 2005; 83(5–)(6):233–243

[43] Henderson FC, McCool K, Seigle J, Jean W, Harter W, Gagnon GJ. Treatment of chordomas with CyberKnife: Georgetown University experience and treatment recommendations. Neurosurgery. 2009; 64(2) Suppl:A44–A53

[44] Zorlu F, Gultekin M, Cengiz M, et al. Fractionated stereotactic radiosurgery treatment results for skull base chordomas. Technol Cancer Res Treat. 2014; 13(1):11–19

第 26 章　带电粒子束在斜坡脊索瘤中的应用

Charged Particle Beams in Management of Clival Chordomas

Enis Özyar, Robert C. Miller, Banu Atalar　著

李昊昱　译

潘亚文　校

概　要

粒子束疗法，也称为强子疗法，是利用核粒子（如质子、中子）或轻离子（如碳、硅、氦和氖）外部束放疗方法向肿瘤递送治疗剂量的一种形式。与常规光子束相比，粒子束具有不同的物理剂量分布特征和生物效应。粒子束与光子治疗的不同之处在于增加粒子自身的质量使其具有分散的停止区间。此外，根据粒子质量和线性能量传递速率，粒子束可能具有更高的相对生物效应。较重的离子对氧合作用、细胞周期效应及其他放射抗性等决定因素的敏感性较低，使其成为治疗脊索瘤和软骨肉瘤等肿瘤潜在的、富有吸引力的选择。然而，针对带电粒子的临床对照研究仍非常不足。尽管在撰写本文时，欧美学者正在进行关于原子疗法和碳疗法的随机临床试验，目前的认知仍然主要基于Ⅰ/Ⅱ期剂量递增的研究。临床研究表明，高剂量质子放射治疗在斜坡脊索瘤中具有良好的局部控制和总体生存率，以及可接受的不良反应。日德学者使用重离子治疗脊索瘤，但疗效理想的报道很少。尽管具有优秀的物理剂量分布特性和对带电粒子的完美局部控制结果，但全球范围内能够应用强子治疗的仍相对有限，限制了其在脊索瘤患者中的应用。尽管目前在质子和带电粒子治疗领域的结果很有前景，但目前关于临床成本－效益证据的缺乏强调了在随机对照试验和（或）比较研究中研究其效率的必要性。在获得有效结果之前，应将粒子治疗视为实验性疗法。

关键词：碳离子，带电粒子，斜坡脊索瘤，质子，放疗

一、概述

常规放射治疗主要通过在日常治疗中应用X线、电子束或伽马射线实施。然而，癌症治疗中还有其他形式的放射疗法，如粒子疗法。粒子疗法有时也称为强子疗法，它是一种使用

中子、原子或正离子的外部束放射治疗的方法。区别光束与X线的主要物理特征是粒子的质量。物理学家罗伯特・威尔逊博士通过使用粒子加速器，于1946年首次提出了带电粒子在医学领域中的应用[1]。在20世纪50年代，质子束第一次被用于治疗恶性疾病。70年代，美国开始在医疗领域中应用较重的阳性离子。

粒子束与常规放疗束相比，具有不同物理剂量分布特点和生物学效应。带电粒子包括质子和离子的原子核（如碳、硅、氦和氖）。纵观全球，目前最容易实现的粒子治疗方式是质子治疗，当今世界正常运行的质子中心数量约为50个，这些治疗中心通常是以医院为依托的。其他带电粒子治疗中心数量较少，通常位于物理研究实验室内，目前日本（群马县、佐贺和神奈川县）和欧洲（维纳新城）正在筹建独立的临床带电粒子治疗场所[2]。

二、带电粒子的物理特性和生物学效应

“粒子治疗”一词包含了广泛的粒子。通俗说来，它主要涉及介子、中子和质子，以及更重的离子（如氦、碳、氖）。严格意义上，电子是带电的粒子，它们由常规线性加速器产生，质量低至约质子的1/2000，因此限制了它们在相对表浅肿瘤治疗中的应用。中子是带电粒子，虽然它们具有一定质量，但中子光束并不具有带电光束的离散范围。带电粒子治疗可以分为使用质子和重离子（质量比质子重）。

带电粒子在进入介质时，其存放的能量与粒子速度的平方成反比。当粒子变慢时，增加了电离发生的可能性，因而产生粒子路径末端的电离累积激发了一个被称为“Bragg”峰值的剂量峰值。这个过程可以被比作一块石头跳跃通过池塘，石头每次跳跃都沉积一小部分的能量在池塘里，只有到达跳跃范围的终点，它才落入池塘并在这个区域沉积其剩余的能量。粒子的能量在超越这个点后迅速减少，在这一点之后几乎没有电离。图26-1A显示了“Bragg”峰和高能X线光束在介质中的剂量分布的比较。这种带电粒子有利的剂量轮廓造成肿瘤中的辐射沉积，并不超越肿瘤周围正常结构存在，与X线相比，其优势在于靶点更精准。然而，纯粒子束的有效部分是相当狭窄的，用以治疗肿瘤并不合适。如图26-1B所示，狭窄的“Bragg”峰可以通过调节质子和碳离子束的能量水平来拓宽。这创造了所谓的“剂量高原”，一个“蔓延的Bragg峰值”（SOBP），虽然它通过沿入口路径沉积增加辐射剂量，但可提供均匀的辐射剂量横跨肿瘤全体积。无论通过散射或制造扫描光束来创建SOBP，均有多种不同的技术选择。每种技术都各有优缺点。由于Bragg峰的入口和出口剂量的减少，使得带电粒子束与X线相关的累积剂量减少。累积剂量主要关注与放射治疗相关的继发性恶性肿瘤发生的风险，尤其在使用调强放射治疗（IMRT）治疗儿童患者时。除了优异的剂量分布特征之外，某些带电粒子的另一个优点是增加辐射的生物效率。尽管这种影响根据粒子的质量和电荷而变化，由较重粒子束产生的致密电离轨道更易引发不可修复的DNA损伤，进而产生更好的肿瘤控制效果。质子具有最低的相对生物学效应，而中子、碳、氩和氖粒子具有的相对生物学效应最高。

除了上述物理优势之外，带电粒子的生物特性略微优于光子。与质子相比，带电粒子的线性能量转移（LET）定义为每微米水的能量沉积。相对生物学效应（RBE）定义为产生相同生物效应的X线和粒子剂量的比率。质子治疗的RBE为1.1，而带电粒子的RBE范围为3～5，具体数值随着带电粒子的轨道长度和目标肿瘤或组织而变化。相比X线，具有高LET

的重粒子能更有效地杀死细胞，因为它对 DNA 的直接损伤比例很高，并且对细胞周期和氧气的依赖性较小，这些对缺氧性肿瘤非常重要。

带电粒子治疗实施的技术问题非常复杂，超出了本章的范围。大多数治疗中心使用固定波束，但其使用经典的直线加速器型旋转门架非常复杂且昂贵。然而，尽管成本非常高，全球各地对建立新的带电粒子设施仍然抱有很大的热情。目前人们正在努力减少重离子治疗台架的尺寸和成本 [3]。因为成本与效益的因素，这些拥有带电粒子设施的中心大多位于发达国家 [4]。

三、带电粒子在临床实践中使用

尽管带电粒子的物理和生物特性具有若干优点，但它们在综合治疗中的使用仍然相对较少。截至撰写本文时，仍很少有这一方面的随机对照试验，目前的知识主要基于Ⅰ/Ⅱ相剂量递增研究。虽然有单一机构的可信报告，但没有足够的证据表明带电粒子足以取代传统的 X 线。2016 年左右，欧洲、亚洲和北美正建设新的带电粒子设施，但治疗实用性不如现有的光子中心。

四、带电粒子在脊索瘤治疗中的最新结果

斜坡脊索瘤是具有局部侵袭性的低度恶性肿瘤，手术是主要的治疗手段。即使采用最佳方案，仍然会有很高的复发率。斜坡脊索瘤有不同的病理亚型（经典型、软骨样型、低分化型）。软骨样型预后最好，低分化型预后最差。由于其复杂的解剖位置，很难通过手术全切。因此，对于大多数患者，常规考虑局部放疗，除非肿瘤很小并且做到了肿瘤边缘的扩大切除。由于质子和离子束的高保形性质，离子束优越的放射生物学特性使其能与传统的光子放射治疗一起使用 [5, 6]。文献中关于患者、治疗特征及带电粒子治疗的效果和毒性总结在表 26-1 中。

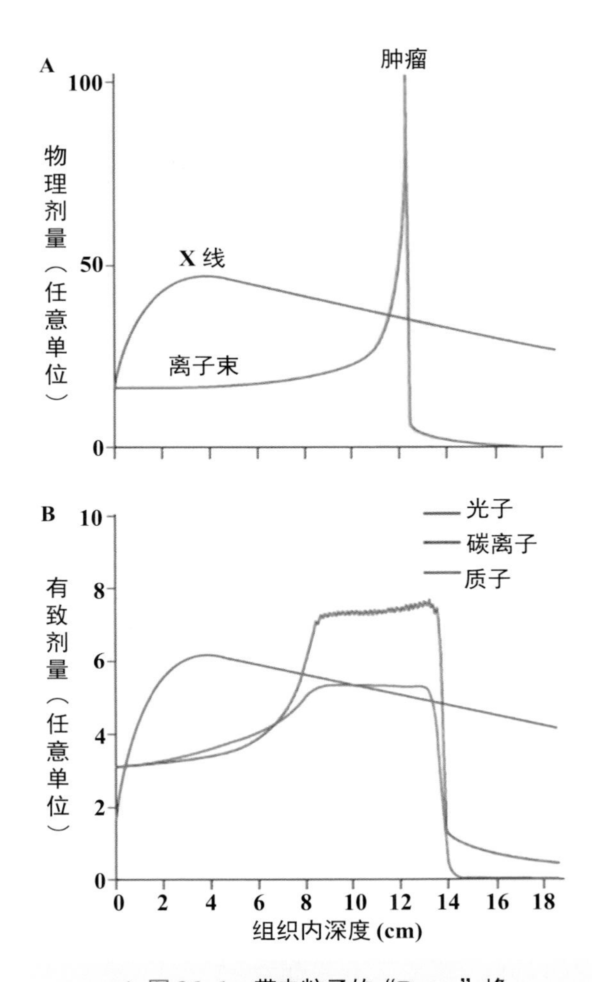

▲ 图 26-1 带电粒子的“Bragg”峰

A. 高能 X 线和带电粒子的组织深度 - 剂量关系的比较。随着粒子减慢，引起电离的可能性增加，并且在粒子路径末端产生的电离积累导致剂量峰值，称为“Bragg”峰。超过这一点的粒子能量显著减少，并且在此之后几乎消失；B. 用高能 X 线（光子）比较不同带电粒子（质子和碳离子）的加宽“Bragg”峰（引自 Durante 和 Loeffler，2010[6]，经许可引用）

（一）质子治疗

全球质子治疗中心数量多于碳离子中心。然而，由于脊索瘤的罕见性，文献中报道的病例数量很少。自 20 世纪 50 年代以来，质子束疗法已用于治疗颅底恶性肿瘤。用粒子束治疗颅底脊索瘤的大多数中心也报道了治疗颅底软骨

表 26-1　患者及治疗特征和脊索瘤的带电粒子治疗结果

作者与发表时间	放疗类型	患者数量	总剂量 Gy RBE	单位体积计量	局部控制率（%）	总体生存率（%）
Munzenrider 和 Liebesch，1999[8]	光子＋质子	169	66～83	1.8～1.92	5 年：73 10 年：54	5 年：80 10 年：54
Hug 等，1999[9]	光子＋质子	33	64.8～79.2	1.8	3 年：67 5 年：59	3 年：87 5 年：79
Noël 等，2005[10]	光子＋质子	100	60～71	1.8～2.0	2 年：86 4 年：53	2 年：94 4 年：90
Ares 等，2009[11]	质子	42	67～74	1.8～2.0	3 年：87 5 年：81	5 年：62
Debus 等，2000[12]	碳离子	45	60	3	1 年：94	
Mizoe 等，2009[13]	碳离子	33	48～60.8	3～3.8	5 年：85 10 年：64	5 年：88 10 年：67
Uhl 等，2014[14]	碳离子	155	60	3	5 年：72 10 年：54	5 年：85 10 年：75

RBE. 相对生物学效力

肉瘤的结果，这种实体肿瘤酷似脊索瘤，然而，当用质子束治疗时，软骨肉瘤比脊索瘤具有更好的预后[3]。Rosenberg 等发表了他们在美国哈佛医学院马萨诸塞州总医院的结果，他们评估了 200 名软骨肉瘤患者的治疗结果，并指出 200 名患者中有 74 例（37%）的术后组织病理学诊断由脊索瘤改为了软骨肉瘤。他们发现这一区别很重要，因为尽管都采取了类似的积极治疗，颅底软骨肉瘤患者在手术和质子束放射治疗后预后良好，而脊索瘤的反应普遍较差[7]。

关于质子束放射治疗脊索瘤的文献中，第一份报告是由 Munzenrider 和 Liebsch 于 1999 年提出的。他们采用质子光子联合治疗，软骨肉瘤的 10 年局部控制率（LC）最高，脊索瘤的男性患者 LC 率处于中间水平，脊索瘤女性患者 LC 率最低，分别为 94%、65% 和 42%。然而单用质子束治疗时，脊索瘤和软骨肉瘤的 10 年 LC 率没有显著差异（分别为 54% 和 48%），男性和女性脊索瘤之间的 LC 率也没有任何差异[8]。

Hug 等从 Loma Linda 大学医学中心发表了第二项临床研究，分析了 58 名颅底脊索瘤和软骨肉瘤患者的 LC、总生存期（OS）和治疗失败的结果。1992—1998 年，经历不同外科手术的 33 名脊索瘤和 25 名软骨肉瘤患者接受治疗，在 91% 的患者中检测到残余肿瘤，其中 59% 的患者表现出脑干受累，总剂量范围为 64.8 和 79.2（平均值：70.7）钴灰等效物（GyE），平均随访时间为 33 个月（范围：7～75 个月）。软骨肉瘤的总体 LC 率为 92%，脊索瘤的总体 LC 率为 76%。LC 受肿瘤体积和脑干受累的影响很大，肿瘤体积为 25ml 或更小的患者均无局部复发。而肿瘤体积大于 25ml 的患者，LC 率为 56%（$P = 0.02$）。无脑干受累的患者没有复发，脑干受累患者的肿瘤控制率达到 53%（$P = 0.04$），因为受限于脑干耐受性，治疗剂量会减少。软骨肉瘤患者的 5 年 OS 率为 100%，脊索瘤患者为 79%，3 级和 4 级晚期毒性在可接受的水平内。作者得出结论，大剂量质子放射治疗 RT 可得到理想的 LC 和 OS，并且风险在可接受范围内，即使在巨大肿瘤和累及邻近重要正常结构的患者中也是如此。

Noël 等于法国巴黎的 Institut Curie 发表了在 100 名患有颅底或上颈椎脊索瘤的患者中联合使用质子光子疗法治疗的经验。1993—2002 年，100 名患者(中位年龄:53 岁，范围:8 ～ 85 个月；男性 / 女性比例：3/2）接受光子质子的组合治疗。质子治疗是在 deProtonthérapied' Orsay 中心（CPO）用 201-MeV 光束进行的。传递至肿瘤的中位总剂量为 67GyE。中位随访时间为 31 个月（范围：0 ～ 87 个月）。100 名患者中有 25 名局部复发。2 年和 4 年的 LC 率分别为 86.3% 和 53.8%。通过多变量分析发现，95% 的等剂量体积覆盖至少 95% 的肿瘤体积，并且最小剂量＜ 56GyE，是 LC 的独立预后因素。2 年和 5 年的 OS 率分别为 94.3% 和 80.5%。多变量分析显示局部肿瘤控制（P = 0.005）是 OS 的预后因素。作者得出结论，放疗的效果受均匀传递到肿瘤的放射剂量影响，这是肿瘤局部控制的一个主要因素，作者同时建议，尽量减少重要组织旁放射剂量不足的区域 [10]。

2009 年，Ares 等在瑞士 Paul Scherrer 研究所的质子治疗研究中心发表了 7 年内经他们治疗的 64 例颅底脊索瘤（n = 42）和软骨肉瘤（n = 22）的长期结果。使用点扫描技术。脊索瘤的中位总剂量为 73.5GyE，软骨肉瘤的中位总剂量为 68.4GyE，每次剂量为 1.8 ～ 2.0GyE。平均随访时间为 38 个月（范围:14 ～ 92 个月）。5 名脊索瘤患者和 1 名软骨肉瘤患者局部复发。脊索瘤的 5 年 LC 率为 81%，软骨肉瘤为 94%。发现治疗时脑干压迫（P= 0.007）和肿瘤体积小于 25ml（P= 0.03）与较低的 LC 率相关。脊索瘤的 5 年 OS 率为 62%，软骨肉瘤为 91%。高级别晚期毒性少见且可接受。未观察到脑干毒性。这些数据证明了基于斑点扫描的质子治疗对颅底脊索瘤和软骨肉瘤的安全性和有效性 [11]。

（二）碳离子

由于离子束中心很少见，文献中很少有关于使用较重离子获得的长期结果的报道。1997—1999 年在德国达姆施塔特的 Gesellschaftfür Schwerionenforschung（GSI）报道了 45 名颅底肿瘤患者的初步结果。该研究纳入 17 名脊索瘤和其他颅底肿瘤患者，采用调强光栅扫描处理技术，并且在辐照过后又使用正电子发射断层扫描（PET）以保证质量。患者接受 20 个级分的分割碳离子照射，总剂量为 60 GyE，15.5% 的患者获得部分肿瘤缓解，1 年局部控制率（LC）为 94%，治疗期间无严重毒性和局部复发 [12]。

日本千叶国立放射科学研究所（NIRS）重离子医学加速器的研究人员报道了颅底和宫颈旁脊柱肿瘤碳离子放射治疗的临床研究。该研究由三种不同的方案组成：试验研究，Ⅰ/Ⅱ期剂量递增研究和Ⅱ期研究。所有患者均用 16/4 周治疗，总剂量为 48.0、52.8、57.6 和 60.8 GyE。5 年 LC 率为 100%，没有任何严重的疾病进展。由于优良的肿瘤控制和无严重的不良反应，将剂量分级为 60.8 GyE，16 次 /4 周的组分作为推荐剂量。

Uhl 等在海德堡离子束治疗中心发表了病例数最多的结果，他们使用光栅扫描技术评估了碳离子照射的长期结果。共有 155 名患者在 10 年内接受碳离子照射。中位总剂量为 60 GyE，每次 3GyE。中位计划目标体积为 70ml（范围：2 ～ 294ml）。中位随访时间为 72 个月（范围：12 ～ 165 个月）。所有患者在放疗开始时均存在肉眼可见的残余肿瘤，3 年、5 年和

10年的LC率分别为82%、72%和54%，而3年、5年和10年的OS率分别为95%、85%和75%。年龄较小（＜48岁）且体积小于75ml这两个因素与LC和OS明显改善相关，且无明显的晚期毒性[14]。

五、现况与展望

尽管带电粒子具有优异的物理剂量分布特性、放射生物学效应和优异LC结果，在世界范围内，特别是在发展中国家和落后国家，建立先进粒子束治疗中心的困难以及高昂的治疗成本限制了这些技术的应用。

另外，与那些历史上使用的三维放射技术相比，带电粒子疗法的剂量分布显示出明显的优越性。随着日常临床实践中立体定向、强度调制和图像引导技术的出现，光子与带电粒子产生的剂量分布之间的差异已经缩小。这些新的光子方法产生更好的剂量分布，具有高精度和可重复性，通过常规剂量递增或低分割可允许相对较高剂量的递送，且没有过多的毒性风险。虽然使用这些新方法无法再现Bragg峰的优点，但与陈旧的三维适形放射治疗技术相比，可以获得更好的剂量分布。然而，诸如逆治疗计划系统、点扫描束输送和改进的患者定位系统等先进技术也改善了带电粒子处理的质量。

由于缺乏通过随机对照试验产生的高水平证据，最佳光子和最佳质子治疗的结果难以直接比较。回顾性研究与此类研究相关的偏差也使得公平地比较这两种方法难以实现，因此究竟何种方法更有优势仍存在疑问。

虽然目前质子和带电粒子放射技术富有潜力，但缺乏令人信服的临床成本－效益证据，这强调了在比较研究中调查其效率的必要性。在获得这些结果之前，粒子疗法的优势仍未得到证实。随着带电粒子治疗中心的增加，强子疗法可能会被更广泛地用于治疗脊索瘤和其他颅底肿瘤。然而，在这之前应进行前瞻性临床研究以阐明最佳治疗适应证和分割治疗方案。

参考文献

[1] Wilson RR. Radiological use of fast protons. Radiology. 1946; 47(5):487–491

[2] Schulz–Ertner D, Jäkel O, Schlegel W. Radiation therapy with charged particles. Semin Radiat Oncol. 2006; 16(4):249–259

[3] Iwata Y, Noda K, Murakami T, et al. Development of a compact superconducting rotating–gantry for heavy–ion therapy. J Radiat Res. 2014; 55 Suppl 1:i24–i25

[4] Miller RC, Lodge M, Murad MH, Jones B. Controversies in clinical trials in proton radiotherapy: the present and the future. Semin Radiat Oncol. 2013; 23(2):127–133

[5] Yakkioui Y, Van Overbeeke JJ, Santegoeds R, van Engeland M, Temel Y. Chordoma: the entity. Biochim Biophys Acta. 2014; 1846(2):655–669

[6] Durante M, Loeffler JS. Charged particles in radiation oncology. Nat Rev Clin Oncol. 2010; 7(1):37–43

[7] Rosenberg AE, Nielsen GP, Keel SB, et al. Chondrosarcoma of the base of the skull: a clinicopathologic study of 200 cases with emphasis on its distinction from chordoma. Am J Surg Pathol. 1999; 23(11):1370–1378

[8] Munzenrider JE, Liebsch NJ. Proton therapy for tumors of the skull base. Strahlenther Onkol. 1999; 175 Suppl 2:57–63

[9] Hug EB, Loredo LN, Slater JD, et al. Proton radiation therapy for chordomas and chondrosarcomas of the skull base. J Neurosurg. 1999; 91(3):432–439

[10] Noël G, Feuvret L, Calugaru V, et al. Chordomas of the base of the skull and upper cervical spine. One hundred patients irradiated by a 3D conformal technique combining photon and proton beams. Acta Oncol. 2005; 44(7):700–708

[11] Ares C, Hug EB, Lomax AJ, et al. Effectiveness and safety of spot scanning proton radiation therapy for chordomas and chondrosarcomas of the skull base: first long–term report. Int J Radiat Oncol Biol Phys. 2009; 75(4):1111–1118

[12] Debus J, Haberer T, Schulz–Ertner D, et al. [Carbon ion irradiation of skull base tumors at GSI. First clinical results and future perspectives]. Strahlenther Onkol. 2000; 176(5):211–216

[13] Mizoe JE, Hasegawa A, Takagi R, Bessho H, Onda T, Tsujii H. Carbon ion radiotherapy for skull base chordoma. Skull Base. 2009; 19(3):219–224

[14] Uhl M, Mattke M, Welzel T, et al. Highly effective treatment of skull base chordoma with carbon ion irradiation using a raster scan technique in 155 patients: first long–term results. Cancer. 2014; 120(21):3410–3417

第 27 章　脊索瘤的立体定向放射外科治疗

Stereotactic Radiosurgery for Chordomas

Andrew Brunswick，Douglas Kondziolka　著
吴长武　译
潘亚文　校

概　要

立体定向放射外科（SRS）在脊索瘤的治疗中起重要作用。虽然治疗的金标准仍为显微手术全切除，但已证明 SRS 辅助治疗复发和残余肿瘤可以最大限度控制复发率。SRS 还被证明具有辅助常规放疗的作用。研究表明，目标体积小于 20ml 并使用超过 15Gy 的剂量的 SRS 可达最佳效果。采用计算机断层扫描－磁共振成像（CT-MRI）融合的操作方案可能有助于精确靶向并使残余肿瘤最小化。

关键词：脊索瘤，射波刀，伽马刀，放射外科，立体定向

一、概述

尽管通常被认为是“低级别”恶性肿瘤，但颅底脊索瘤具有局部播散性和侵袭性，使得手术切除具有挑战性。普遍认为，安全、积极的手术切除应作为首选的初次治疗方式。由于位置深在，对正常骨质的局部侵袭，对血管和脑神经的包裹，以及对关键神经结构的黏附，全切除颅底脊索瘤通常是困难的。即使是实施影像学全切除术（GTR）的情况下，复发也很常见。由于瘢痕组织形成以及先前的高剂量辐射暴露，再次手术具有挑战性。许多患者在手术切除后接受辅助放疗以控制残留的肿瘤体积，同时防止全切除肿瘤后因未发现肿瘤对周围组织的侵袭而导致的复发[1]。初步研究显示放射治疗对脊索瘤的影响有限，这导致人们误认为脊索瘤具有“放射抵抗性”，在大多数情况下，这是多因素造成的放射剂量不足所导致，这些因素包括技术限制，病灶邻近如脑干、脑神经及视觉通路等关键的神经血管结构。立体定向放射外科（SRS）由于其精确靶向性、剂量梯度跨度大、具有屏蔽功能的特点，在向肿瘤组织进行高能量传递的同时有效保护周围神经血管结构，是颅底脊索瘤多模式治疗中富有吸引力的辅助手段。本章讨论了 SRS 在脊索瘤患者治疗中的作用，重点是放射外科如何丰富现有的治疗模式。

二、技术与方法

大多数 SRS 研究仅限于立体定向伽马刀放射外科手术（Elekta AB，Stockholm，Sweden），这是一种可以从 192 到 201 个 ^{60}Co- 放射源衰变中获得高精度聚焦辐射的外科手段。磁共振成像（MRI）是通过对肿瘤和颅底的整个区域精细断层扫描（1 ～ 2mm 断层厚度）获得。由于骨质破坏，单独使用 MRI 可能无法清晰显示肿瘤边界，CT–MRI 图像融合可用于辅助显示肿瘤边界以指导辐射剂量的选择[2]。在多项研究中，对于肿瘤边缘辐射剂量的选择在 9 ～ 25Gy 之间变化。最近的研究表明，15Gy 或更高的照射剂量与更好的肿瘤控制及无进展生存期（PFS）相关[3, 4]。较高的剂量通常可以使肿瘤体积更小，有证据表明，SRS 对于残余肿瘤体积小于 20ml 的患者效果最佳[5]。多等中心照射被用于治疗不规则靶标，有系列病例设计了 1 ～ 30 个，中位数为 7 个等中心照射点[3]（图 27–1，图 27–2）。

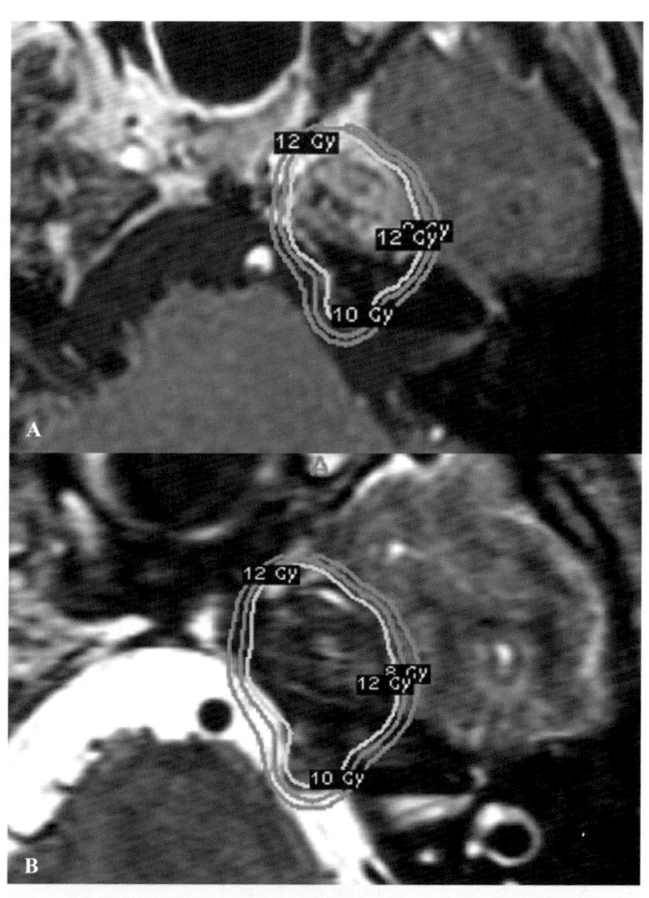

▲ 图 27–1　轴位 MRI T_1（A）和 T_2（B）增强像显示了一名 36 岁男性患者左侧海绵窦内体积为 2.8ml 的脊索瘤的放射外科剂量计划。此患者前期经历了两次外科手术、一次质子束放射治疗以及两次针对右侧颅底肿瘤的放射外科治疗。在第二次手术切除后，对左侧海绵窦内肿瘤使用了放射外科靶向治疗。肿瘤边缘剂量为 12Gy，再向外剂量大幅度下降至 8Gy

目前，放射外科手术通常在有证据表明疾病出现临床或影像学进展后开始使用，已

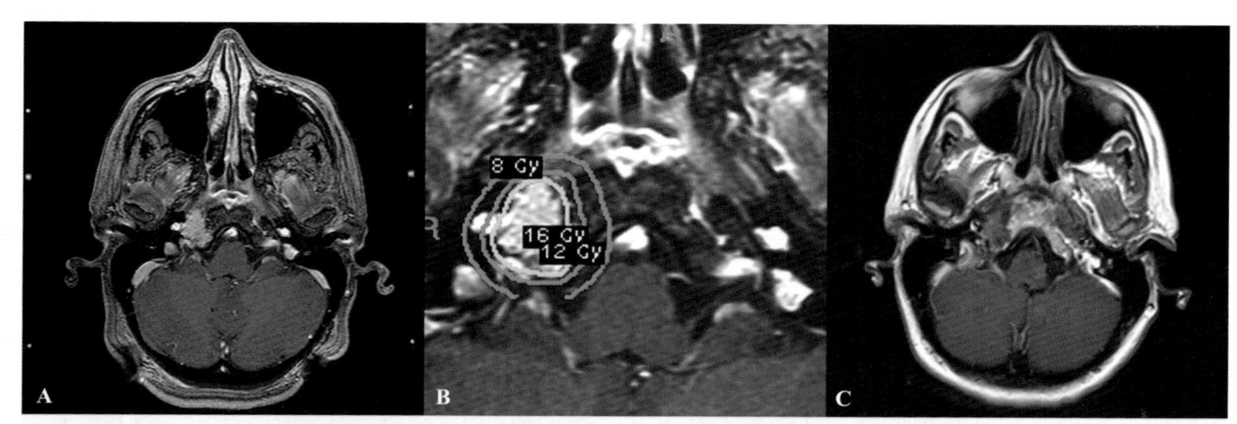

▲ 图 27–2　先前未接受过放射治疗的 37 岁女性患者接受了伽马刀放射外科治疗。肿瘤体积为 3.4ml，肿瘤边缘剂量为 16Gy

A. 术中；B. 术前计划；C. 伽马刀术后 3 年

证明，伽马刀在这种情况下是一种有效的技术。这种成功促使我们重新思考治疗策略，并尽早将伽马刀放射外科治疗纳入治疗方案。手术切除后早期使用辅助 SRS 目前存在争议，仅在少数医疗中心进行。我们的方法是尽可能早地发现残留或复发的肿瘤，因为当肿瘤体积最小且局部扩散有限时，SRS 的结果更好。

三、主要研究结果

已有研究证实了 SRS 作为主要治疗方式和辅助治疗方式在颅底脊索瘤患者中的不同作用。目前的研究一致表明，单独使用 SRS 作为主要治疗方式并不足以控制肿瘤（表 27-1）。SRS 在治疗颅底脊索瘤中可能有两个主要作用。首先，已证明，SRS 的加入可以更好地控制肿瘤并延长复发肿瘤患者的 PFS，这些患者进行了体外放射治疗或质子束放射治疗；其次，SRS 作为手术切除后控制小残余肿瘤或复发性脊索瘤的单一治疗方式被证明是有效的。由于疾病的罕见性，关于脊索瘤的文献非常有限，仅通过分析几项研究的结果无法得出实际且有效的结论。因此，本研究将单独分析关于 SRS 在脊索瘤治疗中的不同适应证。

北美伽马刀协会（现为国际伽马刀研究基金会）的 Kano 等[3] 发表了一组 71 名接受 SRS 治疗的颅底脊索瘤患者的研究结果，中位随访时间为 5 年，中位肿瘤体积为 7.1ml，中位肿瘤边缘放射剂量为 15Gy。治疗方案仅基于 MRI，并且使用的等中心照射点的中位数为 7，28% 的患者接受过放疗，5 年精确总生存率（OS）和肿瘤控制率分别为 80% 和 66%，年龄较大、患有复发性肿瘤、有既往放疗史和肿瘤体积较大这些因素均与较差的肿瘤控制率显著相关。作者得出结论，SRS 是一种用于治疗中小型脊索瘤有效的、低风险的工具，通常可以作为显微手术切除后的补充治疗。

Krishan 等[4] 发表了一组 29 名接受 SRS 治疗的颅底肿瘤患者的研究结果，其中 25 名患有脊索瘤。其中 19 名患者接受了同步放疗，中位肿瘤体积为 14.4ml，患者的中位肿瘤边缘放射剂量为 15Gy，治疗方案仅基于 MRI，等中心照射点中位数为 10，中位临床随访 4.8 年时，OS 为 90%。18 名脊索瘤患者肿瘤无进展或消退，与治疗前相比，79% 的患者临床病情稳定或改善，5 年局部肿瘤控制率实际仅为 32%。16% 的患者在 5 年内出现了肿瘤放射区域外复发，这表明仅在 MRI 上确定真实肿瘤边界并不可靠。34% 的患者出现不良放射效应，其中 6 例为脑神经功能缺损，5 例为软组织损伤，3 例为垂体功能障碍。仅接受 SRS 的患者均未出现与放射相关的并发症。作者得出结论，SRS 可以作为显微手术的辅助手段有效控制肿瘤，但他们对已接受过分割放射治疗的患者的高并发症发生率表示担忧。

Hasegawa 等[5] 发表了一组 37 名行手术切除后接受 SRS 治疗的颅底肿瘤患者的研究结果，其中 30 名患者通过活检或影像学被诊断为脊索瘤。治疗方案仅基于 MRI，平均使用 8 个等中心放射点，平均肿瘤边缘放射剂量为 14Gy。中位肿瘤体积 20ml 和平均随访期为诊断后 97 个月和 SRS 后 59 个月。90% 的患者接受过放疗。精确 5 年和 10 年的 OS 分别为 80% 和 53%，精确 5 年和 10 年局部肿瘤控制率分别为 76% 和 67%，肿瘤体积小于 20ml 与更好地局部肿瘤控制显著相关。其中 1 名患者接受 SRS 后出现面部麻木感。作者得出结论，对平均肿瘤体积小于 20ml 的患者使用大于 15Gy 的剂量时，SRS 最有效。

Liu 等[6] 发表了一组 31 名切除后有残留的颅底脊索瘤的患者的研究结果，他们在进行 SRS 后平均随访时间为 30 个月。平均肿瘤边缘放射剂量仅为 12.7Gy。中位肿瘤体积为

表 27-1　颅底脊索瘤中关于伽马刀放射外科的研究

研究名称	脊索瘤患者的数量	中位肿瘤体积 (ml)	中位肿瘤边缘放射剂量 (Gy)	中位等中心照射点数目	SRS 后中位随访时间 (年)	5 年和 10 年的总体生存率 (%)	5 年和 10 年的肿瘤控制率 (%)	不良辐射效应
Kim 等 2014 年的研究 [25]	5	10.7	20	N/A	4.4	100, –	73, –	1
Kano 等 2011 年的研究 [3]	71	7.1	15	7	5	80, 73	66, –	4
Ito 等 2010 年的研究 [9]	19	3.3	17.8	–	5.9	100, –	100, –	0
Koga 等 2010 年的研究 [11]	10	8.8	15	–	5.4	–, –	15, –	2
Dassoulas 等 2009 年的研究 [8]	15	5.8	12.7	N/A	5.8		50.3, –	N/A
Liu 等 2008 年的研究 [6]	31	11.4	12.7	N/A	5.8		50.3, –	2
Hasegawa 等 2007 年的研究 [5]	30	20	14	8	4.9	80, 53	76, 67	1
Martin 等 2007 年的研究 [7]	18	9.8	16	9	7.7	63, 63	63, 63	1
Krishnan 等 2005 年的研究 [4]	25	14.4	15	10	4.8	90, –	32, –	10

11.4ml，11% 的患者接受过放疗。除两例病例外，治疗方案都仅基于 MRI，并且等中心放射点的中位数为 7。5 年 OS 为 76%。可能是由于给予的辐射剂量低，3 年和 5 年精确局部肿瘤控制率分别为 64% 和 21%。77% 的患者出现了放射区域外的肿瘤进展，仅接受 SRS 治疗的患者无不良放射效应。作者指出，他们的综述发现质子束治疗可能会有更好的效果，但他们得出结论，SRS 的实用性和我们对 SRS 的熟悉性使其成为治疗脊索瘤的更好的辅助治疗方式。

Martin 等 [7] 发表了一组 28 名接受 SRS 治疗的颅底肿瘤患者的研究结果，其中 18 例为脊索瘤，平均随访时间为 7.7 年。中位肿瘤体积 9.8ml，中位肿瘤边缘放射剂量为 16Gy。治疗方案仅基于 CT（1991 年之前）或 MRI，并且等中心照射点的中位数为 9。脊索瘤患者的精确肿瘤控制率和 OS 在 5 年和 10 年均为 63%。没有患者出现永久性不良放射反应。作者得出结论，大多数脊索瘤患者需要使用放射外科手术作为一种重要工具来进行积极的、多模式的治疗。

Dasaoulas 等 [8] 发表了一组 15 名颅底脊索瘤患者的研究结果。平均肿瘤体积为 5.8ml，平均肿瘤边缘放射剂量为 12.7Gy。3 名患者接受了多次的伽马刀手术。在平均 70 个月的临床随访中，一次伽马刀手术后 5 年和 10 年的精确肿瘤局部控制率分别为 42.6% 和 34%。多次伽马刀治疗后，精确肿瘤控制率提高到 50.5%。但作者报道，在边缘放射剂量、最大剂量、肿瘤体积、等中心照射点数量、年龄和性别这些因素中，没有具有统计学意义的预测变量。

Ito 等 [9] 发表了一组 19 名颅底脊索瘤患者的研究结果，他们接受了初次的手术切除，其中 11 例发生复发并随后接受 SRS。平均肿瘤体积小（3.3ml），平均肿瘤边缘放射剂量高（18.8Gy）。复发后平均随访 71 个月，所有患者均存活，平均卡氏评分为 90。肿瘤体积小于 20ml 和肿瘤边缘放射剂量＞ 15Gy 这两个因素均与局部肿瘤控制率显著相关。作者试图用 MIB-1 标记指数阐明脊索瘤的生物学行为，发现指数高于 3.4% 的肿瘤表现出更高的复发率。作者发现这种技术有助于设计术后监测策略。本研究证明了最初积极的手术切除后使用高剂量 SRS 作为辅助治疗对于控制小体积肿瘤复发是有效的。

Jiang 等 [10] 发表了一组 20 名颅底和脊柱脊索瘤患者的研究结果，这些患者接受射波刀作为初发或多次复发肿瘤的辅助治疗。平均肿瘤体积为 16.1ml，平均肿瘤边缘放射剂量为 32.5Gy。在中位随访 34 个月时，11 名患者肿瘤得到控制，另外 9 名患者发生肿瘤进展导致死亡。初发肿瘤辅助治疗组中有 82% 的患者病情稳定或改善。前期手术切除或前期放疗失败后，多次肿瘤复发组表现出不良的肿瘤控制。本研究的总体不良结果归因于前期经过多次治疗的晚期患者在总体样本中占比较高。

Koga 等 [11] 发表了一组 14 名患者的研究结果，其中 10 例患有脊索瘤，均接受 SRS，平均随访 65 个月。4 名既往接受过放疗的患者平均接受 12Gy 的肿瘤边缘放射剂量，其他 6 名患者接受更高的肿瘤边缘放射剂量（18Gy）。5 年总体 PFS 率为 43%。接受高、低肿瘤边缘放射剂量的患者，PFS 率分别为 80% 和 14%。作者得出结论，至少达到 16Gy 的肿瘤边缘放射剂量对改善预后是至关重要的。

Zorlu 等 [12] 发表了一组 11 名使用射波刀分次进行 SRS 治疗的患者的研究结果。中位肿瘤体积为 15ml，中位肿瘤边缘放射剂量为 30Gy。中位随访时间为 42 个月，局部控制率为 73%。2 年精确 OS 为 91%。2 名患者出现辐射损伤。虽然这些结果表明 SRS 是有利的，但作者认为有必要进行长期随访。

Di Maio 等[13]发表了一项为期 10 年的观察性研究 Meta 分析，以评估接受各种治疗方案的颅底脊索瘤患者 5 年 OS 和 PFS，加权平均随访时间 54 个月。总体加权平均 5 年 PFS 和 OS 分别为 51% 和 78%。不完全手术切除的肿瘤复发风险是全切除的 4 倍左右。重要的是，在不同类型的辅助放射治疗技术之间，5 年 OS 没有显著差异。与碳离子疗法相比，接受伽马刀 SRS 患者的 5 年 PFS 显著降低。

四、选择和时机

目前，关于颅底脊索瘤的最佳治疗方案或放射外科在这方面的作用尚未达成共识。手术切除被普遍认为是初次治疗的首选方式，同时也能明确疾病诊断。手术治疗后，关于如何继续进行下一步治疗的争论仍在继续，初次外科手术后残余肿瘤的体积是后续治疗最重要的参考指标。针对影像学证实的肿瘤全切除患者和可见残余肿瘤患者的治疗策略不同，一些学者主张，行 GTR 的患者不进行任何形式的放射治疗，但其他学者声称，无论切除范围如何，放疗对患者的生存都会产生积极影响。Di Maio 等[13]在他们的 Meta 分析中纳入了一小部分患者，比较了 22 名接受 GTR 后辅助放疗的患者和 36 名仅接受 GTR 的患者，5 年内 PFS 或 OS 没有差异。然而，对于脊索瘤这种复杂多变的疾病，不可能基于小样本患者数量得出最终结论。关于颅底脊索瘤前期放射治疗的问题也仍需要有力的证据加以验证，但相关大规模随机试验还未进行。下一步有意义的工作是建立一个大型国际数据登记机构，以获得有意义的数据。

第二个问题是放射治疗的方式。目前尚无有力的证据来指导 GTR 后、大小不等残余病灶及复发性病灶的辅助治疗。可选方式包括 SRS、粒子束辐射和常规分割放射治疗（有或没有新型外照射放疗实施技术），对这些不同方法的风险及优势的全面讨论超出了本章的范围。相比于分次光子传递，质子理论上具有放射生物学优势，因此粒子束辐射特别受关注[14]。然而，与放射外科光子束的效果相比，粒子束辐射是否确实具有放射生物学优势尚不清楚，尽管这种分析存在明显的局限性，来自 Di Maio 等[13]的 Meta 分析也未能在这些辅助治疗选项之间找到 5 年 OS 和 PFS 的差异。鉴于质子束放射治疗的成本高，同时缺乏实用性，人们希望在其成为标准辅助治疗之前看到其具有优越性的证据。对于接受 SRS 的患者，一般认为当使用 ＞ 15Gy 的肿瘤边缘放射剂量时结果更好，并且已经证明 SRS 在肿瘤小于 20ml 的患者中更有效[5]。

目前，在颅底脊索瘤治疗中，SRS 的适应证包括：手术切除后的主要辅助治疗、肿瘤复发后的治疗以及较小肿瘤的初始治疗。

（一）SRS 在肿瘤复发中的应用

SRS 是初次手术切除后（有或无辅助放射治疗）复发，并且不适合重复手术切除的局部颅底脊索瘤的一种有吸引力的治疗方式。这种小型的局部复发是对颅底脊索瘤进行 SRS 的最常见适应证。具有该适应证的 SRS，其安全性和有效性在各种研究中都已得到证实（表 27-1）。复发肿瘤的体积非常关键，Kano 等[3]已经证明小于 7ml 的肿瘤体积与更理想的肿瘤控制显著相关。如下所述，前期的放射治疗降低了颅底脊索瘤的肿瘤控制率，这很可能是纳入更多广泛侵袭性病例所致。

（二）SRS 作为手术切除后的主要辅助治疗

普遍的共识是，在初次手术切除后有残余

病灶的患者需要进行某种前期放射治疗。SRS对于肿瘤残留的作用不如其在复发肿瘤中的作用那么明确。SRS适用于具有影像学证实的残余病灶的病例，可以作为对常规分次放射治疗的辅助。

（三）SRS作为小型脊索瘤的主要治疗方式

相对于其他适应证，SRS作为颅底脊索瘤的主要治疗方式是罕见的。手术作为初次治疗方式的重要性没有争论。大量研究已经清楚地证明，初次手术时肿瘤全切除是可能对患者预后有积极影响的最重要的干预措施。大多数学者建议不要将SRS作为脊索瘤的主要治疗方法，但有些人认为这对于治疗肿瘤体积非常小的患者可能是值得的。伽马刀放射外科在经手术切除术后的小型残余病灶的治疗中的安全性和有效性，引发了SRS在小型初发病灶治疗中也有效的假设，而这需要有力的证据支撑，但对于这种罕见的小肿瘤来说是很难实现的，目前的文献仅报道了少数案例。在一项对71名颅底脊索瘤患者的多中心伽马刀研究中，Kano等[13]报道了13名（18.3%）最初基于组织活检诊断的患者，其中3例在活检后主要采用伽马刀治疗，其中1例在伽马刀治疗前接受了放疗。这些病例的治疗结果及并发症数据未被提供。同一项研究报道称“伽马刀放射外科手术前无或只有一次外科手术”在单变量分析中与生存率的提高有关，然而，在多变量分析中没有这种效应[3]。在一项包含了37例使用伽马刀手术治疗的颅底脊索瘤病例的报道中，Hasegawa等[5]表明其中3例（8.1%）是影像学诊断的脊索瘤，但针对这些病例的结果并未展示。Henderson等[15]报道了1例使用射波刀进行SRS的脊髓脊索瘤（C_3–C_4），术后随访65个月，无复发。

（四）剂量要求

早期研究中总剂量为40～54Gy的外部束分离放射治疗报道了非常高的失败率，这引出了脊索瘤中“放射抵抗性”的概念。随后的研究表明，脊索瘤中控制肿瘤的生长需要55～80Gy的高放射剂量。即使使用复杂的图像引导分次光子放射治疗技术，也难以实现在这样的高靶剂量下控制对相邻脑和脑神经结构造成放射损伤的风险。使用粒子束照射或SRS的立体定向策略可以在靶区达到高放射剂量的同时最小化周围重要神经血管结构的剂量。

在用SRS治疗的不同疾病中，颅底脊索瘤需要相对较高的SRS辐射剂量用于局部肿瘤控制。Kano等[3]报道，在多变量分析中，较高的肿瘤边缘剂量与更好的肿瘤控制相关。Krishnan等[11]报道，使用SRS时肿瘤边缘剂量大于15Gy与更好的肿瘤控制显著相关。类似地，Koga等[11]报道高于16Gy的肿瘤边缘剂量为控制肿瘤生长的最小有效SRS剂量。在先前未经历放射治疗的小的局部颅底脊索瘤中可以容易地达到等于或高于该限度的立体定向放射剂量。然而，边缘放射剂量通常会由于前期已经用外部束照射治疗肿瘤而被辐射相关并发症的风险所限制。Kano等报道，他们的病例中有28.2%曾接受放射治疗，中位总辐射剂量为55.8Gy（范围18～79Gy），这使得前期放疗组预期使用的边缘放射剂量较低，前期放疗组的中位边缘剂量为13.5Gy（范围9～16Gy），而前期无放疗组的中位边缘剂量为16Gy（范围10～25Gy）。然而，在单变量或多变量分析中，前期放射治疗与显著较低的肿瘤控制率无关。尽管前期放疗在控制肿瘤体积方面有效，但是由于“远期肿瘤进展”，前期的放射治疗与显著较差的患者存活率相关，这是SRS治疗复发病例时常见的失败情况。当肿瘤进展超过 SRS 的 20% 等剂量体积时可定义为远程肿瘤进展。综上所述，SRS 的 20% 等剂量体积内的进展在颅底脊索瘤中并不常见。通过更好地划定肿瘤体积可以进一步地提高疗效，特别是在复发病例中。在大多数医疗中心，治疗方案是基于 MRI 的，然而，由于骨质破坏和周围组织的浸润，肿瘤边界可能难以确定。CT-MRI 融合技术的使用可以通过更精确地确定肿瘤边界使 SRS 更加有效[2]。这种图像融合技术可以在日常伽马刀放射外科手术中使用。

（五）不良放射效应

以 SRS 作为唯一放疗方式的患者发生不良放射效应[16]的风险很低。极少数患者发生了并发症，而这些并发症几乎都很轻微且短暂。然而，SRS 和分次放射治疗的组合使用引起了人们对不良放射事件风险的关注。鉴于脊索瘤是具有不可预测和不规则浸润特点的局部侵袭性肿瘤，尽管产生并发症的风险增加，但仍需要这种多模式治疗。迄今为止没有研究报道手术切除后仅用 SRS 治疗的病例的相关研究结果。因此，我们认为在切除术后早期积极使用放射外科治疗小体积肿瘤在安全性和肿瘤长期控制方面都是最佳的。

在包含 71 例颅底脊索瘤的研究队列中，Kano 等[3]报道有 9% 的病例在治疗后 2.7 ～ 12 个月发生了不良放射效应。这些事件仅在接受过分割放射治疗的患者中被观察到，包括外展神经病变、面神经病变，以及伴随垂体前叶功能障碍的三叉神经 - 外展神经病变。Krishnan 等[4]报道了 10 名患者（34%）的放射相关不良事件，其中主要为脑神经功能障碍。复视、神经性眼肌强直、听力丧失、构音障碍和吞咽困难是最常见的脑神经损伤症状，其他并发症包括放射性坏死（17% 患者出现）和垂体前叶功能障碍（3.1% 患者出现）。同样，在前期接受过分割放射治疗的患者中观察到了所有上述与放射相关的不良事件。

目前的观察研究表明，不良放射效应与累积的高辐射剂量有关，而与治疗方式无关。在其他形式的辅助放射治疗中也观察到放射相关的不良事件，包括粒子束放射治疗。所有关于颅底脊索瘤的粒子束照射治疗的研究都报道了不良放射效应[17-23]。Santoni 等[17]报道了用高剂量质子和光子组合照射治疗的 49 名颅底脊索瘤患者队列中，有 6 例发生放射性颞叶损伤，2 年和 5 年累积颞叶损伤率分别为 7.6% 和 13.2%。他们的处方剂量介于 66.6 和 72 钴射线等效剂量之间。Noël 等[22]指出，在 8 个月的中位时间后，使用光子和质子束相结合的三维适形技术照射的 100 名患者中有 42 名出现了一个或多个晚期并发症，8 名患者表现出各种视力障碍，11 名患者出现临床神经心理疾病，如慢性嗜睡、严重抑郁和记忆力减退，1 名患者出现无症状的双侧颞叶坏死，21 名患者出现听力下降，6 例显示垂体功能恶化，一个 14 岁两次手术切除后复发的斜坡脊索瘤女孩在接受放射外科治疗后出现闭经[24]。

五、结论

目前认为，SRS 是颅底脊索瘤的多模式治疗中的重要工具。高辐射剂量的立体定向治疗在小型局部脊索瘤中非常有效，无论是在控制术后残余肿瘤还是局部复发中，都证明可以最低的致残率达到改善结果的目的。在前期接受过分割放疗的复发性疾病中，SRS 的效果较差，肿瘤控制率较低，并发症发生率较高。因此，应该在治疗的早期使用 SRS 干预一些较为局限的肿瘤。

参考文献

[1] Jones PS, Aghi MK, Muzikansky A, Shih HA, Barker FG, II, Curry WT, Jr. Outcomes and patterns of care in adult skull base chordomas from the Surveillance, Epidemiology, and End Results (SEER) database. J Clin Neurosci. 2014; 21(9): 1490–1496

[2] Leong JL, Batra PS, Citardi MJ. CT–MR image fusion for the management of skull base lesions. Otolaryngol Head Neck Surg. 2006; 134(5):868–876

[3] Kano H, Iqbal FO, Sheehan J, et al. Stereotactic radiosurgery for chordoma: a report from the North American Gamma Knife Consortium. Neurosurgery. 2011; 68(2):379–389

[4] Krishnan S, Foote RL, Brown PD, Pollock BE, Link MJ, Garces YI. Radiosurgery for cranial base chordomas and chondrosarcomas. Neurosurgery. 2005; 56(4):777–784, discussion 777–784

[5] Hasegawa T, Ishii D, Kida Y, Yoshimoto M, Koike J, Iizuka H. Gamma Knife surgery for skull base chordomas and chondrosarcomas. J Neurosurg. 2007; 107(4):752–757

[6] Liu AL, Wang ZC, Sun SB, Wang MH, Luo B, Liu P. Gamma knife radiosurgery for residual skull base chordomas. Neurol Res. 2008; 30(6):557–561

[7] Martin JJ, Niranjan A, Kondziolka D, Flickinger JC, Lozanne KA, Lunsford LD. Radiosurgery for chordomas and chondrosarcomas of the skull base. J Neurosurg. 2007; 107(4):758–764

[8] Dassoulas K, Schlesinger D, Yen CP, Sheehan J. The role of Gamma Knife surgery in the treatment of skull base chordomas. J Neurooncol. 2009; 94(2):243–248

[9] Ito E, Saito K, Okada T, Nagatani T, Nagasaka T. Long–term control of clival chordoma with initial aggressive surgical resection and gamma knife radiosurgery for recurrence. Acta Neurochir (Wien). 2010; 152(1):57–67, discussion 67

[10] Jiang B, Vee ravagu A, Lee M, et al. Management of intracranial and extracranial chordomas with Cyber Knife stereotactic radiosurgery. J Clin Neurosci. 2012; 19(8):1101–1106

[11] Koga T, Shin M, Saito N. Treatment with high marginal dose is mandatory to achieve long–term control of skull base chordomas and chondrosarcomas by means of stereotactic radiosurgery. J Neurooncol. 2010; 98(2):233–238

[12] Zorlu F, Gultekin M, Cengiz M, et al. Fractionated stereotactic radiosurgery treatment results for skull base chordomas. Technol Cancer Res Treat. 2014; 13(1):11–19

[13] Di Maio S, Temkin N, Ramanathan D, Sekhar LN. Current comprehensive management of cranial base chordomas: 10–year meta–analysis of observational studies. J Neurosurg. 2011; 115(6):1094–1105

[14] Amichetti M, Amelio D, Minniti G. Radiosurgery with photons or protons for benign and malignant tumours of the skull base: a review. Radiat Oncol. 2012; 7:210

[15] Henderson FC, McCool K, Seigle J, Jean W, Harter W, Gagnon GJ. Treatment of chordomas with CyberKnife: Georgetown University experience and treatment recommendations. Neurosurgery. 2009; 64(2) Suppl: A44–A53

[16] Mendenhall WM, Mendenhall CM, Lewis SB, Villaret DB, Mendenhall NP. Skull base chordoma. Head Neck. 2005; 27(2):159–165

[17] Santoni R, Liebsch N, Finkelstein DM, et al. Temporal lobe (TL) damage following surgery and high–dose photon and proton irradiation in 96 patients affected by chordomas and chondrosarcomas of the base of the skull. Int J Radiat Oncol Biol Phys. 1998; 41(1):59–68

[18] McDonald MW, Linton OR, Calley CS. Dose–volume relationships associated with temporal lobe radiation necrosis after skull base proton beam therapy. Int J Radiat Oncol Biol Phys. 2015; 91(2):261–267

[19] Uhl M, Mattke M, Welzel T, et al. Highly effective treatment of skull base chordoma with carbon ion irradiation using a raster scan technique in 155 patients: first long–term results. Cancer. 2014; 120(21):3410–3417

[20] Ares C, Hug EB, Lomax AJ, et al. Effectiveness and safety of spot scanning proton radiation therapy for chordomas and chondrosarcomas of the skull base: first long–term report. Int J Radiat Oncol Biol Phys. 2009; 75(4):1111–1118

[21] Igaki H, Tokuuye K, Okumura T, et al. Clinical results of proton beam therapy for skull base chordoma. Int J Radiat Oncol Biol Phys. 2004; 60(4):1120–1126

[22] Noël G, Feuvret L, Calugaru V, et al. Chordomas of the base of the skull and upper cervical spine. One hundred patients irradiated by a 3D conformal technique combining photon and proton beams. Acta Oncol. 2005; 44(7):700–708

[23] Weber DC, Rutz HP, Pedroni ES, et al. Results of spot–scanning proton radiation therapy for chordoma and chondrosarcoma of the skull base: the Paul Scherrer Institut experience. Int J Radiat Oncol Biol Phys. 2005; 63(2): 401–409

[24] Miller RC, Foote RL, Coffey RJ, et al. The role of stereotactic radiosurgery in the treatment of malignant skull base tumors. Int J Radiat Oncol Biol Phys. 1997; 39(5):977–981

[25] Kim JH, Jung HH, Chang JH, Chang JW, Park YG, Chang WS. Gamma knife surgery for intracranial chordoma and chondrosarcoma. Radiosurgical perspectives and treatment outcomes. J Neurosurg. 2014; 121:188–197

第 28 章　颅底脊索瘤复发及处理

Recurrence in Skull Base Chordomas and its Management

M. Necmettin Pamir，Koray Özduman　著
简志宏　译
刘　庆　校

概　要

手术切除及切除程度和辅助放射治疗对脊索瘤的病程有重要影响。然而，尽管给予有效的初始治疗，大部分脊索瘤仍很快复发。最常见的复发形式为局部再生长，也存在手术播散、脑脊液播散或远处转移。能够提供复发预测信息的因素包括患者年龄、肿瘤初始大小、解剖定位、手术治疗、手术切除程度、术后残余肿瘤体积、间变性病变的形态学特征、遗传标记物等。复发脊索瘤的处理较首次治疗更加复杂，通常需要综合治疗。对于复发脊索瘤，手术是最直接地达到肿瘤细胞减灭的方式，多数复发病例首选手术切除。文献报道，复发颅底脊索瘤的再手术治疗占很大比例。这些报道中，手术切除结果令人满意，死亡率和发病率尽管较原发肿瘤高，但可以接受。也有共识将放射治疗（射频手术、粒子束照射或分割放疗）应用于复发脊索瘤。对于各种形式的辅助放疗，肿瘤体积和肿瘤组织残余程度对预后的影响至关重要，尽管高剂量的辐射是脊索瘤得到局部控制所需要的，但这仅适用于远离对射线敏感的重要神经血管结构的小肿瘤。

关键词：脊索瘤，预后，放射外科，复发，再手术

一、概述

自 1960 年后，多种新型治疗手段的出现极大地改善了脊索瘤的预后，包括显微神经外科、颅底外科、内镜和内镜辅助颅底外科、神经导航、术中磁共振成像、立体定向放射外科、粒子束照射和新颖的分割放疗递送技术等[1–5]。尽管取得了如此重大的进展，但颅底脊索瘤的治疗仍远不完美。虽然给予手术切除和辅助治疗，临床上大部分脊索瘤仍缓慢地持续生长。脊索瘤虽为良性肿瘤，但具备局部侵袭性生长的生物学特点。位于深部颅底中央、被重要神经血管及骨性结构包绕的局部浸润性特点使得大部分病例的肿瘤无相对边界，阻碍其手术全切除。骶椎脊索瘤手术切除较颅底脊索瘤少受重要结构的限制。大宗病例报道提示我们，广泛的肿

瘤切除对疾病病程有巨大影响[6]。然而，颅底脊索瘤手术复杂、技术要求高、风险高，最终结果却往往差强人意。大多数研究报道“根治性切除”而不是影像学肿瘤全切除，即使是这样有限的目标，仍仅有少数病例报道根治性切除。最近来自疾病监测、流行病学及预后（SEER）数据库（1983—2009年数据）的一项416例颅底脊索瘤的分析报告显示，29%的病例得到根治性切除[15]。肿瘤对放射治疗敏感性相对低下及对化疗的完全无反应也影响脊索瘤的临床病程。最新的研究正在试图证明前期放射治疗对降低复发风险和推迟复发时间的重要性。因此，随着现代治疗技术的进步，更广泛的手术切除和前期放射治疗延长了脊索瘤患者的无进展生存期（表28-1）。尽管如此，当前颅底脊索瘤患者的典型病程仍包括初始的具有挑战性的手术尝试、辅助放射治疗、后续一段时间不定的病情稳定期、最终复发导致进行性的神经系统功能障碍。

对颅底脊索瘤生物学认识、手术技术和技能的提高显著影响脊索瘤的治疗，目前治疗效果与二十年前相比大大提高[6]。当前研究侧重于以下三个问题：①如何提高首次手术切除的安全性和疗效；②如何提高辅助放射治疗的安全性和疗效；③如何治疗复发病例。这些努力的核心在于复发的处理，这将在本章中讨论。

二、复发的模式

脊索瘤复发形式多样。按发病率从高到低，分为局部复发、脑脊液播散、手术播散、远处转移（图28-1，图28-2）。尽管给予根治性切除，脊索瘤的局部复发发生率仍为43%～85%[5-8]。局部复发最常见，多表现为治疗或未治疗的残余肿瘤继续生长。未经治疗的残余肿瘤较术后给予辅助分割放射治疗的残余肿瘤更容易复发。残余肿瘤的精准划定便于区分术后改变并准确发现复发。因此，确定手术切除后肿瘤残留程度及其定位至关重要，术后48h内尽早行磁共振检查（MRI）对此很有价值[7,8]。肿瘤残余的早期识别非常重要，可以指导进一步的手术或辅助治疗[9,10]。迄今为止，手术是脊索瘤最有效的治疗手段，因此任何改善手术效果的尝试都是有益的。在术后早期发现肿瘤残余的病例中，10.6%的患者进行了第二次手术探查，试图最终全切除肿瘤（图28-3，图28-4）[9]。术中MRI的引入在很大程度上消除了这种再探查的需要，通过术中MRI使单次手术就能够达到最大限度的安全切除[8,11-14]。

日益增加的脊索瘤治疗经验表明，未治疗

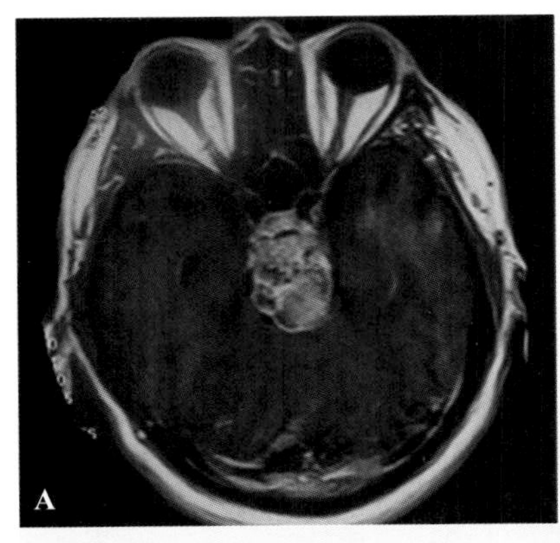

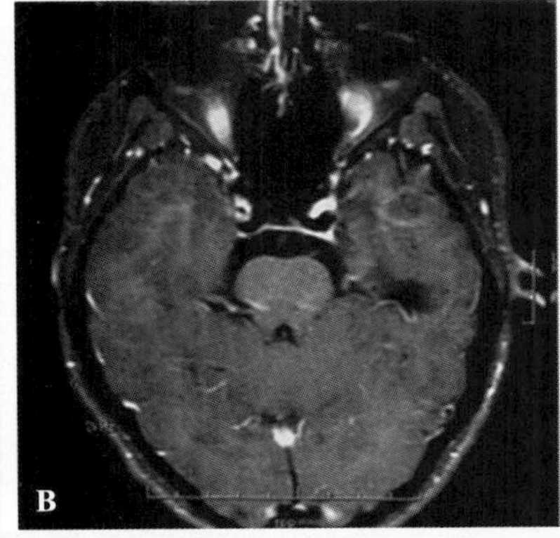

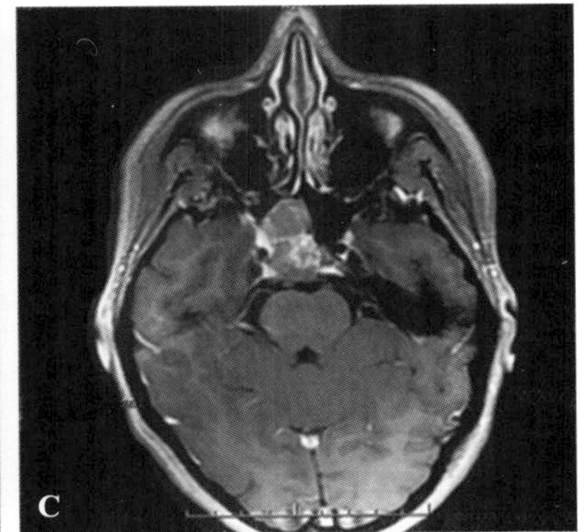

▲图28-1 55岁男性，临床表现为复视，诊断为斜坡肿瘤（A）。采用扩大经蝶入路切除肿瘤，术后MRI显示肿瘤全切除，术后未给予辅助治疗（B）。4年后肿瘤局部复发（C）

表 28-1　无进展生存脊索瘤病例的文献报道

研究	例数	随访（月）	5 年无进展生存率	5 年总生存率	研究队列类型；复发风险因素（与不良生存率显著相关因素）
Choy 等，2015[48]	57	N/A	41%	N/A	手术系列；年龄> 45 岁，视力障碍，无放疗（与肿瘤大小、切除程度、性别、病理、复发肿瘤无明显关系）
Jahangiri 等，2015[50]	50	41（中位数）	N/A	N/A	手术系列；男性，次全切除，位于斜坡下 1/3 之位置
Di Maio 等，2012[6]	95	38.3（均数）	56%	74%	手术系列；2000—2011 年手术患者 5 年总生存率高于 1988—1999 年的患者。无进展生存率和切除程度无差异
Kano 等，2011[37]	71	60（中位数）	66%（肿瘤治疗控制率）	80%	放射外科系列；年龄> 45 岁及有视力症状提示伽马刀治疗后局部肿瘤控制较差
Eid 等，2011[57]	30（7 例位于颅底）	N/A	73%	96%	手术系列；与手术切除程度或肿瘤位置无关。放射外科治疗的复发率明显低于分割放疗
Sen 等，2010[128]	71	66（均数）	64%	75%	手术系列；根治性切除对预后有积极影响
Ito 等，2010[10]	19	87.2（均数）	47.9%	100%	手术系列（广泛切除，RT 4/19）；MIB-1 增殖指数预测复发
HongJiang 等，2009[129]	12	19.4（中位数）	N/A	N/A	内镜手术系列；3 年内复发率 33.3% 和死亡率 8.3%
Dassoulas 等，2009[22]	15	38.3（均数）	50.3%	N/A	放射外科系列；未发现预测变量。75% 的患者出现症状进展
Takahashi 等，2009[130]	32	36.3（均数）	29.3%	92.5%	手术系列；粒子束治疗患者的 3 年无复发生存率显著提高
Cho 等，2008[131]	19	56（均数）	40%	80%	手术系列；进展性脊索瘤疾病的严重残疾
Yoneoka 等，2008[67]	13	122（均数）	69.2%	82.5%	手术系列；粒子束治疗和立体定向放射外科治疗的患者预后具有可比性
Fatemi 等，2008[132]	14	20（中位数）	N/A	N/A	内镜手术系列；80% 的患者术后脑神经功能障碍得到改善
Samii 等，2007[133]	49	63（均数）	15%	65%	手术系列；根治性手术切除延长无复发生存期
Al-Mefty 等，2007[134]	89	48（均数）	51.4%	74.8%	手术系列；软骨样脊索瘤的存活率与其他脊索瘤相当
Foweraker 等 2007[135]	9	38（均数）	80%	62.8%	放射治疗系列；局部控制需要高剂量

续　表

研究	例数	随访（月）	5 年无进展生存率	5 年总生存率	研究队列类型；复发风险因素（与不良生存率显著相关因素）
Schultz-Ertner 等，2007[136]	96	31（均数）	70%	88.5	粒子束治疗系列；靶剂量> 60Gy 和原发肿瘤状态与局部控制率相关
Martin 等，2007[68]	18	88（中位数）	53.4%	62.9%	放射外科系列；多模式治疗改善预后
Stüer 等，2006[137]	11	36（中位数）	51.4%	N/A	手术系列；根治性切除术具有更好疗效
Tzortzidis 等，2006[123]	74	96（均数）	41%	82.4%	手术系列；广泛手术切除策略与长期无瘤生存相关
Krishnan 等，2005[138]	25	57.6（均数）	32%	N/A	放射外科系列；放射线联合射频治疗术后局部并发症发生率高
Noel 等，2005[139]	100	31（中位数）	53.8%（4 年）	80.5%	粒子束治疗系列；肿瘤内剂量的均匀性是局部肿瘤控制的主要决定因素
Igaki 等，2004[140]	13	69.3（中位数）	42.2%	66.7%	粒子束治疗系列；术前和术后肿瘤体积是局部控制率的决定因素
Pamir 等，2004[9]	26	48.5（均数）	46.2%	76.9%	手术系列；术前肿瘤体积预测复发
Pallini 等，2003[141]	22	62.8（均数）	50%	61.5%	转化研究；端粒激活与不良预后相关
Crockard 等，2001[125]	32	51（均数）	N/A	N/A	手术系列；年龄 >50 岁，高 Ki-67 指数预示早期复发
Tamaki 等，2001[142]	17	58.8（均数）	51%	64%	手术系列；与根治性切除有相关性
Debus 等，2000[143]	37	27（均数）	50%	82%	立体定向分割放射治疗系列
Hug 等，1999[25]	33	33.2（均数）	59%	78.8%	粒子束治疗系列；肿瘤体积和脑干受累影响预后
Al-Mefty 和 Borba，1997[124]	25	25.4（均数）	N/A	N/A	手术系列；平均无病间期 14.4 个月
Gay 等，1995[126]	46	46（均数）	65%	N/A	手术系列；完全切除或次全切除与良好的无进展生存相关
Forsyth 等，1993[144]	51	N/A	51%（7 年）	N/A	手术系列；低龄；低龄与良好生存率相关。手术切除与放疗延长无疾病生存率

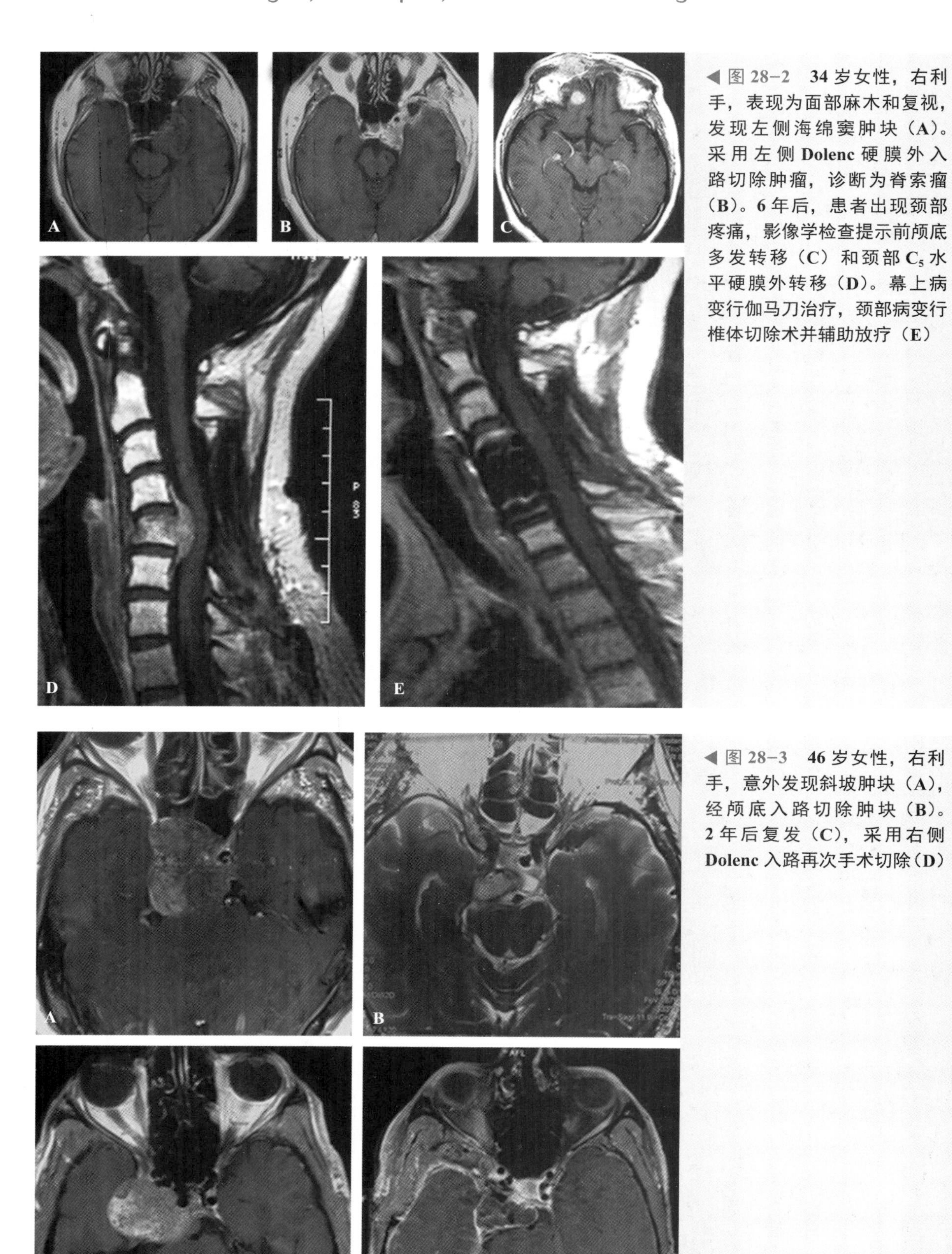

◀图 28-2 34 岁女性，右利手，表现为面部麻木和复视，发现左侧海绵窦肿块（A）。采用左侧 Dolenc 硬膜外入路切除肿瘤，诊断为脊索瘤（B）。6 年后，患者出现颈部疼痛，影像学检查提示前颅底多发转移（C）和颈部 C_5 水平硬膜外转移（D）。幕上病变行伽马刀治疗，颈部病变行椎体切除术并辅助放疗（E）

◀图 28-3 46 岁女性，右利手，意外发现斜坡肿块（A），经颅底入路切除肿块（B）。2 年后复发（C），采用右侧 Dolenc 入路再次手术切除（D）

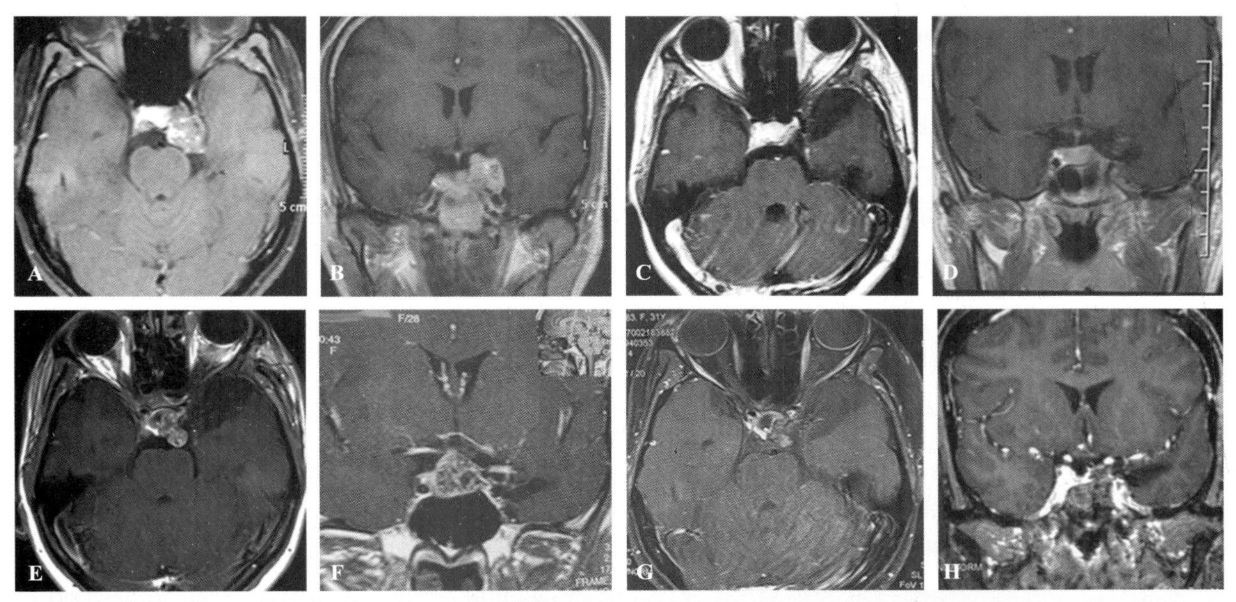

▲ 图 28-4 34 岁女性，表现为复视和面部麻木，诊断为左侧 Meckel 腔肿块（A 和 B）。左侧 Dolenc 入路切除肿瘤（C 和 D）。未行辅助治疗，6 年后，肿瘤鞍内复发并扩展至 Meckel 腔（E 和 F）。经蝶入路切除鞍内部分，伽马刀治疗 Meckel 腔内部分。治疗后 4 年，患者无复发，未出现永久性神经功能障碍（G 和 H）

的脊索瘤局部复发的可能性非常高，辅助放射治疗可提高无复发生存率 [1-5, 15-17]。这些病例中，大剂量的放射治疗是安全可行的，70Gy 以上辐射剂量能有效控制肿瘤体积 [18]。粒子束照射、伽马刀放射或调强适形放射治疗（IMRT）使得安全的局部大剂量照射成为可能，这些方法均能使传递到周围“正常”组织的放射剂量最小化 [19-26]。但这些在放射治疗时原本表现正常且位于放射治疗的肿瘤容积边缘之外的组织也可能成为复发部位 [10, 20, 23, 27]。脊索瘤亦可发生转移性复发，表现形式为随脑脊液播散，沿手术路径播散或远处转移。种植转移罕见，但亦可见于脊索瘤 [28-33]。脊索瘤的播散种植表现为两种不同形式，既可以沿脑脊液循环通路，又可以沿手术路径向远处播散。文献报道，手术播散的发生率为 2.8% ～ 7.3%[30-33]。沿脑脊液远处播散可以是局灶性或者弥散性，无论何种形式，这些病灶大多难以手术切除且对放疗相对抵抗。最糟糕的脊索瘤远处转移可见于肺、淋巴结、皮肤、肝脏和骨骼 [34]。转移扩散通过血液或淋巴途径发生。颅底脊索瘤、中轴骨脊索瘤和骶骨脊索瘤远处转移的总体发生率据报道为 30%[33-36]。然而，不同部位的脊索瘤发生远处转移的风险亦有差异。远处转移更常见于骶尾部的脊索瘤、5 岁以下儿童患者，以及具有间变性组织病理学特征和高 Ki-67 增殖指数（＞ 5%）的脊索瘤 [36]。据报道，颅底脊索瘤的远处转移发生率为 7% ～ 14%。脊索瘤复发后的处理是另一个需要考虑的问题。如前所述，即使初始给予最好的治疗，大部分脊索瘤仍会复发。目前复发脊索瘤的治疗尚不规范。小的局部复发可通过反复手术切除和（或）放射外科来处理 [10, 22, 24, 37]。对于更广泛的复发，可选择的手段有限。再照射和再手术均有报道 [38-41]。

三、复发的预测因素

（一）年龄和性别

年龄对脊索瘤病程的影响已在多组研究中得以阐述。脊索瘤好发于老年患者。在一项

SEER 数据库的早期分析中，McMaster 等报道脊索瘤的中位发病年龄一般为 58.5 岁（3—95 岁）[2]。同时研究者得出结论：随着年龄增加脊索瘤发病率也逐渐增加。Bohman 等最近对 SEER 数据库的 416 名颅底脊索瘤患者进行分析，结果显示 9% 的病例小于 18 岁，63% 的病例大于 40 岁，29% 的病例大于 60 岁。从这些数据中可以看出，儿童脊索瘤患者较为罕见。然而，一些报道显示发生于儿童尤其是婴幼儿的脊索瘤更具侵袭性 [42, 43]。对以往患者的综合分析显示，年龄小于 5 岁的患儿与 5 岁以上或成人患者相比预后更差 [42]。成人与儿童脊索瘤之间不仅仅表现为个体存活率的差异，5 岁以下儿童的脊索瘤在形态学上更具侵袭性，非典型性和间变性的组织病理学特征更为常见，转移也更为常见 [42, 45]。非典型特征包括小圆细胞形态、细胞密集和多形性。同样地，成人脊索瘤中预示疾病高侵袭性的多种分子标志物在儿童脊索瘤中更为常见，包括高 MIB-1 标记指数、核 TP53 表达、INI1（SMARCB1）表达缺失和 E-cadherin（CDH1）低表达 [46, 47]。Borba, Al-Mefty 团队报道在小于 5 岁的非典型或间变性肿瘤患者中，积极手术并放射治疗与良好预后无相关性 [42]。在成人脊索瘤患者中有确凿证据显示，年龄越大，肿瘤生物学越具侵袭性，患者存活率越低。对 SEER 1973—1995 年数据进行分析，McMaster 等 [2] 报道脊索瘤患者的 10 年生存率在 26—48 岁、49—71 岁、72—95 岁三个年龄段从 62.1% 递降为 31.4%、18.4%。Bohman 等 [15] 最近对 SEER 数据库的分析报告显示，通过单因素和多因素分析提示，颅底脊索瘤患者的个体存活率和总体存活率均与诊断时的年龄相关。一些小样本研究应用 40 岁、45 岁或 50 岁为界值来进行分析，但大多数研究显示，高龄患者的无进展生存率和总生存率相对较低 [2-6, 15, 16, 48]。

性别对脊索瘤病程的影响是一个颇有争议的问题。据报道，脊索瘤患者中男性患者较为多见 [1, 2, 4, 17, 49]。尽管如此，目前为止还没有关于性别对脊索瘤疾病生物学影响的机制性研究报道，类似于脑膜瘤患者中女性占优势的研究。关于性别对脊索瘤患者生存的影响亦有相矛盾的报道。2004 年，Jahangiri 等 [50] 和 Rachinger 等 [51] 报道男性患者复发更多见。Rachinger 等 [51] 报道了他们对 47 名脊索瘤患者的多因素分析结果显示，男性与显著缩短的无进展生存期和总体生存期相关，并且该关联不受包括切除范围和辅助放疗等其他变量影响。与之相反，O'conell 等 [52] 和 Halperin 等 [53] 在 20 世纪 90 年代已报道女性脊索瘤患者的存活率更低。另一方面，一些研究得出性别对脊索瘤生存率无影响的结论 [44, 54, 55]。Smoll 等 [3] 已经应用 SEER 数据库研究性别对脊索瘤生存率影响的研究，得出的结论为性别不影响颅内或颅外脊索瘤的疾病转归。该研究以迄今为止最大的研究人群为研究对象，分析了性别对脊索瘤病程的影响，而其他研究只报道小队列结果。性别对脊索瘤存活率的影响极有可能与选择偏倚有关。

（二）初始肿瘤大小和范围

毫无疑问，随着肿瘤体积的增加，脊索瘤手术会变得更加复杂，并且这些病例可能伴随较大的肿瘤残余，这将最终导致肿瘤再生长 / 复发。不幸的是，大多数脊索瘤发现时已很大。Bohman 等 [15] 报道 416 名颅底脊索瘤患者中仅 50% 局限于原发部位的骨膜内。他们的分析结果揭示，肿瘤直径大于 4cm 的患者，其总体生存率显著降低。

脊索瘤在骨内呈浸润型生长。颅底良性、扩张性肿瘤，如脑膜瘤或神经鞘瘤，围绕一个中心呈放射状生长。相反，脊索瘤的生长模式不可预测，并不像脑膜瘤那样呈放射线状生长。

手术中常常在外观正常骨组织内发现肿瘤侵袭浸润所形成的腔隙。因此有研究提出需钻除瘤周看似正常的骨组织从而提高脊索瘤手术切除程度[6, 10, 54, 56]。

（三）手术切除范围与术后肿瘤体积

手术切除可显著改变良性或局部侵袭性肿瘤的临床病程。研究表明，手术切除对脊索瘤的复发和患者存活率有积极影响[4, 5, 16, 57, 58]。其他中轴骨骨内肿瘤也有类似的经验，包括软骨肉瘤、尤文肉瘤和骨肉瘤[58, 59]。手术是最有效的治疗手段，其他治疗手段对病程影响有限，因此手术已成为脊索瘤治疗的主要手段。

目前，已有明确证据表明，外科手术对脊索瘤患者的生存有积极影响。然而，积极手术策略的预后是否优于保守手术策略尚未得到有力的证实。不过，21 世纪前十年的共识更倾向于积极的手术策略。目前为止，许多研究也质疑脊索瘤的初始治疗到底应该多积极，其中大多数研究已得出患者确实从切除程度中受益的结论。在局部侵袭性肿瘤中，将其扩大切除至切缘阴性的大多数病例均得到极好的局部控制。切除程度对局部复发的影响在骶骨脊索瘤中也得到了证实。Ruggieri 等[60]证实宽的阴性边界对局部复发有显著影响。然而，由于发现时肿瘤体积已较大且位于中央颅底错综复杂的解剖部位，颅底脊索瘤很少能实现肿瘤全切除。多数研究已揭示，切除程度与复发风险呈反比[10, 48, 57, 59, 61–64]。由于脊索瘤较为罕见，只有少数研究可得出可靠的结论。一些研究组通过 Meta 分析或研究大样本数据库来克服这一障碍。Di Maio 等[62]针对包含 807 名患者的 23 项研究进行 Meta 分析，报道 5 年内次全切除患者复发的相对风险为完全切除患者的 3.83 倍（95%CI 1.63 ～ 9.00），死亡的相对风险为 8.85 倍（95%CI 1.40 ～ 24.5）。本研究还通过应用随机效应模型对比 304 例完全切除病例和 222 例次全切除病例得出如下结论：完全切除患者的 5 年无进展生存率高出 20.74%。同一研究的 Kaplan–Meier 曲线也显示，全切除患者的 5 年无进展生存率显著提高。一些新的研究应用美国的 SEER 数据库分析脊索瘤患者预后，这些研究认为，手术切除对总体生存率的影响与患者接受的其他治疗无关[4, 5, 16, 58]。术后残余肿瘤体积受肿瘤初始体积、肿瘤侵袭方式及切除范围的影响。因此，残余肿瘤体积比切除程度更能准确评估对疾病病程的影响，残余肿瘤体积直接影响患者生存[17]。多个研究一致报道，最大限度的肿瘤切除有较高的 5 年无复发生存率[54, 65]。残余肿瘤的体积也影响其他治疗方式的效果。对于放射治疗（如分割放疗、放射外科或带电粒子治疗），研究证实这些治疗开始时的肿瘤体积决定了初始治疗的成功率[20, 23, 26, 27, 37, 40, 66–73]。大的肿瘤常发生局部治疗失败，这与选择的放射治疗方式无关。在伽马刀放射外科手术中，需要超过 15 ～ 16Gy 的高边缘剂量才能达到局部控制，而大的肿瘤体积和接近对放射敏感的重要神经血管结构是限制边缘剂量的两个主要因素[20, 37, 40]。以往的研究报道局部分割放疗失败，一般认为这类脊索瘤对放疗抵抗。然而，最新的研究指出，放射治疗剂量是能否成功的主要决定因素，小的残余肿瘤能通过分次放射治疗有效控制。由于小肿瘤更容易获得高放射剂量，术后残余肿瘤体积是局部肿瘤控制的主要决定因素[19, 21, 74, 75]。

（四）解剖定位

颅底脊索瘤最常见于斜坡及颅底中线区域，但是也可以发生在包括海绵窦的颅底任何位置。在这些部位中，手术复杂程度不同，因此不同解剖分布的脊索瘤残余 / 复发模式也不尽相同。由于脊索瘤生长起源于颅底中央，向侧方、下方、上方和后方向心性地推离神经血管结构，因此对于大多数病例前方入路提供了相对安全的通道。然而，仍有一些解剖结构超出手术视野，隐藏于重要的神经血管后面。前方入路中，斜坡上 1/3 部分隐藏在蝶鞍和垂体后方。同样地，扩大经蝶窦入路时，斜坡下 1/3 部分的视野受到硬腭限制 [76]。甚至在经口和额底扩大入路中，下斜坡虽可直视，但横向扩展受限。即使应用如角度内镜或数字 MRI 的辅助技术，这些部位的肿瘤残留发生率仍较高 [77-79]。Jahangiri 等 [50] 报道下斜坡是最少发生脊索瘤的部位，但该部位肿瘤最可能残留。目前为止，已有若干研究显示，由于下斜坡结构错综复杂，斜坡下 1/3 部位的肿瘤手术困难，肿瘤残留风险相对较高，肿瘤复发风险大 [50, 55, 76, 80]。这些发现提示，位于或扩展至下斜坡是脊索瘤复发的危险因素。

颅底脊索瘤的侧方扩展是前方手术入路切除肿瘤的另一限制因素。早期报道显示，脊索瘤是严格意义上的中线肿瘤，并常发生于岩斜裂内侧，但我们的分析对该结论提出了质疑 [7]，脊索瘤起源于或扩展至侧方的情况经常遇到。Jahangiri 等 [50] 分析脊索瘤在矢状面上的定位关系，发现在所有病例中肿瘤全切除后的复发与颈内动脉内侧型的预期相同，但该研究中 40% 的病例肿瘤延伸至颈内动脉外侧。颅底脊索瘤通常累及海绵窦 [76, 77, 81-84]，这与脑膜瘤病例相仿，海绵窦内脊索瘤的切除有着较高的脑神经功能障碍发生率，极低的影像学肿瘤全切除率和高复发率。

绝大多数脊索瘤起源于骨内，进而侵犯周围结构。据报道有单纯骨外脊索瘤位于海绵窦，Meckel 腔和硬脑膜内 [8]。脊索瘤的硬膜内扩展非常常见，但严格的硬膜内脊索瘤很少见。文献报道有近 30 例的单纯硬膜内脊索瘤病例。多数病例（70.3%）位于脑桥前方硬膜内，其次是鞍上间隙（11.1%）。单纯硬膜内脊索瘤的决定性治疗手段是手术切除。影像学显示全切除的病例中，随访 12 年无复发报道 [85-94]。

（五）肿瘤生物学和遗传标记

脊索瘤的形态学特征和遗传分子生物学标记均可提供复发预测信息。脊索瘤和软骨肉瘤临床病程表现不同，软骨肉瘤具有良性特征 [54]，因此可靠的组织病理学诊断至关重要。Brachyury、E- 钙黏蛋白、β- 连环素、CD24 和 NCAM 的免疫组化阳性结果有助于这两种肿瘤的鉴别诊断。表现出多细胞性、同质异形、高分裂活性和（或）坏死的脊索瘤称之为去分化或间变性脊索瘤。这些病例具有肉瘤样特征，与较短的无复发存活时间和预期寿命有关 [28,29]。这种间变性形态初诊时可发现，亦可在之后的复发中以组织学恶性进展的形式观察到。间变性变异在儿童患者中更常见。

1973 年，Heffelfinger 等 [95] 报道了一种称为“软骨样脊索瘤”的组织病理学变异。这种变异体的特征是软骨样分化岛，类似软骨肉瘤。最初的研究证明与经典脊索瘤相比，软骨样脊索瘤复发率更低，存活时间更长，然而大多数新的研究未得出同样的结论 [42, 44, 54, 55, 96, 97]。

一些研究尝试将脊索瘤免疫组化特点与临床行为联系起来。其中最突出的是酪氨酸激酶受体，它被认为在脊索瘤疾病发生中发挥作用 [98-100]。脊索瘤中检测到 7 号染色体的扩增，表皮生长因子受体（EGFR）已成为关注的焦点，它确实可作为脊索瘤的治疗靶点 [98-100]。然而，EGFR 与患者预后的相关性尚未被证实。另外，碱性成纤维细胞生长因子和转化生长因子 -α 的表达增加与颅底脊索瘤的局部复发高风险相关 [101]。细胞外基质蛋白的表达也被认定具有诊断潜能 [88, 102, 103]。纤维连接蛋白表达也与脊索瘤局部复发和侵袭性生长的高风险相关[101]。增殖指数也可评估预后[46, 47, 104]。Saad 和 Collins[46]发现高 MIB-1 标记指数（Ki-67）与无进展和总体生存率降低相关。正如本书其他章节中所广泛讨论的，有充分的证据表明，T 基因（Brachyury）在脊索瘤的发生中起着核心作用[105-107]。已有多项研究探索 Brachyury 蛋白表达对脊索瘤病程的预测作用。Kitamura 等[108]报道 Brachyury 蛋白表达与 Brachyury 基因拷贝数增加与无进展生存缩短相关。其他研究证实，Brachyury 对脊索瘤的发展不可或缺，因此成为该疾病非常敏感的标志物，但其不能预测预后[87,109]。其他常见的致癌因子，如 TP53 或细胞周期调节因子，如细胞周期蛋白依赖激酶 4（CDK4，）在脊索瘤中亦有研究。Kitamura 等[108]报道核 TP53 和 CDK4 分别在 20% 和 28% 的脊索瘤患者中表达，且这些表达与总生存期缩短相关。

一些研究者通过研究染色体改变（拷贝数变化和结构变异）来预测颅底脊索瘤预后。大约 3/4 的脊索瘤可观察到正常核型，但其余可有各种染色体改变，其中可观察到多种染色体改变组合形式，如 1q 染色体、7 号染色体增多及 3 号、4 号、10 号、13 号或 18 号染色体上的等位基因丢失[100, 110-118]。长期以来，人们认识到异常核型的存在与较高的复发率有关[97, 114, 118, 119]。然而，除了异常核型外，没有其他特异性的染色体拷贝数改变或重排可作为可靠工具来预测预后[15, 59]。Kitamura 等[108]报道 1p 染色体臂等位基因丢失、1q 染色体和 2p 染色体增加和 T 基因（Brachyury）的表达与短的无复发生存期相关。

（六）放射治疗对再生长和复发的影响

据报道，反复多次手术 10 年局部控制率也仅为 30%[62]。应用常规光子束照射疗法在剂量高达 40 ～ 60Gy 的情况下，5 年的局部控制率为 10% ～ 40%[15, 25, 28]。粒子束照射和更先进的放疗技术，如 IMRT，使得更高的辐射剂量成为可能，这些研究报告的长期控制率更优。

四、颅底脊索瘤复发的处理

复发脊索瘤的处理是真正的治疗挑战，患者通常出现累积的神经功能缺损，并且每次复发都会加重。此外，大多数复发实际上是前一次手术残留肿瘤的再生长，并且大多数病例的肿瘤位于手术难以达到的解剖部位，如海绵窦。关于颅底和骶骨脊索瘤的报道显示，这些复发患者的治疗结果（不管给予何种治疗方式：手术、放疗、放射外科或粒子束照射）总体较原发肿瘤患者差[22, 23, 37, 40, 58, 67, 74, 120-123]。尽管如此，在功能和肿瘤控制方面患者确实能从再次治疗中受益。

脊索瘤的复发可通过常规影像学随访检查发现，肿瘤复发也可以出现一些临床症状。通过影像学随访确认复发是具有挑战性的，脊索瘤通常生长缓慢，因此需要相当长的时间才能鉴别出是复发还是术后改变。手术区域的术后改变，如纤维化，使术后影像学评估变得复杂，但 MRI 或 CT 上的肿瘤体积增大能可靠地诊断脊索瘤复发。

当复发明确后，下一步将决定是否治疗和如何治疗。这些决策的考虑因素包括：①患者的临床状况和并发症；②复发肿瘤的解剖部位和范围；③已知的前一次手术的并发症，这会增加复发肿瘤手术的手术风险；④前一次手术切除肿瘤的组织学特性及生长特点；⑤肿瘤是否接受放射治疗。这些因素中最重要的是肿瘤的范围。不管复发肿瘤的大小，局部复发的患者将从再次手术切除中获益。

已证实，脊索瘤患者受益于手术切除，且手术提高了颅底、脊柱和骶骨脊索瘤患者的生存率[58]。对于复发脊索瘤患者，手术又是实现肿瘤细胞减灭的最直接方式，多数复发病例最初行外科手术治疗（图 28-3，图 28-4），复发性颅底脊索瘤的再次手术在报道的病例中占很大比例。在大型手术病例中，复发脊索瘤手术占 30% ～ 66%[6, 123-126]。这些研究报道复发脊索瘤的手术可安全进行，尽管效果较原发肿瘤患者差，但仍具有良好结果和可接受的发病率。保留生活质量和避免并发症是复发患者治疗的主要目标，而且决策更保守，许多病例采用保守治疗[121]。其他研究者提倡对复发脊索瘤采取积极治疗措施，他们的经验提示，复发后接受手术治疗的患者有着较好的临床效果[32, 55, 97, 124]。Tzortzidis 等[123]报道初始手术病例全切除率为 83%，再次手术病例为 30%。Crockard 等[125]报道 75% 的初始手术病例和 66.7% 的再次手术病例可达到“根治性切除”。本组病例中再手术患者脑脊液漏和脑膜炎发生率较高（原发病例为 20.8%，再手术病例为 66.7%），但脑神经并发症发生率较低（原发病例为 20.8%，再手术病例为 5.6%）[125]。大部分脊索瘤生长缓慢，因此大部分复发肿瘤的切除可显著影响疾病病程。决定手术成功的最重要因素是肿瘤的解剖部位，局限性的复发可取得极好的结果。尽管总体上复发病例的发病率高、全切除率低，但术后的无复发生存率与初始手术病例相当[123-125]。骶骨脊索瘤具有同样的效果，York 等[127]报道骶骨脊索瘤的复发时间取决于手术结束时的肿瘤阴性边缘而不是患者的手术次数。

由于疾病的复杂性，复发患者通常需要多模态管理。大多数病例需再次手术进行“病灶内切除”，手术最复杂的部分是侵袭边缘的切除而不是主要肿瘤块。如前所述，肿瘤往往侵袭中央颅底的精细神经血管结构并向周围扩展[76]，侵犯邻近结构，如海绵窦，也很常见[76, 82-84]。这样的病例需要权衡发生新的神经功能障碍的风险与肿瘤组织残留的可能性[6]。初始手术后是否需要直接放疗或粒子束照射是有争议的，但大多数研究者认为，对于复发性脊索瘤，某些形式的放疗是必要的，即使大部分复发肿瘤已行手术切除，对于没有接受过放疗、分割放疗或带电粒子治疗的患者是很好的治疗选择。然而，对于随后的复发，由于大部分患者初始治疗已给予大剂量辐射，行再放射治疗是不可能的[38, 39, 121]。尽管如此，放射外科对局限的小的复发肿瘤是很有价值并有效的治疗手段[9, 10, 20, 22, 23, 37, 40, 62, 63, 69]。对于局限性复发，报道显示，14 ～ 16 Gy 的边缘剂量可得到良好的局部控制且并发症少（图 28-4）。对于所有形式的辅助放射治疗，残余肿瘤组织的体积和范围至关重要，脊索瘤的局部控制需要非常高的辐射剂量，但这只能在远离对放射线敏感的重要神经血管结构的小肿瘤中实施[37, 40]。

五、结论

对颅底脊索瘤生物学认识的重大进步、治疗技术和技能的提高大大改善了颅底脊索瘤的治疗效果。手术切除及切除程度对病程有重要影响，但是即使完全手术切除也不能排除复发的可能性，常常需要其他形式的辅助治疗。然而，尽管取得了很大进展，大多数颅底脊索瘤出现局部复发，局部复发是最常见的形式，但手术播散、脑脊液播散和远处转移亦有发生。可供预测复发的信息包括患者年龄、肿瘤初始大小、解剖部位、手术治疗、手术切除程度、术后残余肿瘤体积、间变性形态学特征、遗传标志物等。

参考文献

[1] Dorfman HD, Czerniak B. Bone cancers. Cancer. 1995; 75(1) Suppl:203–210

[2] McMaster ML, Goldstein AM, Bromley CM, Ishibe N, Parry DM. Chordoma: incidence and survival patterns in the United States, 1973–1995. Cancer Causes Control. 2001; 12(1):1–11

[3] Smoll NR, Gautschi OP, Radovanovic I, Schaller K, Weber DC. Incidence and relative survival of chordomas: the standardized mortality ratio and the impact of chordomas on a population. Cancer. 2013; 119(11):2029–2037

[4] Chambers KJ, Lin DT, Meier J, Remenschneider A, Herr M, Gray ST. Incidence and survival patterns of cranial chordoma in the United States. Laryngoscope. 2014; 124(5):1097–1102

[5] Jones PS, Aghi MK, Muzikansky A, Shih HA, Barker FG, II, Curry WTJ, Jr. Outcomes and patterns of care in adult skull base chordomas from the Surveillance, Epidemiology, and End Results (SEER) database. J Clin Neurosci. 2014; 21(9):1490–1496

[6] Di Maio S, Rostomily R, Sekhar LN. Current surgical outcomes for cranial ·base chordomas: cohort study of 95 patients. Neurosurgery. 2012; 70(6):1355–1360, discussion 1360

[7] Pamir MN, Ozduman K. Analysis of radiological features relative to histopathology in 42 skull–base chordomas and chondrosarcomas. Eur J Radiol. 2006; 58(3):461–470

[8] Pamir MN, Ozduman K. Tumor–biology and current treatment of skull–base chordomas. Adv Tech Stand Neurosurg. 2008; 33:35–129

[9] Pamir MN, Kiliç T, Türe U, Ozek MM. Multimodality management of 26 skull–base chordomas with 4–year mean follow–up: experience at a single institution. Acta Neurochir (Wien). 2004; 146(4):343–354, 354

[10] Ito E, Saito K, Okada T, Nagatani T, Nagasaka T. Long–term control of clival chordoma with initial aggressive surgical resection and gamma knife radiosurgery for recurrence. Acta Neurochir (Wien). 2010; 152(1):57–67, discussion 67

[11] Schwartz TH. Intraoperative magnetic resonance imaging and pituitary surgery. J Neurosurg. 2014; 120(2):342–343

[12] Schwartz TH, Stieg PE, Anand VK. Endoscopic transsphenoidal pituitary surgery with intraoperative magnetic resonance imaging. Neurosurgery. 2006; 58(1) Suppl:ONS44–ONS51, discussion ONS44–ONS51

[13] Pamir MN. 3 T ioMRI: the Istanbul experience. Acta Neurochir Suppl (Wien). 2011; 109:131–137

[14] Pamir MN, Peker S, Ozek MM, Dinçer A. Intraoperative MR imaging: preliminary results with 3 tesla MR system. Acta Neurochir Suppl (Wien). 2006; 98:97–100

[15] Bohman LE, Koch M, Bailey RL, Alonso–Basanta M, Lee JY. Skull base chordoma and chondrosarcoma: influence of clinical and demographic factors on prognosis: a SEER analysis.World Neurosurg. 2014; 82(5):806–814

[16] Mukherjee D, Chaichana KL, Parker SL, Gokaslan ZL, McGirt MJ. Association of surgical resection and survival in patients with malignant primary osseous spinal neoplasms from the Surveillance, Epidemiology, and End Results (SEER) database. Eur Spine J. 2013; 22(6):1375–1382

[17] Mukherjee D, Chaichana KL, Adogwa O, et al. Association of extent of local tumor invasion and survival in patients with malignant primary osseous spinal neoplasms from the surveillance, epidemiology, and end results (SEER) database. World Neurosurg. 2011; 76(6):580–585

[18] Wu AJ, Bilsky MH, Edgar MA, Yamada Y. Near–complete pathological response of chordoma to high–dose single–fraction radiotherapy: case report. Neurosurgery. 2009; 64(2): E389–E390, discussion E390

[19] Sahgal A, Chan MW, Atenafu EG, et al. Image–guided, intensity–modulated radiation therapy (IG–IMRT) for skull base chordoma and chondrosarcoma: preliminary outcomes. Neuro Oncol. 2015; 17(6):889–894

[20] Kim JH, Jung HH, Chang JH, Chang JW, Park YG, Chang WS. Gamma Knife surgery for intracranial chordoma and chondrosarcoma: radiosurgical perspectives and treatment outcomes. J Neurosurg. 2014; 121 Suppl:188–197

[21] Hauptman JS, Barkhoudarian G, Safaee M, et al. Challenges in linear accelerator radiotherapy for chordomas and chondrosarcomas of the skull base: focus on complications. Int J Radiat Oncol Biol Phys. 2012; 83(2):542–551

[22] Dassoulas K, Schlesinger D, Yen CP, Sheehan J. The role of Gamma Knife surgery in the treatment of skull base chordomas. J Neurooncol. 2009; 94(2):243–248

[23] Liu AL, Wang ZC, Sun SB, Wang MH, Luo B, Liu P. Gamma knife radiosurgery for residual skull base chordomas. Neurol Res. 2008; 30(6):557–561

[24] Gwak HS, Yoo HJ, Youn SM, et al. Hypofractionated stereotactic radiation therapy for skull base and upper cervical chordoma and chondrosarcoma: preliminary results. Stereotact Funct Neurosurg. 2005; 83(5–6): 233–243

[25] Hug EB, Loredo LN, Slater JD, et al. Proton radiation therapy for chordomas and chondrosarcomas of the skull base. J Neurosurg. 1999; 91(3):432–439

[26] Muthukumar N, Kondziolka D, Lunsford LD, Flickinger JC. Stereotactic radiosurgery for chordoma and chondrosarcoma: further experiences. Int J Radiat Oncol Biol Phys. 1998; 41(2):387–392

[27] Jiang B, Veeravagu A, Lee M, et al. Management of intracranial and extracranial chordomas with CyberKnife stereotactic radiosurgery. J Clin Neurosci. 2012; 19(8):1101–1106

[28] Zemmoura I, Ben Ismail M, Travers N, Jan M, François P. Maxillary surgical seeding of a clival chordoma. Br J Neurosurg. 2012; 26(1):102–103

[29] Korinth M, Schönrock L, Mayfrank L, Gilsbach JM. Primary intradural pontocerebellar chordoma metastasizing in the subarachnoid spinal canal. Zentralbl Neurochir. 1999; 60(3): 146–150

[30] Iloreta AM, Nyquist GG, Friedel M, Farrell C, Rosen MR, Evans JJ. Surgical pathway seeding of clivo–cervical chordomas. J Neurol Surg Rep. 2014; 75(2):e246–e250

[31] Asano S, Kawahara N, Kirino T. Intradural spinal seeding of a clival chordoma. Acta Neurochir (Wien). 2003; 145(7):599–603, discussion 603

[32] Arnautović KI, Al–Mefty O. Surgical seeding of chordomas. Neurosurg Focus. 2001; 10(3):E7

[33] Arnautović KI, Al–Mefty O. Surgical seeding of chordomas.

J Neurosurg. 2001; 95(5):798–803

[34] Fagundes MA, Hug EB, Liebsch NJ, Daly W, Efird J, Munzenrider JE. Radiation therapy for chordomas of the base of skull and cervical spine: patterns of failure and outcome after relapse. Int J Radiat Oncol Biol Phys. 1995; 33(3): 579–584

[35] Kayani B, Sewell MD, Tan KA, et al. Prognostic factors in the operative management of sacral chordomas.World Neurosurg. 2015; 84(5):1354–1361

[36] Chambers PW, Schwinn CP. Chordoma. A clinicopathologic study of metastasis. Am J Clin Pathol. 1979; 72(5):765–776

[37] Kano H, Iqbal FO, Sheehan J, et al. Stereotactic radiosurgery for chordoma: a report from the North American Gamma Knife Consortium. Neurosurgery. 2011; 68(2):379–389

[38] Jensen AD, Nikoghosyan A, Ellerbrock M, Ecker S, Debus J, Münter MW. Reirradiation with scanned charged particle beams in recurrent tumours of the head and neck: acute toxicity and feasibility. Radiother Oncol. 2011; 101(3): 383–387

[39] Combs SE, Kalbe A, Nikoghosyan A, et al. Carbon ion radiotherapy performed as re–irradiation using active beam delivery in patients with tumors of the brain, skull base and sacral region. Radiother Oncol. 2011; 98(1):63–67

[40] Koga T, Shin M, Saito N. Treatment with high marginal dose is mandatory to achieve long–term control of skull base chordomas and chondrosarcomas by means of stereotactic radiosurgery. J Neurooncol. 2010; 98(2):233–238

[41] Henderson FC, McCool K, Seigle J, Jean W, Harter W, Gagnon GJ. Treatment of chordomas with CyberKnife: Georgetown University experience and treatment recommendations. Neurosurgery. 2009; 64(2) Suppl:A44–A53

[42] Borba LA, Al–Mefty O, Mrak RE, Suen J. Cranial chordomas in children and adolescents. J Neurosurg. 1996; 84(4): 584–591

[43] Hug EB, Sweeney RA, Nurre PM, Holloway KC, Slater JD, Munzenrider JE. Proton radiotherapy in management of pediatric base of skull tumors. Int J Radiat Oncol Biol Phys. 2002; 52(4):1017–1024

[44] Jian BJ, Bloch OG, Yang I, Han SJ, Aranda D, Parsa AT. A comprehensive analysis of intracranial chordoma and survival: a systematic review. Br J Neurosurg. 2011; 25(4): 446–453

[45] Coffin CM, Swanson PE, Wick MR, Dehner LP. Chordoma in childhood and adolescence. A clinicopathologic analysis of 12 cases. Arch Pathol Lab Med. 1993; 117(9):927–933

[46] Saad AG, Collins MH. Prognostic value of MIB–1, E–cadherin, and CD44 in pediatric chordomas. Pediatr Dev Pathol. 2005; 8(3):362–368

[47] Yadav R, Sharma MC, Malgulwar PB, et al. Prognostic value of MIB–1, p53, epidermal growth factor receptor, and INI1 in childhood chordomas. Neurooncol. 2014; 16(3):372–381

[48] Choy W, Terterov S, Kaprealian TB, et al. Predictors of recurrence following resection of intracranial chordomas. J Clin Neurosci. 2015; 22(11):1792–1796

[49] Eriksson B, Gunterberg B, Kindblom LG. Chordoma. A clinicopathologic and prognostic study of a Swedish national series. Acta Orthop Scand. 1981; 52(1):49–58

[50] Jahangiri A, Chin AT, Wagner JR, et al. Factors predicting recurrence after resection of clival chordoma using variable surgical approaches and radiation modalities. Neurosurgery. 2015; 76(2):179–185, discussion 185–186

[51] Rachinger W, Eigenbrod S, Dützmann S, et al. Male sex as a risk factor for the clinical course of skull base chordomas. J Neurosurg. 2014; 120(6):1313–1320

[52] O'Connell JX, Renard LG, Liebsch NJ, Efird JT, Munzenrider JE, Rosenberg AE. Base of skull chordoma. A correlative study of histologic and clinical features of 62 cases. Cancer. 1994; 74(8):2261–2267

[53] Halperin EC. Why is female sex an independent predictor of shortened overall survival after proton/photon radiation therapy for skull base chordomas? Int J Radiat Oncol Biol Phys. 1997; 38(2):225–230

[54] Almefty K, Pravdenkova S, Colli BO, Al–Mefty O, Gokden M. Chordoma and chondrosarcoma: similar, but quite different, skull base tumors. Cancer. 2007; 110(11):2457–2467

[55] Colli B, Al–Mefty O. Chordomas of the craniocervical junction: follow–up review and prognostic factors. J Neurosurg. 2001; 95(6):933–943

[56] Al–Mefty O, Kadri PA, Hasan DM, Isolan GR, Pravdenkova S. Anterior clivectomy: surgical technique and clinical applications. J Neurosurg. 2008; 109(5):783–793

[57] Eid AS, Chang UK, Lee SY, Jeon DG. The treatment outcome depending on the extent of resection in skull base and spinal chordomas. Acta Neurochir (Wien). 2011; 153(3):509–516

[58] Jawad MU, Scully SP. Surgery significantly improves survival in patients with chordoma. Spine. 2010; 35(1):117–123

[59] Chaichana KL, Parker SL, Mukherjee D, Cheng JS, Gokaslan ZL, McGirt MJ. Assessment of the extent of surgical resection as a predictor of survival in patients with primary osseous spinal neoplasms. Clin Neurosurg. 2011; 58:117–121

[60] Ruggieri P, Angelini A, Ussia G, Montalti M, Mercuri M. Surgical margins and local control in resection of sacral chordomas. Clin Orthop Relat Res. 2010; 468(11):2939–2947

[61] Ahmed R, Sheybani A, Menezes AH, Buatti JM, Hitchon PW. Disease outcomes for skull base and spinal chordomas: a single center experience. Clin Neurol Neurosurg. 2015; 130:67–73

[62] Di Maio S, Temkin N, Ramanathan D, Sekhar LN. Current comprehensive management of cranial base chordomas: 10–year meta–analysis of observational studies. J Neurosurg. 2011; 115(6):1094–1105

[63] Lanzino G, Dumont AS, Lopes MB, Laws ERJ, Jr. Skull base chordomas: overview of disease, management options, and outcome. Neurosurg Focus. 2001; 10(3):E12

[64] Lawton MT, Hamilton MG, Beals SP, Joganic EF, Spetzler RF. Radical resection of anterior skull base tumors. Clin Neurosurg. 1995; 42:43–70

[65] Rosenberg AE, Nielsen GP, Keel SB, et al. Chondrosarcoma of the base of the skull: a clinicopathologic study of 200 cases with emphasis on its distinction from chordoma. Am J Surg Pathol. 1999; 23(11):1370–1378

[66] Zorlu F, Gultekin M, Cengiz M, et al. Fractionated stereotactic radiosurgery treatment results for skull base chordomas. Technol Cancer Res Treat. 2014; 13(1):11–19

[67] Yoneoka Y, Tsumanuma I, Fukuda M, et al. Cranial base chordoma—long term outcome and review of the literature.

Acta Neurochir (Wien). 2008; 150(8):773–778, discussion 778

[68] Martin JJ, Niranjan A, Kondziolka D, Flickinger JC, Lozanne KA, Lunsford LD. Radiosurgery for chordomas and chondrosarcomas of the skull base. J Neurosurg. 2007; 107(4):758–764

[69] Hasegawa T, Ishii D, Kida Y, Yoshimoto M, Koike J, Iizuka H. Gamma Knife surgery for skull base chordomas and chondrosarcomas. J Neurosurg. 2007; 107(4):752–757

[70] Chang SD, Martin DP, Lee E, Adler JRJ, Jr. Stereotactic radiosurgery and hypofractionated stereotactic radiotherapy for residual or recurrent cranial base and cervical chordomas. Neurosurg Focus. 2001; 10(3):E5

[71] Hug EB, Slater JD. Proton radiation therapy for chordomas and chondrosarcomas of the skull base. Neurosurg Clin N Am. 2000; 11(4):627–638

[72] Kocher M, Voges J, Staar S, Treuer H, Sturm V, Mueller RP. Linear accelerator radiosurgery for recurrent malignant tumors of the skull base. Am J Clin Oncol. 1998; 21(1):18–22

[73] Kondziolka D, Lunsford LD, Flickinger JC. The role of radiosurgery in the management of chordoma and chondrosarcoma of the cranial base. Neurosurgery. 1991; 29(1):38–45, discussion 45–46

[74] Potluri S, Jefferies SJ, Jena R, et al. Residual postoperative tumour volume predicts outcome after high–dose radiotherapy for chordoma and chondrosarcoma of the skull base and spine. Clin Oncol (R Coll Radiol). 2011; 23(3):199–208

[75] Zorlu F, Gürkaynak M, Yildiz F, Oge K, Atahan IL. Conventional external radiotherapy in the management of clivus chordomas with overt residual disease. Neurol Sci. 2000; 21(4):203–207

[76] Couldwell WT, Weiss MH, Rabb C, Liu JK, Apfelbaum RI, Fukushima T. Variations on the standard transsphenoidal approach to the sellar region, with emphasis on the extended approaches and parasellar approaches: surgical experience in 105 cases. Neurosurgery. 2004; 55(3):539–547, discussion 547–550

[77] Frank G, Sciarretta V, Calbucci F, Farneti G, Mazzatenta D, Pasquini E. The endoscopic transnasal transsphenoidal approach for the treatment of cranial base chordomas and chondrosarcomas. Neurosurgery. 2006; 59(1) Suppl 1: ONS50–ONS57, discussion ONS50–ONS57

[78] Fraser JF, Nyquist GG, Moore N, Anand VK, Schwartz TH. Endoscopic endonasal transclival resection of chordomas: operative technique, clinical outcome, and review of the literature. J Neurosurg. 2010; 112(5):1061–1069

[79] Taniguchi M, Kohmura E. Endoscopic endonasal removal of laterally extended clival chordoma using side–viewing scopes. Acta Neurochir (Wien). 2012; 154(4):627–632

[80] Koutourousiou M, Gardner PA, Tormenti MJ, et al. Endoscopic endonasal approach for resection of cranial base chordomas: outcomes and learning curve. Neurosurgery. 2012; 71(3):614–624, discussion 624–625

[81] Saito K, Toda M, Tomita T, Ogawa K, Yoshida K. Surgical results of an endoscopic endonasal approach for clival chordomas. Acta Neurochir (Wien). 2012; 154(5):879–886

[82] Pamir MN, Kilic T, Ozek MM, Ozduman K, Türe U. Non–meningeal tumours of the cavernous sinus: a surgical analysis. J Clin Neurosci. 2006; 13(6):626–635

[83] Goel A, Muzumdar DP, Nitta J. Surgery on lesions involving cavernous sinus. J Clin Neurosci. 2001; 8 Suppl 1:71–77

[84] Eisenberg MB, Al–Mefty O, DeMonte F, Burson GT. Benign nonmeningeal tumors of the cavernous sinus. Neurosurgery. 1999; 44(5):949–954, discussion 954–955

[85] Vinke RS, Lamers EC, Kusters B, van Lindert EJ. Intradural prepontine chordoma in an 11–year–old boy. A case report. Childs Nerv Syst. 2016; 32:169–173

[86] Kim KH. Intradural clival chordoma: a case report. Brain Tumor Res Treat. 2014; 2(2):76–80

[87] Wang L, Wu Z, Tian K, Li G, Zhang J. Clinical and pathological features of intradural retroclival chordoma. World Neurosurg. 2014; 82(5):791–798

[88] Bergmann M, Abdalla Y, Neubauer U, Schildhaus HU, Probst–Cousin S. Primary intradural chordoma: report on three cases and review of the literature. Clin Neuropathol. 2010; 29(3):169–176

[89] Jiagang L, Yanhui L, Xueying S, Qing M. Intradural suprasellar chondroid chordoma. J Clin Neurosci. 2010; 17(3):402–403

[90] Bhat DI, Yasha M, Rojin A, Sampath S, Shankar SK. Intradural clival chordoma: a rare pathological entity. J Neurooncol. 2010; 96(2):287–290

[91] Choo YS, Joo SW, Noh SJ, Lee SI. Intradural retroclival chordoma. J Korean Neurosurg Soc. 2009; 46(2):152–155

[92] Roberti F, Sekhar LN, Jones RV, Wright DC. Intradural cranial chordoma: a rare presentation of an uncommon tumor. Surgical experience and review of the literature. J Neurosurg. 2007; 106(2):270–274

[93] Uda T, Ohata K, Takami T, Hara M. An intradural skull base chordoma presenting with acute intratumoral hemorrhage. Neurol India. 2006; 54(3):306–307

[94] Wolfe JT, III, Scheithauer BW. "Intradural chordoma" or "giant ecchordosis physaliphora"? Report of two cases. Clin Neuropathol. 1987; 6(3):98–103

[95] Heffelfinger MJ, Dahlin DC, MacCarty CS, Beabout JW. Chordomas and cartilaginous tumors at the skull base. Cancer. 1973; 32(2):410–420

[96] Yasuda M, Bresson D, Chibbaro S, et al. Chordomas of the skull base and cervical spine: clinical outcomes associated with a multimodal surgical resection combined with proton–beam radiation in 40 patients. Neurosurg Rev. 2012; 35(2):171–182, discussion 182–183

[97] Colli BO, Al–Mefty O. Chordomas of the skull base: follow–up review and prognostic factors. Neurosurg Focus. 2001; 10(3):E1

[98] de Castro CV, Guimaraes G, Aguiar S, Jr, et al. Tyrosine kinase receptor expression in chordomas: phosphorylated AKT correlates inversely with outcome. Hum Pathol. 2013; 44(9):1747–1755

[99] Shalaby A, Presneau N, Ye H, et al. The role of epidermal growth factor receptor in chordoma pathogenesis: a potential therapeutic target. J Pathol. 2011; 223(3):336–346

[100] Walter BA, Begnami M, Valera VA, Santi M, Rushing EJ, Quezado M. Gain of chromosome 7 by chromogenic in situ hybridization (CISH) in chordomas is correlated to c–MET expression. J Neurooncol. 2011; 101(2):199–206

[101] Deniz ML, Kiliç T, Almaata I, Kurtkaya O, Sav A, Pamir MN. Expression of growth factors and structural proteins in chordomas: basic fibroblast growth factor, transforming growth factor alpha, and fibronectin are correlated with recurrence. Neurosurgery. 2002; 51(3):753–760, discussion 760
[102] Froehlich EV, Scheipl S, Lazàry A, et al. Expression of ezrin, MMP-9, and COX-2 in 50 chordoma specimens: a clinical and immunohistochemical analysis. Spine. 2012; 37(13):E757–E767
[103] Gottschalk D, Fehn M, Patt S, Saeger W, Kirchner T, Aigner T. Matrix gene expression analysis and cellular phenotyping in chordoma reveals focal differentiation pattern of neoplastic cells mimicking nucleus pulposus development. Am J Pathol. 2001; 158(5):1571–1578
[104] Naka T, Boltze C, Kuester D, et al. Alterations of G1-S checkpoint in chordoma: the prognostic impact of p53 overexpression. Cancer. 2005; 104(6):1255–1263
[105] Presneau N, Shalaby A, Ye H, et al. Role of the transcription factor T (Brachyury) in the pathogenesis of sporadic chordoma: a genetic and functionalbased study. J Pathol. 2011; 223(3):327–335
[106] Yang XR, Ng D, Alcorta DA, et al. T (Brachyury) gene duplication confers major susceptibility to familial chordoma. Nat Genet. 2009; 41(11):1176–1178
[107] Vujovic S, Henderson S, Presneau N, et al. Brachyury, a crucial regulator of notochordal development, is a novel biomarker for chordomas. J Pathol. 2006; 209(2):157–165
[108] Kitamura Y, Sasaki H, Kimura T, et al. Molecular and clinical risk factors for recurrence of skull base chordomas: gain on chromosome 2p, expression of Brachyury, and lack of irradiation negatively correlate with patient prognosis. J Neuropathol Exp Neurol. 2013; 72(9):816–823
[109] Wang K, Tian K, Wang L, et al. Brachyury: a sensitive marker, but not a prognostic factor, for skull base chordomas. Mol Med Rep. 2015; 12(3):4298–4304
[110] Scheil-Bertram S, Kappler R, von Baer A, et al. Molecular profiling of chordoma. Int J Oncol. 2014; 44(4):1041–1055
[111] Diaz RJ, Guduk M, Romagnuolo R, et al. High-resolution whole-genome analysis of skull base chordomas implicates FHIT loss in chordoma pathogenesis. Neoplasia. 2012; 14(9):788–798
[112] Le LP, Nielsen GP, Rosenberg AE, et al. Recurrent chromosomal copy number alterations in sporadic chordomas. PLoS ONE. 2011; 6(5):e18846
[113] Grabellus F, Konik MJ, Worm K, et al. MET overexpressing chordomas frequently exhibit polysomy of chromosome 7 but no MET activation through sarcoma-specific gene fusions. Tumour Biol. 2010; 31(3):157–163
[114] Almefty KK, Pravdenkova S, Sawyer J, Al-Mefty O. Impact of cytogenetic abnormalities on the management of skull base chordomas. J Neurosurg. 2009; 110(4):715–724
[115] Bayrakli F, Guney I, Kilic T, Ozek M, Pamir MN. New candidate chromosomal regions for chordoma development. Surg Neurol. 2007; 68(4):425–430, discussion 430
[116] Yang X, Beerman M, Bergen AW, et al. Corroboration of a familial chordoma locus on chromosome 7q and evidence of genetic heterogeneity using single nucleotide polymorphisms (SNPs). Int J Cancer. 2005; 116(3):487–491
[117] Brandal P, Bjerkehagen B, Danielsen H, Heim S. Chromosome 7 abnormalities are common in chordomas. Cancer Genet Cytogenet. 2005; 160(1):15–21
[118] Sawyer JR, Husain M, Al-Mefty O. Identification of isochromosome 1q as a recurring chromosome aberration in skull base chordomas: a new marker for aggressive tumors? Neurosurg Focus. 2001; 10(3):E6
[119] Szuhai K, Cleton-Jansen AM, Hogendoorn PC, Bovée JV. Molecular pathology and its diagnostic use in bone tumors. Cancer Genet. 2012; 205(5):193–204
[120] Kano H, Lunsford LD. Stereotactic radiosurgery of intracranial chordomas, chondrosarcomas, and glomus tumors. Neurosurg Clin N Am. 2013; 24(4):553–560
[121] Yamada Y, Gounder M, Laufer I. Multidisciplinary management of recurrent chordomas. Curr Treat Options Oncol. 2013; 14(3):442–453
[122] Amichetti M, Cianchetti M, Amelio D, Enrici RM, Minniti G. Proton therapy in chordoma of the base of the skull: a systematic review. Neurosurg Rev. 2009; 32(4):403–416
[123] Tzortzidis F, Elahi F, Wright D, Natarajan SK, Sekhar LN. Patient outcome at long-term follow-up after aggressive microsurgical resection of cranial base chordomas. Neurosurgery. 2006; 59(2):230–237, discussion 230–237
[124] al-Mefty O, Borba LA. Skull base chordomas: a management challenge. J Neurosurg. 1997; 86(2):182–189
[125] Crockard HA, Steel T, Plowman N, et al. A multidisciplinary team approach to skull base chordomas. J Neurosurg. 2001; 95(2):175–183
[126] Gay E, Sekhar LN, Rubinstein E, et al. Chordomas and chondrosarcomas of the cranial base: results and follow-up of 60 patients. Neurosurgery. 1995; 36(5):887–896, discussion 896–897
[127] York JE, Kaczaraj A, Abi-Said D, et al. Sacral chordoma: 40-year experience at a major cancer center. Neurosurgery. 1999; 44(1):74–79, discussion 79–80
[128] Sen C, Triana AI, Berglind N, Godbold J, Shrivastava RK. Clival chordomas: clinical management, results, and complications in 71 patients. J Neurosurg. 2010; 113(5): 1059–1071
[129] Hong Jiang W, Ping Zhao S, Hai Xie Z, Zhang H, Zhang J, Yun Xiao J. Endoscopic resection of chordomas in different clival regions. Acta Otolaryngol. 2009; 129(1):71–83
[130] Takahashi S, Kawase T, Yoshida K, Hasegawa A, Mizoe JE. Skull base chordomas: efficacy of surgery followed by carbon ion radiotherapy. Acta Neurochir (Wien). 2009; 151(7):759–769
[131] Cho YH, Kim JH, Khang SK, Lee JK, Kim CJ. Chordomas and chondrosarcomas of the skull base: comparative analysis of clinical results in 30 patients. Neurosurg Rev. 2008; 31(1):35–43, discussion 43
[132] Fatemi N, Dusick JR, Gorgulho AA, et al. Endonasal microscopic removal of clival chordomas. Surg Neurol. 2008; 69(4):331–338
[133] Samii A, Gerganov VM, Herold C, et al. Chordomas of the skull base: surgical management and outcome. J Neurosurg. 2007; 107(2):319–324
[134] Almefty K, Pravdenkova S, Colli BO, Al-Mefty O, Gokden

M. Chordoma and chondrosarcoma: similar, but quite different, skull base tumors. Cancer. 2007; 110(11): 2457–2467

[135] Foweraker KL, Burton KE, Maynard SE, et al. High–dose radiotherapy in the management of chordoma and chondrosarcoma of the skull base and cervical spine: Part 1—Clinical outcomes. Clin Oncol (R Coll Radiol). 2007; 19(7):509–516

[136] Schulz–Ertner D, Karger CP, Feuerhake A, et al. Effectiveness of carbon ion radiotherapy in the treatment of skull–base chordomas. Int J Radiat Oncol Biol Phys. 2007; 68(2):449–457

[137] Stüer C, Schramm J, Schaller C. Skull base chordomas: management and results. Neurol Med Chir (Tokyo). 2006; 46(3):118–124, discussion 124–125

[138] Krishnan S, Foote RL, Brown PD, Pollock BE, Link MJ, Garces YI. Radiosurgery for cranial base chordomas and chondrosarcomas. Neurosurgery. 2005; 56(4):777–784, discussion 777–784

[139] Noël G, Feuvret L, Calugaru V, et al. Chordomas of the base of the skull and upper cervical spine. One hundred patients irradiated by a 3D conformal technique combining photon and proton beams. Acta Oncol. 2005; 44(7):700–708

[140] Igaki H, Tokuuye K, Okumura T, et al. Clinical results of proton beam therapy for skull base chordoma. Int J Radiat Oncol Biol Phys. 2004; 60(4):1120–1126

[141] Pallini R, Maira G, Pierconti F, et al. Chordoma of the skull base: predictors of tumor recurrence. J Neurosurg. 2003; 98(4):812–822

[142] Tamaki N, Nagashima T, Ehara K, Motooka Y, Barua KK. Surgical approaches and strategies for skull base chordomas. Neurosurg Focus. 2001; 10(3):E9

[143] Debus J, Schulz–Ertner D, Schad L, et al. Stereotactic fractionated radiotherapy for chordomas and chondrosarcomas of the skull base. Int J Radiat Oncol Biol Phys. 2000; 47(3): 591–596

[144] Forsyth PA, Cascino TL, Shaw EG, et al. Intracranial chordomas: a clinicopathological and prognostic study of 51 cases. J Neurosurg. 1993; 78(5):741–747

第 29 章　脊索瘤患者的生存质量和预后

Outcome and Quality of Life of Patients with Chordomas

Benedicto O. Colli，Luis A. B. Borba　著
李　峤，牛　亮　译
潘亚文　校

概　要

脊索瘤是一种罕见且生长缓慢的肿瘤，多见于颅底骨质和骶骨。颅底脊索瘤通常表现为被软组织包裹的肿瘤，但是可以侵蚀破坏骨质，导致很高的复发率。邻近的脑神经、脑干、脊髓等神经功能受到影响，可以引起残疾甚至死亡。这一章主要是分析影响颅底脊索瘤患者预后/生活质量的因素。5 岁以下的患儿和脊索瘤的去分化是引起预后不良的主要因素，扩大手术切除和辅助放疗（质子和立体定向分次放射治疗）是可以改善患者临床预后的重要因素。分子研究表明，酪氨酸激酶抑制药和 p53 及 T（Brachyury）基因的抑制药在脊索瘤的药物治疗中有一定作用。然而，仍有必要进行新的转化医学和临床研究。一些复杂的问卷调查（SF–36 健康调查量表、PHQ–9 患者健康问卷和 Zarit 负担量表）表明，脊索瘤患者的生活质量受神经功能受损、镇痛药和皮质类固醇的使用及抑郁症严重程度的影响最大。由于神经功能受损直接影响患者的生活质量，故应该尽量避免加剧神经功能受损的干预。因此，外科手术的选择、手术切除的范围，以及放射治疗的剂量可能对患者的神经功能受损发生率有显著影响。

关键词： 脊索瘤，临床预后，生活质量，颅底肿瘤，生存率

一、概述

脊索瘤是一种罕见且生长缓慢的肿瘤，并被认为起源于沿中轴骨的脊索残余组织 [1, 2]，主要位于骶尾部（50%）和斜坡（35%）[1, 3–6]。

颅底脊索瘤通常表现为被软组织包裹的肿瘤，但它们会沿着阻力最小的缝隙侵蚀骨质 [1]。由于脊索瘤起源于颅底的骨质，即使手术全部切除，仍然有很高的复发率 [7]。脊索瘤病程缓慢，但是一直进展。常影响它们邻近的重要神

经结构，如脑神经、脑干和脊髓等，而且还有复发的趋势。它们局部侵袭性的生物学行为使得这种肿瘤具有恶性的潜能，这种行为通常可以影响神经功能，导致残疾和死亡[8]。疾病的负担随着时间的推移而增加，并影响患者的身体、社交和心理健康，并增加了护理者照顾患者的需求。本章的目的是分析影响脊索瘤患者的预后和生活质量的因素。

二、影响预后的因素

若干因素被认为影响脊索瘤患者的临床预后，如患者开始出现症状的年龄、肿瘤的病理类型、手术切除的范围、辅助放射治疗以及基因异常等。

（一）年龄

一些学者认为患者的年龄对颅底脊索瘤患者的预后有非常重要的意义[2, 7, 9–12]。据报道，与年纪较大的患者相比，年龄小于40岁的患者的预后要明显好得多（年龄小于40岁的患者，5年和10年生存率分别为75%和63%，相反，年龄大于40岁的患者，5年和10年生存率分别只有30%和11%）[11–14]。然而，其他学者并未说明年龄分层为疾病进展的一个预后因素[15–18]。

儿童脊索瘤表现为更高的侵袭性，并且具有高水平的有丝分裂活性，多细胞性和多形性。许多学者认为，年龄超过5岁的患者会有比较好的生存率。5岁以下的患者和年龄大于5岁的患者的组织学类型也不相同。经典型脊索瘤和软骨样脊索瘤在年轻人群体中分别仅占35%和0%，年轻组中65%的肿瘤表现为具有侵袭性行为的非典型组织学改变，而老年组具有侵袭性行为的非典型组织学改变者仅为4.2%。对于经典型脊索瘤患者，5岁以下患者会在更大范围观察到肿瘤细胞。同样，5岁以下儿童的脊索瘤转移率（57.9%）是老年患者（8.5%）的7倍[9]。因此，影响颅内脊索瘤患儿预后的主要因素是非典型组织学改变，这是这个年龄段的特征。

（二）性别

性别对脊索瘤患者预后的影响作用仍然具有很大的争议。2014年，Rachinger等报道了通过单变量和多变量分析发现，男性患者的存活曲线及无复发生存率（RFS）比女性患者更低[17]。而Kitamura等在2013年[16]，以及O`Connell等[20]在1993年的报道认为，女性的存活曲线和无复发生存率与男性患者相比明显降低。但是对于不同性别，大多数学者并没有发现存活率和无复发生存率有明显的差异[2, 15, 18]。

（三）肿瘤的组织病理学类型

脊索瘤的组织学类型分为3种：经典型脊索瘤、软骨样脊索瘤以及未分化或非典型脊索瘤。有些学者认为软骨样脊索瘤具有良性肿瘤的临床特点[1, 4, 23–25]。然而，其他的一些学者在非典型脊索瘤的患者与软骨样脊索瘤的患者中并没有发现存活曲线和无复发生存率有明显的差异[11, 12, 15, 18, 20, 23, 26]，并且认为区分这些亚型的存活曲线和无复发生存率并没有实际意义。具有高水平有丝分裂活性、富细胞、坏死和细胞多形性的去分化和非典型脊索瘤的总体存活率和无复发生存率较低[27, 28]。MIB–1 ＞ 5%的脊索瘤患者与MIB–1 ＜ 5%的患者相比无复发生存率较低[16]，而且MIB–1指数高的患者与MIB–1指数较低的患者相比更容易复发[28, 29]。

（四）肿瘤的大小

在美国国家癌症研究所（美国）的SEER数据库中，使用从1973—2009年和1983—2009年之间的脊索瘤患者数据分析[12]，这些报告显示，初始治疗时体积小的肿瘤可预期的存活率较高。对于进行辅助放疗的脊索瘤患者，同样预期的存活率也较高[20, 30, 31]。

（五）手术切除范围

未治疗的脊索瘤患者的预期平均生存期是出现症状后28个月[32]。对于接受手术治疗或放射治疗的患者，或接受两种治疗的患者，总的预期生存期为3.6～6.6年。但随着病程的进展，所有的肿瘤都会复发[5, 14, 25, 33]，平均复发时间为首次治疗后2～3年。然而，有时肿瘤的复发时间在首次治疗后10年以上，也可以在治疗后的第1个月复发。外科手术（活检以外）一直被认为可以改善颅内脊索瘤患者的生存率，通过一次或多次外科手术完成肿瘤全切，无复发生存率为41%[6]。

一些学者认为，大多数脊索瘤病例应该通过积极手术来治疗[15–18, 27, 35–37]。然而，由于肿瘤起源于颅底的骨质，很多时候由于受被侵蚀的骨质及邻近的脑神经和脑干遮挡的影响，并不能完全切除肿瘤。在肉眼下全部切除脊索瘤的病例，在术后CT和MRI中常发现有肿瘤残余[7, 11, 21]。首次手术切除后的5年或10年生存率分别为30%～87.8%和10%～69%[3, 15, 27, 38]。即使是根治性切除后的肿瘤复发率仍很高（28%）。目前文献中的数据表明，对颅底脊索瘤行扩大切除术，5年生存率可以提高至80%或80%以上[3, 6, 12, 14, 15, 17, 19, 27, 36, 38, 39]。据报道，接受肿瘤全切除术的患者（55%～84%，5年平均差异为20.7%[36, 40]）比接受部分切除的患者（36%～64%）[3, 15, 21, 38, 39, 41]具有更高的无复发生存率。George等发现[19]，行肿瘤全切除手术的患者的死亡率和复发率分别为20.5%和28%，与之相比，行肿瘤部分切除的患者的死亡率和复发率则分别为52.5%和47.5%，这表明在他们的研究中，手术切除的程度是影响预后的主要因素。

根治性手术后的并发症发生率为26%～80%[4, 27]。术后并发症的死亡率为22.6%～60.3%，总死亡率为2.05%～7.85%[6, 15, 21, 27, 35, 38, 40]，28.6%术后出现永久性的神经功能受损[15]。脑神经的损伤常见，发生率为34.9%～80%[15, 21]，其中许多受损的脑神经功能在随访期间完全或部分改善[15, 21, 27]。其他并发症包括脑脊液漏（9.4%～30%）、脑膜炎（3.8%～10%）和脑积水（5.7%）[15, 21, 27]。对于接受肿瘤全部切除或部分切除术的患者，术后并发症并无差异[15, 17]。

（六）辅助放疗

一些基于SEER和NCA数据库信息的回顾性研究表明，术后放疗通常是提高生存率的一个因素[12–14]。一项用英文发表的系统综述研究报告了相同的结果。然而，这些研究涉及的患者为接受多种放射治疗或与放疗相关的手术患者，这些差异未进行分析，参考价值有限。

1. 常规放射治疗

通常认为脊索瘤对常规放疗具有相对抵抗性，并且放射治疗似乎不会增加生存期，因为使脊索瘤细胞死亡达到所必需的射线剂量，会出现严重的不良反应[11, 15, 24, 33, 34, 42]。在一篇文献综述中，Amichetti等报道了脊索瘤行常规放疗后5年和10年总体生存率为分别为53.5%和50.3%，5年和10年的局部肿瘤控制率分别为36%和23.8%。并发症的发生率，尤其是先前已存在的脑神经功能受损恶化的发生率，报道为0%～5%[42]。

2. 质子束或质子–光子束辐照

质子束放疗已经被证明是一项有价值的辅助治疗方法，可以提高肿瘤的局部控制率[4, 11, 15, 19, 38]。在核磁影像学随访观察中，在首次治疗时行扩大手术切除和用光子、质子或质子–光子束治疗的原发性脊索瘤患者5年和

10年肿瘤控制率分别为46%～88%和35%～60%[4, 6, 7, 11, 15, 21, 22, 42–45]，并且复发性肿瘤的5年和10年生存率分别为42%～54%和0%～31%[4, 6, 22, 43]。对于较小的肿瘤，光子、质子或质子–光子束治疗取得了很好的治疗效果（肿瘤体积小于25ml的所有患者，肿瘤受到很好控制，而肿瘤体积大于25ml只有56%得到控制）[30, 31]。因此，应尽可能地扩大手术切除范围，以便于最大限度地发挥放疗的效果。另一个重要的事实是，脊索瘤中肿瘤细胞死亡所需的放射剂量是67～82钴灰色当量（CGE）[4, 22, 30]。

据报道，光子、质子或质子–光子束放射治疗后的患者局部复发率是15%～33%（局部治疗失败的中位时间为32～60个月）[30, 44, 46]。3年内的局部复发率是33%[30]，局部复发通常发生在肿瘤被脑干、颈脊髓、视交叉和视神经等遮蔽的部位[45]。因此，外科医师应该尽最大的努力切除这些部位的肿瘤，以给予放疗科医师足够的空间使治疗区域均质化，并提供控制肿瘤所需的高剂量辐射[4]。质子束治疗的并发症包括视觉障碍（4.4%）、垂体功能不全（13%～25%）、脑神经功能受损（4.4%～7%）、辐射相关的颞骨坏死（5%～10%），以及对脑干的放射不良反应[15, 35, 42, 45]。临床和放射学上出现迟发性放射性坏死的特征性征象。

3. 立体定向分次放射治疗

与传统的分次放射治疗相比，立体定向放射外科（SRS）是一种提供基于光子聚焦点放射治疗的新技术，旨在实现最大放射生物学效应，为颅脊索瘤的治疗带来了新的前景。使用立体定向放射外科的疗效与使用质子束疗法的疗效相当[47]。立体定向放射外科可以通过使用Leksell伽马刀（Electa Inc, nori –cross, GA）来实现，它可以在一次从^{60}钴–源衰变中产生交叉发射光子辐射[48]，或者通过使用线性加速器技术来实现，如Accuray射波刀（Accuray, Sunnyvale, CA）或线性粒子加速器（LINCA）。

对现有伽马刀作为手术辅助的病例的数据进行分析表明，伽马刀治疗可以减缓或控制体积较小肿瘤（＜30ml）的进展[23, 49, 50, 51]。用伽马刀治疗的原发性脊索瘤患者的5年和10年总生存率分别为52%～84%，45.5%～67%，以及5年和10年局部肿瘤控制率范围，分别为21.4%～76%（平均56%）和18.2%～72%[27, 29, 31, 42, 48, 50]。未接受过分次放射治疗的患者在伽马刀治疗后5年的肿瘤控制率（93%）优于先前接受过分次放射治疗的患者[31, 48]。

射波刀允许使用大分割放疗方案治疗颅底脊索瘤，其优于单次分割放疗，可以向肿瘤输送非常高的剂量，同时减少对脑干和脑神经的毒性不良反应[26, 47]。Jian等报道使用射波刀治疗[2]，5年总生存率为52.5%，肿瘤控制欠佳原因与多次复杂手术切除、首次切除与射波刀治疗之间的时间较长，以及先前放疗无法控制疾病的进展复发等有关。

目前文献中的一些数据表明，5年生存率为40%～90%[26]。Debus等使用立体定向分割放射治疗颅底脊索瘤，报道肿瘤的5年总生存率和局部控制率分别为82%和50%，与此同时，永久性并发症发生率仅为2.2%[44]。

据报道，放射外科治疗脊索瘤患者的5年生存率为75%，局部肿瘤控制率为56%。并发症主要是放射性坏死和脑神经损伤，占病例的0%～33%（中位数为3%）[42]。用适形三维放疗或LINAC SRS治疗脊索瘤患者需要放射剂量达到67Gy以上才能控制肿瘤[4]。Menezes建议使用81Gy的剂量的光导大分割立体定向放射治疗方法[4]。LINAC放射外科是一种低成本的良好替代方案，因为用于质子治疗的设备和设施，甚至是伽马刀和射波刀，都是非常昂贵的，并且在大多数中心都没有。

4. 带电粒子疗法

带电粒子，如氦、氖和最新的碳粒子，已被用于治疗颅脊索瘤患者。Berson 等使用氦粒子治疗脊索瘤[23]，报道了 5 年生存率和局部控制率分别为 55% 和 45%，并发症发生率为 17%。卡斯特罗等使用氦和氖粒子治疗脊索瘤，5 年总生存率和局部控制率分别为 75% 和 63%[49]。碳离子的使用为这种治疗方式带来了新的热潮，因为它们可以结合质子的物理优势和较高的生物有效性[42]，5 年内的总生存率和局部控制率分别为 66.6% ～ 88.5% 和 54% ～ 70%，10 年总体生存率为 75%，随访期间复发率为 35%[52, 53]。年龄大于 48 岁且肿瘤体积小于 75ml 的患者总体生存率和无复发生存率均较好。这些结果与用质子疗法获得的结果相当。

（七）化学疗法

脊索瘤对常规化学治疗药物不敏感[37]。脊索瘤的分子谱显示它们过表达几种酪氨酸激酶受体（TK），如血小板衍生的生长因子受体（PDGFRB，PDGFRA）、KIT 受体、表皮生长因子受体（EGFR），以及 C-MET[37, 54-56]。对于少数已处于疾病晚期的患者，使用 TKRS 的多靶点抑制药 [血管上皮生长因子受体（VEGFR）1 和 3]、PDGFRA、PDGFRB、KIT、FLT3、RET 和 Csf-1，如伊马替尼和舒尼替尼，以及西妥昔单抗、吉非替尼、厄洛替尼和拉帕替尼等 EGFR 抑制药，对这些肿瘤有一定的抑制作用[37, 54-56]。抗 PDGFR 药在脊索瘤患者中表现出更高的活性，并且可能与其他 TKR 抑制药组合的 EGFR 抑制药在脊索瘤的靶向治疗中占有一席之地[56]。然而，有必要进行新的转化医学和临床研究，招募更多的患者。

（八）遗传改变

已有研究描述了颅底脊索瘤患者中表现出遗传异常[15, 16, 18, 57]。然而，早期研究报道，除了核型异常患者的复发率较高外，这些遗传学异常与预后无关[15, 58]。

最新的专门研究报道，一些基因如 p53 和 T 基因（Brachyury）的存在以及其他基因的获得或丧失与预后相关。p53 基因被称为基因组的“守护者”，它在细胞周期的调节中发挥多种功能，当 DNA 被破坏时诱导可逆的细胞周期停滞或细胞凋亡。p53 抑制功能丧失，细胞开始恶性进展[28]。T 基因（Brachyury）与几种引人注目的干细胞基因的调节有关，并且与促进人类其他癌症的上皮 – 间质转化有关。它在胚胎脊索的发育过程中起作用，在正常组织中不表达，但已知其在脊索瘤细胞中独特表达，使其成为脊索瘤和其他肿瘤的不同之处[37, 49, 60]。JHC7 细胞系中的 T 基因（Brachyury）沉默使细胞进一步分化，结果显示细胞衰老和生长完全停滞，并且不能在体外传代，表明在没有 T 基因（Brachyury）的情况下，丧失了致瘤能力。对正常细胞产生毒性破坏效应的概率较低，提示 T 基因（Brachyury）具有很大的潜力作为脊索瘤分子治疗的靶点[59]。

细胞周期蛋白依赖性激酶 4（CDK4）在细胞周期 G1-S 转换中具有重要作用，可对视网膜母细胞瘤抑制药起拮抗作用。Kitamura 等报道存在染色体 1p 缺失、染色体 1q 和 2q 获得、T 基因（Brachyury）的过表达和 T 基因的复制数增加的脊索瘤患者，无复发生存率较低[16]。在脊索瘤患者中，分别有 20% 和 28% 的 p53 和 CDK4 过表达，两种表达均与较低的总生存率相关[28]。

三、生活质量的影响因素

可通过使用功能预后量表，如 Karnofsky（KPS）和 Glas Gow 结果扩展量表（GOS E），分析了颅内脊索瘤患者在治疗后的神经系统受损的情况，评估颅内脊索瘤患者的生活质量。

据报道，脊索瘤患者的平均术前KPS评分范围为86～87.3，最后一次随访时的平均KPS评分为80～84[27, 39, 41]。据报道，在社区居住的颅底脊索瘤患者中，约有2/3在诊断后的不同时间进行评估时处于较高的功能状态（KPS＞70或Gose＞5）[8]。一些作者报道，在40%的脊索瘤患者中，使用KPS评估术后永久性功能恶化或改善，变化通常在10分以内[21]。然而，其他作者未发现经典型和软骨样脊索瘤患者手术后的KPS评分恶化，但7.5%的患者因切除肿瘤而出现功能状态恶化，且没有得到改善[15]，表明用KPS评分评价轻微功能恶化的敏感性不够。另外，5.6%的患者在术后前6个月因肿瘤再生或复发而出现功能恶化[15]。

最近，Diaz等通过对患者和护理人员在线完成的SF-36健康调查简表问卷调查评估了先前诊断为颅底脊索瘤的社区居民个体的健康相关生活质量（HRQOL）[31]。该问卷包括身体和心理残疾的问题。同时也用健康问卷-9（pq-9）评估了患者的焦虑和抑郁状态，并使用Zarit照顾负担量表（ZB1）来评估护理人员的主观负担水平。他们报道，患有颅底脊索瘤的患者的身体和心理健康SF-36量表评分低于美国人群的标准数值，与低级别胶质瘤和口腔癌幸存者的HRQOL表现相似。与脊髓损伤或中风患者相比，患有颅底脊索瘤的患者身体功能相关的生活质量更好。作者指出，这些发现并不意味着脊索瘤患者在日常生活中没有重要的身体障碍。事实上，脊索瘤患者的脑神经受损作为最常见的神经系统损伤，因此HRQOL（SF-36）测量工具可能不是最佳的衡量其生活质量受损程度的工具，因为SF-36不包含饮食、沟通能力、自尊感受和充足睡眠方面的内容[61]。在焦虑和抑郁方面，作者发现脑神经受损的脊索瘤患者抑郁症发生率比前述患者高出近5倍。他们通过PHQ-9量表测定没有发现脑神经受损与抑郁症、头痛之间的关系。作者发现抑郁症严重程度的唯一决定因素是在测定完成时表现出的感觉缺陷和整体功能状态。根据作者的说法，情绪可能更受颅底脊索瘤患者的感觉缺陷的影响，这些患者属于较年轻的患者群体。

Dias等观察到皮质类固醇/镇痛药与HRQOL和PHQ-9评分之间存在密切关联[8]。他们推测皮质类固醇的使用可能是肿瘤生长相关症状增加的后果，并表明应该根据这些患者的疼痛程度，并在手术干预后充分治疗疼痛。

Dias等的研究结果表明[8]，脊索瘤患者的HRQOL主要受以下因素影响：①神经功能缺损（感觉缺陷和肠/膀胱功能障碍）；②镇痛药物使用；③皮质类固醇的使用；④描述抑郁程度的PHQ-9评分。

吸烟对SF-36健康调查简表中的角色-情绪、社交功能和普通心理健康产生了负面影响[8]。使用行为矫正的戒烟计划改善了与身体健康和心理健康相关的生活质量[62]。因此，应鼓励对当前吸烟的脊索瘤患者实施戒烟计划。

Dias等推荐以下策略作为颅底脊索瘤患者综合护理计划的一部分：①在因肿瘤占位效应产生共济失调、运动无力、感觉缺陷或肠/膀胱功能障碍之前进行手术干预；②评估和优化术后治疗方法以及对慢性疼痛的治疗；③筛选抑郁症状并提供评估和治疗；④鼓励戒烟[8]。

由于生活质量与神经系统功能障碍直接相关，因此应考虑避免可能加剧步态障碍的干预措施，如导致小脑或脑干的萎缩，半规管的破坏以及第Ⅷ对脑神经的损害的干预措施。理想的措施是在因肿瘤占位效应产生共济失调、运动无力、感觉缺陷或肠/膀胱功能障碍之前进行外科手术，从而进一步提高这些患者的生活质量。因此，手术方式的选择、切除的范围、放射治疗的方式和剂量可能对患者的神经系统功能障碍发生率有显著的影响。

总之，已知的导致临床预后恶化的因素有患者年龄小于5岁和脊索瘤的去分化，而可以改善临床预后的因素有肿瘤的扩大切除和辅助放射治疗（质子和立体定向分割放疗）。分子研究表明，酪氨酸激酶抑制药、p53和T基因（Brachyury）抑制药将在脊索瘤的靶向治疗中占有一席之地。尽管如此，仍需进行新的转化医学和临床医学的研究。通过非常复杂的问卷调查（SF-36健康调查简表、PHQ-9和Zarit照顾负担量表）表明，神经系统功能障碍、镇痛药物使用、皮质类固醇的使用以及抑郁水平很大程度上影响脊索瘤患者的生活质量。

由于生活质量与神经系统功能障碍直接相关，因此应考虑避免可能加剧神经功能障碍的干预措施。因此，手术方式的选择、切除的范围、放射治疗的方式和剂量可能对患者的神经系统功能障碍发生率有显著的影响。

参考文献

[1] Heffelfinger MJ, Dahlin DC, MacCarty CS, Beabout JW. Chordomas and cartilaginous tumors at the skull base. Cancer. 1973; 32(2):410–420

[2] Jian BJ, Bloch OG, Yang I, Han SJ, Aranda D, Parsa AT. A comprehensive analysis of intracranial chordoma and survival: a systematic review. Br J Neurosurg. 2011; 25(4):446–453

[3] McMaster ML, Goldstein AM, Bromley CM, Ishibe N, Parry DM. Chordoma: incidence and survival patterns in the United States, 1973–1995. Cancer Causes Control. 2001; 12(1):1–11

[4] Menezes AH. Clival and craniovertebral junction chordomas. World Neurosurg. 2014; 81(5–6):690–692

[5] Noël G, Feuvret L, Dhermain F, et al. [Chordomas of the base of the skull and upper cervical spine. 100 patients irradiated by a 3D conformal technique combining photon and proton beams]. Cancer Radiother. 2005; 9(3):161–174

[6] Tzortzidis F, Elahi F, Wright D, Natarajan SK, Sekhar LN. Patient outcome at long–term follow–up after aggressive microsurgical resection of cranial base chordomas. Neurosurgery. 2006; 59(2):230–237, discussion 230–237

[7] Menezes AH, Gantz BJ, Traynelis VC, McCulloch TM. Cranial base chordomas. Clin Neurosurg. 1997; 44:491–509

[8] Diaz RJ, Maggacis N, Zhang S, Cusimano MD. Determinants of quality of life in patients with skull base chordoma. J Neurosurg. 2014; 120(2):528–537

[9] Borba LA, Al–Mefty O, Mrak RE, Suen J. Cranial chordomas in children and adolescents. J Neurosurg. 1996; 84(4): 584–591

[10] Coffin CM, Swanson PE, Wick MR, Dehner LP. Chordoma in childhood and adolescence. A clinicopathologic analysis of 12 cases. Arch Pathol Lab Med.1993; 117(9):927–933

[11] Forsyth PA, Cascino TL, Shaw EG, et al. Intracranial chordomas: a clinicopathological and prognostic study of 51 cases. J Neurosurg. 1993; 78(5):741–747

[12] Bohman LE, Koch M, Bailey RL, Alonso–Basanta M, Lee JY. Skull base chordoma and chondrosarcoma: influence of clinical and demographic factors on prognosis: a SEER analysis.World Neurosurg. 2014; 82(5):806–814

[13] Chambers KJ, Lin DT, Meier J, Remenschneider A, Herr M, Gray ST. Incidence and survival patterns of cranial chordoma in the United States. Laryngoscope. 2014; 124(5): 1097–1102

[14] Jones PS, Aghi MK, Muzikansky A, Shih HA, Barker FG, II, Curry WT, Jr. Outcomes and patterns of care in adult skull base chordomas from the Surveillance, Epidemiology, and End Results (SEER) database. J Clin Neurosci. 2014; 21(9):1490–1496

[15] Colli B, Al–Mefty O. Chordomas of the craniocervical junction: follow–up review and prognostic factors. J Neurosurg. 2001; 95(6):933–943

[16] Kitamura Y, Sasaki H, Kimura T, et al. Molecular and clinical risk factors for recurrence of skull base chordomas: gain on chromosome 2p, expression of Brachyury, and lack of irradiation negatively correlate with patient prognosis. J Neuropathol Exp Neurol. 2013; 72(9):816–823

[17] Rachinger W, Eigenbrod S, Dützmann S, et al. Male sex as a risk factor for the clinical course of skull base chordomas. J Neurosurg. 2014; 120(6):1313–1320

[18] Almefty K, Pravdenkova S, Colli BO, Al–Mefty O, Gokden M. Chordoma and chondrosarcoma: similar, but quite different, skull base tumors. Cancer. 2007; 110(11):2457–2467

[19] George B, Bresson D, Bouazza S, et al. [Chordoma]. Neurochirurgie. 2014; 60(3):63–140

[20] O'Connell JX, Renard LG, Liebsch NJ, Efird JT, Munzenrider JE, Rosenberg AE. Base of skull chordoma. A correlative study of histologic and clinical features of 62 cases. Cancer. 1994; 74(8):2261–2267

[21] Gay E, Sekhar LN, Rubinstein E, et al. Chordomas and chondrosarcomas of the cranial base: results and follow–up of 60 patients. Neurosurgery. 1995; 36(5): 887–896, discussion 896–897

[22] Menezes AH, Traynelis VC. Tumors of the craniocervical junction. In: Winn H, ed. Youmans Neurological Surgery. Philadelphia, PA: Elservier; 2011:3114–3130

[23] Berson AM, Castro JR, Petti P, et al. Charged particle irradiation of chordoma and chondrosarcoma of the base of skull and cervical spine: the Lawrence Berkeley Laboratory experience. Int J Radiat Oncol Biol Phys. 1988; 15(3): 559–565

[24] Eriksson B, Gunterberg B, Kindblom LG. Chordoma. A clinicopathologic and prognostic study of a Swedish national series. Acta Orthop Scand. 1981; 52(1):49–58

[25] Rich TA, Schiller A, Suit HD, Mankin HJ. Clinical and pathologic review of 48 cases of chordoma. Cancer. 1985; 56(1):182–187

[26] Jiang B, Veeravagu A, Lee M, et al. Management of intracranial

and extracranial chordomas with CyberKnife stereotactic radiosurgery. J Clin Neurosci. 2012; 19(8):1101–1106

[27] Ouyang T, Zhang N, Zhang Y, et al. Clinical characteristics, immunohistochemistry, and outcomes of 77 patients with skull base chordomas. World Neurosurg. 2014; 81(5–6):790–797

[28] Yakkioui Y, Temel Y, Creytens D, et al. A comparison of cell-cycle markers in skull base and sacral chordomas. World Neurosurg. 2014; 82(1–2):e311–e318

[29] Ito E, Saito K, Okada T, Nagatani T, Nagasaka T. Long-term control of clival chordoma with initial aggressive surgical resection and gamma knife radiosurgery for recurrence. Acta Neurochir (Wien). 2010; 152(1):57–67, discussion 67

[30] Hug EB, Loredo LN, Slater JD, et al. Proton radiation therapy for chordomas and chondrosarcomas of the skull base. J Neurosurg. 1999; 91(3):432–439

[31] Kano H, Iqbal FO, Sheehan J, et al. Stereotactic radiosurgery for chordoma: a report from the North American Gamma Knife Consortium. Neurosurgery. 2011; 68(2):379–389

[32] Menezes AH, Traynelis VC. Tumors of the craniocervical junction. In: Youmans JR, ed. Neurological Surgery. Vol 4. Philadelphia, PA: WB Saunders; 1996:3041–3072

[33] Raffel C, Wright DC, Gutin PH, Wilson CB. Cranial chordomas: clinical presentation and results of operative and radiation therapy in twenty-six patients. Neurosurgery. 1985; 17(5):703–710

[34] Amendola BE, Amendola MA, Oliver E, McClatchey KD. Chordoma: role of radiation therapy. Radiology. 1986; 158(3):839–843

[35] Al-Mefty O, Borba LA. Skull base chordomas: a management challenge. J Neurosurg. 1997; 86(2):182–189

[36] Di Maio S, Temkin N, Ramanathan D, Sekhar LN. Current comprehensive management of cranial base chordomas: 10-year meta-analysis of observational studies. J Neurosurg. 2011; 115(6):1094–1105

[37] Walcott BP, Nahed BV, Mohyeldin A, Coumans JV, Kahle KT, Ferreira MJ. Chordoma: current concepts, management, and future directions. Lancet Oncol. 2012; 13(2):e69–e76

[38] Crockard HA, Cheeseman A, Steel T, et al. A multidisciplinary team approach to skull base chondrosarcomas. J Neurosurg. 2001; 95(2):184–189

[39] Sen C, Triana AI, Berglind N, Godbold J, Shrivastava RK. Clival chordomas: clinical management, results, and complications in 71 patients. J Neurosurg. 2010; 113(5):1059–1071

[40] Di Maio S, Rostomily R, Sekhar LN. Current surgical outcomes for cranial base chordomas: cohort study of 95 patients. Neurosurgery. 2012; 70(6):1355–1360, discussion 1360

[41] Pamir MN, Kiliç T, Türe U, Ozek MM. Multimodality management of 26 skullbase chordomas with 4-year mean follow-up: experience at a single institution. Acta Neurochir (Wien). 2004; 146(4):343–354, 354

[42] Amichetti M, Cianchetti M, Amelio D, Enrici RM, Minniti G. Proton therapy in chordoma of the base of the skull: a systematic review. Neurosurg Rev. 2009; 32(4):403–416

[43] Carpentier A, Polivka M, Blanquet A, Lot G, George B. Suboccipital and cervical chordomas: the value of aggressive treatment at first presentation of the disease. J Neurosurg. 2002; 97(5):1070–1077

[44] Debus J, Schulz-Ertner D, Schad L, et al. Stereotactic fractionated radiotherapy for chordomas and chondrosarcomas of the skull base. Int J Radiat Oncol Biol Phys. 2000; 47(3):591–596

[45] Noël G, Feuvret L, Calugaru V, et al. Chordomas of the base of the skull and upper cervical spine. One hundred patients irradiated by a 3D conformal technique combining photon and proton beams. Acta Oncol. 2005; 44(7):700–708

[46] Austin-Seymour M, Munzenrider J, Goitein M, et al. Fractionated proton radiation therapy of chordoma and low-grade chondrosarcoma of the base of the skull. J Neurosurg. 1989; 70(1):13–17

[47] Tomasello F, Conti A. Chordomas: what's new? World Neurosurg. 2014; 82(5):610–611

[48] Kano H, Lunsford LD. Stereotactic radiosurgery of intracranial chordomas, chondrosarcomas, and glomus tumors. Neurosurg Clin N Am. 2013; 24(4):553–560

[49] Castro JR, Linstadt DE, Bahary JP, et al. Experience in charged particle irradiation of tumors of the skull base: 1977–1992. Int J Radiat Oncol Biol Phys. 1994; 29(4):647–655

[50] Hasegawa T, Ishii D, Kida Y, Yoshimoto M, Koike J, Iizuka H. Gamma Knife surgery for skull base chordomas and chondrosarcomas. J Neurosurg. 2007; 107(4):752–757

[51] Kondziolka D, Lunsford LD, Flickinger JC. The role of radiosurgery in the management of chordoma and chondrosarcoma of the cranial base. Neurosurgery.1991; 29(1):38–45, discussion 45–46

[52] Schulz-Ertner D, Karger CP, Feuerhake A, et al. Effectiveness of carbon ion radiotherapy in the treatment of skull-base chordomas. Int J Radiat Oncol Biol Phys. 2007; 68(2):449–457

[53] Uhl M, Mattke M, Welzel T, et al. Highly effective treatment of skull base chordoma with carbon ion irradiation using a raster scan technique in 155 patients: first long-term results. Cancer. 2014; 120(21):3410–3417

[54] Akhavan-Sigari R, Abili M, Gaab MR, et al. Immunohistochemical expression of receptor tyrosine kinase PDGFR-alpha, c-Met, and EGFR in skull base chordoma. Neurosurg Rev. 2015; 38(1):89–98

[55] de Castro CV, Guimaraes G, Aguiar S, Jr, et al. Tyrosine kinase receptor expression in chordomas: phosphorylated AKT correlates inversely with outcome. Hum Pathol. 2013; 44(9):1747–1755

[56] Stacchiotti S, Tamborini E, Lo Vullo S, et al. Phase II study on lapatinib in advanced EGFR-positive chordoma. Ann Oncol. 2013; 24(7):1931–1936

[57] Eisenberg MB, Woloschak M, Sen C, Wolfe D. Loss of heterozygosity in the retinoblastoma tumor suppressor gene in skull base chordomas and chondrosarcomas. Surg Neurol. 1997; 47(2):156–160, discussion 160–161

[58] Mitchell A, Scheithauer BW, Unni KK, Forsyth PJ,Wold LE, McGivney DJ. Chordoma and chondroid neoplasms of the spheno-occiput. An immunohistochemical study of 41 cases with prognostic and nosologic implications. Cancer. 1993; 72(10):2943–2949

[59] Di Maio S, Kong E, Yip S, Rostomily R. Converging paths to progress for skull base chordoma: review of current therapy and future molecular targets. Surg Neurol Int. 2013; 4:72

[60] Romeo S, Hogendoorn PC. Brachyury and chordoma: the chondroid-chordoid dilemma resolved? J Pathol. 2006; 209(2):143–146

[61] Ware JE, Jr. SF-36 health survey update. Spine. 2000; 25(24):3130–3139

[62] Sales MP, Oliveira MI, Mattos IM, Viana CM, Pereira ED. The impact of smoking cessation on patient quality of life. J Bras Pneumol. 2009; 35(5):436–441

第 30 章　儿童脊索瘤和软骨肉瘤

Chordomas and Chondrosarcomas in the Pediatric Population

Vassilios Tsitouras, William Halliday, James T. Rutka　著
李　健　译
简志宏　校

概　要

脊索瘤和软骨肉瘤为罕见肿瘤，尤其在儿童中。二者在临床症状及放射学表现方面，具有一定相似性，均生长缓慢，具有隐匿性，但在组织学来源及预后方面却不相同。主要治疗方案为保证安全情况下尽可能广泛切除肿瘤，随后行放射治疗，最理想的是质子束放疗。传统化疗作用有限，深入研究主要集中在针对特定基因、蛋白、信号通路的分子靶向治疗。

关键词：儿童，脊索瘤，软骨肉瘤，内镜，分子靶向，神经外科，质子束放疗，颅底

一、概述

根据免疫组化特征，脊索瘤和软骨肉瘤是不同类型肿瘤。两者在解剖学位置、临床表现、放射学表现和治疗选择等方面具有一定相似性[1]。虽然英文名称相似，但英文名称本身却也提示了两者组织学来源的不同。脊索瘤起源于残余的原始脊索，而软骨肉瘤则为软骨性肿瘤。

脊索瘤和软骨肉瘤均属罕见恶性肿瘤，与成人相比，两者在儿童中的发病率则更为罕见。在一项脊索瘤患者的分析研究中[2]，年龄调整后的发病率为 0.08/10 万，具有性别差异，男性更为普通（1.7/1），低于 40 岁人群中少见，平均确诊年龄为 58.5 岁。脊索瘤占全部颅内肿瘤的 0.1% ～ 0.2%[3]，原发性骨肿瘤的 1% ～ 4%[4]。儿童脊索瘤不足 5%[2]。儿童及青少年颅内脊索瘤占 4.5% ～ 15.2%[5]。传统认为，骶骨为最好发部位，其次为蝶枕骨区域及活动的脊椎。更大样本量的研究表明，上述三个部位的发生率基本一样[2, 6]，唯独在儿童患者中例外，超过 60% 肿瘤位于颅内[7]。

软骨肉瘤是继骨肉瘤之后第二常见的原发性骨恶性肿瘤[8]。最高发生率见于 50—69 岁。软骨肉瘤起源于软骨组织，在所有颅内占位性病变中占 0.15%，所有颅底肿瘤中占 6%[9]。与脊索瘤类似，软骨肉瘤在儿童中很少见。在一组对 109 名患者的分析中[1]，低于 17 岁患者中有 11 例脊索瘤，5 例软骨样脊索瘤，未见软骨肉瘤。

二、病理

1857年，Virchow首次描述了脊索瘤的显微特征，他强调细胞内特殊的气泡样结构并命名为“physaliphorous”[4]。之后该肿瘤起源于轴位骨骼中未分化残余脊索的观点被广泛接受。目前，针对其组织胚胎学特点，将其分为3型：①经典型或常规型，最常见，具有丰富黏液基质及典型空泡结构；②软骨样脊索瘤，具有经典型特征，其他区域具有软骨肉瘤样软骨组织；③未分化型，具有明显肉瘤样表现并伴有黏液基质的缺失[10]。Borba[5]等对儿童和青少年脊索瘤患者的研究表明，64.6%为经典型，13.5%为软骨样脊索瘤，22.4%为未分化型。每种类型的预后不同，经典型预后较好，而未分化型预后较差。最近对儿童患者的研究得出的结论与之前研究类似[11, 12]。因此，在手术切除之前得到直接且精确的病理诊断是至关重要的，这将决定进一步治疗方案及预后。最常见的方式为避免种植性转移的穿刺活检[4]。如果穿刺样本不具有代表性，明确的病理诊断也是不可能实现的。除了显微特征，一些免疫组织化学染色常用来辅助鉴别诊断。最常用的标记物为S100蛋白、细胞角蛋白、波形蛋白和上皮细胞膜抗原（EMA）。脊索瘤和软骨肉瘤都具有S100活性，以及上皮细胞标记物，如细胞角蛋白，而EMA可用来区分两者，但在小的穿刺活检样本中难以区分。此外，上述标记物在经典型脊索瘤和软骨样脊索瘤中均为阳性[1]（图30-1）。当前，最重要的脊索瘤特异性免疫组化标记物为Brachyury[13-15]，一种核转录因子，在中胚层后部和轴发育中起重要作用。

在脊索瘤的检测中，细胞角蛋白及Brachyury均阳性具有98%的敏感性和100%的特异性[16]。另一方面，一项日本研究表明，Brachyury阴性脊索瘤较阳性对照组预后较好[17]。更多的标记物被发现与预后相关，并且在儿童和成人患者中表现出差异性。MIB-1高表达，p53表达，INI1丢失者预后较差，而且在儿童患者中更加常见[18]。另外，一种常见于成人患者中，但只见于50%儿童患者的标记物为E-钙黏蛋白（E-cadherin）[19]。该蛋白的低表达更具有侵袭性和更高复发率，该情况在儿童脊索瘤中更为普遍。

最常见的软骨肉瘤类型为经典型，多于80%。主要特征为肿瘤细胞可产生透明或黏液状软骨。根据有丝分裂比例、细胞结构、细胞核大小和软骨基质的差别，进一步分为低级（Ⅰ）、中级（Ⅱ）和高级（Ⅲ）。其他类型的软骨肉瘤包括未分化型、间质型和透明细胞型[20]。颅内软骨肉瘤常为经典型，低到中级，间质型少见，更具有侵袭性，精确地区分上述类型是至关重要的。在一项2014年发表的病例报道中，一种融合基因HEYNCOA2被成功地用于鉴别一例10岁女孩的脊椎内间质型软骨肉瘤[21]。像骨肉瘤一样，软骨肉瘤可以是原发或者继发于良性软骨肿瘤。常见于Ollier病、Maffucci综合征和Paget病患者中。

三、临床表现

根据患者年龄和肿瘤部位，脊索瘤患者可表现出广泛的临床症状。脊索瘤被认为是一种缓慢生长的肿瘤，因此起始症状可以是非特异性且长期持续的。很少转移至肺、骨骼、皮肤和脑组织[4]。首次发病时，5%病例存在肿瘤转移，而在疾病晚期，转移率高达40%～65%。儿童患者中，肿瘤转移更常见于小于5岁患儿[5]。

（一）斜坡－蝶骨－枕骨肿瘤

该区域为儿童脊索瘤的最常见部位。持续生长的肿瘤破坏斜坡，而在晚期病例中，可进一步破坏上段颈椎。向前方侵犯咽部，向后方

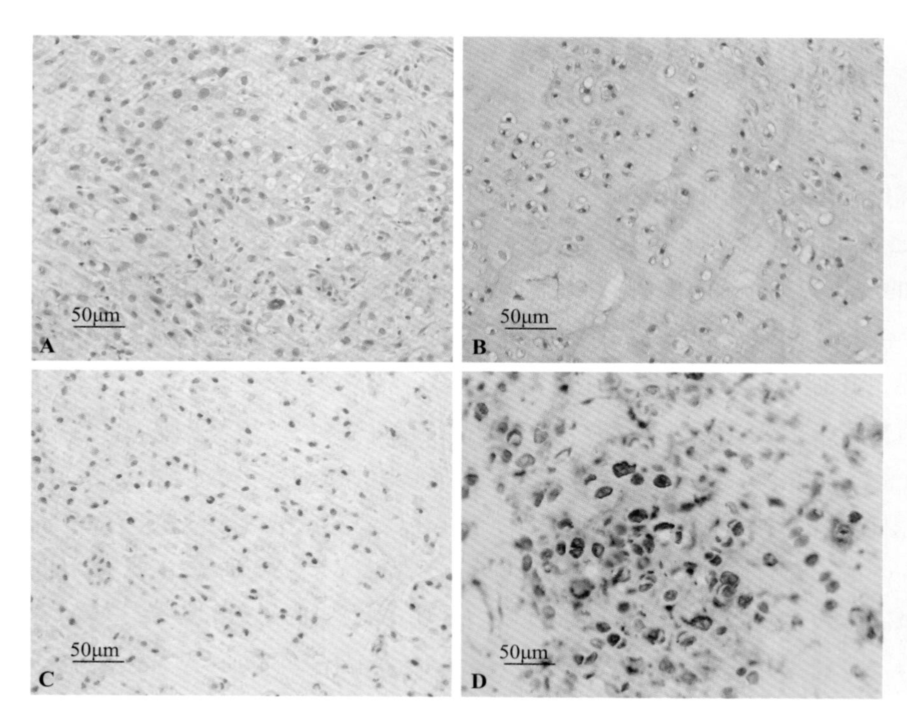

◀ **图 30-1** 脊索瘤（A）和软骨细胞瘤（B）的 HE 染色具有相似性。基于 Brachyury 染色的脊索瘤（C）和基于 D2-40 染色的软骨肉瘤（D）可进行明确诊断

压迫脑干。该肿瘤还可向下生长入椎管内，向侧方进入颈三角，然后进入颅内，严重侵犯重要的神经血管结构。对于年长儿童，主要症状为颈痛、头痛和复视，上述症状可持续数月甚至数年。侵犯后组脑神经可表现为吞咽困难、构音困难、流涎、斜颈和反复呼吸道感染。向上扩展至鞍区、鞍旁将产生视力及内分泌功能障碍，但这种情况在儿童脊索瘤患者中罕见。患者常首先就诊于耳鼻咽喉科，咨询是否需行扁桃体腺切除术和腺样体切除术。一些患儿表现出鼻出血、打鼾和鼻塞。确诊鼻咽部肿块促使患者进一步检查。详细的临床检查可解释其他脑神经麻痹，如动眼神经和外展神经，较少累及前庭蜗神经，主要见于晚期患者，表现为耳聋。长传导束症状和体征（四肢麻痹、共济失调）是脑干受累的常见并发症。在更小的儿童患者中，颅高压症状更为普遍，脑脊液通路受阻或静脉梗阻导致脑积水。发育停滞、营养不良、重要发育事件的缺失，以及整体运动能力的减退，尤其是头部承重和平衡功能障碍，是学步时期儿童患者的主要表现。某些患儿表现出一些不常见的症状，如胸腔积血、驼背、皮肤红斑并伴发结节性硬化和神经纤维瘤病 [5]。

（二）活动脊椎和骶尾部肿瘤

必须重申的是，这些肿瘤缓慢的生长方式使其具有隐袭的症状。首发症状为局部深处疼痛，晚期根据受累脊椎节段，表现出相应的神经根病。颈椎肿瘤可向前方增殖引起喉部刺激症状，如发音困难、食道梗阻和 Horner 综合征 [22]。根据累及不同的脊椎节段，肠道和膀胱的功能不可逆地受到伤害。年幼儿童的骶骨脊索瘤的确诊很难。一般情况下，肿瘤起源于 S_2 或者 S_3 水平以下，向前生长至盆腔。受限于骶前韧带，病灶很少侵入盆腔脏器 [23]，因此，在产生症状之前，肿瘤可生长到很大体积，严重便秘可能是首发症状。远端肠管检查在早期诊断中至关重要，常可检查到一个实性的、质硬的骶骨前包块。在婴幼儿中，骶尾部脊索瘤和软骨肉瘤可表现为臀部突起的肿物。

四、影像学表现

放射平片是单纯颈部钝痛或者背部疼痛，无任何神功能障碍患儿的首选检查方式。单纯依靠放射平片来精确诊断脊索瘤或者软骨肉瘤是几乎不可能的，但可以间接揭示一些问题，如正常颅颈交界测量值的改变或者半脱位等不难发现。气管移位和鞍区正常结构消失也常可通过平片显现。活动脊椎的侧弯经常是神经受压所致。在骶骨区域，精确评估骨骼结构更加困难。目前，任何可致神经功能障碍病变均应考虑进一步影像学检查，最理想的当属磁共振（MRI）。除了提供肿瘤特征外，MRI 还可以辅助手术方案制定、神经导航等。也可以鉴别缺血性疾病、脊髓病和脊髓空洞症等。如果计划行椎管后开放并椎体融合手术时，外科医师应考虑到术后复查 MRI 会出现伪影。CT 是骨性病灶的理想检查方法。脊索瘤表现为囊性病灶。CTA 则可检测重要血管的通畅性以及与病灶之间关系。术前行 DSA 同样可以检测血管结构，并可以选择性栓塞供血动脉，以减少术后出血。另外，DSA 还可以对肿瘤切除中可能涉及某个重要血管行球囊阻塞实验。

五、治疗

（一）手术

手术在儿童脊索瘤的治疗中极为重要。放、化疗对该肿瘤作用有限，因此有必要行积极手术，切至正常边界，才能使术后死亡率降到最低。然而，由于肿瘤位置深在，且毗邻重要神经血管结构，这样的目标往往很难达到。由于该肿瘤在儿童人群中的罕见性，很难总结出安全、合适的治疗策略。目前大多数证据来源于小样本病例报道，所能提出的治疗方案也往往是基于患者自身特点以及多学科治疗团队的经验。

1. 骶尾部和活动脊椎脊索瘤

一篇 2011 年的综述报道的儿童骶尾部脊索瘤少于 25 例[23]，手术结合放疗是最常见的治疗方案，但预后很差。Kayani 等回顾性分析了骶骨脊索瘤的手术策略[24]，发现肿瘤体积大（直径大于 5 ～ 10cm）、未分化、向头侧生长显著等因素与肿瘤复发、存活率降低等相关。手术方案根据成人患者的资料进行调整，以达到儿童患者的需要。广泛的一期手术切除伴随严重出血对于儿童患者来说是不容许的。大范围骨切除可能对生长中的骨骼造成不良影响。在行椎体后切开并融合手术时，外科医师应时刻想着儿童脊椎的生长情况。从肿瘤学角度考虑，骶骨扩大切除是理想的手术方案。肿瘤包膜应该保持完整，这可将肿瘤细胞播散和局部复发的可能性降到最低[4]。手术切除的激进程度应该遵循肿瘤学多学科共识。所有可能的风险、获益均应向患儿及其家庭解释清楚。对于晚期病例，手术的目的应该是疼痛控制和减少肿瘤体积，为接下来的放、化疗创造条件。后入路适用于 S_3 及以下节段的肿物，这些部位的肿物内脏受损的风险增加。对于 S_3 以上节段的肿物，应选择前后联合入路[24]。当 S_2 神经根保存时，膀胱和肠道功能有 50% 的可能保持正常，如果有一根 S_3 神经根被额外保留，上述可能性将明显提高[4]。一篇 2014 年的病例报道描述了 1 例成人软骨肉瘤患者进行整体骶骨切除并重建骨盆环的远期疗效。术者术中对载瘤骶骨行体外高剂量放疗，再放回原位置[25]。对于侵犯活动椎体的病灶，相同原则一样适用。目的是最激进程度地切除并最大限度保存功能，大多数情况下采用前后联合入路。

2. 蝶 – 枕脊索瘤

儿童患者中，大部分脊索瘤位于蝶 – 枕区。颅底肿瘤在儿童人群中是罕见的，这类肿瘤患者应该在具有丰富经验的临床中心接受治疗。成人颅底神经外科医师应该参与由小儿神经外科医师、耳鼻咽喉医师、整形－颌面部外科医师和经验丰富的麻醉科医师组成的治疗团队。目的是在安全情况下尽量切除肿瘤："首先不能造成伤害"。经验欠丰富的外科医师很难全切或近全切肿瘤。外科技术的进步已经提高了儿童颅底肿瘤的切除率。内镜、神经导航、神经监测、术前栓塞、局部皮瓣修复技术以及漂亮的脊椎融合等为脊索瘤的手术切除提供了更多的手段。

术前详细的 CT 和 MRI 扫描是确定肿瘤位置和周围结构的基础。联合 CTA 和 MRI 对于神经导航非常有用[26]，这将指导手术入路的选择。如果有必要，手术可分两期或者多期进行，例如前后联合入路（或前 / 外侧联合入路）病例，或者手术预期时间超过 8 ～ 10h[27]。儿童患者对过量失血的耐受性差，术前行 DSA 并小心栓塞肿瘤供血动脉可尽量减少失血量。

经口入路可更大地显露斜坡和上颈部区域手术视野[28]。柔软的软腭经常被从中线处分开，以接近斜坡的上方。小心的舌牵引可增加显露至 C_2 椎体。而要到达更低的位置如 C_3/C_4 水平，则有必要劈开下颌骨和舌头。如果存在活动性口腔感染、张口受限（小于 25mm）、固定的颈椎弯曲畸形，应避免采取该入路。最后，如果计划在后正中入路中行颅颈融合，则必须同时行经口入路。其他儿童颅底肿瘤入路与成人类似，如额下入路、翼点眶颧入路、颞下入路、远外侧入路及其向侧方、后方的扩展入路。尽管入路类似，儿童与成人之间还是存在较多差异，儿童颅底较浅，窦发育欠成熟，使得接近深部肿物更加容易[29]。与成人中女性患者更为常见相反，儿童中以男性患者为主[30]，可能的解释是成人中脑膜瘤患病率更高。儿童具有更清晰的组织界面，尤其在颅面部病例中，这使得外科分离和全切率更高，因此与成人的反复手术不同，需努力尝试一次性手术切除儿童肿瘤。

内镜经鼻入路（EEAs）已广泛应用于儿童神经外科，其安全性和有效性已在成人患者中证实，儿童患者中亦有令人鼓舞的预后报道[31-33]。新的内镜、神经导航以及神经外科医师经验的提升允许安全积极的手术切除。儿童颅底肿瘤的传统挑战，如工作区域狭小、较小的颅底、组织气化不全等，现在已经没那么重要[31]。与经典颅底显微外科手术相比，儿童患者内镜经鼻入路的优势在于微侵袭性，尤其考虑到对正在发育中的面部骨骼、牙齿的保护、脑组织牵拉减少和住院时间缩短[34]。还有一篇报道采用内镜经鼻入路后，可降低术后放疗的需要[35]。经验丰富的临床中心的术后并发症发生率自然相对较低，脑脊液漏发生率占 10.5%[31]，而采用带蒂皮瓣还可显著降低该比例。对于向视神经外侧扩张，以及扩展鼻腭平面以下的颅底中线肿瘤，内镜经鼻入路则受限[27]。向侧方、后方扩增的病灶需要分期手术或者采取联合入路。气化不良的鼻窦和发育不全的儿童颅底可能导致解剖标志不清和定位困难[31]，精确的神经导航和术者经验对于克服这些困难极有帮助。

（二）化疗

传统化疗在治疗儿童脊索瘤方面效果有限。一些治疗中心根据有限的资料对患者行个体化治疗，以达到最小不良反应。对于新诊断的，术前术后快速生长的实质肿块，个体化化疗可以作为一个治疗方案。另外对于转移病灶，根据患者病情及期望值可进行化疗[36]。激进化疗可能对高分化脊索瘤有一定效果。同样的，化疗对软骨肉瘤的效果与病理类型有关。经典型和未分化型效果最小或中度有效，而间质型效果较好[37]。

目前深一步的研究主要集中在脊索瘤的分子生物学，寻找一些靶向基因、蛋白和信号通路。最早的尝试之一是用络氨酸激酶抑制药（TKIs）拮抗血小板衍生生长因子受体（PDGFRB 和 PDGFRA）和 KIT 受体[38]。研发成熟的 TKI 是伊马替尼，但在儿童脊索瘤患者中证据十分有限。另外一种信号通路涉及表皮生长因子受体（EGFR），相关的抑制药包括：西妥昔单抗、吉非替尼和埃罗替尼[36]。2012 年，Diaz 等采用高分辨全基因组测序检测了 21 例颅底脊索瘤，发现染色体 9p 缺失（涉及 CDKN2A, CDKN2B 和 MTAP）伴随肿瘤抑制因子“脆性组氨酸三联体（fragilehistidine triad）”表达缺失，对脊索瘤的病理起源和治疗具有重要的提示作用[39]。

整体人群中，尤其是儿童中脊索瘤的罕见性，影响了对新治疗模式的评估。体外实验和未来的临床试验是基于新细胞系（脊索瘤有 U–CH1,U–CH2, 和 JHC7，软骨肉瘤有 U–CS2）的发展[40]，通过新的细胞扩增技术，如异体种植[41]和分化疗法（differentiationtherapies）[42]。一些正在进行的公开实验在研究 EFGR、Brachyury 和低氧疗法等对脊索瘤的疗效，不过这些实验均集中在成人群体[43]。

（三）放射治疗

激进手术切除后局部放疗是目前实质性脊索瘤的主流治疗方案。靶区的放疗剂量由解剖位置决定。与斜坡和脊柱相比，骶尾部可以耐受更高剂量。过去，单纯传统体外放疗是作为次选的，放疗剂量为 40 ～ 60Gy，肿瘤 5 年控制率为 10% ～ 40%[36]。整体上，80Gy 的剂量将导致放疗诱导性脊髓病，而 70Gy 是目前脊索瘤的标准剂量。放疗对成人的影响在儿童身上被放大了[44]。晚期影响的严重性根据患儿年龄、受累器官数量和放疗剂量而不同。然而成人的影响在 2 ～ 4 年中显现，但在儿童中可能发生在治疗后 5 ～ 10 年，甚至更晚。智力和社会行为障碍和面部发育障碍是常见的儿童患者脑部放疗后遗症。

高剂量质子和带电荷分子（碳或氦）被称为高能强子，它们可以携带更高剂量放射至肿瘤，而到达周围正常结构的剂量可降至很低[36]。质子放疗对于残余颅底脊索瘤和软骨肉瘤非常有效，5 年局部控制率分别为 76% 和 92%[45]。具有显著控制的残余肿瘤体积的阈值为 25ml。在一项儿童脊索瘤和软骨肉瘤的研究中，术后行分级光点扫描（fractionated spot–scanning）质子疗法，保守统计 5 年局部控制率脊索瘤为 81%，软骨肉瘤为 80%[46]。其他提高剂量的方案有强度调节放疗方案（intensity–modulatedradiation therapy，IMRT）和立体定向放疗（stereotacticradiosurgery，SRS）[36]。SRS 被证实对于小的残余脊索瘤非常有效，尤其对于年轻患者，5 年局部控制率达 80%[47]。

六、危重儿童医院脊索瘤分布统计

1987—2013 年，9 名患者在危重儿童医院（Hospital of Sick Children）行手术治疗。女孩 6 名，男孩 3 名。年龄范围 4.5—13 岁（平均 9.6 岁）。所有肿瘤均位于斜坡和上颈段。表 30–1 总结了上述病例的治疗及预后。

（一）临床表现

最常见的神经学表现为脑神经障碍，其中 6 例具有后组脑神经和外展神经障碍。2 例具有锥体束征，其他症状和体征有颈痛（5/9）、打鼾和鼻塞（2/9）、反复呼吸道感染（2/9）。症状和体征的平均持续时间为 17.6 个月（或 1.5 年）。所有病例发病时均未发现肿瘤转移。表 30–2 总结病例的临床表现和持续时间。

（二）治疗

8 名患者在治疗前进行了穿刺活检，其中 2 例无法得出结论，5 例活检通过经口入路，1

表 30-1 危重儿童医院（Hospital for Sick Children）中儿童脊索瘤的处理

患者	年龄（岁）	肿瘤位置	手术入路	切除程度	病理	辅助治疗	结果 / 随访（月）
1	11.5	斜坡	EEA	部分活检	经典型	PB	良好 /17
2	10.5	C_3 ～ C_4	右颈前外侧	GTR	经典型	CRT	良好，需要融合手术 /21
3	10	斜坡至 C_2	TSO–TSP	GTR	非典型*	CRT	DOD/38
4	10	C_1 ～ C_3	TSO–TSP–TSM	GTR	经典型	CRT	良好 /102
5	11	斜坡	TSO–TSP–TSM	Partial	非典型*	CRT	DOD/15
6	10	C_1 ～ C_3	后正中 – 椎板切除 – 融合	Partial	非典型	Chemo	DOD/4
7	6	上斜坡	左颞下	部分活检	经典型	PB	良好，GHI/145
8	4.5	斜坡	TSO–TSP	GTR	经典型	CRT	存活，鼻音，GHI/177
9	13	斜坡	TSO–TSP	次全切	经典型	CRT	存活，鼻音，/54

Chemo. 化疗；CRT. 传统放疗；DOD. 死于疾病；EEA. 内镜经鼻入路；GHI. 生长激素不足；GTR. 全切除；PB. 质子束放疗；TSM. 经下颌；TSO. 经口；TSP. 经腭；*. 部分区域软骨样分化

表 30-2 临床表现以及症状和体征的持续时间

患者	神经学症状和体征	其他症状和体征	症状和体征持续时间
1	右外展神经麻痹	无	3 周
2	无	颈部、上肢疼痛	2 周
3	无	颈部疼痛	非常长
4	后组脑神经麻痹	打鼾、反复呼吸道感染	2 年
5	左侧后组脑神经麻痹，右侧锥体束征	颈部疼痛、鼻塞、斜颈	1 年
6	左手乏力（4/5 级），双臂刺痛	颈部疼痛、僵直	8 个月
7	左外展神经麻痹	无	2 个月
8	双侧面瘫，后组脑神经麻痹	反复呼吸道感染	2 年
9	无	打鼾、鼻塞、颈部疼痛	5 年

例经蝶骨入路，1 例经颈部后正中入路。2 例患者行术前 DSA 检查，其中 1 例同时行供血动脉栓塞（9 号患者，术前 3 天）。最常用的手术入路为经口 – 腭入路（5/9），（表 30–1，图 30–2），其中 2 例同时做了下颌骨分离（病例 4 和病例 5）。一名耳鼻咽喉或者整形 – 颌面部外科医师辅助病灶的初始暴露和之后的创面关闭。剩余病例的手术入路分别为 1 例颈部后正中入路，1 例左侧颞下入路，1 例右侧颈前外侧入路，1 例内镜经鼻蝶入路（最近的病例，病例 1）。3 例患者的肿瘤侵犯了硬膜。4 例做到了全切除（44%），1 例次全切除，其余 4 例部分切除并

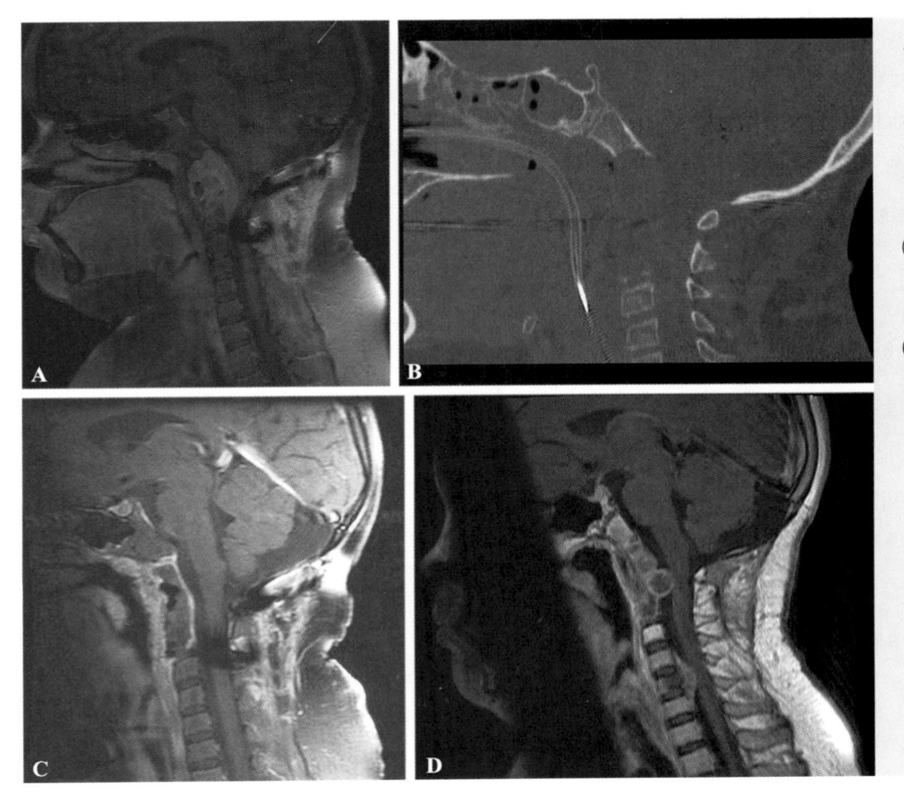

◀ 图 30-2 **病例 3（表 30-1），10 岁斜坡脊索瘤男性患儿**

外院行经口入路活检和后融合，并予以激素治疗，6 周后因明显的类库欣综合征就诊（A）。通过经口入路，从前方移除 C_1 前弓，从后方移除 C_2 椎体，全切肿瘤。术后 CT（B）和 MRI（C）。11 个月后，经过立体定向放疗后，可见明显的局部和远处转移灶（D）

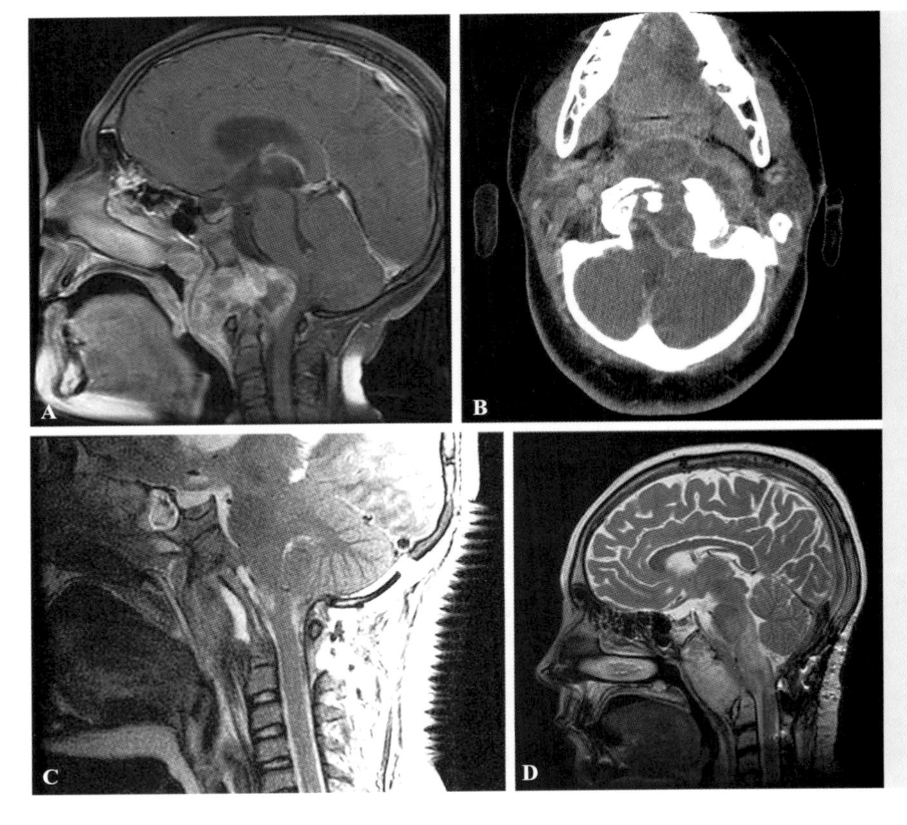

◀ 图 30-3 **病例 5（表 30-1），11 岁斜坡脊索瘤女性患儿**

MRI 矢状位（A）和 CT 轴位（B）显示肿瘤向前后扩展使得骨质破坏并脑干扭曲。她接受了两次分期手术，首先通过经口 - 下颌入路，1 个月后采用左侧远外侧入路，随后进行枕颈融合，次全切除肿瘤（C）。14 个月后的 MRI 矢状位扫描显示肿瘤局部复发（D）

减压。1 例患者术后出现了左侧偏瘫（肌力 4 级），之后逐渐缓解。1 名患者出现双侧面神经麻痹，另外 1 例出现了脊髓病，进行性驼背，需要使用 Halo vest 支架固定和牵引（病例 6）。4 名患者采用了枕颈融合术。

（三）病理及辅助治疗

本组肿瘤大部分病例为经典型（6/9），2 例为非典型脊索瘤，具有软骨样分化区域，1 例尤为不典型。后 3 例患者均死亡，平均生存期为 19 个月。肿瘤术后迅速进展，治疗上除了放疗，还联合应用了伊马替尼（病例 3）和曲贝替定（病例 5）（图 30–3）。另外，1 例非典型病例接受了低剂量依托泊苷和放疗，但由于病情迅速恶化，放疗只进行了 5 次，该患者于诊断后 4 个月死亡。总体上，所有患者术后均接受了放疗，其中 2 例为质子束放疗。

（四）结果

平均随访时间为 63.7 个月（5.3 年）（表 30–1）。3 例患者死于该疾病（33%），其余患者预后较好。2 例患有放疗后生长激素缺乏，予以替代治疗。2 号患者近期需进行融合手术。8 号和 9 号患者生存良好但患有过重的鼻音，其中 1 例有双侧面瘫，另 1 例有腭咽闭合不全。

七、结论

在儿童人群中，脊索瘤和软骨肉瘤是罕见的颅底和脊柱病变。我院的病例总结与文献中相似，强调了成人和儿童病例的区别。强烈希望在分子遗传学和生物学方面取得更多进展，为我们提供新的治疗方案，改善患儿预后并延长患儿生命。

参考文献

[1] Almefty K, Pravdenkova S, Colli BO, Al–Mefty O, Gokden M. Chordoma and chondrosarcoma: similar, but quite different, skull base tumors. Cancer. 2007; 110(11):2457–2467
[2] McMaster ML, Goldstein AM, Bromley CM, Ishibe N, Parry DM. Chordoma: incidence and survival patterns in the United States, 1973–1995. Cancer Causes Control. 2001; 12(1):1–11
[3] Dhall G, Traverso M, Finlay JL, Shane L, Gonzalez–Gomez I, Jubran R. The role of chemotherapy in pediatric clival chordomas. J Neurooncol. 2011; 103(3):657–662
[4] Walcott BP, Nahed BV, Mohyeldin A, Coumans JV, Kahle KT, Ferreira MJ. Chordoma: current concepts, management, and future directions. Lancet Oncol. 2012; 13(2):e69–e76
[5] Borba LA, Al–Mefty O, Mrak RE, Suen J. Cranial chordomas in children and adolescents. J Neurosurg. 1996; 84(4): 584–591
[6] Smoll NR, Gautschi OP, Radovanovic I, Schaller K, Weber DC. Incidence and relative survival of chordomas: the standardized mortality ratio and the impact of chordomas on a population. Cancer. 2013; 119(11):2029–2037
[7] Matsumoto J, Towbin RB, Ball WS, Jr. Cranial chordomas in infancy and childhood. A report of two cases and review of the literature. Pediatr Radiol. 1989; 20(1–2):28–32
[8] Giuffrida AY, Burgueno JE, Koniaris LG, Gutierrez JC, Duncan R, Scully SP. Chondrosarcoma in the United States (1973 to 2003): an analysis of 2890 cases from the SEER database. J Bone Joint Surg Am. 2009; 91(5):1063–1072
[9] Korten AG, ter Berg HJ, Spincemaille GH, Van der Laan RT, Van de Wel AM. Intracranial chondrosarcoma: review of the literature and report of 15 cases. J Neurol Neurosurg Psychiatry. 1998; 65(1):88–92
[10] Chugh R, Tawbi H, Lucas DR, Biermann JS, Schuetze SM, Baker LH. Chordoma: the nonsarcoma primary bone tumor. Oncologist. 2007; 12(11):1344–1350
[11] Ridenour RV, III, Ahrens WA, Folpe AL, Miller DV. Clinical and histopathologic features of chordomas in children and young adults. Pediatr Dev Pathol. 2010; 13(1):9–17
[12] Hoch BL, Nielsen GP, Liebsch NJ, Rosenberg AE. Base of skull chordomas in children and adolescents: a clinicopathologic study of 73 cases. Am J Surg Pathol. 2006; 30(7):811–818
[13] Vujovic S, Henderson S, Presneau N, et al. Brachyury, a crucial regulator of notochordal development, is a novel biomarker for chordomas. J Pathol. 2006; 209(2):157–165
[14] Barresi V, Ieni A, Branca G, Tuccari G. Brachyury: a diagnostic marker for the differential diagnosis of chordoma and hemangioblastoma versus neoplastic histological mimickers. Dis Markers. 2014; 2014:514753
[15] Nibu Y, José–Edwards DS, Di Gregorio A. From notochord formation to hereditary chordoma: the many roles of

Brachyury. Biomed Res Int. 2013; 2013: 826435
[16] Oakley GJ, Fuhrer K, Seethala RR. Brachyury, SOX-9, and podoplanin, new markers in the skull base chordoma vs chondrosarcoma differential: a tissue microarray-based comparative analysis. Mod Pathol. 2008; 21(12):1461–1469
[17] Kitamura Y, Sasaki H, Kimura T, et al. Molecular and clinical risk factors for recurrence of skull base chordomas: gain on chromosome 2p, expression of Brachyury, and lack of irradiation negatively correlate with patient prognosis. J Neuropathol Exp Neurol. 2013; 72(9):816–823
[18] Yadav R, Sharma MC, Malgulwar PB, et al. Prognostic value of MIB-1, p53, epidermal growth factor receptor, and INI1 in childhood chordomas. Neurooncol. 2014; 16(3):372–381
[19] Saad AG, Collins MH. Prognostic value of MIB-1, E-cadherin, and CD44 in pediatric chordomas. Pediatr Dev Pathol. 2005; 8(3):362–368
[20] Bloch OG, Jian BJ, Yang I, et al. A systematic review of intracranial chondrosarcoma and survival. J Clin Neurosci. 2009; 16(12):1547–1551
[21] Andersson C, Osterlundh G, Enlund F, Kindblom LG, Hansson M. Primary spinal intradural mesenchymal chondrosarcoma with detection of fusion gene HEY1-NCOA2: a paediatric case report and review of the literature. Oncol Lett. 2014; 8(4): 1608–1612
[22] Leone A, Cerase A, Tarquini E, Mulè A. Chordoma of the low cervical spine presenting with Horner's syndrome. Eur Radiol. 2002; 12 Suppl 3:S43–S47
[23] Al-Adra D, Bennett A, Gill R, Lees G. Pediatric metastatic sacrococcygeal chordoma treated with surgery. Eur J Pediatr Surg. 2011; 21(3):196–198
[24] Kayani B, Hanna SA, Sewell MD, Saifuddin A, Molloy S, Briggs TW. A review of the surgical management of sacral chordoma. Eur J Surg Oncol. 2014; 40(11):1412–1420
[25] Nishizawa K, Mori K, Saruhashi Y, Takahashi S, Matsusue Y. Long-term clinical outcome of sacral chondrosarcoma treated by total en bloc sacrectomy and reconstruction of lumbosacral and pelvic ring using intraoperative extracorporeal irradiated autologous tumor-bearing sacrum: a case report with 10 years follow-up. Spine J. 2014; 14(5):e1–e8
[26] Kassam A, Thomas AJ, Snyderman C, et al. Fully endoscopic expanded endonasal approach treating skull base lesions in pediatric patients. J Neurosurg. 2007; 106(2) Suppl:75–86
[27] Koutourousiou M, Gardner PA, Tormenti MJ, et al. Endoscopic endonasal approach for resection of cranial base chordomas: outcomes and learning curve. Neurosurgery. 2012; 71(3):614–624, discussion 624–625
[28] Choi D. Chordomas of the clivus and upper cervical spine. In: Hayat MA, ed. Tumors of the Central Nervous System. Vol. 6. Springer Science + Business Media; 2012:81–87
[29] Tsai EC, Santoreneos S, Rutka JT. Tumors of the skull base in children: review of tumor types and management strategies. Neurosurg Focus. 2002; 12(5):e1
[30] Teo C, Dornhoffer J, Hanna E, Bower C. Application of skull base techniques to pediatric neurosurgery. Childs Nerv Syst. 1999; 15(2–3):103–109
[31] Chivukula S, Koutourousiou M, Snyderman CH, Fernandez-Miranda JC, Gardner PA, Tyler-Kabara EC. Endoscopic endonasal skull base surgery in the pediatric population. J Neurosurg Pediatr. 2013; 11(3):227–241
[32] Fraser JF, Nyquist GG, Moore N, Anand VK, Schwartz TH. Endoscopic endonasal transclival resection of chordomas: operative technique, clinical outcome, and review of the literature. J Neurosurg. 2010; 112(5):1061–1069
[33] de Divitiis E, Cappabianca P, Gangemi M, Cavallo LM. The role of the endoscopic transsphenoidal approach in pediatric neurosurgery. Childs Nerv Syst. 2000; 16(10–11):692–696
[34] Rigante M, Massimi L, Parrilla C, et al. Endoscopic transsphenoidal approach versus microscopic approach in children. Int J Pediatr Otorhinolaryngol. 2011; 75(9): 1132–1136
[35] Komotar RJ, Starke RM, Raper DM, Anand VK, Schwartz TH. The endoscopeassisted ventral approach compared with open microscope-assisted surgery for clival chordomas. World Neurosurg. 2011; 76(3–4):318–327, discussion 259–262
[36] Abraham JA, Neuman B, Hornicek FJ. Clinical features and pathobiology of chordoma. In: Shapiro IM, Risbud MV, eds. The Intervertebral Disc. Vienna, Austria: Springer-Verlag; 2014:277–288
[37] Dantonello TM, Int-Veen C, Leuschner I, et al. CWS study group, COSS study group. Mesenchymal chondrosarcoma of soft tissues and bone in children, adolescents, and young adults: experiences of the CWS and COSS study groups. Cancer. 2008; 112(11):2424–2431
[38] Tamborini E, Virdis E, Negri T, et al. Analysis of receptor tyrosine kinases (RTKs) and downstream pathways in chordomas. Neuro Oncol. 2010; 12(8):776–789
[39] Diaz RJ, Guduk M, Romagnuolo R, et al. High-resolution whole-genome analysis of skull base chordomas implicates FHIT loss in chordoma pathogenesis. Neoplasia. 2012; 14(9):788–798
[40] Launay SG, Chetaille B, Medina F, et al. Efficacy of epidermal growth factor receptor targeting in advanced chordoma: case report and literature review. BMC Cancer. 2011; 11:423
[41] Siu IM, Ruzevick J, Zhao Q, et al. Erlotinib inhibits growth of a patient-derived chordoma xenograft. PLoS ONE. 2013; 8(11):e78895
[42] Bayrak OF, Aydemir E, Gulluoglu S, et al. The effects of chemotherapeutic agents on differentiated chordoma cells. J Neurosurg Spine. 2011; 15(6):620–624
[43] Chordoma Foundation. http://www.chordomafoundation.org/targets/. Published 2014. Accessed December 10, 2014
[44] Hug EB, Sweeney RA, Nurre PM, Holloway KC, Slater JD, Munzenrider JE. Proton radiotherapy in management of pediatric base of skull tumors. Int J Radiat Oncol Biol Phys. 2002; 52(4):1017–1024
[45] Hug EB, Loredo LN, Slater JD, et al. Proton radiation therapy for chordomas and chondrosarcomas of the skull base. J Neurosurg. 1999; 91(3):432–439
[46] Rombi B, Ares C, Hug EB, et al. Spot-scanning proton radiation therapy for pediatric chordoma and chondrosarcoma: clinical outcome of 26 patients treated at paul scherrer institute. Int J Radiat Oncol Biol Phys. 2013; 86(3):578–584
[47] Kano H, Iqbal FO, Sheehan J, et al. Stereotactic radiosurgery for chordoma: a report from the North American Gamma Knife Consortium. Neurosurgery. 2011; 68(2):379–389

第 31 章　颅底脊索瘤的治疗展望

Future Prospects in the Treatment of Skull Base Chordomas

M. Necmettin Pamir, Luis A. B. Borba, Ossama Al-Mefty　著

代军强　译

潘亚文　校

概　要

自 21 世纪以来，尽管脊索瘤的治疗取得了显著进步，但至今仍不完美，面临着重大挑战。令人激动的是，挑战也意味着机遇，有助于增进对此类疾病的认识并改良治疗方法。在脊索瘤治疗中以下几个领域具有一定的发展前景：其中包括生物学、诊断、手术治疗、放射治疗和患者教育，这几个方面均可能显著影响脊索瘤患者的预后。脊索瘤的生物学表现和流行病学特点有待进一步研究，诊断和随访、手术技术和技巧、放射治疗技术和方案等方面仍有进步空间，与其相关的靶向治疗仍有待开发，相关疾病的教育可以提高当前脊索瘤治疗的主动性。

关键词：脊索瘤，疾病生物学，教育，流行病学，手术

一、概述

尽管在过去的几十年里脊索瘤的治疗有了很大的进步，但至今还远不够完善，挑战依然存在 [1, 2]。令人激动的是，挑战也意味着机遇，有助于增进对此类疾病的认识并改良治疗方法。有望近期在以下几个领域取得进展，包括肿瘤生物学、诊断、手术治疗、放射治疗和教育。这些因素均可能显著影响脊索瘤患者的预后。

二、基础与转化研究

要处理这种难治疾病就必须更好地了解其生物学特征。目前对脊索瘤的生物学的理解取得了显著进步。在这方面最重要的发现要数 T 基因（Brachyury）的频繁复制。研究者发现在家族性和散发性脊索瘤患者中，T 基因发生较高频率的重复 [3–5]。这种转录因子的异常激活被认为是脊索瘤的标志，利用它可以将脊索瘤与其他颅底具有相似外观的肿瘤相区分，如软骨肉瘤 [6]。胎儿脊索残留细胞被认为是脊索瘤的前体，但是其细胞核亦无 T 基因表达。关于 T 基因信号通路在发育和癌症中的作用知之甚少。然而，这种特征性改变使得其在脊索瘤的治疗中成为非常有潜力的治疗靶点。研究发现，通

过RNA干扰抑制T基因表达导致培养的脊索瘤细胞株生长停滞、细胞凋亡，并向更多形态分化[7,8]。与T基因表达相关的细胞内信号传导途径被不断发现。最终，T基因也被用作免疫治疗靶点，高温灭活酵母疫苗已进入临床试验（NCT02383498）[9]。这些研究结果表明，T基因和相关信号传导是干预治疗脊索瘤的重要靶标。然而，T基因并不是唯一有希望的候选靶点。脊索瘤特有的细胞内信号变化都会导致正常生物学行为的变异[10-13]。在这些信号通路变化中寻找脊索瘤潜在治疗靶点是另一个前沿研究热点[12]。利用脊索瘤发生的个体差异可以阻止或减缓其生长，这将促进脊索瘤的个体化治疗[12,14]。研究表明，有几种酪氨酸激酶受体在脊索瘤中过度表达，并且已经进行了针对这些信号传导机制的临床前和临床试验[10,11,13,15,16]。

更好地理解脊索瘤的生物学特征也将促进更复杂的体内外疾病模型的建立。现在已经从脊索瘤中分离出许多不同特征的细胞系，这些细胞模型被用于其生物学特征研究和干预治疗措施的验证[15-20]。应用细胞系或原代培养细胞的异种移植模型已有几十年历史[16,18-20]，在细胞系和异种移植模型之后应用了更复杂的细胞模型，在这种细胞模型中转入了致癌基因或抑癌基因来转化细胞前体[7,21]。在这些动物模型中模拟人类癌症中发生的分子变化过程，是一种更好的验证人类疾病治疗策略的模型[7]。现有的唯一一种实验性脊索瘤动物模型是在斑马鱼中开发的。为了促进脊索瘤的研究，需要研发类似于胶质瘤的复杂和新型的动物模型。

人们早就认识到并非所有的脊索瘤都具有相同的表现，导致产生差异的因素尚未详细研究。目前尚不清楚这种差异是源于个体差异（个体脊索瘤的位置/大小和程度）、干预治疗措施（手术和放射疗法的效果），还是来源于生物学行为的变异。如果能够识别这些临床行为不同的生物学亚型，能识别这些分子标记，并利用这些差异开发合理的治疗方案（侵袭性肿瘤的有创治疗和对具有更良性生物学病例的保守治疗模式）。

另一个重要的方面是，脊索瘤细胞与周围骨和结缔组织的相互作用。更好地描述这一肿瘤的前沿特征，理解脊索瘤骨侵袭的生物学特性，可以潜在增强手术治疗和放射治疗效果，并可能发现新的治疗靶点。

最后，破译脊索瘤相关的易感基因和缺陷基因是生物学研究的另一个方面。通过已发现罕见的家族性病例，我们了解到脊索瘤并非孟德尔式遗传性疾病。另一方面，尚不清楚脊索瘤是否与环境暴露有关。因此，需要更多关于脊索瘤致病机制的流行病学研究。在这方面，大型的国家和国际数据库为流行病学研究提供了资料，应予以推广[22-24]。

三、脊索瘤的影像学表现

大部分脊索瘤位于颅底、脊柱和骶骨，具有非常典型的影像学表现，磁共振成像（MRI）对中轴骨骼病变的鉴别诊断具有很高的敏感性和特异性。然而，例外并不少见。此外，常规的MRI序列也不能对囊泡细胞性外生软骨瘤、胎儿脊柱脊索细胞残留、脊索瘤和软骨肉瘤做出可靠的鉴别诊断，它们都有着截然不同的生物学行为和临床表现[25,26]。因此，脊索瘤MRI成像仍有进一步发展和细化的空间。另一个令人兴奋的进展是分子成像[27,28]。^{18}F-2-氟脱氧葡萄糖正电子发射断层扫描（FDG-PET-CT）成功地应用于颅底、脊柱和骶骨脊索瘤的成像[29]。PET显像可作为斜坡骨肿瘤鉴别诊断的工具，PET显像可帮助术后发现残留肿瘤、随访发现有无肿瘤复发及评估对治疗的反应[30,31]。研究表明，^{18}F-2-氟脱氧葡萄糖PET-CT可以用于检测肿瘤缺氧及脊索瘤对放疗抵抗的潜在标志物。采用新技术和新型蛋白质靶标的PET成像技术在脊索瘤成像中具有巨大潜力，但这种新技术需要在临床中验证。

四、脊索瘤手术

在过去的几十年里，颅底手术技术水平的提高、辅助手术技术手段的使用极大地提高了治疗效果，以根治性切除为目的多种手术入路很大程度上改善了预后。事实证明，大多数情况下，术中成像和电生理监测技术在脊索瘤手术中是非常有用的。这些技术包括术中成像方式，如术中MRI、术中CT、神经导航、神经内镜和术中电生理监测。至今，这些技术大多得到广泛应用，主要用于颅底脊索瘤手术。尽管如此，仍有必要将其推广给世界各地专门从事颅底手术的中心。当然，这些系统的使用需要证明其合理性，因为准确、可靠的科学定量评估研究以及评估其对手术效果和患者预后影响的研究仍然很少。

（一）术中MRI和CT

目前的研究表明，很少能实现脊索瘤肿瘤的全部切除。这是由于肿瘤位于颅底中央区深部且具有侵袭性。脊索瘤手术后确定手术切除程度、残余病变的范围和解剖定位具有重要意义。事实表明，外科医师对切除范围的估计是不准确的。因此，必须术后早期运用MRI和CT评估脊索瘤切除程度。MRI和CT提供补充信息，将成为早期术后研究、比较随访影像的基线。然而，这还不够。在术后成像中发现残留的肿瘤组织时，已经为时已晚。非计划手术和预料之外的二期手术对患者和医生都是创伤性的，其代价是并发症发生率的增高。因此，必须在患者麻醉苏醒前、于术中及时辨别是否有残余肿瘤，这将为进一步切除肿瘤创造机会。在任何肿瘤手术中，残留肿瘤都可以隐藏在手术通道的角落和术野盲区。但在脊索瘤中，脊索瘤的浸润生长方式使情况更加复杂。脊索瘤手术中的残余肿瘤组织可以位于视野盲区，也可以存在于正常骨的后方。与其他良性颅底肿瘤（如脑膜瘤）不同，脑膜瘤从正中扩张性生长，脊索瘤以不可预测的方式侵入周围的颅底骨质。通常可以看到这种现象，在正常的骨组织后面隐藏了侵袭性脊索瘤组织。因此，某些形式的术中影像和导航对于实现广泛的肿瘤切除是必要的。术中MRI和CT能很好地显现残余肿瘤组织，进一步加强与术前影像的直接比较。术中MRI已成功应用于脊索瘤手术中，并在改善手术结果方面显示出巨大的前景。几乎所有成像序列均可以在术中进行，以提供对手术效果的综合评估。术中MRI对术中肿瘤切除程度以及对患者长期预后的影响还有待评估 。2015年后，高场磁共振成像系统和便携式超低场磁共振成像系统在术中磁共振成像领域占据主导地位。目前还没有比较研究来评估哪种系统在脊索瘤手术中更实用和有效。

（二）神经导航

神经导航在脊索瘤手术中也非常有帮助。由于硬的骨性颅底（相对于脑肿瘤手术中的大脑漂移）在手术中没有解剖漂移，神经导航为脊索瘤手术提供了一个非常准确和实时的指导[32, 33]。矢状平面的实时监测可早期识别神经血管结构，如颈动脉分支或脑神经，大大提高了外科医师的信心和手术的安全性。大多数脊索瘤在体积很大或者是侵犯和推挤正常结构后才被发现。另外，在大多数外科手术入路中均能遇到重要的神经血管结构，因为它们被牵拉位于肿瘤实体后方。神经电生理监测几乎常规使用于颅底脊索瘤的手术中，但在定位位于肿瘤后方和骨质中的重要神经血管结构时，这种技术的可靠性受到限制。可以使用图像融合技术在神经导航中融合若干成像模态，如MRI、CT、血管造影和先进的MRI成像序列。这些进步使神经导航成为颅底脊索瘤手术的重要工具。然而，神经导航与颅底手术的整合仍有进一步改进的空间[32]。迄今仍没有评估神经导航对脊索瘤手术安全性和效率影响的系统研究。

（三）内镜辅助颅底手术

每种手术入路都有其优点，但也有难以触及或难以观察的解剖学盲区[34]。在脊索瘤手术中直接显露残余肿瘤的解剖部位能确实改善手术效果[35–44]。例如扩大经蝶窦入路的盲点则是上斜坡、下斜坡和颈动脉外侧。带角度的内镜能够进一步改善对这些区域残留肿瘤的显露[39, 43, 44]。

（四）硬脑膜重建

颅底手术中最重要的并发症之一是脑脊液（CSF）鼻漏，已经设计了多种方法来解决这种危及生命的严重并发症[41, 45, 46]。尽管有了这些方法，但颅底重建仍然很复杂，并且常发生重建失败。迫切需要更简单和更可靠的技术和材料来重建颅底。

（五）最佳的放射治疗

脊索瘤放射生物学的研究是一个非常重要的方面。这是一项重大挑战，但也是一项高产出的挑战。涉及肿瘤生物学中个体变异的遗传决定因素和个体对治疗不良反应的敏感性，并将其转化为日常的脊索瘤治疗实践。由于其微创性质，放射疗法是非常有吸引力的治疗方式。然而，脊索瘤的放射治疗存在显著的局限性，并且必须做大量工作以提高其效果并减少不良反应。根据早期研究传统分次放射治疗报告的不良结果，脊索瘤被认为具有放疗抵抗性。然而，后来的研究清楚地表明脊索瘤治疗确实受益于高剂量的放射治疗。由于相对狭窄的治疗窗口，局部控制脊索瘤所需的放射剂量难以实现。在提供高放射剂量的同时，如何保护周围的神经血管结构成为深部脊索瘤放疗的重要难题。立体定向放射传输技术（如伽马刀或质子刀治疗）或利用带电粒子放疗的Bragg峰效应，极大地促进了肿瘤放疗能量的安全传输[47]。然而，在目前的实践中，这种治疗仍然具有显著的局限性，并且当治疗体积较大的或术后广泛残留肿瘤时，问题变得更加明显。立体定向放射治疗的有效性和可选择性随着肿瘤体积的增加而降低，无论照射的形式如何，高剂量照射都与明显的潜在不良反应相关。通过增强放疗对肿瘤细胞的影响，减少其对神经血管结构的影响，可以拓宽治疗窗口。这需要对脊索瘤的辐射效应有更详细的了解。诸如分次或单次治疗的放疗方案在其放射生物学方面具有显著差异。可以通过实验创建替代治疗方案，并将结果转化为临床实践。另一个吸引人的策略是使用放射增敏剂，其具有药理学上增加相同剂量放射治疗效率的潜力。个体差异在放疗不良反应中也起作用。每个机体对辐射的反应不同，个体对辐射的耐受性也有相当大的差异，了解个体对放疗不良反应敏感性的变化机制，以及临床相关生物标志物的开发，具有调节治疗窗口以适应个体化放射治疗的巨大潜力。

（六）教育

脊索瘤是一种罕见的疾病，像其他任何罕见的疾病一样，脊索瘤的诊断、治疗、护理和社会支持等所有方面均受限于该病的罕见性。这种疾病很少为人所知，患有这种疾病的患者通常对在疾病过程中应该注意什么以及如何应对它知之甚少。由于这种疾病很罕见，我们可以用教育来弥补，而且教育对改善脊索瘤的护理有明显的潜力。可以在以下六个方面进行努力。

外科教育将有助于制定脊索瘤外科治疗的标准，并随着时间的推移进一步改善。脊索瘤是一种颅底和中轴骨疾病，外科手术和肿瘤根治性切除对无病生存率影响最大。因此，颅底外科和脊柱肿瘤外科教育在脊索瘤手术标准化方面起着非常重要的作用。外科教育的基础知识应是住院医师教育的一部分，然而，主要的形式应该是奖学金和专业课程。目前，包括世界神经外科学会联合会（WFNS）和北美颅底基础协会（NASBS）在内的一些组织通过国际尸体解剖课程和手术研讨会促进颅底外科手术教学。为颅底脊索瘤大样本病例中心的住院医师提供奖学金计划，也将有助于传播颅底脊索瘤手术所必需的特定手术技巧方面的知识。

高质量证据的推广当然也有助于脊索瘤的决策，并改良目前的治疗标准。脊索瘤是一种罕见的肿瘤，通过大量的患者来获得有意义的结论和高质量的证据是一个真正的挑战。相比之下，有 7108 项乳腺癌临床试验，1042 项胶质母细胞瘤临床试验，152 项脑膜瘤临床试验，但仅有 34 项脊索瘤临床试验（截至 2015 年 12 月已在“www.clinicaltrials.gov”注册）。在这方面，多中心和可能的多国临床研究的协作是一个有吸引力的解决方案。这种协作可以由国家卫生机构、科学协会和专业协会组织。

促进国际合作有助于传播各国在脊索瘤治疗方面的努力。这既可以是国际病人登记的形式，也可以是基于网络的分子生物学数据库的形式。可以成立工作组来协调工作，这些小组可以在年度会议期间举行专门会议。

促进高质量的基础研究肯定会提高我们对脊索瘤的生物学认识。与医疗保健一样，改进这一领域的研究也需要有组织的努力。应吸引有经验的基础科学家进入该领域，在方法和技术方面发挥引领作用并制定标准。要创造吸引力，就必须设立基金，以募集捐助来支持此类研究活动。

提高公众意识是一个重要目标。提高认识将使患者和家人团结在一起，帮助他们更有效地应对疾病。然而，公众的认识也将吸引这一领域的基础科学家。公众认识还将以货币和社会支持的形式加强慈善活动，这将加强脊索瘤处理的所有方面，包括基础研究、临床研究、护理和社会支持。

提供咨询团队是专业组织和协会的另一项责任。在大多数情况下，脊索瘤是一种慢性进展的疾病。其特点是累积的神经功能缺陷。每一种新的脑神经功能缺失都会给患者的生活造成另一个严重的障碍，在这种“习得无助”的过程中，大多数患者都感到沮丧和恐惧。支持团队在帮助患者应对脊索瘤发展中的功能障碍方面发挥了重要作用，向患者表明他们并不孤单，而且他们可以与病魔做斗争。

五、结论

在过去的几十年里，我们在对脊索瘤的认识和照护方面有了很大的进步。患者预后有所改善。虽然还有很长的路要走，但脊索瘤的治疗具有光明的前途。过去十年的研究成果若进入临床治疗，很可能像颅底手术技术在脊索瘤手术中的应用一样，为脊索瘤的治疗开辟新的一页。吸引任何年龄阶段和交叉学科的研究者投入脊索瘤治疗的研究，将极大地推动这一领域的发展。我们希望本书的读者能够为脊索瘤治疗的研究做出贡献。

参考文献

[1] Amit M, Na'ara S, Binenbaum Y, et al. Treatment and outcome of patients with skull base chordoma: a meta-analysis. J Neurol Surg B Skull Base. 2014; 75(6):383–390
[2] Walcott BP, Nahed BV, Mohyeldin A, Coumans JV, Kahle KT, Ferreira MJ. Chordoma: current concepts, management, and future directions. Lancet Oncol. 2012; 13(2):e69–e76
[3] Kelley MJ, Shi J, Ballew B, et al. Characterization of T gene sequence variants and germline duplications in familial and sporadic chordoma. Hum Genet. 2014; 133(10):1289–1297
[4] Yang XR, Ng D, Alcorta DA, et al. T (Brachyury) gene duplication confers major susceptibility to familial chordoma. Nat Genet. 2009; 41(11):1176–1178
[5] Yang X, Beerman M, Bergen AW, et al. Corroboration of a familial chordoma locus on chromosome 7q and evidence of genetic heterogeneity using single nucleotide polymorphisms (SNPs). Int J Cancer. 2005; 116(3):487–491
[6] Miettinen M,Wang Z, Lasota J, Heery C, Schlom J, Palena C. Nuclear Brachyury expression is consistent in chordoma, common in germ cell tumors and small cell carcinomas, and rare in other carcinomas and sarcomas: an immunohistochemical study of 5229 cases. Am J Surg Pathol. 2015; 39(10):1305–1312
[7] Nelson AC, Pillay N, Henderson S, et al. An integrated functional genomics approach identifies the regulatory network directed by Brachyury (T) in chordoma. J Pathol. 2012; 228(3):274–285
[8] Presneau N, Shalaby A, Ye H, et al. Role of the transcription factor T (Brachyury) in the pathogenesis of sporadic chordoma: a genetic and functionalbased study. J Pathol. 2011; 223(3): 327–335
[9] Heery CR, Singh BH, Rauckhorst M, et al. Phase I trial of a yeast-based therapeutic cancer vaccine (GI-6301) targeting the transcription factor Brachyury. Cancer Immunol Res. 2015; 3(11):1248–1256
[10] de Castro CV, Guimaraes G, Aguiar S, Jr, et al. Tyrosine kinase receptor expression in chordomas: phosphorylated AKT correlates inversely with outcome. Hum Pathol. 2013; 44(9):1747–1755
[11] Shalaby A, Presneau N, Ye H, et al. The role of epidermal growth factor receptor in chordoma pathogenesis: a potential therapeutic target. J Pathol. 2011; 223(3):336–346
[12] Barry JJ, Jian BJ, Sughrue ME, et al. The next step: innovative molecular targeted therapies for treatment of intracranial chordoma patients. Neurosurgery. 2011; 68(1):231–240, discussion 240–241
[13] Walter BA, Begnami M, Valera VA, Santi M, Rushing EJ, Quezado M. Gain of chromosome 7 by chromogenic in situ hybridization (CISH) in chordomas is correlated to c-MET expression. J Neurooncol. 2011; 101(2):199–206
[14] Bydon M, Papadimitriou K, Witham T, et al. Novel therapeutic targets in chordoma. Expert Opin Ther Targets. 2012; 16(11):1139–1143
[15] Hu Y, Mintz A, Shah SR, Quinones-Hinojosa A, Hsu W. The FGFR/MEK/ERK/Brachyury pathway is critical for chordoma cell growth and survival. Carcinogenesis. 2014; 35(7): 1491–1499
[16] Siu IM, Ruzevick J, Zhao Q, et al. Erlotinib inhibits growth of a patient-derived chordoma xenograft. PLoS ONE. 2013; 8(11):e78895
[17] Aydemir E, Bayrak OF, Sahin F, et al. Characterization of cancer stem-like cells in chordoma. J Neurosurg. 2012; 116(4):810–820
[18] Karikari IO, Gilchrist CL, Jing L, et al. Molecular characterization of chordoma xenografts generated from a novel primary chordoma cell source and two chordoma cell lines. J Neurosurg Spine. 2014; 21(3):386–393
[19] Liu X, Nielsen GP, Rosenberg AE, et al. Establishment and characterization of a novel chordoma cell line: CH22. J Orthop Res. 2012; 30(10):1666–1673
[20] Siu IM, Salmasi V, Orr BA, et al. Establishment and characterization of a primary human chordoma xenograft model. J Neurosurg. 2012; 116(4):801–809
[21] Shalaby AA, Presneau N, Idowu BD, et al. Analysis of the fibroblastic growth factor receptor-RAS/RAF/MEK/ERK-ETS2/Brachyury signalling pathway in chordomas. Mod Pathol. 2009; 22(8):996–1005
[22] Bohman LE, Koch M, Bailey RL, Alonso-Basanta M, Lee JY. Skull base chordoma and chondrosarcoma: influence of clinical and demographic factors on prognosis: a SEER analysis.World Neurosurg. 2014; 82(5):806–814
[23] McMaster ML, Goldstein AM, Bromley CM, Ishibe N, Parry DM. Chordoma: incidence and survival patterns in the United States, 1973–1995. Cancer Causes Control. 2001; 12(1):1–11
[24] Smoll NR, Gautschi OP, Radovanovic I, Schaller K, Weber DC. Incidence and relative survival of chordomas: the standardized mortality ratio and the impact of chordomas on a population. Cancer. 2013; 119(11):2029–2037
[25] Pamir MN, Ozduman K. Analysis of radiological features relative to histopathology in 42 skull-base chordomas and chondrosarcomas. Eur J Radiol. 2006; 58(3):461–470
[26] Pamir MN, Ozduman K. Tumor-biology and current treatment of skull-base chordomas. Adv Tech Stand Neurosurg. 2008; 33:35–129
[27] Ochoa-Figueroa MA, Martínez-Gimeno E, Allende-Riera A, Cabello-García D, Muñoz-Iglesias J, Cárdenas-Negro C. Role of ^{18}F-FDG PET-CT in the study of sacrococcygeal chordoma. Rev Esp Med Nucl Imagen Mol. 2012; 31(6): 359–361
[28] Park SA, Kim HS. ^{18}F- FDG PET/CT evaluation of sacrococcygeal chordoma. Clin Nucl Med. 2008; 33(12): 906–908
[29] Cistaro A, Durando S, Pazè F, et al. Expansive masses arising from the clivus: the role of FDG-PET/CT in the metabolic assessment of skeletal lesions. J Radiol Case Rep. 2009; 3(11):33–40
[30] Cheney MD, Chen YL, Lim R, et al. [18F]-Fluoromisonidazole positron emission tomography/computed tomography visualization of tumor hypoxia in patients with chordoma of the mobile and sacrococcygeal spine. Int J Radiat Oncol Biol Phys. 2014; 90(5):1030–1036
[31] Mammar H, Kerrou K, Nataf V, et al. Positron emission

tomography/computed tomography imaging of residual skull base chordoma before radiotherapy using fluoromisonidazole and fluorodeoxyglucose: potential consequences for dose painting. Int J Radiat Oncol Biol Phys. 2012; 84(3):681–687

[32] Dolati P, Golby A, Eichberg D, et al. Pre-operative image-based segmentation of the cranial nerves and blood vessels in microvascular decompression: can we prevent unnecessary explorations? Clin Neurol Neurosurg. 2015; 139:159–165

[33] Dorward NL, Alberti O, Velani B, et al. Postimaging brain distortion: magnitude, correlates, and impact on neuronavigation. J Neurosurg. 1998; 88(4):656–662

[34] Benet A, Prevedello DM, Carrau RL, et al. Comparative analysis of the transcranial "far lateral" and endoscopic endonasal "far medial" approaches: surgical anatomy and clinical illustration.World Neurosurg. 2014; 81(2):385–396

[35] Mangussi-Gomes J, Beer-Furlan A, Balsalobre L, Vellutini EA, Stamm AC. Endoscopic endonasal management of skull base chordomas: surgical technique, nuances, and pitfalls. Otolaryngol Clin North Am. 2016; 49(1):167–182

[36] Vellutini EdeA, Balsalobre L, Hermann DR, Stamm AC. The endoscopic endonasal approach for extradural and intradural clivus lesions.World Neurosurg. 2014; 82(6) Suppl:S106–S115

[37] Chibbaro S, Cornelius JF, Froelich S, et al. Endoscopic endonasal approach in the management of skull base chordomas—clinical experience on a large series, technique, outcome, and pitfalls. Neurosurg Rev. 2014; 37(2):217–224, discussion 224–225

[38] Saito K, Toda M, Tomita T, Ogawa K, Yoshida K. Surgical results of an endoscopic endonasal approach for clival chordomas. Acta Neurochir (Wien). 2012; 154(5):879–886

[39] Taniguchi M, Kohmura E. Endoscopic endonasal removal of laterally extended clival chordoma using side-viewing scopes. Acta Neurochir (Wien). 2012; 154(4):627–632

[40] Koutourousiou M, Gardner PA, Tormenti MJ, et al. Endoscopic endonasal approach for resection of cranial base chordomas: outcomes and learning curve. Neurosurgery. 2012; 71(3):614–624, discussion 624–625

[41] Fraser JF, Nyquist GG, Moore N, Anand VK, Schwartz TH. Endoscopic endonasal transclival resection of chordomas: operative technique, clinical outcome, and review of the literature. J Neurosurg. 2010; 112(5):1061–1069

[42] Stippler M, Gardner PA, Snyderman CH, Carrau RL, Prevedello DM, Kassam AB. Endoscopic endonasal approach for clival chordomas. Neurosurgery. 2009; 64(2):268–277, discussion 277–278

[43] Komotar RJ, Starke RM, Raper DM, Anand VK, Schwartz TH. The endoscopeassisted ventral approach compared with open microscope-assisted surgery for clival chordomas. World Neurosurg. 2011; 76(3–4):318–327, discussion 259–262

[44] Al-Mefty O, Kadri PA, Hasan DM, Isolan GR, Pravdenkova S. Anterior clivectomy: surgical technique and clinical applications. J Neurosurg. 2008; 109(5):783–793

[45] Anik I, Koc K, Cabuk B, Ceylan S. Endoscopic transphenoidal approach for fibrous dysplasia of clivus, tuberculum sellae and sphenoid sinus; report of three cases. Turk Neurosurg. 2012; 22(5):662–666

[46] Ceylan S, Koc K, Anık I. Extended endoscopic transphenoidal approach for tuberculum sellae meningiomas. Acta Neurochir (Wien). 2011; 153(1):1–9

[47] Hug EB. Review of skull base chordomas: prognostic factors and long-term results of proton-beam radiotherapy. Neurosurg Focus. 2001; 10(3):E11